LATERALIDAD CEREBRAL Y ZURDERÍA

DESARROLLO Y NEURO-REHABILITACIÓN

BEGOÑA GÓMEZ GUARDADO

Para realizar pedidos de este libro, contacte con:
Palibrio LLC
1663 Liberty Drive
Suite 200
Bloomington, IN 47403
Gratis desde España al 900.866.949
Gratis desde EE. UU. al 877.407.5847
Gratis desde México al 01.800.288.2243
Desde otro país al +1.812.671.9757
Fax: 01.812.355.1576
ventas@palibrio.com
451742

ÍNDICE

TABLAS

FIGURAS

AGRADECIMIENTOS

Al eminente e internacionalmente valorado y estimado Neurobiólogo, por su calidad humana y prestigiosa aportación a la ciencia neurológica y a la genética, Profesor Dr. Ramón Cacabelos, Presidente de la Fundación Euro Espes, que está dando respuesta a las enfermedades del Sistema Nervioso y el envejecimiento, aplicando los avances científicos de investigación y diagnóstico genético, con programas informáticos propios y asistencia médica especializada. Su inapreciable y generosa revisión, correcciones y sugerencias sobre el borrador me han sido de gran utilidad al retomar la edición.

A los genetistas, con los que he mantenido comunicación, en especial al Dr. William Brandler[1], del equipo Dr. Monaco, que descubrió el gen PCSK6. Y al Dr. Amar Klar[2], por su visión de la actualidad genética en este tema.

Agradezco su competente y amable colaboración al reputado neurofisiólogo, Dr. Oriol Segura, citado en "testimonio final", por su valiosa y eficaz participación en el diagnóstico y seguimiento especializado de algunos casos tratados, entre los que presento una muestra, aportando un armonizado ajuste interprofesional.

Y a todos los colaboradores del Programa, destacando a la genial Cristina.

DEDICO ESTE LIBRO

A todas las madres del mundo, en especial a las que han seguido las pautas durante el tratamiento de sus hijos, apoyando los objetivos, a las que felicito por su tenaz y premiado esfuerzo, y también a los padres, por su colaboración y/o participación en las mismas. A ellos, que me instaron a esta publicación, va su deseo cumplido. Y a los niños o adolescentes víctimas de la ausencia profesional, en honor a su esfuerzo final.

A mis hijos Miguel, María, Natxo y su esposa Wendy. Y a mis nietos Ian y Ada.

A mis amigos: Rosa, Judit, Pilar, Montse, Dolors, Rosaura, Joan y Mª Estrella, por su cordial apoyo.

---

[1] El Dr. William Brandler, del *Centro de Genética Humana Wellcome Trust de la Universidad de Oxford (Reino Unido)*, forma parte del equipo que ha descubierto el gen PCSK6, vínculo genético entre lateralidad, la asimetría del cerebro, y la capacidad de lectura, y el uso de las manos (y sus trastornos). « La Genética de la dislexia, lateralidad y asimetría cerebral" publicado en el 2010.

[2] Genetista "Regulación de genes y cromosomas".

PRESENTACIÓN

He considerado la necesidad de escribir este libro con el doble objetivo de cubrir el vacío de la enfermería en la Neurociencia del aprendizaje, con el desarrollo y el tratamiento rehabilitador funcional de áreas cerebrales y recuperacional de problemas escolares por trastornos y disfunciones leves y menos leves, que se presentan frecuentemente con una zurdería falsa, acompañada de fracaso escolar y deterioro personal; y de otra parte, con el propósito de cumplir con el compromiso contraído con padres, profesores, enfermeras y profesionales de distintas disciplinas, de exponer esta práctica profesional en beneficio de la salud y el éxito escolar.

Ambos objetivos engloban el propósito común de dar respuesta a la incógnita de la falsa zurdera, que no se ha tratado hasta ahora, aunque mucho se ha investigado y publicado sobre los zurdos. Priorizo la repercusión de los primeros aprendizajes, y el alcance de la observación a los niños en su primera infancia (entre los dos y tres años de edad), así como de todos los aspectos sensorio-motrices y perceptivos, siendo de tal relevancia, que supone la base de la arquitectura del intelecto, la iniciativa y el comportamiento escolar.

Es trascendente la dedicación materna, cuando menos hasta los tres años de edad, porque es la madre quien puede observar minuciosamente a su bebé, hasta en los mínimos detalles; que ve cómo mira, cómo se mueve, los primeros trazos y su significado, sus prioridades, y un largo etcétera, que nadie como ella percibe, y es quien tiene más influencia en su estimulación. Desde el inicio de la gestación ella lo alimenta, le transmite hormonas, mediante la placenta, y sustancias que provocan sensaciones. El feto reacciona ante el estrés materno, aumentando los niveles de cortisol; participa de los sentimientos positivos de su madre, mediante las endorfinas y otras hormonas que le proporcionan sensaciones de felicidad, cuyos receptores maduran tempranamente y forman parte del cerebro embrionario, disfrutando de los hermosos pensamientos de la madre.

Ciertamente madre e hijo están conectados íntimamente, y el feto percibe el estado mental de su madre, sintiendo sus pensamientos, y sufriendo cuando a ella sufre, y el estrés permanente y extremo afecta a la confianza del niño en el mundo; lloran más al principio de nacer o pierden el interés por el entorno. La cultura china integra el tiempo gestacional en la edad del niño. Es razonable la formación materna en estos aspectos del desarrollo, que cambian radicalmente la perspectiva como primera educadora de su hijo; así lo hemos comprobado en la escuela de padres, siendo fundamental la eficaz implicación del padre.

Estos cuidados y estímulos forman una parte muy valiosa en la atención precoz[3], como premisa en la "prevención", porque no solo se puede y "conviene" incrementar capacidades en este período único, sino que estas edades son óptimas para la calidad de la organización corporal y de ritmos biológicos, y así dejarlos bien instaurados. Es antes de los tres años, cuando el niño tiene más necesidades y posibilidades de evolución neuronal que en el resto de su vida, como es afirmado por investigadores internacionales[4].

Todas las capacidades del niño ya han sido informadas previamente en la gestación, además de la dotación genética, pero el cuidado materno esmerado y delicado, amoroso y efectivo, en los primeros meses de vida y la adecuada alimentación, son aditamentos de perfección en su maduración neurofisiológica y psicoafectiva. Adelantándose a sus necesidades, estas atenciones no tiene parangón en su perfeccionamiento humano e intelectual.

El complemento de la clínica en el ámbito escolar, no solo en otros aspectos de la salud, sino también en el intelectual y de habilidades, supone una parte del abanico de los cuidados y seguimiento propios de la enfermera, a pesar del vacío histórico de esta disciplina en la profesión, dentro del amplio campo de las neurociencias. Entraña un especial significado en la valoración neuromotríz y de las dominancias, de su desarrollo y recuperación, y en la rehabilitación de áreas[5] cerebrales. Es un reclamo de nuestro tiempo hacia una evolución integral, sana y armónica de la infancia. La coordinación con la escuela posibilita el acoplamiento escolar en las diferentes fases de la rehabilitación, y de esta colaboración se benefician la escuela, el niño y la familia, reduciendo el estrés que conllevan sus desajustes.

Es bien conocido que el aprendizaje cambia la estructura física del cerebro, es decir, que se fortalece con el ejercicio mental; y más aún, estudiar organiza y reorganiza la mente; por lo tanto, cambia nuestro modo de percibir y comprender la realidad. Es por esto que las preguntas en clase precisan respuestas, y nunca un rechazo. Ciertamente, queda un largo camino por recorrer para poder llegar a las transformaciones "de fondo", que los paradigmas educativos vigentes necesitan realizar, para ser "verdaderamente útiles" a niños y jóvenes.

Y es un hecho demostrado científicamente que el desarrollo cerebral y el aprendizaje temprano afectan a la salud y al bienestar, y los sistemas implantados en el mundo para esta finalidad demuestran que la función del cerebro, relacionada con el crecimiento a edades tempranas, es un factor importante que influye positivamente, evitando riesgos para la salud física y mental en la vida adulta. El desarrollo del cerebro durante la etapa prenatal y en el

---

[3]   Programa de aprendizaje temprano, de la autora para niños menores de 3 años.

[4]   J. Fraser Mustard, Canadá. *Red Founders del Instituto Canadiense para la Investigación avanzada*. Desarrollo infantil inicial: salud, aprendizaje, comportamiento a lo largo de su vida. Primera infancia y desarrollo.

[5]   Clínica Madurativa (DERAC), programa creado por la autora en 1980, para el Desarrollo y Rehabilitación de áreas cerebrales.

primer año de vida es muy rápido y extensivo, y su sintonía con el cuerpo ha de ser completa, es decir que ha de acompañar a su desarrollo global e integral. Así que es importante conocer los procesos biológicos que facilitan la cimentación del conocimiento y replantearse cuáles son los mecanismos, las metodologías y valores que les posibilitarán adquirir las necesarias competencias para adaptarse ante los desafíos de este siglo.

Siempre he abogado por una "Escuela Creativa", pero la solución solo se dará si los gobernantes locales acogen diferentes proyectos, para realizar un estudio conjunto comparativo y con una mente de apertura. Recordamos que el estímulo es el punto medio entre forcejeo y abandono, que genera aliento y confianza, y abre puertas a posibles soluciones ante las diversas dificultades.

Así daremos pie a la completa maduración neuropsicológica de nuestros niños, sin dejar aspectos "al libre albedrío", cuidando y estimulando sus potenciales, los padres antes y los educadores después. Porque el progreso del lenguaje y su interrelación con el pensamiento dependen de los estímulos recibidos desde la primera infancia. Conviene renovar la importancia del primer aprendizaje en la lengua materna.

En el último capítulo presento algún caso de disfunción, en que la zurdería (falsa) y los trastornos de lateralidad ocupan el apartado de "casos". Estos niños o adolescentes, a pesar del tiempo pasado en disfunción (por falta de diagnóstico, no solo precoz, sino sintomatológico), han salido adelante, librándose del "fracaso escolar" y humano, que conllevan estas situaciones, además de la pérdida de tiempo y de conocimientos (actualizados ampliamente). Urge el compromiso, de asumir un profundo estudio y el cuidado solícito y responsable de los zurdos, y de los diestros.

Actualmente a los docentes españoles se les forma para educar a escolares deficientes y para comunicarse con alumnos de otras lenguas, culturas y creencias, pero no se les enseña a trabajar con mas de 4 millones de escolares zurdos, grupo menos minoritario que aquellos, que cada curso se incorporan en el sistema docente, sin que nadie haya intervenido en este problema. Obtienen peores calificaciones y llegan a la universidad en mucha menor proporción que los diestros. Tampoco se ha implicado a las autoridades políticas, educativas, laborales o sanitarias[6].

Conclusión: *No son (zurdos) todos los que están. Más vale prevenir.*

---

[6]   Varios investigadores y nuestra experiencia convergen en la afirmación, además de alguna intervención, como la del Dr. Oscar Valtueña Borque (VIII sesión científica del 12/04/1994) anales de la Real pág. 368).

CAPÍTULO 1. EL SISTEMA NERVIOSO

Introducción

Nuestro maravilloso "sistema de sistemas" ha sido un enigma en todas las épocas, por el complicadísimo y minucioso entrelazado de direcciones, estímulos y circuitos que rigen sus procedimientos. A menudo, se compara el Sistema Nervioso con un ordenador ya que las unidades periféricas (sentidos) aportan gran cantidad de información a través de los "cables" de transmisión (nervios) para que la unidad de procesamiento central (cerebro), provista de su banco de datos (memoria), la ordene, la analice, muestre y ejecute.

La complejidad del Sistema Nervioso (SN) es casi ilimitada, por lo que resulta imprevisible el conocimiento de cada lector, y al esbozar este tema se hace preciso resumirlo y concretarlo, por la facilidad actual de consulta sobre la anatomía y fisiología, por otra parte conocidas por muchos lectores. No obstante conviene mostrar los conocimientos básicos del SN en general, y del cerebro en particular, para contemplar más adelante con mayor claridad y perspectiva el entresijo de las complicaciones que concurren en el planteamiento y desenlace del tema central y final de este libro, en que pequeños o menos leves desajustes, causan trastornos a veces importantes.

El Sistema Nervioso, el más completo y desconocido de todos los que conforman el cuerpo humano, asegura junto con el Sistema Endocrino las funciones de control del organismo, siendo el rector y coordinador de todas las actividades conscientes e inconscientes. Recibe, procesa, integra, genera y controla la conducta, que depende de las funciones superiores del sistema, y es el responsable de las funciones intelectuales (las emociones, el raciocinio, la memoria y la voluntad). Lo componen un conjunto de nervios, centros, tejidos y ganglios nerviosos, que tiene como finalidad el poner en relación al individuo con el mundo exterior, a la vez que consigo mismo; transmitir los impulsos nerviosos sensitivos a los centros de elaboración, producir los impulsos efectores o de gobierno, con emisión motora de respuesta a los músculos. Tiene circulación propia, que interviene directa y activamente en su metabolismo.

Es capaz de recibir e integrar innumerables datos procedentes de los distintos órganos sensoriales para lograr una respuesta del cuerpo, y se encarga por lo general de controlar las actividades rápidas. Además es el responsable de las funciones intelectivas, como la memoria, las emociones o las voliciones. El funcionamiento biológico del sistema nervioso constituye su *fisiología*, y sus funciones se relacionan con la *neurofisiología*.

Morfología. Este Sistema Nervioso está constituído por dos partes íntimamente vinculadas entre sí: Sistema Nervioso Central (SNC) y Sistema Nervioso Periférico (SNP) (Fig. 1y tabla 1). La tabla 1, ilustrada a su vez con la localización de las diversas estructuras), nos sitúa y orienta acerca de sus partes, subdivisiones y características. Se compone de un conjunto organizado de vías, tractos y nervios, formando la acumulación, muy especializada en estructuras bien definidas, que el neuropsicobiólogo Gazzaniga llama el "Hardware básico".

Las células que constituyen el Sistema Nervioso están conectadas entre sí de manera compleja, con propiedad conductora, para lo que utiliza señales electoquímicas, mediante las cuales el organismo responde adecuadamente a los impulsos recibidos, del medio interno y externo. Y de esa adecuación depende la posibilidad de adaptación al ambiente, y por tanto, la supervivencia[7]. Se organiza en circuitos y sistemas que controlan funciones como la visión, la respiración o el comportamiento. Contiene 100.000 millones de neuronas aproximadamente.

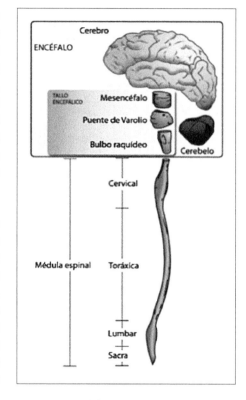

Fig. 1. Partes del SNC. Imagen de Wikipedia Commons esquema basado en Snell RS (2003) Neuroanatomía clínica: Panamericana: pág. 554.

El Sistema Nervioso Central

El Sistema Nervioso Central (SNC) reparte y conduce los estímulos de todo el organismo hasta el cerebro, y éste, a su vez le envía sensaciones e información, recíprocamente y de forma tan rápida, que a poco que exista el más pequeño desajuste, se perdería la información o no llegaría; en estos casos, la información podría no interpretarse ni integrarse. Lo componen el encéfalo y la médula espinal (Fig. 1- tabla 1).

El encéfalo

Definición. Del griego "εν" en, dentro y "κεφαλη" cefalé, cabeza, «dentro de la cabeza», es la parte superior y de mayor masa del sistema nervioso central.

---

[7]   López Antúnez, L., Anatomía funcional del sistema nervioso. Editorial Lamusa, 2ª E.México,1983.

Morfología. Es una masa de tejido esencialmente nervioso, cubierta de meninges y protegida por el cráneo. Pesa unos 1.400 gramos (el 2% del peso corporal total), flotando en líquido cefalorraquídeo (cerebro-espinal) y contiene casi un trillón de neuronas y células gliales, que forman una de las estructuras más complejas en la tierra, protegidas por el cráneo. Se compone de: *tálamo, hipotálamo, hipocampo, sistema límbico y corteza cerebral (córtex).* Continúa con la médula espinal, protegida por la columna vertebral.

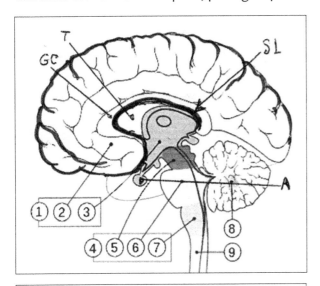

Fig. 2. Encéfalo: sección sagital media. Sistema límbico: SL, Tálamo: T, Giro cingulado: GC, Amígdala: A.
1. Cerebro anterior
2. Telencéfalo (señal en lóbulo frontal).
3. Diencéfalo (entre telencéfalo y mesencéfalo)
4. Tronco encefálico
5. Mesencéfalo
6. Protuberancia
7. Bulbo raquídeo
8. Cerebelo
9. Inicio de la médula espinal
(Imagen adaptada de Wikimedia commons).

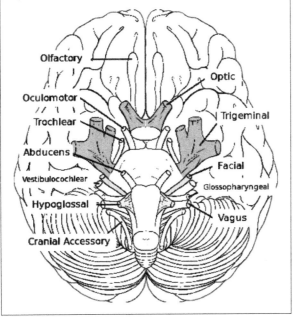

Función. Es responsable de muchas cualidades y habilidades, que caracterizan a la persona: sentimientos, pensamientos, talentos, recuerdos, etc.; y gran parte del encéfalo está dedicado a mantener el equilibrio orgánico general. La neurotransmisión juega un papel importante en el control del estado mental (la consciencia, las emociones y la conducta).

Fig. 3. Los 12 pares craneales: nervios que parten de la base del cerebro y emergen por los agujeros de la base craneal, y se reparten por la cabeza, el cuello, el tórax y el abdomen. La Nomenclatura Anatómica Internacional incluye al nervio terminal, estrechamente vinculado con el nervio olfatorio. Imagen de Wikipedia.

Disfunción. La complejidad de estructuras y sus funciones lo hacen especial. Las lesiones de este importante centro pueden causar alteraciones en las funciones ejecutivas, atención, iniciativa y organización temporal de la conducta.

Los nervios craneales (Fig. 3) son 12 pares, que envían la información sensorial procedente del cuello y la cabeza hacia el SNC. Reciben órdenes motoras para el control de la musculatura del cuello y la cabeza.

Los N. espinales emergen del SNC y recorren el cuerpo. Los ganglios periféricos (en el trayecto de los nervios), únicos fuera del SNC, controlan el tacto, el dolor y la temperatura del tronco y extremidades, y la posición o estado de la musculatura y las articulaciones del tronco y extremidades; reciben órdenes motoras de control muscular.

El cerebro

Anatomía. Es la parte más voluminosa del encéfalo, contiene los centros nerviosos para el pensamiento, la personalidad, los sentidos y el movimiento voluntario. Tiene dos hemisferios (ubicados en la parte superior del cráneo, que lo protege) y separados por la hendidura interhemisférica, aunque con un punto de unión en su centro interno mediante el cuerpo calloso, haz de fibras mielinizado. El C cuenta con 100.000 millones de neuronas y células de sostén. Contiene sustancia gris en su interior y blanca en el exterior, con la corteza cerebral (córtex), capa de materia gris llena de pliegues, de unos 2 a 6 mm de espesor, que lo recubre.

Una hendidura profunda en cada hemisferio: la Cisura de Rolando, es la frontera del control de la actividad motora, y al otro lado (posterior) queda la zona del control sensitivo. Otro surco lateral la cisura de Silvio. Ambos surcos separan los hemisferios en cuatro partes, que reciben el nombre de sus huesos donde se alojan: los lóbulos frontal, parietal, temporal y occipital. Éste último detecta e interpreta las imágenes visuales; la percepción auditiva se encuentra en el temporal, lóbulo donde también se ubica el olfato, el equilibrio y la memoria; en el lóbulo parietal se sitúan el gusto y la percepción del tacto (temperatura, presión y dolor); y en el lóbulo frontal se centra el habla, la elaboración del pensamiento, las emociones y los movimientos.

En el interior del cerebro hay cuatro cavidades intercomunicadas, llamadas ventrículos, conectadas con otra cavidad larga y delgada que se dirige hacia abajo por el centro de la médula espinal. Dentro de estos huecos fluye el líquido cefalorraquídeo o cerebroespinal, incoloro, producido en los ventrículos, y que se renueva cuatro a cinco veces durante el día. Este medio acuoso, rico en proteínas y glucosa, aporta energía para el funcionamiento de las neuronas y los linfocitos (éste último nos protegen de las infecciones). Es decir, protege y alimenta a todas las estructuras que conforman el sistema nervioso.

Tabla 1. División del Sistema Nervioso

SISTEMA NERVIOSO (*aferentes*: de entrada, *eferentes*: de salida)	Sistema Nervioso Central	Encéfalo	Prosencéfalo (Cerebro Anterior) La región más extensa y compleja	Telencéfalo	Corteza cerebral (incluye lóbulos) Cuerpo estriado Rinencéfalo (núcleo olfatorio y estrías olf.) Sistema Limbico Cuerpo estriado	
				Diencéfalo	Epitálamo (glándula pineal) **(1)** Tálamo (control de sensaciones) Subtálamo **(2)** Hipotálamo **(3)** Hipófisis	
			Mesencéfalo (4) (Cerebro Medio)		Formación reticular (parte) Tubérculos cuadrigéminos: 2 superiores anteriores (visión) 2 inferiores (fenómenos auditivos) Acueducto del mesencéfalo	
			Romboencéfalo (Cerebro primitivo Posterior) 1ª vesícula del SN embrionario que da lugar al bulbo raquídeo.	Metencéfalo	*Formación reticular* *Cerebelo:* Control de movimiento, energía muscular y postura. *Puente* de Valorio (Protuberancia). Bulbo raquídeo: Control de las funciones básicas, como circulación de la sangre (a través del corazón), y respiración.	
				Mielencéfalo	En la 6ª semana el Romboencéfalo se divide y da el mielencéfalo y Metencéfalo. Al final de la 8ª semana se forma el bulbo.	
		Médula Espinal				
	Sistema Nervioso Periférico	Somático (voluntario)			Central: Encéfalo y Médula Espinal Periférico: <u>Nervios</u>: *Craneales (12 pares) y Raquídeos (31 pares).* Y <u>Ganglios.</u>	
		Autónomo (involuntario)			Simpático: *Adrenérgico* – Toracolumbar (**moviliza recursos**) Parasimpático: *Colinérgico*–Craneosacro(**conserva recursos**)	
		SN.Vegetativo: Vísceras (tracto gastrointestinal, páncreas, vesícula biliar)				

(1) Glándula pineal, productora de melatonina.

(2) El subtálamo es la estructura diencefálica situada entre mesencéfalo, tálamo e hipotálamo. Se encuentra junto al lado medial de la Cápsula Interna.

(3) El hipotálamo comprende: quiasma óptico, tuber cinereum, tubérculos mamilares e hipófisis posterior que segrega dos hormonas: Oxitocina y Vasopresina; es el centro regulador de las emociones (Sistema Límbico) y control físico.

(4) El Mesencéfalo filtra la información entre rombencéfalo y prosencéfalo

Referencias: Snell RS (2003) Neuroanatomía clínica: Panamericana. 554 p

Tabla 2. Características y funciones del S. N. C.

RESUMEN DE CARACTERÍSTICAS RELEVANTES DEL SNC		
Zona	**Características**	**Funciones**
Cerebelo[9]	De 9 cm. de largo y 6cm de alto. Conecta con el tronco cerebral a través de los pedúnculos. Consta de una zona central ("Vermix") y de dos hemisferios cerebelosos. De sustancia gris y blanca. También lo cubren las meninges.	1) Control y mantenimiento del equilibrio, 2) C. del tono muscular, 3) Control de movimientos voluntarios y automatizados (como la marcha), orientación en el espacio, equilibrio postural, 4) cognición (aprendizaje) y comportamiento.
Bulbo Raquídeo	Tiene 5 zonas de sustancia gris: 2 de las pirámides posteriores de función sensitiva, 2 a las pirámides anteriores de función motora y un núcleo central.	Función conductora. Controlador de los órganos de la vida vegetativa (nutrición, secreción, respiración y circulación). Si se rompe el bulbo raquídeo la muerte es instantánea.
Corteza cerebral	Cubierta externa del cerebro. Presenta circunvoluciones, y protuberancias).	Pensamiento, razonamiento, lenguaje, percepción, movimiento voluntario.
Tálamo	Forma parte del sistema endocrino. Conecta con diferentes regiones de la corteza cerebral y es la "estación de relevo sensorial", y el principal centro de relación entre la medula y el cerebro. Todos los caminos de los sentidos (menos del olfato) van al tálamo.	Estación de relevo sensitivo (para sinapsis antes de llegar al cerebro). Centro de integración. Procesa la información entre los centros aferentes y la corteza, influyendo por tanto sobre las funciones corticales. Dirige las señales sensoriales entrantes hacia la región adecuada de la corteza cerebral. Control del apetito, y de reacciones emocionales, "reloj biológico" Las afecciones del tálamo, producirían deterioro intelectual, cambios de personalidad y ataxia.
Hipotálamo	Región con varios núcleos de sustancia gris, situado debajo del tálamo. Su límite inferior consta de quiasma óptico, tallo hipofisario, tubérculos mamilares y cintillas ópticas. Está conectado al sistema endocrino, a los nervios cerebrales y a la médula espinal.	Actúa sobre el SNA y el sistema límbico. Se considera una estructura integradora del SNV o autónomo. Junto con la hipófisis lleva a cabo la homeostasis (regula las necesidades biológicas básicas): sistema endocrino, sueño y vigilia, estado anímico, temperatura, hambre y sed. Libera hormonas y genera neurohormonas (como la oxitocina), y la hormona diurética (que regula el agua en el cuerpo).
Sistema límbico	Descrito por primera vez por Paul MacLean (1954) Anatómicamente no tiene límites precisos. En general abarca partes del tálamo, hipotálamo, hipocampo amígdalas (y otras).	Abundan los centros de placer con tintes emocionales (James Olds y Peter Milner (1954), por lo que se le llama "sede de las emociones".
Protuberancia Anular	Órgano nervioso de forma cúbica. En este se localizan los núcleos para el quinto, sexto, séptimo y octavo pares de nervios craneales.	Función conductora. Es el centro de la estabilidad. En él radica la asociación entre las reacciones fisiológicas y emocionales del cuerpo (James Olds y Peter Milner, 1954).
Pedúnculos Cerebrales	Cordones nerviosos o prolongaciones de las fibras de las protuberancia anular.	Con dos funciones sensitivas y dos funciones motoras.
Médula espinal	Estación de la información ascendente, descendente y de relevo. Recoge la información sensorial y la envía al tálamo, que contiene gran cantidad de neuronas y conexiones sinápticas.	Recibe órdenes motoras que envía a los músculos. - Función conductora hacia el sistema periférico, por vías: 1) Sensitiva o ascendente. 2) Vía motora (descendente). La cara posterior, con función sensitiva. La cara anterior con la f. motora.

Tallo encefálico o tallo cerebral o tronco cerebral	*Interconecta el cerebro, el cerebelo y la médula*. Está entre los hemisferios cerebrales y el cerebelo. Se compone de: *Bulbo raquídeo, Puente de Valorio, Protuberancia, Médula espinal* (primer tramo)) + *Formación reticular* (vigilia y consciencia). Todas las partes son como una unidad funcional, y conecta con todas las vías ascendentes y descendentes, SNP y todas las otras partes del S.N.C. por su comunicación con la médula espinal.	Integra las funciones vitales. Forma parte del sistema endocrino, y está unido a la hipófisis, a la que suministra elementos químicos, controlando su función hormonal. Regula el sueño, el control del apetito y las reacciones emocionales, la consciencia, la temperatura, los movimientos gastrointestinales, la respiración, la circulación y el metabolismo. Controla muchas funciones sensoriales y motoras (control y pautas del ritmo sobre el cuerpo, "reloj biológico"), para su esquema organizativo; importancia en el desarrollo neuromotríz.

Fisiología. Nuestro cerebro es un sistema estructural y funcional diseñado para recibir información, integrarla de modo flexible y creativo, y elaborar conductas destinadas a la adaptación. Y toda la información mostrada de forma estimulante, organizada y estructurada, incorpora una actitud positiva para captar la atención del alumno. Y ésta se maximiza cuando se relaciona con experiencias vividas o aprendizajes previos, que le permiten entender mejor lo aprendido. Para ello está configurado en forma de módulos funcionales altamente dinámicos, constituidos por células interconectadas que realizan una sofisticada mensajería química y fisiológica dentro y desde el cerebro y de éste con el resto del organismo. Es así que precisa que el aprendizaje se incorpore mediante esquemas, mapas, gráficos y cualquier otra herramienta que permita la formalidad y el orden, pero fundamentalmente la estimulación del educador animoso y comprensivo, alegre, paciente y fuente de sabiduría.

Rige toda la actividad mental, desde los procesos inconscientes (la respiración o la circulación), hasta los pensamientos filosóficos más complejos. Es el origen del pensamiento, la conciencia, la interacción social, la creatividad, la percepción, el libre albedrío y la emoción. Recibe información de los órganos de los sentidos y es lugar donde residen la memoria, la inteligencia y los sentimientos. Controla la actividad fisiológica e interpreta los impulsos generados por la relación con nuestro entorno.

Alimentación cerebral. El cerebro necesita del 20% de la sangre para el transporte del Oxígeno y Glucosa, elementos esenciales, sin los que sufriría un rápido deterioro. Tras 5 minutos de privación de O2, (asfixia) se produce daño cerebral o muerte.

* Recibe e interpreta la información. Es el lugar donde esta la memoria.
* Controla el habla, la lectura, el cálculo, el razonamiento, la escritura y el aprendizaje.
* Produce las órdenes necesarias para los movimientos.

Médula espinal

Fluye a lo largo del interior de la columna vertebral, desde el agujero occipital (entre los huesos occipital y atlas) hasta L2 (2ª vértebra lumbar), y prolonga sus filamentos hasta el coxis, que por el número y forma de las ramas se le llama "cola de caballo". Contiene sustancia blanca (formada por axones y neuronas ascendentes y descendentes) en su exterior, y gris en su interior. De ella nacen los 31 pares de nervios raquídeos: 8 cervicales, 12 dorsales, 5 lumbares, 5 sacros y 1 coxígeo. Éstos conectan la médula, y de ahí al cerebro, con el resto del cuerpo, y forman parte del S.N.Periférico. Está protegida por el líquido cefalorraquídeo y el espacio epidural (capa de grasa y tejido conjuntivo ubicado en el periostio y la duramadre).

Funciones: 1) Transporta la información de los nervios espinales al cerebro, 2) Controla las reacciones automáticas reflejas, 3) a través de los nervios espinales transmite los impulsos nerviosos a los músculos, vasos sanguíneos y glándulas.

El Sistema Nervioso Periférico (SNP)

Descripción. Es la prolongación del SNC. Está formado por los nervios (que parten de los 12 pares craneales) y se reparten hacia los miembros y órganos. Comprende los Nervios craneales y los Nervios periféricos (la médula espinal y el conjunto de nervios craneales y raquídeos, con sus respectivos ganglios, con sus receptores especializados). Se calculan en el cuerpo humano unos 150.000 kilómetros de nervios que recorren todo nuestro organismo. Comprende tres sistemas: Somático, Autónomo y Entérico.

Función. El SNP se encarga de la recepción de los estímulos (información sensorial o motora) del medio externo, como del propio organismo (mediante los receptores), organiza la información y proporciona la respuesta adecuada. Recepción (vía aferente) y transmisión hacia el SNC (vía eferente) impulsos sensitivos y motores. Los estímulos del medio externo los recibe mediante la piel (captando sensaciones: dolor, presión, temperatura, etc.), y por los receptores de sensaciones especiales: gusto, olfato oído, posición, y movimiento. También coordina, regula e integra nuestros órganos internos, por medio de respuestas inconscientes.

Sistema Nervioso Autónomo (SNA) o vegetativo (SNV)

El SNA o Vegetativo es la parte del sistema nervioso relacionada con la regulación de las funciones de la vida vegetativa (respiración, digestión, circulación, excreción, etc.) que no está sometido a la voluntad (vísceras).

Descripción. Comprende: 1) Tronco simpático: formado por cordones nerviosos que se extienden longitudinalmente a lo largo del cuello, tórax y abdomen a cada lado de la columna vertebral. 2) Ganglios nerviosos periféricos: grupos de neuronas localizadas fuera del SNC, en el trayecto de los nervios del SNP, al que pertenecen. Éstos son puntos de relevo (conexiones intermedias) entre las diferentes estructuras neurológicas, rodeadas por una cápsula (de tejido conectivo) y los axones, que partiendo de los ganglios, forman parte de los nervios.

Está formado por el conjunto de neuronas que regulan las funciones involuntarias o inconscientes en el organismo. Se activa principalmente por los centros nerviosos del hipotálamo, del tallo cerebral); contiene neuronas sensitivas, que transportan la información de los receptores hacia el SNC, y neuronas motoras o eferentes, o efectoras, que conducen impulsos desde el SNC hacia músculos o glándulas. La parte motora del SNA consta de dos divisiones: la división simpática y la división parasimpática, sistemas ambos con funciones antagónicas en su mayoría.

Tabla 3. Características funcionales del SNP

CARACTERÍSTICAS Y FUNCIONES DEL SISTEMA NERVIOSO PERIFÉRICO			
Zona	Ubicación	Características	Funciones
Nervios Craneales	Salen de la masa encefálica que se encuentra en la cavidad craneana.	Son 12 pares de nervios, que distribuyen sus prolongaciones hacia ambos lados del cuerpo.	Envía-recibe funciones y respuestas a/de cada órgano; puede ser sensitiva o motora.
Nervios Raquídeos	Salen desde la médula espinal.	Son 31 pares de nervios: 8 cervicales, 12 dorsales, 5 lumbares, 5 sacros y 1 par coxígeo.	Todos tienen función mixta (motora y sensitiva)

Sistema Nervioso Somático

Descripción. Este sistema está formado por dos vías: 1) nervios aferentes (neuronas sensoriales), que transmiten al SNC la información proveniente de los receptores sensoriales y 2) nervios eferentes (neuronas motoras), que conducen la información desde el SNC hasta el músculo esquelético (fig. 4).

Función. Excita el músculo esquelético, liberando ACH [8] (acetilcolina). Sus respuestas son voluntarias. Las neuronas sensitivas transportan hacia el SNC la información de los

---

[8] Neurotransmisor aislado y caracterizado farmacológicamente por *Henry Hallett Dale en 1914,* después confirmado como un neurotransmisor (el primero en ser identificado) por *Otto Loewi* (destacado fisiólogo alemán -Francfort, 3/06/1873-NY, 25/12/ 1961-); por su trabajo *recibieron en 1936 el premio Nobel en fisiología y medicina. La acetilcolina* está ampliamente distribuida en el sistema nervioso central y en el sistema nervioso periférico.

receptores de los órganos de los sentidos (vista, oído, gusto y olfato). Las neuronas motoras conducen impulsos desde el SNC hasta los músculos esqueléticos. El control de las respuestas motoras del SNC es voluntario.

Tabla 4. Resumen de Funciones antagónicas del S. Nervioso Vegetativo (Autónomo)

SISTEMA NERVIOSO AUTÓNOMO o VEGETATIVO		
Localización	Estimulación Simpática	Estimulación Parasimpática
Sistema Cardiovascular	Aumento de la tasa cardíaca y la fuerza de contracción cardíaca	Disminución de la tasa cardíaca y la fuerza de contracción
Sistema circulatorio	Vasoconstricción periférica	En general poco efecto sobre los vasos, pero favorecen la vasodilatación en los vasos coronarios y cava.
Aparato digestivo	Vasoconstricción abdominal, favoreciendo un déficit en la secreción y motilidad intestinal	Aumentan la secreción y motilidad intestinal
Glándulas exocrinas	Inhiben la secreción hacia conductos o cavidades, excepto en las sudoríparas.	Promueven la secreción a excepción de las glándulas sudoríparas.
Sistema ocular	Dilatación de la pupila (miasis).	Contracción de la pupila (miosis).
Sistema renal	Cese en la secreción de orina, y relajación de esfínteres.	Aumento en la secreción de orina y contracción de esfínteres.

Armonía entre sistemas

Entre los tres sistemas, Central, Periférico y Autónomo (o Vegetativo), tiene que haber perfecto equilibrio para que esas informaciones puedan llegar a niveles superiores y luego tener su respuesta adecuada. Cuando esto no sucede, se dan los trastornos del ritmo, trastornos de la atención y trastornos de la conducta. Esta armonización supone el equilibrio físico, neurológico, psicológico o emocional e intelectual.

Un trastorno puede sobrepasar las estructuras subcorticales y llegar a nivel de conciencia. Y si nos fijamos en los factores desencadenantes, observamos por ejemplo el dolor, como desencadenante biológico, que provoca la falta de la atención; muchas veces es un dolor sordo y mal medido (otitis subagudas que provocan una situación en que van sobrecargando al sistema). Las disfunciones o problemas se corresponderían con los niveles afectados, o saltados en su transmisión. También pueden alterarse los nervios periféricos por diversos motivos, entre ellos, *traumatismos* directos o indirectos, *compresión mecánica*, tumores, *falta de irrigación sanguínea*, infecciones o atrofias.

Las capacidades para interpretar el movimiento corporal, las posturas, correctas, la capacidad de seleccionar, la actitud de comunicación, la sincronía audiocorporal, visual, visuauditiva, audiotactil, etc., son utilizadas a la hora de integrarlas en el esquema corporal, porque, mediante los sentidos, el ser humano capta lo que sucede a su alrededor, y gracias a su sistema nervioso, tiene conocimiento de hechos, siempre y cuando su capacidad de sintonizar con el entorno físico y emocional no esté alterada.

La neurona

Introducción. La neurona es la unidad biológica elemento fundamental de la arquitectura nerviosa, derivada del neuroblasto (v. neurogénesis), y el elemento mínimo capaz de desarrollar existencia autónoma. Es la unidad básica del sistema nervioso, y solo al cerebro se le adjudican de diez mil a doce mil millones de células, siendo tal el número de células de la corteza cerebral, que no plantea límites (suelen calcularse unos veinte mil milímetros cúbicos de ellas)[9]. Las N se agrupan formando tejidos, en conjuntos organizados con la misma especialización, y conectadas entre sí.

Tienen la propiedad de conducir los impulsos, usando señales electroquímicas (gran variedad de estímulos) dentro del tejido nervioso y hacia la mayoría del resto de tejidos, coordinando así múltiples funciones en nuestro organismo. Los millones de células y filamentos, nervios, centros, tejidos y ganglios, detectan cambios, se comunican entre sí y controlan la actividad física, la función cerebral y los procesos metabólicos Ramón y Cajal[10] propuso la teoría neuronal según la cual la neurona (N) es la unidad básica del sistema nervioso, capaz por sí misma de recibir un mensaje y decidir si amplificarlo o inhibirlo y puede transmitir su información a otra, desde las dentritas al axón, según su principio de polaridad. Sirve de eslabón comunicante entre receptores y efectores, a través de fibras nerviosas; se agrupa formando diversidad de tejidos.

---

[9]   Más información en "potencial de acción" en temas de neurociencia.

[10]   Santiago Ramón y Cajal (Petilla de Aragón, Navarra 1/05/1852 – Madrid 17/10/1934). Médico español, Histólogo y Anatomopatólogo. Premio Nobel de Medicina en 1906, por el descubrimiento de los mecanismos de la morfología y los procesos conectivos de las células nerviosas, que se empezó a llamar "doctrina de la neurona" por la novedosa y revolucionaria teoría celular, basada en que el tejido cerebral está compuesto por células individuales. Encabeza la llamada "Generación del 80" o "Generación de Sabios" (apelativo dado por Pedro Laín Entralgo a la generación científica española de 1880), caracterizada por un despliegue de la ciencia española hacia la propia producción y la internacional, apoyados en la generación anterior "Generaciones Intermedias", comenzando la "Edad de Plata" de la ciencia española, siendo su prototipo de esta generación.

Todas las células del SN están interconectadas de forma compleja, con propiedad conductora, utilizando señales electroquímicas mediante las cuales nuestro organismo responde adecuadamente a los impulsos recibidos, del medio interno y externo. Y de esa adecuación depende la posibilidad de adaptación al ambiente, y por tanto, nuestro equilibrio funcional y supervivencia[11].

Estructura y características de la neurona. La neurona tiene una medida que oscila entre 4 y 125 micras. Su tamaño y forma varían considerablemente, dependiendo de su especialidad, que guarda relación con las diferentes características químicas de cada una de ellas. Unas excitan (dan inicio a las señales) y otras las inhiben o las suprimen.

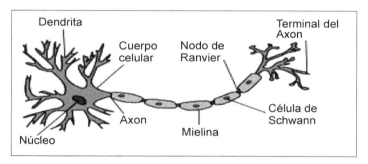

Fig. 4. La neurona (diagrama básico). Imagen de Wikipedia

Citológica. La neurona es una célula muy polarizada, debido a su función transmisora y receptora. *Las dendritas y el soma o cuerpo reciben información. El Axón Transmite la información. Puede llegar a medir un metro de longitud y tiene múltiples ramificaciones terminales. La sinapsis la realiza en las dendritas o el cuerpo de otras neuronas.*

- Dendritas. Son prolongaciones muy ramificadas y numerosas, alrededor del soma, que actúan como antenas receptoras de información de otras células mediante sinapsis con sus axones.
- El soma procesa la información. Es el cuerpo celular, con el ADN.
- La membrana plasmática genera el impulso nervioso por su composición química.
- Plasticidad neuronal o neuroplasticidad. Es la capacidad de las células del sistema nervioso para regenerarse anatómica y funcionalmente, después de estar sujetas a influencias patológicas, ambiéntales o del desarrollo, incluyendo traumatismos y enfermedades. Esto le permite una respuesta adaptativa (o maladaptativa) a la demanda funcional (OMS 1982).

Morfológica. Puede cambiar el número de neuronas de una zona determinada, dependiendo del estímulo recibido, produciendo el aprendizaje, aprendiendo a ignorar los estímulos inútiles (innecesarios) y a la inversa, sobrevalorar aquellos útiles (sensibilización). También pueden llegar a atrofiarse estas células hasta desaparecer, por falta de estímulo.

Metabólica. Son las adaptaciones funcionales de la neurona sin cambiar su forma.

---

[11]　López Antúnez, L., Anatomía funcional del sistema nervioso. Editorial Lamusa, 2da. edición. México,1983.

Células gliales

Son células nodriza del sistema nervioso y sostén arquitectónico de las neuronas, protectoras y nutrientes de las neuronas, reparando lesiones, incluso manteniéndolas vivas. En el tejido nervioso del sistema nervioso central, por cada neurona hay entre 10 y 50 células de Glía. Las neuronas del cerebro están rodeadas íntimamente por células satélites, llamadas "neuroglía"[12]. "Un número creciente de científicos reconoce que son necesarias para realizar las tareas que las neuronas por sí solas no pueden lograr eficientemente: "la transferencia de la información sináptica"[13].

Investigadores de la Universidad de Tel Aviv, encabezados por Maurizio De Pittà[14], afirman también que las gliales desempeñan un papel más allá de mantener unidas las neuronas y que poseen información para el proceso de aprendizaje, "son como las supervisoras del cerebro", porque al regular la sinapsis, controlan la transferencia de información entre neuronas, incidiendo en la forma como el cerebro procesa la información y aprende". Estas células abundan en el hipocampo y en la corteza, dos áreas cerebrales que ejercen el control sobre la capacidad del cerebro de procesar información, aprender y memorizar. Pueden acelerar o disminuir esta actividad, si la sinapsis estuviera sobrecargada, lo que las convierte en las guardianas de nuestros procesos de aprendizaje y memoria, orquestando *la transmisión* para la óptima función.

Existen cuatro clases de *células de neuroglia*, y varían según el tejido nervioso donde se encuentren: astrocitos y células satélite.

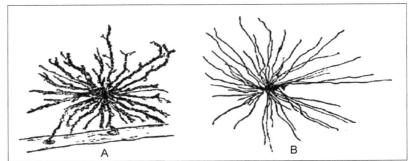

Fig. 5. Astrocito: En el de la izquierda se ven dos pies chupadores. Imagen: Wikipedia.

---

[12]   Las células Glía fueron descritas por primera vez por Rudolf Virchow, patólogo alemán (1821-1902). Reconoció que eran claramente distintas de las neuronas y de cualquier otro tejido intersticial del organismo. Son de tres tipos: macroglía, astrocitos o Golgi (histólogo italiano 1844-1926), oligodendroglia y microglia u Hortega: Pío del Río Hortega, histólogo español (1822-1945).

[13]   La bioinformática (International Society for Computational Biology) es un campo emergente que aborda los desafíos actuales de la integración cada vez más voluminosas cantidades de datos moleculares y clínicos. PLOS Computacional Biology (ISCB), revista fundada en 2005 (EEUU, EISSN 1553-7358). Para más información: http://register.plos.org.

[14]   *De Pittà*, junto con *Eshel Ben-Jacob, Vladislav Volman* (The Salk Institute) *y Hugues Berry* (Université de Lyon), desarrolló un modelo de computador que incorpora la influencia de las células gliales en la transferencia de la información sináptica, reporte presentado en Plos Computational Biology.

Los Astrocitos.

Son las más numerosas y principales células gliales, por lo que se les llama astroglía, genéricamente, con aspecto estrellado. Están en diferentes regiones cerebrales y adquieren la forma según su ubicación.

Funciones de los astrocitos:

- Se encargan de la inmunidad del SNC (protectoras de invasiones o macrófagos).
- También a los vasos sanguíneos, formando la BHE (barrera hematoencefálica), que vemos en "Vascularización del SN".
- Sus prolongaciones se adosan a los vasos sanguíneos, mediante "pies chupadores", por los que extraen los nutrientes para las neuronas.
- Mantenimiento del equilibrio iónico del tejido extracelular., consumiendo o captando K+ a través de su membrana que es sumamente permeable (participando en la autorregulación).
- Usan calcio para enviar señales a las neuronas, y éstas les responden; neuronas y astrocitos se comunican en ambas direcciones (Maiken Nedergaard, 2009, Universidad de Rochester).
- Intervienen en el proceso de la información neuronal y en la transmisión sináptica.
- Mandan terminales a la piamadre (capa meníngea).

En el Sistema Nervioso Periférico hay dos tipos de células nerviosas:

- **Células de Schwann**[15]: de origen en la cresta neural (embrión) y acompañan a las neuronas durante su crecimiento.
- **Células satélite o capsulares.** Son las que rodean al soma neuronal de los ganglios raquídeos y simpáticos a la mayoría de las células del SNC y del SNP, formando un capsula. Se dividen siguiendo criterios anatómicos, por ejemplo en el cerebro, las células de neuroglía, se calcula que superan a las neuronas en 10:1 y constituyen aproximadamente la mitad del volumen del SN. Estas prolongaciones de las neuronas, están dispuestas en fascículos aferentes y eferentes (Figs. 4-5-6-7), formando parte del Sistema Nervioso Periférico.

---

[15]   Theodor Schwann (Neuss am Rhein, actual Alemania, 1810 - Colonia, id., 1882). Naturalista alemán. Inició su actividad como fisiólogo, investigando con animales y plantas (estructura y crecimiento) en 1839, y luego con organismos de animales (la teoría celular). En 1848, en Lieja, obtuvo una cátedra de Fisiología y Anatomía comparada. En anatomía, ha dado nombre a las células que revisten las fibras de los nervios cerebroespinales ("células de Schwann"). Sus conclusiones fueron también la base para el concepto moderno de la embriología, de la que describió el desarrollo embrionario como una sucesión de divisiones celulares.

Sinapsis

La palabra sinapsis proviene de sinapteína, que Sir Charles Scott Sherrington[16] y sus colaboradores formaron con los vocablos griegos *sin* (juntos) y *hapteina* (con firmeza). Es la comunicación entre dos neuronas que entran en proximidad, para formar la conducción funcional o transmisión, y supone la mayor importancia funcional del cerebro, porque a este nivel pueden ser alterados o modulados sus impulsos eléctricos. Las sinapsis son cruciales para los procesos biológicos que soportan la percepción y el pensamiento. Por la S., el sistema nervioso conecta y controla todos los sistemas corporales. El cerebro contiene un número inmenso de sinapsis, que en niños alcanza los 1000 billones, número que disminuye con el paso de los años, en el adulto se estiman entre 100 y 500 billones.

La S. No es un contacto real, sino virtual, ya que no hay continuidad entre las neuronas sino contigüidad, quedando un pequeño espacio entre una neurona y la siguiente, (hendidura sináptica). A este nivel, el flujo de información es de naturaleza química. La neurona capta la información y la transforma en impulsos nerviosos, que se transmiten a otra neurona, y así estableciendo una cadena de comunicación en red neuronal.

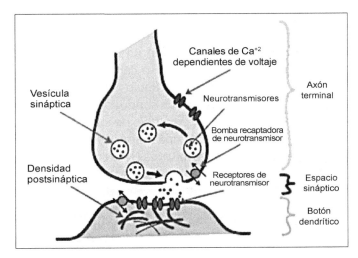

Fig. 6. Esquema de los principales elementos en una sinapsis modelo. La sinapsis permite a las neuronas comunicarse entre sí, transformando una señal eléctrica en otra química. Imagen adaptada de Wikipedia.

Hace un año (10/02/2012)[17] que un equipo de científicos argentinos ha descubierto y descrito un mecanismo clave para la formación, el robustecimiento y el funcionamiento de las sinapsis; ilumina cómo se forman, robustecen y funcionan los puntos de comunicación

---

[16]   Sir Charles Scott Sherrington (27/11/1857 4/03/1952), Fisiólogo, Patólogo, Histólogo, Neurólogo y Bacteriólogo, de la Universidad de Cambridge, conocido por "Localizaciones de la corteza cerebral", Premio Nobel de Fisiología Medicina (1932). Dos obras suyas: *La acción integradora del sistema nervioso* (1906) y *El cerebro y sus mecanismos.*

[17]   Dra. Graciela Boccaccio, investigadora del CONICET y jefa del Laboratorio de Biología Celular del RNA del Instituto Leloir (donde se realizaron los estudios con ratas), Martín Habif, Gabriela Thomas, Verónica Baez, Malena Pascual y Luciana Luchelli y Darío Maschi., autores de los *estudios científicos de la Fundación Instituto Leloir*, publicado en The Journal of Cell Biology.

entre las neuronas. "Sin embargo dicen conocerse poco sobre los mecanismos moleculares involucrados en este proceso" (Boccaccio)[18]. Trabajaron con neuronas del hipocampo.

Sinapsis química. Es aquella en que ésta sustancia hace de puente entre las dos neuronas, y se difunde a través de el estrecho espacio, adhiriéndose a los receptores, que son moléculas especiales de proteínas que se encuentran en la membrana postsináptica. Se establece entre células que están separadas entre sí por un espacio de unos 20-30 nanómetros (nm), llamada hendidura sináptica. La liberación endocrina hace que la neurona expulse neurotransmisor al torrente sanguíneo y este pueda actuar a grandes distancias y durante mas tiempo.

Sinapsis eléctrica (SE). En este tipo de sinapsis la transmisión entre la primera neurona y la segunda no se produce por la secreción de un neurotransmisor, al no existir un mediador químico, no hay despolarización y la dirección de la transmisión está determinada por la fluctuación de los potenciales de membrana de las células interconectadas (Bradford, 1988).

El impulso nervioso. Consiste en un mensaje electroquímico que transmiten los nervios y se originan en el sistema nervioso central o en los órganos de los sentidos. Los receptores sensitivos transforman los estímulos en impulsos nerviosos, que a través de las fibras sensoriales llegan al cerebro. La conducción de un impulso a través del axón, es un fenómeno eléctrico causado por el intercambio de iones Na+ y K+ a lo largo de la membrana. En cambio, la trasmisión del impulso de una neurona a otra o a una célula efectora no neuronal depende de la acción de neurotransmisores (NT) específicos sobre receptores también específicos. La velocidad depende del diámetro axonal y del grado de mielinización. En el sistema nervioso central, hay neuronas excitadoras e inhibidoras y cada una de ellas libera su propia sustancia mediadora.

Las fibras nerviosas y nervios periféricos. La fibra nerviosa se compone del axón y sus vainas que lo recubren. En el SNC, los axones poseen una vaina oligodendróglía[19] (células de Schwann), y sus haces se denominan a veces tractos nerviosos. En el SNP tienen además una vaina conectiva más extensa y sus haces se denominan nervios periféricos. En ambos hay dos tipos de fibras nerviosas las mielínicas y las amielínicas (con o sin vaina de mielina). La vaina de mielina no forma parte de la neurona, es un tejido de sostén. En el SNC, la célula de sostén es el oligodendrocito[20], la del SNP se denomina célula de Schwann.

---

[18]   El equipo de Boccaccio logró identificar la presencia de paquetes de ARN mensajero temporalmente inactivos, a los cuales llamaron "focos de silenciamiento de mensajeros". El grupo del Leloir identificó una proteína, Smaug 1, que resultó fundamental para la formación de estos focos en las sinapsis.

[19]   Oligodendroglía: Células de la neuroglía de tamaño intermedio entre los astrocitos o macroglía y la microglía.

[20]   Los oligodendrocitos (oligodendroglías), son células más pequeñas que los astrocitos (las principales y más numerosas células glía, también conocidos como astroglía), y con pocas prolongaciones. Además de la función de sostén y nutrición a las neuronas, realizan funciones de cicatrización. Se localizan tanto en la sustancia gris (Protoplásmicos), como en la blanca Fibrosos).

Aferencia - eferencia del estímulo. Acto reflejo

Las neuronas aferentes son las receptoras, o sensoriales, que transportan los impulsos desde los órganos sensoriales (receptores) hacia el SNC. La actividad opuesta se llama eferente. Son los dos modelos de entrada y salida del Sistema Nervioso:

Sistema Aferente o ascendente (Sistema de entrada): serían las vías neuronales que envían las señales al Sistema Nervioso Central (p.e. la aferencia que recibe el área de Broca, del área de Wernicke, a través del fascículo arqueado). A veces se usa el término "sensorial", porque desde los sentidos se envía la información al SNC), que es, concretamente "sensorial". Las vías aferentes (o ascendentes) hacia el cerebelo son los tractos espinocerebelosos anterior y posterior, que están involucrados en la regulación cerebelar del movimiento.

Sistema Eferente o descendente (de salida): Se llama a la neurona o vía que envía señales desde el sistema nervioso central hasta la periferia (o un centro de procesamiento inferior (el control espinal del sistema motor). El control muscular se realiza a través de motoneuronas eferentes, cuyo cuerpo reside en el asta anterior de la médula. Estas motoneuronas reciben aferencias de los músculos, mediante fibras sensitivas (uso muscular) o del Órgano de Golgi (neurotendinoso), receptor neurosensorial propioceptivo, situado específicamente en los tendones de los músculos esqueléticos (próximo a la unión musculotendinosa).

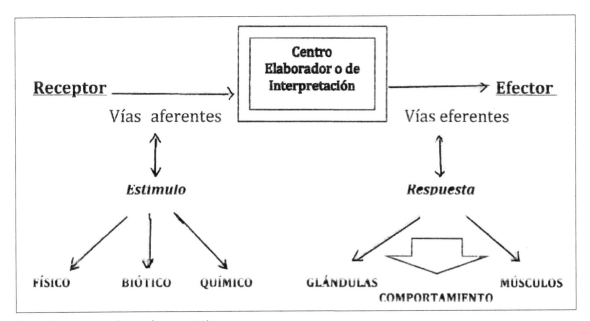

Fig. 7. Vía aferente y eferente de transmisión

Los movimientos reflejos: Se dan cuando las neuronas aferentes tienen una conexión directa con las neuronas motoras (eferentes) en la propia médula espinal, obteniendo una respuesta inmediata de contracción muscular.

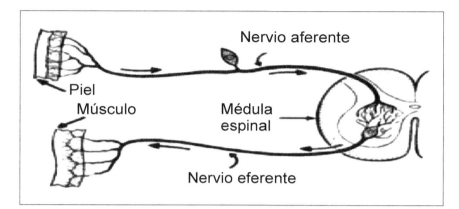

Fig. 8. Acto/arco reflejo y aferencia.
Diagrama que explica el recorrido aferente y eferente.
Imagen de Wikimedia Commons.

Acto reflejo: Consiste en una unidad funcional que se produce como respuesta involuntaria o automática a estímulos específicos recogidos por neuronas sensoriales (roce, golpe, dolor). Es la forma mas simple de control del sistema motor, y significa una respuesta involuntaria o inconsciente (automática), y se produce como respuesta a estímulos específicos recogidos por neuronas sensoriales. La trayectoria que recorren los impulsos nerviosos que producen un reflejo, constituye un arco reflejo. Éste recibe y transmite el impulso producido por un estímulo hasta la médula espinal.

Neurotransmisión

Un neurotransmisor (NT) es un mensajero químico (una molécula o agente químico generado por las propias células) que utilizan las neuronas en la sinapsis, donde ejerce su función sobre otras neuronas u otras células (musculares o glandulares). Son elementos clave en la transmisión de los estímulos nerviosos[21]. Una vez liberado al espacio sináptico llega a la membrana postsináptica donde ejerce su función al unirse a su receptor, que puede encontrarse en otra neurona, o célula muscular, o glandular. Se llaman post-sinápticas las células que portan los receptores.

Las diferencias en la excitación de los distintos nervios dependen de los órganos a los que están unidos y a los que transmite el estado de excitación [22]. La propia función neuronal y

---

[21]   Definición del glosario de Medicina molecular (de7/12/2007).
[22]   Helmholtz, H, 1868. Biólogo alemán.

la incidencia del entorno, dan como consecuencia una función rítmica y una maduración diferente de los sistemas de inhibición del sistema nervioso. No pasa la información de un nivel a otro sin cambios. Aquí radica nuestra organización del esquema corporal, el lenguaje y la red polisensorial.

Clasificación.

Por su menor tamaño: aminoácidos (glicina, ácido glutámico, ácido aspártico), derivados de aminoácidos (GABA, histamina, serotonina y catecolaminas) acetilcolina, ATP (neurotransmisor inhibitorio en el SNC).

Neuropéptidos (neuromoduladores y/o neurohormonas):

- Somatostatina: Hormona secretada por el páncreas responsable de la inhibición de la hormona del crecimiento, la insulina, el glucagón y otras hormonas que segrega el tubo digestivo.
- Vasopresina: hormona reguladora del volumen u osmolaridad plasmática. Se produce en el hipotálamo.
- Oxitocina: Hormona que estimula las contracciones de la musculatura lisa, como las uterinas en el parto.

Los que de ellos actúan también como hormonas, producidas en células nerviosas (neurosecretoras o neurohormonas), liberadas a la circulación, al líquido cefalorraquídeo (LCR) o a los espacios intercelulares del SN:

- El hipotálamo, por ejemplo, dirige y controla todas las secreciones endocrinas, a la vez que segrega neurohormonas.
- El sistema endocrino, después del sistema nervioso, es el segundo sistema de comunicación corporal, formado por glándulas endocrinas (hipófisis, tiroides, paratiroides, páncreas, suprarrenales, testículos y ovarios) compuestas de células secretoras, que producen hormonas (sustancias químicas naturales). Función: Transmitir una señal desde la célula pre-sináptica a la célula post-sináptica. Su efecto puede ser estimulador (si tiende a despolarizar la membrana) o inhibitorio si la repolariza. Después de actuar es recapturado por la célula pre-sináptica rápidamente.

En el equilibrio de la neurotransmisión intervienen: la herencia genética, el estilo de vida: el lugar de residencia, el ambiente, el entorno, el estrés y la alimentación. Nuestro cerebro requiere de un balance de nutrientes, vitaminas, minerales, aminoácidos, ácidos grasos y neurotransmisores, porque los alimentos intervienen en la neuroquímica cerebral. Algunos ejemplos:

- Nuestro cerebro consume una cuarta parte del oxígeno que entra en nuestro organismo, y los contaminantes traspasan la barrera pulmonar, transportados por la sangre, cruzando la barrera hematoencefálica.
- La exposición a altas concentraciones de CO_2 produce lesiones irreversibles en la corteza cerebral, pudiendo afectar el desarrollo del cerebro durante el embarazo y la niñez, por interferir en la producción de neurotransmisores, en la mielinización de las neuronas y en cómo establecen sus conexiones.

Disfunción. Los defectos de síntesis, liberación, degradación o función de los neurotransmisores forman parte de gran cantidad de enfermedades neurológicas, musculares y psiquiátricas. Entre los desajustes se provocarían: demencia, insomnio, ansiedad, déficit de atención y/o hiperactividad, trastornos de conducta, adicciones (p.e. tabaquismo, drogas).

Alimentación y Neurotransmisión

Los NT, como sustancias químicas que son, se producen mayormente por nuestras propias células a partir de los nutrientes provenientes de nuestra alimentación, que como ya sabemos, si es equilibrada y adecuada a nuestras particulares circunstancias, puede mejorar el funcionamiento de nuestro organismo y la capacidad intelectual, porque intervienen de manera indirecta en la neuroquímica cerebral.

Estrés oxidativo y alimentación

Los antioxidantes. Son un grupo de moléculas químicas, que protegen el organismo del daño oxidativo inducido por procesos metabólicos internos, y factores ambientales externos, que neutralizan los radicales libres (generadores de desorganización en las membranas celulares). Dichos desórdenes pueden desencadenar múltiples y diversas enfermedades degenerativas.

Los alimentos antioxidantes son muy apreciados por sus beneficios para la salud y el retraso del envejecimiento de los adultos, por su capacidad de cuidar la salud de nuestras células y del sistema inmunológico. Contienen altos niveles de estos químicos que nos ayudan a combatir diversas enfermedades y contribuyen a vencer el estrés oxidativo y con ello a proteger las funciones cognitivas, y nos protegen frente a los radicales libres, los causantes del proceso de envejecimiento[23] y la enfermedad celular.

---

[23] "El uso de antioxidantes se asocia a un mejor rendimiento intelectual". Santiago Vidal, *director general de la compañía Narval Pharma*. Mas información en: http://www.diariomedico.com/edicion/noticia/0,2458,94780,00.html

Alimentos de mayor contenido antioxidante

Pondremos el acento en los más potentes, como el Te verde (también el rojo y el blanco), la granada, la uva (con su piel y sus semillas, y mejor negra que blanca para este fin). Los diferentes tipos de Arándanos (rojo y azul) y el Mangostino[24] son algunos de los alimentos más ricos en antioxidantes naturales. No obstante, añadimos una lista a continuación:

- Carotenoides: aquí se incluyen los distintos tipos de estos antioxidantes (betacarotenos, luteína, etc.). Abundan en las zanahorias, espinacas, albaricoques, tomates, calabazas o zapallos, papaya, melones y brécol.
- Coenzima Q-10: cacahuetes y aceite de soja.
- Selenio: las nueces, los ajos y las semillas o pipas de girasol son algunos de los alimentos antioxidantes más conocidos.
- Vitamina C: la encontraremos en frutas y verduras. Destacan: el pepino, el pimiento, la papaya, el melón, las coles de Bruselas, el brécol, las fresas, naranjas, limones, kiwis y tomates.
- Vitamina E: los aceites vegetales (de soja, girasol y maíz) y), los frutos secos, las semillas y los cereales (destaca el germen de trigo), los alimentos más ricos en antioxidantes como la VIT. E.
- Zinc: en las ostras, las semillas de calabaza, los frutos secos y cereales, hígado (de ternera o cerdo). Aumenta la absorción de la vita. A.
- Ácido elágico: granada, kiwis, fresas, frambuesas y arándanos.
- Capsicina: los alimentos antioxidantes que destacan por su aporte en este tipo de antioxidantes son la Pimienta de Cayena, los Pimientos, los Chiles y los Ajíes.
- Catequinas: destaca el té verde y el cacao.
- Compuestos azufrados: el puerro, el ajo, y la cebolla.
- Hesperidina: los alimentos más ricos en estos antioxidantes son los cítricos.
- Licopeno: el tomate es quizá el alimento más rico en este nutriente.
- Quercitina: el Té verde, las uvas, el brócoli, la cebolla, el vino tinto y las cerezas.
- Taninos: el vino tinto destaca por su gran aporte en este tipo de antioxidantes. Las uvas consumidas con su piel (bien lavada) también tienen un altísimo aporte.
- Zeaxantina: las calabazas o zapallos, las bayas de Goji, las espinacas y el maíz, son los alimentos antioxidantes más representativos.

---

[24] El mangostino o mangostán (Garcinia mangostinoa) es un árbol tropical (entre 10 y 25 metros de altura) originario de Indonesia. Su fruto está cubierto de una piel muy dura. Se consume solo el interior que tiene forma de gajos blancos (como si fueran dientes de ajo) Su sabor es delicioso. De poder antihistamínico, antiinflamatorio (además de antioxidante), antidiabético, adelgazante, energizante, inmunizante y dermatológico casos de dermatitis, psoriasis, exceso de grasa y hongos en la piel. (Fuente: Josep Vicent Arnau, Naturópata y Acupuntor)

Tabla 5. Algunos alimentos básicos para la neurotransmisión

NUTRIENTES BÁSICOS Y ALIMENTOS QUE LOS CONTIENEN		
Nutriente	**Fuentes alimentarias**	**Antagonistas**
Vitamina A	Hígado, yema de huevo, leche entera, fruta y hortalizas amarillas, anaranjadas y verdes: papaya, espinacas y zanahoria.	Cafeína, alcohol, tabaco, rayos ultravioleta, aceite mineral y exceso de hierro.
Complejo B en general	Levadura nutritiva, hígado, cereales enteros, arroz integral, huevos, carne.	Cafeína, alcohol, azúcares, tabaco, transpiración.
B12	Hígado, yema de huevo, mariscos y pescado, leche, carne, algas, polen.	Laxantes, cafeína, Alcohol y tabaco.
B6	Carnes, huevo y cereales integrales, melaza, levadura nutritiva, pescado, remolacha, repollo, hortalizas de hojas verdes.	Rayos X, cafeína, alcohol, tabaco, píldoras anticonceptivas.
B1 (tiamina)	Cereales integrales, almejas crudas, carnes, legumbres, nueces, levadura de cerveza, pescado, aves, garbanzos, leche, trigo/maíz.	Estrés, tabaco, cafeína, fiebre, alcohol, antibióticos, operaciones quirúrgicas
B9 (ácido fólico)	Hígado, atún, salmón, ostras, hongos, germen de trigo, hortalizas de hojas color verde (espinacas), zumo de naranja, brócoli, espárragos, aguacate, levadura de cerveza.	Estrés, alcohol, cafeína, tabaco, estreptomicina.
B5	Cereales enteros, germen de trigo, hongos, huevos, salmón, levadura de cerveza, hígado.	Estrés, cafeína, alcohol, antibióticos, carne, insecticidas.
B2	Cereales enteros, queso, melaza, leche, nueces, hígado, huevos, aguacate, levadura, semillas de girasol, hígado, carne magra.	Alcohol, azúcar, tabaco, cafeína.
B3	Levadura, cereales enteros, arroz, salvado, ciruelas pasas, albaricoques, cítricos, nueces, pescado, aves, hongos, hortalizas verdes.	Estrés, infección, azúcar, cafeína, alcohol, antibióticos, traumatismos.
Vitamina C	Retoños de alfalfa, cítricos, vegetales verdes.	Estrés, alcohol, cafeína, tabaco, fiebre, aspirinas, cortisona, contaminación, exceso de cocción y transpiración.
Vitamina E	Cereales enteros, aceites vegetales prensados en frío, germen de trigo, aguacate, nueces, soya, huevos, hortalizas verdes oscuras.	Oxidación, aceites y grasas rancios, contaminación, cloro, anticonceptivos, hierro inorgánico.
Magnesio	Lentejas, nueces, plátanos, espinacas, algas, germen de trigo, pescado, cereales enteros, hortalizas verde oscuro.	Alcohol, diuréticos, colesterol elevado.
Selenio	Huevos, ajo, levadura nutritiva, cereales enteros, brócoli, cebollas, tomate, atún, algas marinas, arenque, semillas, hongos.	Envenenamiento por mercurio.
Zinc	Huevos, mariscos, germen de trigo, hongos, nueces, semillas de calabaza y girasol, pescado, soja.	Carencia de fósforo, alcohol y exceso de calcio.

10 pasos para un cerebro saludable

1. Alimentación equilibrada.
2. Mantener el cerebro activo: crucigramas, leer, tener charlas con personas más jóvenes, cambiar rutinas en los caminos, etc.
3. Hacer actividad física: aeróbica y de pesas.
4. Mantener una vida social activa.
5. Dormir bien.
6. Evitar lesiones cerebrales y traumatismos.
7. Controlar el estrés.
8. Controlar la salud física.
9. Evitar hábitos: drogas, alcohol, tabaco, sedentarismo, mala alimentación, estrés.
10. Tener en cuenta los genes, el entorno y el ambiente.

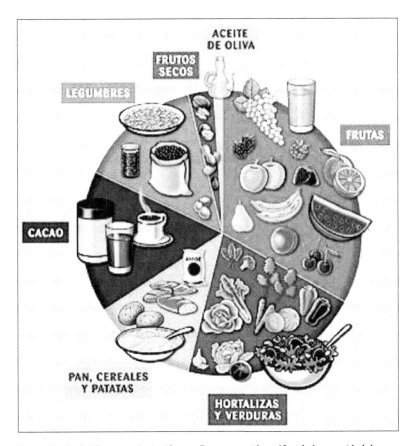

Fig. 9. Rueda de Alimentos Antioxidantes. Representación gráfica de la necesidad de consumir diariamente cantidades concretas de los más destacados con capacidad antioxidante. Permiso de imagen de la Sociedad Española de Dietética y Ciencias de la Alimentación (SEDCA), adaptada, sin color.

El medio ambiente y la neurotransmisión

La contaminación atmosférica comenzó hace aproximadamente 200 años con la Revolución Industrial, y es la presencia ambiental de cualquier agente (químico, físico o biológico), nocivos para la salud. Merece la pena profundizar en este tema, aunque aquí solo damos unos toques de atención, por la importancia para la salud, en especial de los más vulnerable, infantes y mayores.

La "pandemia silenciosa". Resulta un factor crítico en la forma de vida de los habitantes de las grandes ciudades, por la interacción de los gases emitidos con en los fluidos internos, que al pasar la barrera pulmonar y la barrera hematoencefálica en el transporte sanguíneo, afluyen a las funciones cerebrales[25], como problemas de aprendizaje y depresión. Se ven afectadas áreas de la memoria y la orientación, enfermedades neurodegenerativas (Ritz y Yu, 2000)[26], además de afecciones pulmonares (enfermedades y alergias) y cardiovasculares.

El aire contaminado: afecta al desarrollo cerebral, pudiendo perjudicar el desarrollo cognitivo de los niños durante el embarazo y la infancia. Así lo demuestran varios estudios realizados en ciudades de Estados Unidos (Boston y Nueva York) y en México (Instituto Nacional de Pediatría de México). Ahora un grupo de científicos españoles están analizando esta relación en Sabadell (Centro de Investigación en Epidemiología, dentro del Proyecto INMA -Infancia y Medio Ambiente).

El agua: También el suelo, alterando la composición química, por los restos de sustancias químicas y residuos orgánicos.

¿Xenoestrógenos en el agua embotellada?. Y ahora, "hay que beber agua de grifo", subraya el investigador del CSIC Damià Barceló[27], tras conocer las conclusiones de un estudio alemán

---

[25]   "Millones de niños en todo el mundo pueden haber sufrido daños cerebrales por efecto de la contaminación industrial": Dr. Philippe Grandjean (*departamento de Medicina Medioambiental de la Universidad del Sur de Dinamarca*) y Dr. Philip Landrigan (*Departamento de Medicina Comunitaria de la Escuela de Medicina del Monte Sinaí en Nueva York*), consideran que los controles que ejerce la Unión Europea no son suficientes, mientras que denuncian que en EEUU sólo se impone a las empresas requisitos mínimos -*que muchas veces no se cumplen*- para que hagan pruebas de seguridad sobre los productos químicos que utilizan. "De los miles de productos en el mercado, menos de la mitad se han sometido a pruebas para conocer su toxicidad", subrayan. "Unas 3.000 de estas sustancias se producen en cantidades de 500.000 kilogramos al día".

[26]   Ritz B, Yu F. Contaminación del aire ambiental y el riesgo de los defectos de nacimiento en el sur de California. Diario Americano de Epidemiología 155(1)

[27]   El científico Damià Barceló (Lérida, 1954), del Instituto de Investigaciones Químicas y Ambientales de Barcelona (CSIC), lleva 15 años estudiando la contaminación del agua. El pasado 29 de noviembre recibió el premio Rey Jaime I en la modalidad de Protección del Medio Ambiente, "por su contribución al desarrollo de métodos de control de los contaminantes de las aguas residuales y naturales", según el jurado. Su trabajo demuestra "que química no es antónimo de naturaleza". "La química tiene mala prensa, pero resuelve muchos problemas". *Los ríos españoles transportan cocaína, éxtasis, antibióticos, antiinflamatorios y un sinfín de drogas y fármacos. Son el torrente sanguíneo del país, el lugar perfecto para realizar un control antidoping a la sociedad española.*

que ha encontrado, por primera vez, una "contaminación generalizada" por xenoestrógenos en el agua mineral embotellada[28]. Estos compuestos, creados en procesos industriales, mimetizan los efectos de los estrógenos las hormonas sexuales femeninas y pueden provocar problemas en el desarrollo del feto y otros trastornos reproductivos[29].

Los plaguicidas[30]. Su repercusión en la salud humana se ha vinculado al "nivel de morbilidad oncológica" (cáncer), pulmonar y hematológica, deformidades congénitas y deficiencias del sistema inmunitario". La OMS (1993) ha establecido directrices para el agua potable en relación con 33 plaguicidas. Ciertos pesticidas interfieren en el sistema endocrino, disminuyendo la fertilidad, femenina y masculina (organofosforados y organoclorados)[31]. Herbicidas: la contaminación tiene doble vía de entrada: alimentos transgénicos (la soja) y la exposición al "el Glifosfato" [32], que nos afecta solo por respirar, y por la contaminación de la aguas subterráneas de Cataluña por el herbicida Roundup de Monsanto[33], que pasa al agua corriente y a los alimentos que se extraen de la tierra.

El petróleo. Se han sucedido más de 40 derrames de petróleo en el mar y en agua dulce. También por vertidos de plataformas de perforación, pozos petrolíferos, o carburantes, como la gasolina o el diesel. La limpieza de los derrames puede tardar meses o años[34].

Radiación ionizante. Convivimos a diario con millones de ondas de frecuencias de Radio de TV, telefonía celular que no la vemos, pero que sí nos afecta a largo plazo. Se sabe que la exposición a cierto tipo de altas frecuencias, como rayos X puede producir cáncer.

---

[28] El R(CE) 1139/98 (Reglamento de legislación alimentaria de la CEE0) establece la indicación obligatoria en el etiquetado de productos alimenticios fabricados a partir de organismos OMG's; hay dos o tres reglamentos comunitarios más al respecto.

[29] Según los autores del trabajo, de la Universidad Goethe de Fráncfort, estas sustancias químicas contaminan el agua mineral al migrar desde los envases, compuestos en su mayoría por tereftalato de polietileno o PET. En su estudio, publicado en la revista Environmental Science and Pollution Research, los científicos analizaron 20 marcas de agua mineral a la venta en Alemania, detectando niveles muy bajos, pero significativos, de contaminación estrogénica en el 78% de las muestras embotelladas en plástico, el mismo con el que se fabrican los envases en España. A juicio de ellos, los envoltorios plásticos, están presentes en la industria alimentaria, y pueden ser "una fuente muy importante de xenohormonas en muchos otros comestibles". Según la Federación, la contaminación "estaría en un rango de nanogramos, la millonésima parte del límite permitido en la UE", y afirman que las aguas comercializadas por sus miembros son "seguras para el consumo".

[30] Naciones Unidas (1998). "Protocolo de Kioto de la Convención Marco de las Naciones Unidas sobre el Cambio Climático"

[31] El Dr. Ihosvani Baños Hernández, urólogo, aporta datos de su investigación sobre estudios epidemiológicos, que sugieren la asociación entre exposición a organofosforados y efectos a largo plazo, tales como: infertilidad, malformaciones congénitas, embarazos retardados, mortalidad perinatal y neurotoxicidad (polineuropatías, enfermedad de Parkinson, etc.).

[32] "Som el que sembrem". Con este título se puso en marcha en Catalunya una campaña de información y denuncia del uso y abuso de los herbicidas con glifosato, por todas las consecuencias de salud y medio-ambientales que genera, y por ser en definitiva una pieza más del modelo de agricultura industrializada y en manos de pocas corporaciones que vulnera la Soberanía Alimentaria de los pueblos.

[33] Sayer Ji, 14 de diciembre de 2011. Estudio pionero en Annals of Bioanalytical Chemistry.

[34] "Hindsight and Foresight, 20 Years After the Exxon Valdez Spill» (Retrospectiva y Prospectiva, 20 años después del derrame del Exxon Valdez", NOAA Ocean prensa) (Enero, 2010).

Contaminación electromagnética. La energía electromagnética la desarrollan la tierra y los imanes naturales. La energía magnética terrestre es la consecuencia de las corrientes eléctricas telúricas [35] producidas en la tierra como resultado de la diferente actividad calorífica solar sobre la superficie terrestre, y su acción se siente en el espacio que rodea la tierra, con intensidad variable en cada punto, dada por las leyes de Coulomb[36].

El medio ambiente natural está trastocado desde la aparición de campos electromagnéticos[37] artificiales. En los últimos tiempos se ha producido un espectacular aumento de éstos, originado por líneas de transporte eléctrico, transformadores, antenas emisoras de telefonía, radio y televisión, radares, aparatos eléctricos, teléfonos móviles, teléfonos inalámbricos, electrodomésticos, etc., que compone este tipo de contaminación.

Experimentos de laboratorio han demostrado que las radiaciones de baja intensidad producen roturas en el ADN; y siendo éste el encargado de fabricar células especializadas, su rotura puede provocar la fabricación de células no especializadas, es decir, cáncer. Una alteración en su producción con lleva desarreglos del sueño y otras, tales como depresión, cansancio y, en el extremo, propensión al suicidio.

Gran parte de la población no es consciente de los riesgos que conllevan las radiaciones de las torres de alta tensión, los trasformadores, las antenas de telefonía, los móviles e inalámbricos, los electrodomésticos, vías de transporte electrificadas, radio y televisión, radares, los sistemas Wi-Fi[38] y WLAN[39] o los radares, etc.

¿Y las microondas, cómo nos afectan?. Cientos de investigaciones han encontrado relaciones entre microondas y desórdenes de todo tipo, poniendo de manifiesto cómo influyen sobre los tejidos de los seres vivos, aunque los fabricantes de éstos niegan los efectos (sin estudios científicos que avalen dicha negación), y la industria lo oculta.

---

[35]   Telúricos: de la Tierra como planeta o relativo a ella, movimientos telúricos. Telúricas (energías que surgen del interior de la tierra), los movimientos sísmicos son fenómenos telúricos.

[36]   Charles Agustín de Coulomb (Angulema-Francia, 1736- París, 1806), fue Físico e Ingeniero, famoso en física eléctrica y reconocido por describir de manera matemática la ley de atracción entre cargas eléctricas. La unidad de carga eléctrica lleva su nombre "Culombio (C)". La ley de Coulomb establece cómo es la fuerza entre dos cargas eléctricas puntuales, que constituye el punto de partida de la Electrostática como ciencia cuantitativa. Descubierta por Priestley en 1766, y redescubierta por Cavendish años después. Coulomb en 1785 la sometió a ensayos experimentales.

[37]   Las líneas del campo magnético terrestre salen del polo N magnético hacia el polo S.

[38]   Wi-Fi es una marca de la "Wi-Fi Alliance" (anteriormente la Wireless Ethernet Compatibility Alliance), la organización comercial que prueba y certifica que los equipos cumplen los estándares IEEE 802.11x. y se creó para ser utilizada en redes locales inalámbricas, pero es frecuente que en la actualidad también se utilice para acceder a Internet. No es acrónimo de "Wireless Fidelity" (Wifi).

[39]   Wlan (Wireless Local Area Network) es un sistema decomunicación inalámbrico flexible, muy utilizado como alternativa a la LAN (cableada). Utiliza tecnología de radiofrecuencia. Se utilizan para manufacturación, almacenes, y se transmite la información en tiempo real a un terminal central, y en los hogares, para compartir un acceso a internet entre varias computadoras.

Hans Ulrich Hertel[40] y Blanc (1991), fueron los primeros científicos en concebir el llevar a cabo un estudio clínico de calidad sobre los efectos que los nutrientes expuestos a microondas tienen sobre la sangre y la fisiología del cuerpo humano; "hubo cambios en la sangre de los participantes, y podían deteriorar el organismo humano".

La Dra. Lita Le[41] afirma en su libro que todo microondas suelta radiación electromagnética; daña el alimento y convierte las sustancias cocinadas en él en productos tóxicos orgánicos peligrosos y carcinógenos. Siguientes investigaciones, también revelan que los h. microondas son mucho más peligrosos de lo que a priori se creyó[42].

Los datos aportados le servirán al lector como guía para profundizar en estos temas, para seguir con el que nos ocupa.

Vascularización del Sistema Nervioso

Introducción. El flujo sanguíneo cerebral es el inicio de la actividad neuronal del cerebro. La circulación cerebral ofrece al encéfalo oxigeno, glucosa, proteínas, electrolitos y nutrientes indispensables para un adecuado funcionamiento corporal y un optimo metabolismo neuronal.

Una anoxia (falta de O2), hipoxia (bajo O2), o un accidente circulatorio neonatal, o una deshidratación, pueden ser causa suficiente de disfunciones posteriores que afectan a los aprendizajes y ponen en compromiso la vida cerebral. Puede ser una insuficiencia en la irrigación placentaria a causa de hipotensión, metrorragias una anomalía en las contracciones uterinas, placenta previa, interrupción del riego sanguíneo en la circulación del cordón umbilical, etc., causas que provocan que se destruyan las neuronas fetales de forma

---

[40]   Médico y Científico suizo, trabajó en una de las empresas de alimentación suiza que opera a nivel internacional. El estudio científico de *Hertel* fue llevado a cabo junto con el *Dr. Bernard H. Blanc*, del Instituto Federal Suizo de Tecnología y con el Instituto Universitario de Bioquímica. Publicaron el artículo que revelaba que los alimentos cocinados en hornos microondas son mas perjudiciales para la salud que en coción convencional. Otro artículo (nº 19 del "Journal Franz Web") mantiene que el consumo de alimentos cocinados en microondas tenía efectos cancerígenos en la sangre.

[41]   Dra. Lita Lee, doctorada en química por la Universidad de California de Colorado, en Boulder, terapeuta enzimática, en la especialidad de la elaboración de protocolos nutricionales para el equilibrio de la química del cuerpo, con un enfoque en la nutrición de enzimas, el equilibrio hormonal, la dieta y la protección contra las toxinas ambientales. nutricionista, autora y conferenciante. desde 1984. Autora del Manual de Protección Radiológica, y de 1991 a 1994, publicado por Earthletter, boletín trimestral con información sobre los últimos avances en el campo de la salud ambiental y la protección radiológica, incluidos los problemas políticos relacionados con la nutrición, la medicina y la ambiente." Health Effects of Microware Radiation-Microwave Ovens" (Efectos sobre la salud de la radiación de microondas), así como en los números de marzo y septiembre de 1991 de "Earthletter".

[42]   Pueden consultarse las investigaciones rusas publicadas por el Atlantis Raising Educational Center de Portland, Oregón. y otras sobre los efectos observados por investigadores alemanes y rusos, que se presentan en tres categorías de peligros del Microondas (Informes forenses, que pueden consultar en: http://www.ecclesia.org/forum/topic.asp? TOPIC_ID=66, autor: Anthony Wayne y Lawrence Newell.

acelerada. *El sistema arterial cerebral* del encéfalo está irrigado por dos arterias cerebrales (derecha e izquierda) que se originan en la bifurcación del tronco basilar, que se distribuyen en la corteza cerebral como: cerebral anterior, cerebral media y cerebral posterior[43]:

- El *sistema de la carótida interna* (irrigación anterior), que asegura la vascularización de todo el encéfalo; cada una de las dos carótidas internas nace de la bifurcación de la carótida primitiva, región lateral del cuello, por debajo del ángulo de la mandíbula.
- *El sistema vertebrobasilar* (irrigación posterior): da lugar al tronco basilar, de origen en las arterias subclavias. Ambos sistemas establecen anastomosis (conexión) de las arterias: *comunicante anterior y* cerebral *anterior, comunicante posterior y cerebral posterior,* en la base del cerebro, formando el *polígono de Willis*[44], en forma de heptágono, en la base del cerebro, nutriendo ambos hemisferios al distribuirse mediante este círculo que parte de la carótida interna.

Dos arterias comunicantes posteriores: derecha e izquierda, que riegan el lóbulo frontal, parietal y temporal, establecen conexiones entre la arteria cerebral posterior (que riega el giro temporal inferior y el área visual), y la arteria carótida interna.

- Dos arterias cerebrales anteriores: se origina en la arteria carótida interna. Las arterias cerebral anterior derecha e izquierda están conectadas por la arteria comunicante anterior del cerebro. Ambas forman parte del círculo arterial cerebral o de Willis.
- Una arteria comunicante anterior: se origina en la porción precomunical de la arteria cerebral anterior (Fig. 10). Conecta ambas arterias cerebrales anteriores, derecha e izquierda. No presenta ramas.

Todos los capilares están rodeados por una lámina basal[45] y por la cubierta astrocítica (de células glía). Ésta última, que forma la barrera hematoencefálica, explica por qué es difícil el paso de materiales desde la sangre al cerebro. En el ser humano, el umbral de flujo sanguíneo requerido para la transmisión sináptica es de aproximadamente 20 a 25 cc/100g/min. Por debajo de ese nivel, ocurre silencio eléctrico y dependiendo de la localización del sitio afectado se instala un déficit funcional.

---

[43]   Diccionario Enciclopédico Ilustrado de Medicina Dorland. 1996. McGraw-Hill - Interamericana de España. Vol. 1. ISBN 84-7615-983-. Puede consultarse el árbol arterial completo en Wikipedia.

[44]   *Thomas Willis* (1621-1675), Nació el 27/01/1621 en Great Bedwin, Wiltshire, a 100 km. al NO de Londres. En 1664 publicó su célebre libro "Cerebri anatomi" donde describe de forma minuciosa y elaborada la anatomía del cerebro y los nervios, el grupo de arterias que irriga el cerebro, que lleva su nombre. También lo lleva un proceso del Páncreas, y el fenómeno de Paracusia (*se escucha mejor cuando hay ruido*), y el nervio espinal (de Willis), Las glándulas de Willis (*cicatrices del tejido fibroso en el ovario*), la enfermedad de Willis I (*antiguo nombre dado a la diabetes*), la enfermedad de Willis II (*antiguo nombre del asma*) y los cordones de Willis (*cordones fibrosos del cuerpo calloso*). Murió de neumonía a los 54 años (1675), descansa en la Abadía de Westminster.

[45]   Matriz extracelular especial que subyace a los epitelios y rodea a las fibras musculares, adipocitos y a las células de Schwann para separarlos del tejido conjuntivo adyacente.

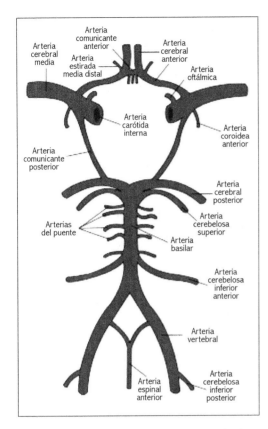

Fig. 10. Circulación arterial cerebral de la base del cráneo: El Polígono de Willis, o círculo arterial en la zona media. Imagen adaptada de Wikimedia Commons.

Oxígeno y nutrientes

En un reportaje publicado en la revista Science (Julio, 2010) se conoció que una de las células de la glía, los astrocitos, tienen influencia sobre la cantidad de oxígeno que consume el organismo (Gourine y cols., 2010). Se presentan evidencias de que las células gliales pueden ayudar a controlar la respiración[46]. Por otra parte, el sistema nervioso central (SNC) es muy sensible a los cambios iónicos y metabólicos que se generen en su entorno inmediato, ya que éstos afectan al metabolismo y la actividad eléctrica de sus neuronas, por lo tanto, su medio interno debe tener características muy especiales para evitar alteraciones en el funcionamiento normal de las mismas y ser importantes mecanismos de regulación y control. Un mínimo riesgo de asfixia ocasiona problemas cognitivos. La circulación y la respiración, son vitales para la vida cerebral, por las necesidades de oxígeno y nutrientes. El cerebro no soporta más de 5 minutos sin aporte de oxígeno, sobretodo por la falta de Oxígeno, más que por la de Glucosa (hipoglucemia), necesaria para las neuronas (hipoxia).

Durante la anamnesis podemos comprobar cómo una anoxia, hipoxia o un accidente circulatorio neonatal, así como una deshidratación, pueden ser causa suficiente de disfunciones posteriores, y aún de accidentes irreversibles para la vida cerebral, siendo causa de deficiencias importantes. La hipoxia o falta de oxígeno[47] en el momento del nacimiento puede derivar en problemas cognitivos y de desarrollo del lenguaje, especialmente en niños prematuros[48]: la relación entre la hipoxia leve o moderada y el desarrollo cognitivo tardío hace pensar que este umbral no existe.

---

[46] *Peter R. Stern,* astrocitos, ATP, tronco del encéfalo, y la respiración. Ciencia. Señal. 3, EC240 (2010).

[47] El oxígeno fue descubierto en 1772 por el *químico farmacéutico sueco Carl Wilhelm Scheele,* (n. Stralsund, Pomerania sueca, 9/12/1742 - 21/05/1786), pero se publicó en 1977, por tardar en llevarlo al editor y éste a su vez retrasarse, así que se publicó con posterioridad a *Joseph Priestley* (clérigo británico), que lo hizo en 1775.

[48] Estudio realizado por investigadores de la Universidad de Memphis, en Estados Unidos, publicado en *la revista científica "Neuropsychology".*

Tabla 6. Trastornos por falta de riego cerebral

Estructuras afectadas por falta de riego cerebral	
Estructuras afectadas	**Síntomas y signos**
Área motora del lenguaje del hemisferio dominante.	Afasia central, sordera verbal, anomia, jargonofasia, agrafia, acalculia, agnosia dactilar, confusión derecha-izquierda.
Afasia central del lenguaje, y córtex parietooccipital del H. dominante. Córtex temporoparietal con focalidad.	Desuso unilateral, agnosia para la mitad izquierda, distorsión de coordenadas visuales, imprecisión de medio campo visual vertical o falta de campo visual lector, falta de capacidad de calcular distancias, problemas de dominancia visual. Sordera verbal, anomia, agrafia, acalculia, agnosia dactilar, confusión derecha-izquierda.
La zona sensitiva no dominante (corresponde al área del lenguaje en el hemisferio dominante).	Pérdida de memoria topográfica por lesión no dominante, y en ocasiones lectora dominante.

Hipoxia (falta de oxígeno) cerebral. Es una reducción del suministro de oxígeno al cerebro, aunque haya flujo sanguíneo adecuado. Cuando la hipoxia dura largos periodos de tiempo, puede causar coma, convulsiones y muerte cerebral. Incluso un riesgo mínimo de hipoxia en el nacimiento puede influir negativamente en el desarrollo cognitivo del niño. La anoxia cerebral se refiere a una falta total de oxígeno en el cerebro. Y en la muerte cerebral, no hay actividad medible en el cerebro, aunque la función cardiovascular se mantiene. La asfixia va a menudo acompañada de isquemia, lo que agrava la hipoxia tisular. La asfixia perinatal puede ocurrir antes del nacimiento (durante el embarazo, el trabajo de parto y el parto), y también después.

Tabla 7. Causas obstétricas más frecuentes asociadas a la asfixia perinatal

Factores preparto	Factores intraparto
Hipertensión con toxemia gravídica	Distocia de presentación
Anemia o isoinmunización	Actividad fetal disminuida
Hemorragia aguda	Frecuencia cardíaca fetal anormal
Infección materna	Meconio en líquido amniótico
Diabetes	Hipertonía uterina
Rotura Prematura de membranas	Prolapso de cordón
Gestación post-término	Circulares irreductibles

Metabolismo de la vida cerebral

- Flujo medio sustancia gris: 69 ml/100 g/min.
- Flujo medio sustancia blanca: 28 ml/100 g/min.
- Flujo sanguíneo: Flujo medio hemisférico: 48 ml/100 g/min.

El líquido extracelular cerebral deriva del líquido cefalorraquídeo (LCR) y de los vasos sanguíneos cerebrales, que son los que suministran oxígeno para la oxidación de la glucosa (transportada por el LCR). Ambos líquidos (extracelular y LCR) están en equilibrio, por lo que uno contribuye a la composición del otro, aunque difieren en la concentración de elementos.

Formación o producción. Es segregado en un 70% por los plexos coroideos (a través de procesos de ultrafiltración y secreción activa, a una velocidad de 0,35 ml por minuto), que son una red de capilares en las paredes ventriculares que a su vez están cubiertos por células ependimarias, que son las que generan el LCR a partir del plasma sanguíneo[49]. Existen otros puntos de producción, como la superficie cerebral pial (de la piamadre), el espacio intracelular cerebral y el espacio perineural.

Circulación del LCR

El Líquido Cefalorraquídeo se irriga a partir de la arteria subclavia, proveniente del cayado de la aorta, distribuyéndose y ramificándose por el cráneo exterior e interior. La circulación del LCR permite el intercambio de nutrientes y productos de desecho entre la sangre y el tejido nervioso. Transporta ciertas sustancias nutritivas como la glucosa, tan necesaria para el cerebro y sirve de depósito a corto plazo para otras sustancias esenciales, y suministra al cerebro los adecuados niveles de iones, vitaminas, aminoácidos, etc.

Funciones del LCR

- Mecánica: actúa como amortiguador para el tejido para proteger el Sistema nervioso.
- Es termorregulador.
- Actúa como mecanismo de tipo linfático, destinado a su depuración y sirve como transportador intracraneal de sustancias activas.

---

[49] Demostrado por *Dandy* en 1919, tras memorables experiencias realizadas con perros. Sweet, trabajando con isótopos radiactivos, ha llegado a la conclusión de que el líquido cefalorraquídeo puede formarse también como intercambio entre sangre y sistema nervioso central.

- Desde 1926 (Cushing)[50] se ha aceptado también, su permanente circulación, que hace de lavado de todo tipo de materiales, de forma continua. Recoge los productos de desecho.

Nutrientes del LCR

- El LCR interviene en menor grado que la sangre o el O2 en la nutrición del tejido nervioso.
- Contribuye a mantener el balance interno (homeostasis) del S. Nervioso Central.
- Equilibra el volumen del contenido craneal, aumentándolo en procesos de disminución de la masa cerebral o reduciéndolo cuando aquélla se incrementa por tumores o edema. Pues ningún elemento del contenido del cráneo (encéfalo, sangre o líquido cefalorraquídeo) puede aumentar como no sea expensas de los demás (ley de Monroe-Kellie[51]).

La barrera hematoencefálica (BHE)

Es una estructura histológica y funcional propia, para proteger al Sistema Nervioso Central de todas las sustancias químicas que se generan en el metabolismo, y la constituyen células endoteliales especializadas, que recubren el sistema vascular cerebral. Funcionalmente actúa de filtraje para proteger el SNC de sustancias de peso molecular alto, entre las que pudieran existir sustancias tóxicas endógenas o exógenas.

---

[50]   Harvey Williams Cushing, 1912. Era médico cirujano, entre los pioneros de cirugía del cerebro. Se le suele llamar "el padre de la cirugía moderna" El primero en descubrir el Síndrome de Cushing (trastorno hormonal por al tos niveles de Cortisol; la enfermedad de Cushing es la causa específica del síndrome, un tumor (adenoma) en la glándula pituitaria (referencia bibliog: *Kumar, Abbas, Fausto Robbins y Cotran base patológica de la enfermedad, 7ª ed Elsevier-Saunders (N.York, 2005).*

[51]   *Alexander Monro*, médico escocés, nacido el 22 de mayo 1733, Edinburgh, y murió el 02 de octubre 1817, de Edimburgo. Asociado con: quiste Monro, el foramen de Monro, el punto Monro, el surco de Monro, Monro-Kellie doctrina, la línea de Richter. *Kellie, G.* (1824) *An account of the appearance. Transations of the Medico-Chirurgical Society of Edinburgh.* (Estimación de la dinámica de líquidos intracraneales..), Ed. Elsevier.

CAPÍTULO 2. EMBRIOLOGÍA Y DESARROLLO DEL SISTEMA NERVIOSO

El período gestacional inicia en el momento cero de la fertilización, y supone el comienzo de la vida humana, designada con el término jurídico "concepción"[52]. Es sólo cuestión de tiempo para que el ser humano crezca y desarrolle todas sus capacidades y potencialidades en los siguientes nueve meses de vida y el resto de años fuera del útero de la madre. Su dignidad humana, única, universal e irrenunciable le acompañará durante su vida (fuente originaria de los llamados "derechos humanos"). El cerebro se desarrolla a partir de una sola célula, hasta construir una estructura muy compleja de miles de millones de neuronas; y la embriogénesis cerebral puede verse alterada en algunos casos, generando dificultades intelectuales o de comportamiento. Los tres primeros meses de gestación son cruciales en el desarrollo cerebral.

Introducción

La embriología, o biología del desarrollo (en términos actuales) estudia la morfogénesis (origen de la forma, crecimiento y diferenciación celular) de los órganos y sistemas; comprende el período que va desde el comienzo (fertilización, que origina la primera célula: "el cigoto") hasta que todas las estructuras y órganos principales están completos (primer mes), llamado feto hasta el nacimiento. El desarrollo del niño está íntimamente ligado a su desarrollo cerebral. La mayor parte de las características del sistema nervioso en desarrollo ya se conocían desde el siglo pasado, pero a principios de éste se han hecho importantes aportaciones de Wilhelm His[53] (1863-1934) y Ramón y Cajal.

Recordamos que la dignidad humana es única, universal e irrenunciable, y acompañará al ser humano durante su vida[54], fuente originaria de los llamados «derechos humanos»[55]. Como

---

[52]   Extraído del documento de Bioética y Derecho, de Jorge Scala (Aciprensa).

[53]   *Wilhelm His*, es considerado uno de los fundadores de la embriología experimental.

[54]   *P- Eduardo Rodríguez Yunta M.* ID. Dr. En Biología Genética y Profesor de Antropología Médica Pontificia Universidad Católica de Chile. P. Robert Badillo. M.ID. Dr. y Profesor de Filosofía Fordham Universitiy, Estados Unidos. -Artículos de debate de bioética.

[55]   El *Dr. Luis E. Raez* es Profesor Auxiliar de Medicina Clínica, Epidemiología y Salud Pública, en la Sección de Hematología Clínica y Oncología Médica del Departamento de Medicina del Sylvester Comprehensive Cancer Center, en la Facultad de Medicina de la Universidad de Miami.

diría la Dra. Anna Giuli, es preciso afrontar con conocimiento y conciencia crítica los nuevos retos éticos y sociales del progreso biotecnológico[56].

Desde la perspectiva celular, se puede contemplar el desarrollo del SN como una secuencia de distintas fases, que se suceden principalmente en el período prenatal. Las neuronas forman una capa ectodérmica externa del embrión, como las células de la epidermis que recubren la superficie corporal. Las señales de una capa transforman a su contigua en el tejido neural, dando lugar a la placa neural. Algunas células se convierten en neuronas y otras en células de la piel.

Las ¾ partes del cerebro se desarrollan en la etapa postnatal, lo que significa la influencia de las experiencias, la mayoría de las sinapsis en formación van a necesitar de los estímulos que llegan desde el exterior del SN (esos que nosotros vamos a manejar) para llevar a cabo con éxito ese último proceso de estabilización selectiva o disociación de contactos sinápticos. De ahí la estimulación temprana antes de los 3 años de vida[57].

Neurogénesis del Sistema Nervioso

El Sistema Nervioso se desarrolla a partir de una sola célula hasta construir una estructura compleja con miles y millones de neuronas. Y los tres primeros meses son cruciales en el desarrollo cerebral, etapa en que se organiza o estructura, tras la diferenciación celular. Considerando que el cerebro humano contiene del orden de cien mil millones de neuronas y que prácticamente no se añaden neuronas después del nacimiento; se calcula que las neuronas deben generarse en el cerebro a un ritmo promedio de más de 250.000/min. (Cowan[58], 1979).

---

[56]   Dra. Anna Giuli, bióloga molecular y profesora de Bioética en la Facultad de Medicina de la Universidad Católica del Sagrado Corazón (Roma): «*Inizio della vita umana individuale. Basi biologiche e implicazioni bioetiche*», *Edizioni ARACNE.*

[57]   La estimulación temprana, que trabajamos y difundimos, es necesaria antes de los 3 años, como iremos comentando; es estimulante y preventiva de alteraciones en la adquisición del lenguaje, y se puede consultar en: "*Método Doman para incrementar el potencial de inteligencia de los bebés*". No obstante, vale la pena comentar que la atención temprana (AT) comprende actuaciones dirigidas a la intervención con niños con trastornos en su desarrollo o que tienen riesgo de padecerlos.

[58]   *William Maxwell Cowan* (Johannesburgo 27/09/1931-30/06/2002-Rockville, Maryland). Se doctoró en Oxford, *científico neurobiólogo de renombre internacional del Institut "Hughes Medical",* hizo un trabajo pionero en la neurobiología y fue mejor conocido por sus investigaciones en neurociencia en la Universidad Johns Hopkins en Baltimore, sobre las conexiones del cerebro, y sus esfuerzos por integrar en su disciplina la neuroanatomía, la neuroquímica y la neurofisiología. Autor de numerosos artículos cientoficos y editor de numerosos libros, editor jefe de redacción en "The

Los tres primeros meses son cruciales en el desarrollo cerebral, etapa en que se organiza o estructura el Sistema Nervioso El proceso de la mielogénesis juega un papel importante en el crecimiento del cerebro, especialmente al final de la gestación y después del nacimiento. Hoy se van esclareciendo muchísimos aspectos, gracias a los investigadores mundiales interesados en la genética, la histología, la biología y las neurociencias, aunque solo suponga una mínima parte de su contenido. Habida cuenta de la envergadura del proceso del desarrollo, este tema será referenciado en varios capítulos por la trascendencia de las etapas embrionarias en la infancia, la adolescencia, o la adultez, y en los casos.

Desarrollo Embrionario del SN y su evolución

Desde el proceso de la fecundación, con la formación de la única célula (cigoto) emerge su entidad biológica, un ser humano. El nuevo genoma asume el control del desarrollo embrionario, desde este estado tendrá origen la región de la masa celular interna o embrioblasto (de donde derivarán los tejidos del embrión) y la otra al trofoblasto (de donde derivarán los tejidos involucrados en la nutrición del embrión y del feto).

Aunque se solapan los procesos, didácticamente se separan en dos etapas: las 5 primeras son de neurogénesis (formación de células nerviosas), y las otras 3 corresponden a la sinaptogénesis[59] (formación de sinapsis o conexiones entre neuronas):

- 1ª etapa: Inducción neuronal (3-4 semanas de gestación), por Cowan (1979).
- 2ª etapa: Proliferación localizada de células (neuroblastos), (8-25 semanas).
- 3ª y 4ª etapa: Migración neuronal y Agregación selectiva neuronal (8-34 semanas).
- 5ª y 6ª: Diferenciación y Especialización neuronal, formación de vías específicas de conexión (5 semanas de gestación a los 4 años de vida).
- 7ª etapa: Muerte neuronal natural en corteza y eliminación de sinapsis selectivas (2-16 años), (Eliminación de conexiones y establecimiento de otras nuevas).
- 8ª etapa: Mielinización (de las 25 semanas de gestación a los 20 años de edad), (Cowan, 1987; Herschkowitz, 1982).

Journal of Comparative Neurology (1969-1980)" y editor en jefe de The Journal of Neuroscience (1980-1987) y director de las revisiones anuales de Neurociencia.

59   Dr. Gil-Verona, JA.

Tabla 8. Fases embriológicas críticas de algunos órganos

FASES CRITICAS DE ALGUNOS ORGANOS		
ORGANO	FASE	DESARROLLO AL FINAL DE LA FASE
Sistema nervioso	De 3ª semana a fin del 3° mes	Telencéfalo, comisuras blanca anterior e hipocampal, hemisferios cerebelosos.
Ojos	De 4ª semana a fin del 2° mes	Cristalino: configuración definitiva, pedículo de la copa óptica formado por el nervio óptico.
Oídos	De fin de la 4ª del 2° mes	Disposición definitiva de las tres partes del oído. Huesecillos del oído medio.
Corazón	De 3ª a 6ª semana	Rotación vectorial del bulbo concluida: disposición definitiva de grandes vasos.
Aparato urogenital	De 4ª a 7ª semana	Tabique urogenital y metanefros. Fin del estado indiferente de genitales externos.
Aparato digestivo	De 3ª a 10ª semana	Desaparición de la hernia umbilical fisiológica.
Pulmones	De 4ª a 6ª semana	Fin de la fase embrionaria (siguen la pseudoglandular, canalicular y alveolar).
Extremidades 4ª a 7ª semana		Extremidades superiores e inferiores con 3 segmentos, dos separados en las superiores y esbozos digitales en las inferiores.

Durante la primera semana: Se produce la fecundación y segmentación (por mitosis). En el 3°día se forman 16 divisiones (blastómeras), que dan origen a la mórula, y las células del centro de ésta forman la masa celular interna (Blastocito), en el día 4, que originará los tejidos del embrión, y las células periféricas forman la masa celular externa que dará origen al trofoblasto y al blastocele, que a su vez derivará al saco vitelino y de aquí dará lugar el mesodermo.

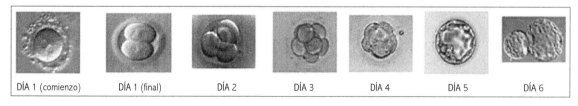

DÍA 1 (comienzo)   DÍA 1 (final)   DÍA 2   DÍA 3   DÍA 4   DÍA 5   DÍA 6

Fig. 11. Resumen del desarrollo embrionario: 6 primeros días. Imagen adaptada de Wikimedia

El proceso de implantación ocurre al 6° día, en que el blastocisto se adhiere a la mucosa uterina, para estar completamente implantado el día 14. Se forma la notocorda (inductor de la formación del SNC: tubo neural, placa neural). Se formará el endodermo, mesodermo y ectodermo y la envoltura del saco vitelino, la lámina cariónica (día 13) y el disco embrionario, la cavidad amniótica (saco vitelino) y la lámina precordial (día 14).

En la segunda semana ya se construye la compleja estructura de miles y millones de neuronas que forman, primero una capa ectodérmica, que formará luego el tejido nervioso. Este tejido está formado por células y MEC[60]. La multiplicación de esas células va engrosando el tejido que, a la vez, se va plegando sobre sí mismo, pasando de placa a surco y tubo neurales, proceso de configuración inicial del SNC e independización del mismo del resto del organismo a partir del cierre de los neuroporos anterior y posterior[61].

La inducción de la placa neural o neurulación (propuesta por Cowan en 1979), es el proceso en el que se forma el tubo neural y emigran las crestas neurales (formación del tubo neural) y el tejido neural: las neuronas de ganglios espinales, craneales y neurovegetativos, y las células de Schuwann, para las meninges aracnoides y piamadre (la duramadre deriva del mesodermo). Sucede entre los días 16 y 37, durante la tercera semana de desarrollo embrionario, por inducción de la notocorda, el ectoblasto dorsal en la línea media, se engruesa para formar la placa neural (neuroectodermo).

En el día 18: los bordes laterales de la placa neural se elevan y forman los pliegues neurales. Se fusionan en la línea media dorsal a la altura de lo que serán los niveles cervicales de la médula espinal; continua como una cremallera en las direcciones rostral y caudal. Durante este proceso la luz del tubo neural está abierta a la cavidad amniótica tanto rostral como caudalmente.

Con el desarrollo del SN se forma la línea primitiva, en cuyo extremo cefálico se forma el nódulo de Hensen[62], y se formará la cresta neural, que constituirá la mayor parte del SN Central y el SN. Periférico, por el desarrollo de las células neuroectodérmicas. Ello incluye el SN Autónomo, algunos de los ganglios craneales, ganglios raquídeos y nervios periféricos y craneales.

---

[60]   MEC: en histología: matríz extracelular, es el conjunto de materiales extracelulares que forman parte de un tejido. La MEC es un medio de integración fisiológico, de naturaleza bioquímica compleja, en el que están inmersas las células. Es la sustancia del medio intersticial (intercelular).

[61]   Francisco Alberto García Sánchez (desarrollo microscópico del SN). Dpto. de Métodos de Investigación.Universidad de Murcia.

[62]   Nódulo de Hensen: extremo anterior de la línea primitiva a través de la cual las células migran hacia adelante para formar la notocorda (estructura básica para la formación del sistema nervioso).Víctor Hensen, fue su descubridor.

Las células de la cresta neural originan las células de la glándula tiroidea[63], de la médula, de la corteza suprarrenal, las células de Schwann[64], las meninges, las células de pigmento[65], los odontoblastos[66] y múltiples elementos musculares y esqueléticos de la cabeza.

El embrión mide 4mm de longitud y cada día aumenta 1mm hasta el día 55 de gestación. Después crece 1,5 mm diarios. Comienzan los esbozos de las extremidades, la boca y las mandíbulas son visibles.

De 3 a 4 semanas de gestación: Inducción neuronal. Tras la división y migración celular, y por proliferación de las células epiteliales de su zona terminal, aparecen varios tipos de poblaciones celulares nuevas y diferenciadas que forman el sistema nervioso[67], proliferación. Al principio de la 4ª semana aparece a cada lado del cerebro anterior en desarrollo una placa engrosada de ectodermo superficial, llamada placoda ótica[68]. Inicia el desarrollo del oído interno. También se pone de manifiesto por primera vez el desarrollo del ojo, cuando aparecen los surcos ópticos en los pliegues neurales, a nivel del extremo caudal del embrión. Una vez en su emplazamiento, las

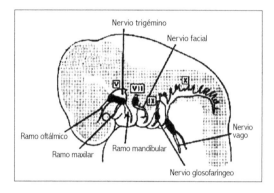

Fig. 12. **3ª-4ª semana embrionaria:** Nervio Trigémino (V par) inerva el primer arco braquial. N. Facial (VII par) inerva el segundo arco braquial. N. Glosofaríngeo o IX par, inerva el tercer arco branquial. N. Vago o X par, inerva el 4º arco branquial, que se formó por fusión del V y VI.

---

[63] Las hormonas tiroideas regulan el desarrollo del cerebro. Su déficit en estas etapas críticas producen alteraciones en la estructura cerebral (retraso mental y alteraciones irreversibles). El yodo es un elemento esencial para la formación de las hormonas tiroideas; para su prevención es importante asegurar una ingesta adecuada de yodo mediante el consumo de sal yodada. (Ponencia del Dr. Juan Bernal Carrasco, 29/11/2004, Salón de Actos del Jardín Botánico de Valencia). También algunos productos químicos (v. neurotransmisión) puedeninterrumpir la producción de la hormona tiroidea, que es esencial para el desarrollo del cerebro y otros órganos de los fetos y niños y para el funcionamiento general del cuerpo.

[64] Las Células de Schwann son células gliales periféricas que se forman en la cresta neural embrionaria y acompañan a la neurona durante su crecimiento y desarrollo. Recubren a las prolongaciones (axones) de las neuronas formándoles una vaina aislante de mielina. Las descubrió el fisiólogo alemán Teodoro Schwann (1810-1882).

[65] Tales principios son sustancias con propiedades cromáticas (melanina y pigmentos respiratorios, como la hemoglobina fetal), e intervienen en numerosos procesos biológicos.

[66] Odontoblasto: Célula a cuya actividad secretoria se debe la formación del marfil de los dientes.

[67] Nature Reviews Neuroscience 3; 311-313 (2002).

[68] Para el Dr. Tomatis, la capacidad de escucha se desarrolla en el vientre materno, a partir del 4º o 5 mes de vida intrauterina cuando el oído ya está formado, en una íntima relación con la madre (v. sentido del oído). El primer sonido que escucha dentro de la sinfonía de ruidos corporales es la voz de la madre filtrada por el líquido amniótico, de tal manera que pasan selectivamente los sonidos de frecuencias más altas. La voz de la madre es transmitida a través de la columna vertebral hasta la pelvis, donde se amplifica y es recogida por el feto, de ahí el vínculo tan importante creado entre la madre y el hijo (a parte del nutricional).

neuronas tienden a establecer las conexiones apropiadas para su función particular, como puede ser la audición o la visión, por ejemplo. Este crecimiento ya viene dado genéticamente, pero es probable que luego sea influido por señales mecánicas y químicas. Durante su desarrollo se generan casi el doble de neuronas, que sobreviven para la edad adulta[69].

Factores externos (alcohol, cocaína, radiaciones) impiden la radiación neuronal apropiada, dando como resultado la desorientación y ciertas incapacidades, entre las que se atribuyen el retraso mental. Las conexiones dentro de las áreas sensibles del cerebro están formadas por indicadores que guían a los axones a regiones determinadas.

Las células de la cresta neural originan las células de la glándula tiroidea (neuroendocrina), de la médula, de la corteza suprarrenal, las células de Schwann, las meninges, las células de pigmento, los odontoblastos[70] y múltiples elementos musculares y esqueléticos de la cabeza. Ello incluye el Sistema Nervioso Autónomo, algunos de los ganglios craneales, ganglios raquídeos y nervios periféricos y craneales. En el extremo del tubo neural se desarrolla el encéfalo y la médula espinal. El tubo neural tiene en su interior un lumen que dará origen a los Ventrículos Encefálicos[71].

Formación del encéfalo. La fusión de los pliegues neurales continúa hasta que solo quedan abiertos los dos extremos del tubo neural: los neuroporos[72] rostral (anterior) y caudal (posterior) El neuroporo rostral se cierra alrededor de los días 25-26 y el caudal el día 27. En el extremo del tubo neural se desarrolla el encéfalo y la médula espinal. Aparece la forma básica de la sustancia gris (cuerpos celulares) y blanca (axones) de la médula[73].

La inducción neural trae como consecuencia una sobreproducción inicial de células nerviosas (alrededor de un billón de neuronas).

---

[69] *Santiago Ramón y Cajal*, pionero en neurociencia, descubrió que los sustratos varían en adhesividad y que las variaciones en su textura y forma pueden ser cruciales para la dirección del crecimiento. El estudio genético de esas moléculas confirma la existencia de indicadores funcionales en las rutas concretas de los axones que les permiten, p.e., distinguir entre otras, la ruta de un axón.

[70] Odontoblasto: Célula a cuya actividad secretoria se debe la formación del marfil de los dientes.

[71] De Apuntes de neuroanatomía de la F. de Medicina de la U. de La Frontera.

[72] Ambos extremos del tubo neural quedan abiertos, la abertura craneal o neuroporo anterior se cierra a los 25 días (un fallo que ocurriera en este preciso momento originaría anencefalia) y la abertura caudal o neuroporo posterior entre los días 27 a 28 días (si aquí se presentara una falla en el cierre, da origen a espina bífida) coincidiendo con el establecimiento de la circulación del SNC.

[73] Moore K. Embriología Básica. 6º Edición. México: Mcgraw-Hill-Interamericana Editores, 2000. Stokes M. Fisioterapia en la Rehabilitación neurológica. Ed. 2.Londres: Elsevier. 2004.

A finales de la 4ª semana se forman tres regiones definidas el prosencéfalo, el mesencéfalo y el telencéfalo o rombencéfalo. Dentro de cada una de estas regiones y de la médula espinal los neuroblastos se multiplican y forman las estructuras características del encéfalo. Ambos extremos del tubo neural quedan abiertos, la abertura craneal o neuroporo anterior se cierra a los 25 días (un fallo que ocurriera en este preciso momento originaría anencefalia) y la abertura caudal o neuroporo posterior entre los días 27 a 28 días de concepción (si aquí se presentara una falla en el cierre, da origen a espina bífida) coincidiendo con el establecimiento de la circulación sanguínea del sistema nervioso central.

El estudio de los movimientos y reflejos en fetos humanos demuestra que la médula espinal y el tronco cerebral están funcionando en los primeros meses de vida fetal. El estudio de niños prematuros nos indica que su cerebro sólo está desarrollado hasta el nivel correspondiente al tiempo transcurrido desde la concepción, como si el entorno no actuara sobre él. Se describen los reflejos y respuestas a estímulos del bebé a término durante los primeros meses, cada vez más influenciados por el desarrollo de los sentidos. Poco a poco va aumentando la actividad de los niveles superiores y, hacia los tres años, el sistema nervioso está ya organizado funcionalmente (W.A. Marshal)[74].

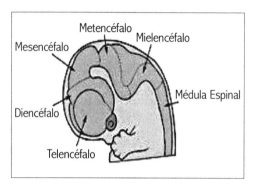

Fig. 13. 4ª semana (1º mes) - Cresta neural - se aproximan entre sí los dos pliegues neurales en el plano medio y se fusionan primero en la región entre el encéfalo y la medula espinal cervical. A continuación prosigue la fusión en los sentidos encefálico y caudal. Primera membrana faríngea, que forma la membrana timpánica y la vesícula laberíntica.

Muerte neuronal natural. Durante el desarrollo del SNC, se generan más neuronas de las que existen en el adulto, y más de un 50% de las neuronas en desarrollo, mueren antes de entrar en funcionamiento. Esta muerte es resultado de una especie de competencia entre las neuronas por captar las cantidades limitadas de factor neurotrófico liberado por las células musculares, lo que ocasiona la muerte celular programada (apoptosis) de las neuronas que no captan lo suficiente, medio eficaz para ajustar el número de neuronas al número de células efectoras que inervarán. "Este proceso se inicia en el embrión y termina durante la adolescencia con la culminación del proceso de mielinización axonal" (Kolb, B & Fantie, B.D, 1997[75]).

---

[74]   "El niño como espejo de su desarrollo cerebral (Dialnet) "Infancia y Aprendizaje", 1979.

[75]   El Dr. Kolb es profesor en University of Lethbridge (Canadá). Su investigación se ha centrado en la corteza cerebral y cómo sus cambios estructurales afectan la conducta. Tras descubrir factores que afectan a la corteza cerebral en un embrión y en las etapas tempranas del desarrollo, él y su equipo de investigación han desarrollado estrategias orientadas a la recuperación de lesiones cerebrales tempranas y prevención durante la etapa gestacional. //Bryan D. Fantie, Male, Washington, DC (EEUU). Neurólogo, se ha dedicado a los desórdenes cognitivos, compartiendo la información y el conocimiento relevante a la investigación del coma, el estado vegetativo.

A *finales de la 5ª semana* el cerebro ya tiene 5 regiones diferenciadas, derivadas del prosencéfalo y telencéfalo. Después se produce la sinaptogénesis y mielogénesis. Este proceso está más relacionado con factores epigenéticos (hormonales) que genéticos. Aparece la actividad eléctrica en la corteza, empezando por crecimiento de dendritas y axones seguido por la sinapsis y continuando a lo largo de toda la vida.

La mielogénesis[76] juega un papel importante en el crecimiento del cerebro especialmente al final de la gestación y en la etapa postnatal. Las células de la oligodendroglia[77] (v. neuronas y glía) desarrollan la mielinización y son altamente vulnerables a la asfixia y a ciertas toxinas desencadenadas en algunos procesos infecciosos. Este proceso ocurre en dirección caudal a rostral y las áreas frontales son las últimas en mielinizarse.

Al 3º mes de vida intrauterina, el tejido que rodea el tubo neural se condensa, forma la meninge primitiva que dará lugar a la duramadre; a ésta meninge primitiva se le agregan células provenientes de las crestas neurales para formar la capa interna denominada leptomeninges (aracnoides y piamadre). Al unirse los espacios llenos de líquidos que existen entre las leptomeninges, se forma el espacio subaracnoídeo. La médula espinal se extiende a lo largo del canal vertebral del embrión. Poco después, la columna vertebral y la duramadre se alargan más rápido que el tubo neural, dando lugar a que el extremo terminal de la médula se desplace a niveles más altos.

Génesis de la sinapsis en el desarrollo

La sinaptogénesis[78] (establecimiento de conexiones sinápticas), se produce en parte en la vida posnatal, lo que tiene una gran repercusión a la hora de entender cómo afecta la experiencia al desarrollo de las conexiones neuronales. Pero uno de los hechos más importantes es la precisión de estas conexiones, que es más compleja si se tiene en cuenta que en las primeras semanas de gestación los órganos de los sentidos ni siquiera están conectados con los centros cerebrales. Los cambios que ocurren en la pubertad suponen una mayor maduración del sistema nervioso central, ya que son consecuencia de una interrelación entre éste y el sistema endocrino.

---

[76] Cowan, 1987; Herschkowitz, 1982: Las células de la oligodendroglia desarrollan la mielinización y son altamente vulnerables a la asfixia y a ciertas toxinas desencadenadas en procesos infecciosos.

[77] Oligodendroglia (Histol): conjunto de células de la neuroglía más pequeñas que los astrocitos y con pocas prolongaciones. Además de la misión de sostén y unión, los oligodendrocitos desempeñan la importante función de formar la vaina de mielina en el sistema nervioso central.

[78] Investigador Dr. José Antonio Gil Verona. Facultad de Medicina. Ramón y Cajal, 7. 47005 Valladolid. Desde 1993 es catedrático de Anatomía en la Facultad de Educación

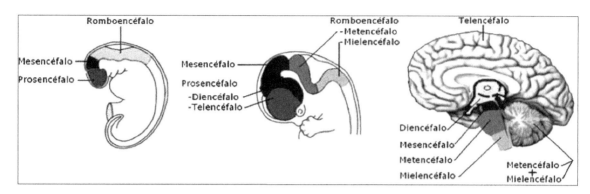

Fig. 14. Sinaptogénesis. Seguimiento del desarrollo del Sistema Nervioso fetal. Imagen adaptada (Atlas de Anatomía Prometheus)

Se conoce que el lóbulo temporal del feto reacciona a las canciones infantiles. Esta seguridad científica es uno de los criterios para llevar a cabo métodos de Estimulación prenatal en que se utiliza la música, además de la voz de la madre y del padre, dado que ya en el claustro materno el feto activa, regula y controla la audición y el ritmo biológico (silencios, actividad)[79]. Se ha comprobado que los bebés que durante el primer año de vida permanecían mucho tiempo en la cuna presentaban un desarrollo en sus funciones neuronales inferior a lo normal. Algunos no empezaban a incorporarse hasta los 21 meses de edad, y los que andaban a los 3 años no llegaban al 15%.

También se ha descrito que los niños que han recibido pocas atenciones e intercambio afectivo por parte de sus padres o cuidadores, padecen un desarrollo inferior a lo normal para su edad. Así mismo se ha referido que los niños de madres diagnosticadas de depresión, que habían experimentado una menor atención y estimulación sensorial, presentaban una disminución en la actividad eléctrica prefrontal. Las observaciones epidemiológicas de la baja talla o relativa delgadez al nacer y durante la infancia y su asociación a mayores tasas de enfermedades coronarias, ataques cardíacos, diabetes méllitus-2, adiposidad, síndrome metabólico y osteoporosis en la vida adulta se han repetido asiduamente (Gluckman et al, 2008).

Aunque los seres humanos nacemos con casi todas las neuronas que vamos a poseer en la vida adulta, el peso del cerebro del recién nacido es la cuarta parte de la del adulto, por lo

---

[79]   Hykin J. y col. utilizaron la resonancia magnética funcional (FMRI) para estudiar la actividad del cerebro fetal en respuesta a estímulos auditivos. Esta técnica se vale de la activación local del cerebro, que provoca un aumento del metabolismo y el consiguiente aumento de la concentración local de oxihemoglobina paramagnética con respecto a la hemoglobina diamagnética de la sangre, lo cual aumenta la intensidad de la señal magnética (efecto dependiente de la concentración de oxígeno sanguíneo).

que se considera que el cerebro crece, dado que las neuronas aumentan de tamaño y se incrementa su número de axones y dendritas, así como la cuantía de las conexiones que establecen. Por esto las neuronas deben generarse en número y localización adecuados, durante el desarrollo fetal.

Embriogénesis del Sistema Nervioso autónomo (SNA) o Vegetativo. El S.N. Autónomo está estrechamente unido al Sistema Nervioso de Relación, con el que tiene en común estructuras centrales y periféricas. También cabe destacar el significado particular y la gran importancia de las relaciones que éste posee con el aparato endocrino.

Durante la quinta semana del desarrollo del embrión, algunas células derivadas de la porción torácica de la cresta neural emigran a cada lado hacia la región colocada inmediatamente por detrás de la aorta. Estas células, denominadas neuroblastos simpáticos o simpatoblastos, van a constituir los dos cordones simpáticos primitivos. Algunos elementos de estos cordones emigran luego hacia el punto de reunión de las raíces dorsal y ventral de los nervios espinales, donde se forman los cordones simpáticos secundarios, de los cuales se originan las cadenas de los ganglios del simpático torácico.

Los cordones simpáticos primitivos forman los ganglios prevertebrales y preaórticos o periaórticos, los cuales se desplazan de su posición original para tener por detrás a los esbozos de la localización de las vísceras a las cuales deberán dar inervación. De una sucesiva prolongación hacia arriba y hacia abajo se originan, respectivamente, los cordones del simpático cervical y la porción lumbosacra, con los respectivos ganglios.

En cuanto al Sistema Parasimpático, los ganglios situados a lo largo de los nervios oculomotor, facial, glosofaríngeo y vago derivan de las células emigradas del sistema nervioso central o de neuroblastos diferenciados en los ganglios sensitivos del V, VII, y IX par de los nervios craneales.

El líquido amniótico

Durante su vida intrauterina, el feto está rodeado de un medio ambiente líquido (líquido amniótico), que le procura una ingravidez incompleta, porque el peso del feto (1.055 - 1.058 gr.), mayor que el del líquido amniótico (1.008-1.009 gr.), lo cual hace que el feto tienda a hundirse hacia el fondo de la cisterna amniótica. Esa ingravidez le aporta comodidad y amortiguación, de cambios de presión, vibraciones, ruidos, luz, etc..

Hoy día, las técnicas recientes de exploración (unas agresivas, otras menos y otras inofensivas), han dado a conocer datos novedosos sobre la vida fetal, de creciente el interés.

El líquido amniótico se mueve (circula) continuamente a medida que el bebé lo traga y lo "inhala" y luego lo libera y "exhala" a través de la orina. El saco amniótico crece y comienza a llenarse, principalmente con agua dos semanas después de la fertilización, y 10 semanas después el líquido contiene proteínas, carbohidratos, lípidos y fosfolípidos, urea y electrolitos, todos los cuales ayudan al desarrollo del feto.

En los últimos estudios de gestación la mayor parte del líquido amniótico está compuesto por orina fetal. La ruptura de aguas se produce cuando el saco amniótico libera su contenido. Cuando esto sucede durante el parto al final de la gestación, se le llama "ruptura espontánea de membranas". Si la ruptura precede al término del parto, se le llama "ruptura prematura de membranas". La mayor parte de los demás líquidos permanecen en el interior del útero hasta que el feto nace.

Los últimos trabajos realizados por un grupo de investigadores dirigidos por Anthony Atala[80] de la Universidad Wake Forest[81] y un equipo de la Universidad Harvard ha descubierto que el líquido amniótico también es una fuente de abundantes células madre no embrionarias[82]. Éstas pueden diferenciarse en tipos, como el neuronal, hepático y óseo.

Resumen del desarrollo del SN

El sistema nervioso se forma del ectodermo, que comienza a proliferar por inducción de la notocorda formando un largo tubo en las primeras semanas después de la fecundación (3ª, 4ª y 5ª), llamado Tubo Neural, que en su parte más anterior comienza a tener una gran proliferación celular, permitiendo distinguir tres vesículas primitivas: *Prosencéfalo, Mesencéfalo y Romboencéfalo*, que se ubicarán en la primitiva cabeza del embrión. El desarrollo es tan rápido que al estar contenidas dentro de un compartimiento de más lento crecimiento, comienzan a doblarse, razón por la cual aparecen las curvaturas: Cefálica, Cervical y de estas se derivan rápidamente 5 vesículas secundarias: del Prosencéfalo se forma el Telencéfalo y el Diencéfalo. El Mesencéfalo continúa igual y del Romboencéfalo derivan Metencéfalo y Mielencéfalo. Se habla de Telencéfalo como sinónimo de hemisferios cerebrales, porque a partir de él se originarán. Se habla de Diencéfalo para referirse a las paredes del tercer ventrículo y a la base del cerebro.

---

[80]   *Anthony Atala*, MD, Director del Instituto Wake Forest de Medicina Regenerativa "Las células madre son pluripotentes, lo que significa que pueden ser utilizadas para regenerar muchos órganos".

[81]   *Wake Forest* University, Carolina del Norte, EEUU.

[82]   "Isolation of amniotic stem cell lines with potential for therapy. Abstract: Nature Biotechnology". *Aislamiento de líneas de células amnióticas con potencial para la terapia. Resumen: Nature Biotechnology.*

Aspectos que afectan al desarrollo embriológico

Estrés prenatal

El estrés prenatal produce déficits del aprendizaje, relacionado con la inhibición de neurogénesis del hipocampo. En el 2004, un grupo de investigadores canadienses[83] publicaron los resultados del estudio iniciado en 1998, a raíz de una tormenta de hielo en Quebec. Aquella catástrofe natural expuso a un gran número de mujeres embarazadas a un estrés elevado, y los investigadores pudieron realizar un seguimiento del desarrollo posterior de los niños hasta los 2 años de edad. Observaron que cuanto más severo había sido el nivel de estrés prenatal, menor era el desarrollo de las habilidades intelectuales y del lenguaje de los niños a los 2 años, especialmente si la exposición al estrés se había producido en fases tempranas del embarazo (durante las primeras semanas).

Algunos de los mecanismos por los que el estrés materno afecta al desarrollo neurológico fetal son:

o   La desregulación génica (de los genes),
o   la destrucción de neuronas y sinapsis (conexiones entre neuronas),
o   la inhibición del desarrollo dendrítico[84]
o   y el desarrollo inadecuado del cuerpo calloso y del cerebelo[85] (deterioro del "hipocampo" en relación con tareas espaciales).

En marzo del 2007 un equipo del Instituto de Biología Reproductiva y del Desarrollo, del Colegio Imperial de Londres[86,] publicó la revisión de un conjunto de estudios que vienen a mostrar que si una madre sufre estrés durante el embarazo, es más probable que su bebé tenga problemas emocionales o cognitivos (como riesgo de déficit de atención e hiperactividad (TDAH), ansiedad, y retraso en el desarrollo del lenguaje), con independencia de los efectos de la depresión o ansiedad materna postnatal. Sin conocer todavía qué formas de ansiedad o estrés materno son las más perjudiciales, sugerían que la relación con la pareja puede ser importante a este respecto.

---

[83]   Laplante DP, Barr RG, Brunet A, Galbaud du Fort G, Meaney ML, Saucier JF, Zelazo PR, Stress during pregnancy affects general intellectual and language functioning in human toddlers. Pediatr Res 2004 Sep; 56 (3): 400-10. *El estrés durante el embarazo afecta al intelecto en general y a la función del lenguajes en los niños.*

[84]   Dev Med Neurología Infantil. 1994 Sep.(Fuente: Instituto John F. Kennedy, Glostrup, Dinamarca).

[85]   V Lemaire, M Koehl, M Le Moal, DN Abrous, Prenatal stress produces learning deficits associated with an inhibition of neurogenesis in the hippocampus. Proc Natl Acad Sci USA 2000 sep 26.

[86]   Institute of Reproductive and Developmental Biology, del Imperial College London: Nicole M. Talge, Charles Neal, Vivette Glover, Antenatal maternal stress and long-term effects on child neurodevelopment: how and why? Journal of Child Psychology and Psychiatry, Volume 48 Issue 3-4, Pages 245 – 261.

El TDAH aparece en la infancia y se empieza a diagnosticar a eso de los 6-7 años de edad. Las mujeres que atraviesan deprimidas o estresadas sus embarazos, corren mayor riesgo de que sus hijos lo padezcan. Y a pesar de que el estrés puede ser hereditario, un grupo de investigadores logró explicar el 15% de los casos de niños hiperactivos con madres que transcurrieron la gestación con estrés.

Esto se explica porque la actividad del Eje hipotalámico-hipofisario-adrenal (Eje HHA) y su liberación de la hormona liberadora de corticotropa (CRH) está bajo la influencia del estrés, a través de los niveles de cortisol sanguíneo. El entorno fetal puede verse alterado si el estrés de la madre altera su perfil hormonal, y hay una relación directa entre los niveles de cortisol materno y fetal.

Estrés prenatal y muerte fetal. La madre primero, el ambiente y la sociedad después, son las causas más comunes del estrés del feto durante su desarrollo intrauterino. El estudio del 2008 en Dinamarca, con un total de 19.282 embarazos de feto único, es el primero que ha examinado los efectos del estrés prenatal sobre el riesgo de muerte fetal, e indica que los niveles elevados de E. se asocian con casi el doble de riesgo de muerte fetal[87]. Los autores consideran que el estrés, la depresión y la ansiedad se asocian con niveles elevados de hormonas del estrés, como las catecolaminas. No contemplaron en el estudio algunos hábitos (tabaco, alcohol, p.e., factores de riesgo), (v. "emociones").

Otras líneas de investigación (2010), apuntan a que la exposición prenatal al estrés podría aumentar el riesgo de autismo[88]. Hay evidencias de que el estrés prenatal puede producir comportamientos anormales después del nacimiento que coinciden con los síntomas del autismo, y también otras anormalidades que también están presentes en esta patología, como déficits de aprendizaje, trastornos convulsivos, complicaciones perinatales, anomalías inmunológicas y neuroinflamatorias, y baja tolerancia al estrés en la infancia.

Alteraciones congénitas por estrés de la madre. Las madres que sufren acontecimientos vitales estresantes graves durante el primer trimestre del embarazo tienen un riesgo hasta ocho veces mayor de que el bebé sufra alteraciones congénitas por una alteración del desarrollo de la cresta neural, como por ejemplo el labio leporino, o cardiopatías, según un

---

[87] Wisborg K, Barklin A, Hedegaard M, Henriksen TB. *Psychological stress during pregnancy and stillbirth: prospective study.* BJOG. 2008 Jun;115(7):882. Hospital Universitario de Aarhus, Skejby, Dinamarca, 1989.

[88] Las madres que sufren acontecimientos vitales estresantes graves durante el primer trimestre del embarazo tienen un riesgo hasta ocho veces mayor de que el bebé sufra alteraciones congénitas por una alteración del desarrollo de la cresta neural, como por ejemplo el labio leporino, o cardiopatías, según un grupo de investigadores daneses dirigido por *Dorthe Hansen Lou, H. C. & Olsen, J. (2000)* Serious life events and congenital malformations: a national study with complete follow-up. Lancet, 356, 875-880. Y Michel Odent, el prestigioso obstetra francés, entre otros, dice: "la principal preocupación de quienes rodean o atienden a una mujer embarazada debería ser velar por su bienestar emocional".

grupo de investigadores daneses dirigido por Dorthe Hansen[89]. Como el estrés no sólo afecta al sistema nervioso, sino también al cardiovascular, al hormonal y al inmune, se sospecha que el estrés emocional severo (sobre todo durante el primer trimestre de gestación, cuando muchos órganos se están formando), podría causar defectos congénitos.

Parto prematuro y bajo peso al nacer. Una de las consecuencias del estrés materno intenso que se han señalado de manera más insistente durante la última década es la mayor incidencia de partos prematuros y bajo peso al nacer. Los estudios sobre este tema son tan numerosos que se han realizado varios artículos de revisión donde se resumen los conocimientos acumulados hasta la fecha[90]. Por lo general, la hipótesis que manejan los investigadores es que los niveles elevados de hormonas del estrés asociadas con la depresión y ansiedad, como el **cortisol**, pueden reducir el aporte sanguíneo a la placenta e inducir un parto prematuro.

Un nuevo estudio[91] publicado en agosto del 2009 en el American Journal of Public Health, muestra que el trabajo intenso o una jornada laboral de más de 32 horas semanales en el primer trimestre de gestación está asociado con bajo peso al nacer. El estudio se ha llevado a cabo en Ámsterdam (Países Bajos), mediante un cuestionario que han completado 8.266 mujeres, sobre sus condiciones de trabajo. Los resultados sugieren que reducir la jornada laboral en los primeros meses de embarazo puede ser beneficioso para las mujeres que tienen trabajos estresantes a tiempo completo.

Prematuridad

Bebés prematuros, niños hiperactivos. Los niños nacidos con menos de 34 semanas tienen un riesgo tres veces mayor de contraer el TDAH (de convertirse en niños hiperactivos) que los que nacen a término, según un estudio realizado en Dinamarca[92]. Ya en el año 2001, un grupo inglés llegó a conclusiones muy parecidas: según esta otra investigación, los niños nacidos entre las 32 y las 35 semanas de embarazo tienen un 30% de posibilidades de tener problemas de aprendizaje; para los niños que nacen a los nueve meses, el porcentaje fue del 10%. Los investigadores concluyeron que los bebés que nacen entre las semanas 34 y 36 de gestación

---

[89]   Hansen, D., Lou, H. C. & Olsen, J. (2000) Serious life events and congenital malformations: a national study with complete follow-up. Lancet, 356, 875-880 Abstract (Büchner, o.c.en bibl.189) / *Dennis K. Kinney, Kerim M. Munir, David J. Crowley, Andrea M. Miller:* Prenatal stress and risk for autism Neuroscience & Biobehavioral Reviews, Volume 32, Issue 8, October 2008, Pgs 1519-1532.

[90]   1) Hobel CJ, Goldstein A, Barrett ES. *Psychosocial stress and pregnancy outcome.* Clin Obstet Gynecol. 2008 Jun;51(2):333-48. 2), Bonari L, Pinto N, Ahn E, Einarson A, Steiner M, Koren G., *Perinatal risks of untreated depression during pregnancy.* Can J Psychiatry. 2004 Nov;49(11):726.

[91]   Dorthe Hansen Precht, Per Kragh Andersen, Jørn Olsen, Severe life events and impaired fetal growth: a nation-wide study with complete follow-up. Acta Obstet Gynecol Scand. 2007; 86 (3):266-75.

[92]   De acuerdo a los resultados del estudio, publicado en la revista especializada *Archives of Diseases in Childhood* (junio,2006).

tienen 70% más de posibilidad de padecer trastorno por déficit de atención e hiperactividad (TDAH), una de las causas más frecuentes de problemas escolares y sociales en la infancia.

Parto con más de 28 semanas. Investigaciones anteriores habían indicado la existencia de vínculos entre el nacimiento prematuro y el TDAH, pero se habían centrado en bebés nacidos de una forma muy prematura, a menos de 28 semanas de la gestación. Sin embargo, "la mayoría de los niños prematuros nacen entre las semanas 28 y 36 de gestación", destacó la jefa del equipo danés, la pediatra Karen Linnet, de la Universidad de Aarhus (Dinamarca). Y añadió que el estudio mostró que "los niños nacidos antes de término, casi a término, o a 37 o más semanas de gestación pero con bajo peso (menos de 2.500 gramos), tienen un mayor riesgo de padecer trastorno hiperquinético". El estudio se realizó con 834 niños hiperquinéticos y 20.100 niños que no tenían problemas de este tipo, todos nacidos entre 1980 y 1994. También destacaron que el 90% de los bebés que llegaron a tener trastorno hiperquinético eran varones; fueron diagnosticados entre los 2 y 18 años de edad.

La ecografía podría afectar al desarrollo cerebral del feto

En 1993, un estudio publicado en la revista médica "The Lancet" señaló que existían mayores posibilidades de que fueran zurdos los bebés cuyas madres se habían sometido a la ecografía. Otra investigación indicó que ese tipo de examen había causado una baja de peso de los bebés al nacer, en tanto que un tercer estudio afirmó que las madres sometidas a la ecografía durante el embarazo habían parido niños con mayor capacidad lingüística. "La magnitud de la dispersión de las neuronas fue altamente variable pero aumentó con la duración de la exposición al monograma" (Rakic)[93].

Así comienza la noticia del estudio[94] publicada en diversos diarios digitales en agosto del 2006, por la revista PNAS: "Las ecografías que se toman para el recuerdo se han convertido en objetos populares entre muchos padres", pero esta práctica muchos médicos sugieren que debería evitarse. La más reciente preocupación ha surgido de un estudio, que ha obtenido pruebas por lo menos en ratones, que las ecografías pueden afectar el desarrollo del cerebro del feto". "La migración neuronal durante el desarrollo cerebral es esencial para la corteza cerebral y su funcionamiento". "Hemos observado que un número pequeño pero importante de neuronas en el cerebro embrionario del roedor no migra a la posición que le corresponde en la corteza después de una exposición frecuente a la ecografía".

Esta última investigación corrobora otros estudios que habían determinado la posibilidad que el ultrasonido pudiese afectar el desarrollo cerebral, no de manera negativa

---

[93]   The Lancet: *http://www.thelancet.com*, Fuente: Washington, 7-8-2006 (EFE)
[94]   Científicos del departamento de Neurobiología de la Universidad de Yale. Director Pasko Rakic.

necesariamente[95]. "Nuestro estudio en ratones no significa que el uso de ecografías en los fetos humanos sea incorrecto para obtener diagnósticos y sea dejado de lado con un objetivo médico"[96]. El estudio realizado por Rakic señala que aunque no se conocen los efectos del ultrasonido en el desarrollo del cerebro humano, existen desórdenes que podrían ser el resultado de una mala colocación de las neuronas durante su desarrollo. "Esos desórdenes van desde el retardo mental y la epilepsia infantil hasta el desarrollo de dislexia, desórdenes de cierto tipo de autismo y esquizofrenia", dijeron los investigadores.

¿Qué son las experiencias?

Los estímulos pre y postnatales marcan una diferencia en la función de las neuronas durante la adolescencia y la edad adulta. El sonido, el tacto, el olfato, la visión, la comida, los pensamientos, o las lesiones, las enfermedades, las drogas y adicciones de la madre, etc., van influyendo en ese engranaje neuronal y hormonal. Hay diferencias cualitativas en las diferentes etapas de la vida y básicamente distintas entre la etapa prenatal y la infancia, así como entre la juventud y la adultez. Hasta los 3 años, y antes de los 4, las vías sensoriales, el lenguaje y parte de las funciones cognitivas tienen gran relevancia. El bebé fija la trayectoria del alfabetismo y el lenguaje en los 7 primeros meses, y se potencia la psicomotricidad, para mejorar esas capacidades.

El bebé no es sólo producto de sus genes. Las células cerebrales se moldean por las experiencias, pero el momento más importante para el desarrollo del cerebro es cuando se encuentra en el útero y en los primeros años de vida[97]. Es una evidencia científica que la estimulación prenatal favorece el incremento de estas conexiones sinápticas. El 75% de la maduración del sistema nervioso está programado genéticamente, y el resto depende de la experiencia y la estimulación, por lo que, con ambientes enriquecidos es como podemos propiciar un mejor desarrollo bio-psico-social de los niños en la etapa de los 0 a 3 y de 3 a 6 años, sumamente crítica por la inmadurez y plasticidad cerebral[98].

La estimulación prenatal

Todo el estímulo que llegue al feto será a través del oído, como sabemos, desarrollado por la placa neural, a partir de la 4ª semana, siendo el sentido más desarrollado del feto, y la música, por este motivo infiere el vehículo de incentivo más eficaz. Pero tal y como el adulto la

---

[95] "Proceedings of the National Academy of Sciences"(PNAS).

[96] Pasko Rakic, principal investigador y presidente del Departamento de Neurobiología de la Escuela de Medicina de la Universidad de Yale (New Haven en el estado de Connecticut, EEUU).

[97] *Dr. Bryan Kolb (nacido en Calgary,* provincia de Alberta, Canadá). *Profesor del Departamento de Neurociencia de la Universidad de Lethbridge* desde 1976. Es miembro del Instituto Canadiense para la Investigación Avanzada programa en el programa Brain basado en la experiencia de desarrollo.

[98] Modificación estructural y funcional de las neuronas por su uso o desuso.

conoce, es demasiado compleja para él y resulta con muchos altibajos, debido a la atenuación del sonido a causa del líquido amniótico. Hacia el cuarto mes ya puede oír (semana 16) los sonidos y la voz de la madre; se trata de una comunicación preverbal que implica a los canales auditivos y propioceptivos, provocándole distintas respuestas motrices, en función de la intensidad del sonido.

Es el momento más adecuado para llevar a cabo la estimulación por música. Se recomienda música clásica (Mozart o Vivaldi). Ya puede percibir tetracordios, en que el método "Fistart" inicia la estimulación. El crecimiento, maduración y desarrollo del feto han constituido las bases para la sistematización de las técnicas de estimulación adecuada, considerando que el tejido cerebral madura en forma escalonada, e incluso a distinto ritmo en su velocidad de crecimiento.

Hablaremos muy brevemente sobre el "tetracordio"[99] (tetra: 4 y cordio: cuerda), para los que no estén familiarizados con términos musicales. En música, la palabra cuerda es equivalente a la de voz, que es el sonido característico individual de las voces humanas o de los instrumentos musicales. Para la música moderna se estiman necesarias cuatro voces o cuerdas (soprano, contralto, tenor y bajo).

Los tetracordios son la unión de 4 voces de forma melódica por grados conjuntos (en orden ascendente según el sistema tonal), o serie de cuatro sonidos que forman un intervalo de cuarta (sistema tonal). Así el tetracordio "DO" sería do-reb-mi-fa (ej. de reb-*bemol*-). Esto supone un grupo ordenado de sonidos secuenciales, como muestra la escala (Fig. 15). En la música occidental la octava musical o escala de ocho sonidos (siete intervalos) se puede dividir teóricamente en dos tetracordios separados por un intervalo de tono ("Teoría de la Música").

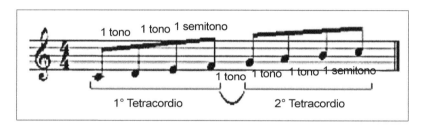

Fig. 15. En esta escala de DO se muestran dos tetracordios, ambos con la misma estructura, y ambos están unidos por un tono, conforman una Escala Diatónica en Modo Mayor.

---

[99] Los griegos atribuían a cada "modo" un carácter moral particular o "ethos", superstición que en la actualidad muchos siguen creyendo. Todo este sistema de modos estaba fundamentado en el "Gran Sistema Perfecto" de Aristógenes (Siglo IV AC) quien escribió "Elementos de Armonía", la obra más antigua que se conoce en Occidente sobre Música. En este sistema musical existían tres géneros: *diatónico, cromático y enarmónico*, los modos pertenecían al género diatónico y permanecían dentro del ámbito de la voz humana, pues se usaban para el canto. Todos estos modos estaban estructurados con base en tetracordios. Es de particular importancia considerar un sonido especial utilizado en este sistema, que era el centro fijo del "Gran Sistema Perfecto" de Aristógenes, una función equivalente a nuestra dominante, mientras otro sonido de la escala sería el sonido final.

Cuantas más neuronas y conexiones tenga un bebé al nacer, mayor será su futuro potencial de desarrollo, así lo evidencia la comparación de patrones de audición y memoria. Los bebés estimulados nacen más relajados, duermen y se alimentan mejor, tienen mayor capacidad de concentración, y son superiores sus habilidades para el lenguaje, la música y la creatividad. Son más curiosos, captan y procesan la información más velozmente, mostrando una inteligencia mayor en su edad escolar, sin darse efectos secundarios, pero sí ventajas.

La música, como disciplina artística ha demostrado ser de gran importancia en los aprendizajes, y sobretodo en el aprendizaje temprano, y puede mejorar la lectura, las matemáticas (la música es un patrón organizado de sonidos estructurados, similares a las matemáticas) y el rendimiento académico de los escolares en general. Y posee un gran valor para el desarrollo cerebral. En tiempo de Pitágoras de consideraba a la música como una de las cuatro ramas de las matemáticas. La expresión "efecto Mozart" se refiere a los efectos a nivel cognitivo que produce escuchar sus melodías, por un lado sonidos simples, puros, precisos y altamente armónicos, que puede sonar (metafóricamente hablando) como el relato de un cuento de hadas, por los ritmos, tono, timbre, la métrica, y frecuencias, que estimulan especialmente las áreas espacio-temporales del HD (v. música y cerebro).

Neuroplasticidad

La neuroplasticidad (OMS, 1982) *es la capacidad de las células del Sistema Nervioso para regenerarse anatómica y funcionalmente, después de estar sujetas a influencias patológicas, ambiéntales o del desarrollo, incluyendo traumatismos y enfermedades.* Esto le permite una respuesta adaptativa (o maladaptativa) a la demanda funcional.

La Plasticidad neuronal es máxima durante el desarrollo. En esta etapa se manifiesta como aprendizaje o como respuesta a cambios internos o ambientales, que significan, a la vez, una modificación de la función neural, lo que invariablemente influye en las capacidades de integración del SNC tanto en sus funciones orgánicas como en la personalidad.

Es factible y evidente que las células efectoras contribuyan a la P. neuronal necesaria para reponerse de lesiones encefálicas mediante la liberación de factor de crecimiento neural (NGF: Nerve growth facto o FCN: Factor de crecimiento nervioso) (v. neurogénesis). También debemos considerar las sinapsis que ocurren entre una neurona y un tejido no neuronal, como las células glandulares y las musculares (v. neurotransmisores).

Beneficios de la neuroplasticidad

- Para el desarrollo neuronal postnatal.
- Permite que el sistema nervioso se adapte a nuevas demandas.

- Puede compensar o reorganizar el sistema nervioso para reemplazar funciones perdidas.
- Adaptación a las demandas cambiantes.
- Durante la temprana infancia, y por un período crítico, los circuitos de la corteza cerebral poseen un estado de alta plasticidad que hace que puedan modificarse fácilmente.
- La adquisición de nuevas habilidades requiere de procesos externos activos. Principio: "Úsalo o piérdelo".

La Plasticidad Cerebral es el descubrimiento que le valió el Nobel de Medicina a Eric Kandel[100] en el año 2000, tras cincuenta años de trabajo: "la capacidad de modificación, mediante actividad neuronal generada por una experiencia"; los circuitos neuronales aumentan, con el cambio consecuente de pensamientos, sensaciones, y comportamientos. Esta capacidad de modificación y establecimiento de nuevos circuitos es más significativa en el cerebro en proceso de desarrollo. Por ejemplo, si se lesionan las áreas del lenguaje en el hemisferio izquierdo dominante antes de los 8 años de edad, el hemisferio derecho generalmente puede asumir una capacidad para el lenguaje prácticamente normal. En menor grado contribuye al reaprendizaje del pensamiento, el movimiento y las funciones sensitivas tras una lesión cerebral en el adulto; en todo caso siempre será proporcional a la estimulación o neurorehabilitación.

La música desarrolla la inteligencia (solo si se practica regularmente), porque estimula los circuitos neuronales, colaborando al desarrollo cerebral de manera poderosa, marcando positivamente nuestras vidas y mejorando el intelecto[101]. Tocando un instrumento se ejercita el área motora, alcanzando potentes conexiones nerviosas en el área motora manual. Al oír la música se activa mucho más la zona cerebral del niño que toca música comparativamente con la de aquel que no aprende música. El inicio temprano a la música (desde niños) se mantiene para toda la vida[102]. Se puede mejorar la corriente cerebral (áreas motoras y auditivas) si se toca el piano, y tras dos meses se observan cambios en el electroencefalograma. Al tocar el violonchelo también se aumenta la capacidad de captar el conjunto (gracias a las octavas), los alumnos se expresan mejor y aumentan su vocabulario. El cerebro del recién nacido puede estar mas activo en los dos primeros meses que en el resto de su vida.

---

[100]   Eric Richard Kandel, científico estadounidense, nacido en Viena (Austria) el 7 de noviembre de 1929. Reside en EEUU. Investigación: Neurociencia y Psiquiatría. De entre sus obras: 2000: Memory: "From Mind to Molecules" (en colaboración con Larry Squire), Nueva York, (2001) Principios de neurociencia, *En busca de la memoria*. "Fisiología de la memoria". *Una nueva ciencia de la mente* (2007).

[101]   Estimulación prenatal: La finalidad de la estimulación prenatal es lograr la mayor cantidad de sinapsis, esto se consigue con estímulos agradables (la madre, el padre, la música). la voz de la madre, la cual, es particularmente poderosa, al transmitirse al útero a través de su propio cuerpo que alcanza al feto y es más fuerte que el de otros sonidos, no obstante, la voz del padre también produce en él un efecto estimulante.

[102]   En la Universidad de Harvard (Boston), se lleva a cabo un estudio que detecta los cambios cerebrales en el cerebro cuando se toca un instrumento.

CAPÍTULO 3. SISTEMA SOMATOSENSORIAL

A través de las sensaciones y de los sentidos conocemos y percibimos lo que nos rodea, obteniendo información y procesándola a través de la inteligencia. De todo ello extraemos la esencia de la experiencia, que luego registra la memoria, para adelantarnos, incluso, a los hechos o mejorar el aprendizaje anterior. Los sistemas sensoriales tienen estructuras que recogen los patrones y transforman la información para adaptarla al comportamiento. Los niños con patología cortical y "problemas de aprendizaje", como algún caso presentado, precisan de especial estímulo, apoyo y colaboración entre la escuela, la familia y el rehabilitador, por su estrés emocional añadido. Cada modalidad sensorial discurre por sus propios trayectos y estaciones en el sistema nervioso central, dirigiéndose hacia la médula o tronco encefálico, en cuyos centros hacen relevo, proyectándose después hasta el córtex. Luego, por los órganos de los sentidos, singulares (vista, oido, tacto, etc.), receptores de información, se convierte esa energía sensorial específica en consciencia.

Introducción

El Sistema Somatosensorial (SS) o sensorial-somático es el conjunto de órganos sensoriales, estructuras especializadas en la percepción de estímulos del ambiente o del interior del cuerpo. Estos órganos se caracterizan por presentar receptores sensoriales, que transforman los estímulos externos e internos en impulsos nerviosos, que conducen la información hacia el Sistema Nervioso Central.

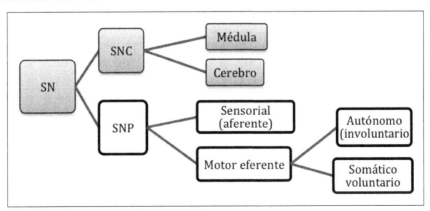

Fig. 16. Esquema del Sistema Nervioso Somático

El Sistema Nervioso Somático (SNS) consta de:

- *Neuronas sensitivas*, que transportan hacia el SNC información de receptores de los órganos de los sentidos (vista, oído, gusto y olfato).
- *Neuronas motoras*, que conducen impulsos desde el SNC hasta los músculos esqueléticos. El control de las respuestas motoras del SNC es voluntario.

Conceptos previos:

Cinestesia. Percepción del movimiento muscular, el peso y la posición.

Conocimiento sensitivo. Es el proceso que abarca desde la sensación externa hasta el juicio sensible interno o estimativo, como preámbulo del conocimiento intelectual. Primero se recibe en forma sensible, propio de los sentidos externos y el sentido común[103], y el desarrollo de las habilidades cognitivas implica la utilización de los sentidos. Esos receptores sensoriales son partes especializadas de células que traducen o convierten la energía sensitiva, procedente de los estímulos (fotones, ondas de presión, etc.) en actividad nerviosa. Así cada uno de estos cinco órganos tiene un tipo de receptor diferente. La información que los órganos sensoriales envían es recibida, interpretada, combinada y conservada en el cerebro.

Nociocepción. Proceso de decodificación y procesamiento de los estímulos desagradables o potencialmente dañinos, con umbral mínimo de percepción del dolor.

Receptores sensoriales. Convierten la energía del estímulo en señal nerviosa, que luego se transmite desde el receptor, mediante neuronas y sus relevos sinápticos, que captan los estímulos del medio externo e interno, y desde la periferia (superficie corporal u órgano receptor) hasta las regiones cerebrales específicas del SNC; este es el proceso sensorial, sustentado por el Sistema Sensorial.

Sensación. Es la percepción de la suma de impresiones sensoriales sobre el estado corporal y el medio ambiente, como resultado de la estimulación de receptores sensoriales y la traducción de los impulsos nerviosos en la corteza cerebral.

Percepción. Es el proceso mental por el que se conoce un estímulo, es decir, la interpretación subjetiva que acompaña a toda sensación.

---

[103]   M. Barbado. Estudios de Psicología experimental, 2 vol. Madrid 1946-48. R.E. Brennan, Psicología general, 4 ed. Madrid 1969. R. Elvira Domínguez. GER.t.27, pag.196.

Somatoestesia. Sensibilidad general, recogida del exterior e interior.

El sistema nervioso somático o somatosensorial (SNS) consta de:

- Neuronas sensitivas, que transportan hacia el SNC información de receptores de los órganos de los sentidos (vista, oído, gusto y olfato).
- Neuronas motoras, que conducen impulsos desde el SNC hasta los músculos esqueléticos. El control de las respuestas motoras del SNC es voluntario.

El proceso de este sistema tiene lugar principalmente en el área somatosensorial primaria ubicada en el lóbulo parietal, zona post-rolándica. Se desarrolla más tempranamente en el ser humano, y entre sus funciones conocidas está el procesamiento de todos los inputs y su relación directa con el desarrollo del esquema corporal.

La sensibilidad de los receptores periféricos hacen sinapsis en la neurona de segundo orden en el tálamo[104](que procesa, interpreta y genera mecanismos reguladores y respuestas apropiadas), y la neurona de tercer orden lleva la información a la circunvolución post-rolándica del SNC, representada en el homúnculo.

Las áreas sensoriales se ubican en los diferentes lóbulos cerebrales: parietal, temporal, frontal, occipital y la ínsula; en ellas se procesa la información de las distintas modalidades, de manera que cada sentido tiene las propias. Además hay dos tipos de áreas sensoriales responsables de la codificación de la información de cada sentido: A) las áreas sensoriales primarias de cada sentido, que reciben las señales nerviosas directamente a través de neuronas que vienen del tálamo; y muy cerca de ellas se encuentran B) las áreas sensoriales secundarias, que reciben los impulsos nerviosos desde las correspondientes áreas sensoriales primarias del mismo sentido.

Un ejemplo práctico. Considerado la especial significancia del contacto de la madre y su voz junto al bebé en la incubadora, que le supone un estímulo gana peso y sale mucho antes del estado crítico. "Es la voz de la madre, además del tacto, una de las primeras y principales funciones del sistema propioceptivo de los neonatos, pues con él llevan a cabo su función alimenticia por el reflejo de succión con el tacto. Esto demuestra que al intervenir con terapias cinéticas y propioceptivas en los neonatos ayuda su crecimiento

---

[104]   Tomás, Sum. Th. 1 q77 a5: "Sentire non est propium corporis, neque animae, sed coniuncti" (traducción): *No es una sensación adecuada del cuerpo ni del alma, sino del compuesto.*

si los cuidados o modos son transferidos a los padres para el desarrollo de sus hijos" (el reflejo de Hering-Breuer[105])[106-107].

Corteza somatosensorial

Se denomina también Área Somestésica o Área de la Sensibilidad General. La correspondencia entre sensaciones superficiales y corteza cerebral se denomina somatotopía cortical. La superficie dedicada a cada órgano depende del número de terminaciones nerviosas en el mismo, siendo muy distinta para unas partes del cuerpo que para otras y especialmente grande para la boca, lengua y dedos de las manos (v. Fig. 29 _sensorial y motor).

Representación somatotópica cortical.

El mapa de "organización topográfica" (somatotópico), consiste en la representación visual del concepto de "el cuerpo en el cerebro", (de las diferentes estructuras, órganos, extremidades, tejidos, etc.), que comúnmente conocemos como el "homúnculo", concepto que proviene del latín "homunculus" ("hombrecillo"). En Neurofisiología se usa para describir una figura humana distorsionada, que refleja las partes corporales en su representación a nivel de la corteza cerebral. Aparece como "patas arriba", con la pierna sobre la zona medial y la cara sobre las áreas laterales.

Wilder Penfield (1891-1976)[108] describió la representación gráfica de las divisiones anatómicas de la corteza motora y somatosensorial primarias, lo que se conoce universalmente como

---

[105]   El reflejo de la inflación de Hering-Breuer (1868), el nombre de *Josef Breuer y Ewald Hering*.. Circuito neural que activa varias regiones del SNC y los componentes sensoriales y motores del nervio vago. Por lo que aumenta la actividad sensorial de los aferentes del tramo pulmonar (a través del vago), con proyecciones al corazón.

[106]   Hacemos también referencia al trabajo del Terapeuta Ocupacional D. DeMaio-Feldman (1994)Al aplicar el SIPT (Sensory Integration and Praxis Test), en niños con edad escolar con antecedentes de ser recién nacido de muy bajo peso al nacer (recordemos que estos niños tienen asociado un largo tiempo de estadía hospitalaria en las UCI), para así cuantificar las habilidades de procesamiento sensorial, concluyó que el menor desarrollo de aspectos básicos somatosensoriales, medidos en los ítemes de "Finger Identification" y "Kinesthesia", tendría directa relación con las restricciones inevitables del contacto de la madre en las UCI, donde las caricias y el susurro son estímulo y sosiego en esta situación de despego.

[107]   "Finger Identification". Una *huella digital* en su sentido estricto es una impresión dejada por la fricción del dedo de un ser humano *(Peer Reviewed Glossary of the Scientific Working Group on Friction Ridge Analysis, Study and Technology -SWGFAST)*. Estas crestas epidérmicas sirven para amplificar activan las vibraciones, por ejemplo, cuando cepillo yemas de los dedos a través de una superficie irregular, una mejor transmisión de las señales a los nervios sensoriales implicadas en la percepción de textura fina. *"Fake finger reveals the secrets of touch", Nature, 29 January 2009, doi: 10.1038/news.2009.68.* Así las caricias o masajes al bebé.

[108]   A Wilder Graves Penfield, (26/01/1891, Spokane, Washington -1976, Montreal, Quebec, Canadá, 5/04/1976), Neurólogo, Neurofisiólogo y famoso Neurocirujano estadounidense, de padre médico, fue fundador y primer director del Instituto Neurológico de Montreal. Estudió en la Universidad de Oxford, con Sir Charles Scott Sherington, acabando medicina en 1918. Con éste trabajó en su laboratorio de Oxfor dos años y al regreso a EEUU fundó en 1924 el Laboratorio de Neurocitología en el Presbyterian Hospital, Universidad de Columbia, donde trabajó como cirujano adjunto desde 1921 hasta 1928, en que

"homúnculo" de Pendield. La corteza Sensorial (izquierda) recibe la actividad de las vías periféricas somatosensoriales (v. área parietal), situada detrás de la cisura central (de Rolando). El homúnculo motor se trata en las funciones motoras.

Áreas de la Corteza Somatosensorial

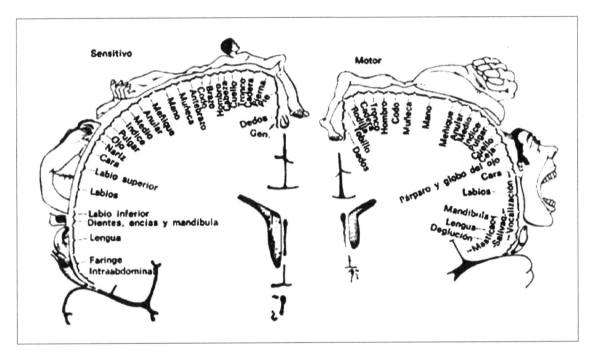

Fig. 17. Homúnculo motor y sensorial. Pendfield creó el mapa en función del espacio que ocupa el cuerpo en el córtex, y el espacio que ocupa sugiere el valor de la relevancia funcional.

La información sobre la posición y el tacto, y una parte de la información térmica y dolorosa, se dirige desde el tálamo a la corteza somatosensorial primaria (SI), en la circunvolución postcentral, que incluye las áreas de Brodmann 3ª, 3b, 1 y 2 (Fig. 34). Cada una de estas áreas tiene una función somatosensorial distinta y está formada por estas áreas: La corteza

fue nombrado neurocirujano en el Hospital Royal Victoria y el Hospital General de Montreal. En 1932 escribe sus primeros trabajos: *Citología y Patología Celular del Sistema Nervioso*, que resultaron 3 volúmenes y otros más en 1941. Profesor de neurología y neurocirugía en la Universidad McGill (1933 a 1954). Recibió diversos premios y dio conferencias en China y Rusia. En 1960 se retiró de la Medicina y continuó otra carrera exitosa como novelista, acerca de su investigación sobre el cerebro, en que trabajó durante casi cuarenta años: *The Mystery of the Mind, Princeton University Press, 1975*, p. 558 *(El Misterio de la Mente), Un estudio crítico de la conciencia y el cerebro humano*, que la terminó cuando tenía ochenta y tres años y se la dedicó a Sir Charles Sherrington (éste había publicado la acción integradora del sistema nervioso en 1906). A Penfield se le debe la descripción de lo que conocemos como *Representación Somatotópica Cortical*, tanto en lo motor como en lo sensorial.

somatosensorial primaria (SI), (1, 2, 3a, 3b de Brodmann) se localiza en la circunvolución parietal ascendente y corresponde a la porción alargada.

Sinapta los haces provenientes del tálamo (áreas 1 y 3 de Brodmann), y recibe impulsos de fibras tactiles rápidas en el área 1; táctiles lentas en área 3b, propioceptivas en el área 3, de tendones y articulaciones, así como receptores de vibración profunda en la 2. En el caso de que la función esté lateralizada, como lo es el nombramiento y reconocimiento de objetos, esta actividad se traslada al otro hemisferio. La SI se proyecta a la SII.

- Área 1. Recoge información de receptores táctiles de adaptación rápida. Es esencial para percibir texturas.
- Área 2. Capta información de las otras áreas somatosensoriales (3a, 3b y 1), más que directamente del tálamo, y combina información propioceptiva que procede de 3a y táctil (de 3b y 1). Este área sirve para percibir la forma de los objetos. Las neuronas del área 2 identifican la forma de un objeto sostenido en una mano, integrando la posición y orientación de los bordes del objeto en contacto con la piel, y la posición de las articulaciones de los dedos (p.e.: escritura).
- Área 3a- Recibe información propioceptiva, de los husos musculares, articulaciones y órganos de Golgi. Sirve para percibir la posición del cuerpo, y tiene abundantes conexiones con la corteza motora (Fig. 17) en la circunvolución precentral, necesarias para el control de los movimientos (p.e.: postura-de escritura).
- Área 3b. Obtiene información de receptores táctiles de adaptación lenta. Determina la localización de los estímulos sobre la piel.

La corteza sensorial secundaria (SII) (área 40) y el lóbulo parietal posterior (áreas 5 y 7) reciben los axones (proyección) de la SI. La SII está especialmente implicada en el reconocimiento de objetos a través del tacto y en la percepción consciente de nuestro cuerpo (imagen corporal). Parte de la información también se dirige desde SI (primaria). Esta área es importante para el aprendizaje relacionado con el tacto, p.e., aprender a distinguir varias texturas (las áreas numeradas son las de Brodmann -tabla 18- Fig.17).

- Áreas 5 y 7 (Fig. 33-tabla 18) de la corteza cerebral, situadas detrás del área sensitiva somática SI y por encima de SII, se conocen como áreas de asociación sensitiva, porque reciben información del córtex visual y auditivo y núcleos del tálamo. Desde SI la información se transmite a la corteza parietal posterior (áreas 5 y 7), donde se combina con otros tipos de información (visual, auditiva, relativa a los movimientos de los miembros, etc., p.e., viso-manual/audio-manual).
  - El área 5 es parte de la corteza parietal, implicada en el procesamiento y asociación somatosensorial. Se sitúa unida al área somatosensorial primaria (áreas 3, 1, y 2), y anterior al área 7.

o El área 7 es parte de la corteza parietal; está implicada en la localización de objetos en el espacio. Sirve como un punto de convergencia entre la visión y la propiocepción para determinar dónde están los objetos en relación con las partes del cuerpo. se cree que juega un papel en visomotor de coordinación (p. e., en alcanzar captar un objeto).

Tabla 9. Resumen de receptores sensoriales somáticos.

Clasificación de los RECEPTORES somáticos			
Receptor	**Estimulado por:**	**Sensación - Localización**	
Mecanorreceptores	Deformación o cambios mecánicos del receptor.	Posición	Estática y Cinética
		Tacto [234]	Tacto, Vibración Presión o dolor Cosquilleo
Termorreceptores	Cambios de temperatura	Frío – Calor [234]	
Propioceptores	Posición de articulaciones, actividad muscular y orientación del cuerpo en el espacio.	Husos musculares Tendinosos de Golgi.	
Nociceptores	Daño: actúa como sistema de alarma. Matices psicológicos y afectivos (negativo: disconfort), y duración.	Tisular: dolor agudo o persistente, localizado (superficial – profundo). Visceral: mal localizado, a diferencia del somático y referimos una zona.	
Fotorreceptores	La luz	Retina del ojo	
Quimiorreceptores	Sensaciones químicas.	Gusto y olfato	
	Concentraciones en sangre de oxígeno y dióxido de carbono, por osmolaridad o pH de líquidos corporales.	Órganos Sistemas Tejidos	

Las emociones

Las emociones son aspectos que se derivan de la propiocepción, como reacciones psicofisiológicas que representan modos de adaptación a ciertos estímulos ambientales o de uno mismo. Pueden alterar la atención, suben de rango ciertas conductas guía de respuestas del individuo y activan redes asociativas relevantes en la memoria (Fig. 3).

Existen diferentes centros o vías de la emoción, sin embargo, la amígdala parece ser la más implicada; en ella se distinguen de doce a quince regiones emocionales distintas, y es evidente el papel especial que juegan los lóbulos prefrontales y frontales, en la asimilación neocortical de las emociones. El hipotálamo, a su vez, envía información a los músculos, a los órganos del cuerpo y a la corteza.

Algunos investigadores. Candace Pert[109], investigadora de las emociones y cotizada neurocientífica citada por Jensen, sostiene que cuando las emociones se expresan (...) todos los sistemas se unen y forman un todo, y cuando se reprimen, o se niegan, no se permite su despliegue, así nuestras vías de redes se bloquean, interrumpiendo el flujo de los componentes químicos unificadores vitales, que nos hacen sentirnos bien y que dirigen tanto nuestra biología como nuestra conducta.

La autonomía emocional está relacionada con la autogestión personal, como la autoestima, la responsabilidad, la actitud positiva, y la capacidad para analizar críticamente las normas sociales, entre otros aspectos. Las microcompetencias son: autoestima, automotivación, autoeficacia emocional, responsabilidad, actitud positiva y resiliencia[110].

Neurofisiología de las emociones

En Neurofisiología se concibe como los cambios que se desarrollan en el Sistema Nervioso Central, el Sistema límbico y el Sistema Nervioso Autónomo, relacionados con los distintos estados emocionales. Porque las emociones organizan rápidamente las respuestas de distintos sistemas biológicos, incluidas las expresiones faciales, los músculos, la voz, y la actividad del sistema endocrino, a fin de establecer un medio interno óptimo para el

---

[109]   Candace Pert Beebe (26/06/1946), americana doctorada en farmacia en la Universidad de Medicina de Johns Hopkins (cum laude en biología-1970), autora de "Moléculas de la Emoción: la ciencia entre la Medicina Mente-Cuerpo Scribner (1999)", ISBN 0-684-84634-9. Ha publicado más de 250 artículos científicos sobre péptidos y sus receptores y el papel de los neuropéptidos en el sistema inmunológico. Desde 1990 trabaja como profesor adjunto en el departamento de fisiología de la Universidad en Washington, D.C.

[110]   La resiliencia o resilencia es la capacidad que tiene una persona o un grupo de recuperarse frente a la adversidad para seguir proyectando el futuro. En ocasiones, las circunstancias difíciles o los traumas permiten desarrollar recursos que se encontraban latentes y que el individuo desconocía hasta el momento.

comportamiento más efectivo. De los distintos centros o vías de la emoción, la amígdala (Fig. 3), centro del control emocional, con unas 12-15 regiones emocionales distintas, parece ser la más implicada, y es evidente el papel especial que juegan los lóbulos prefrontales y frontales, en la asimilación neocortical de las emociones.

Neurociencia afectiva. Es el término acuñado por Panksepp (1992)[111] que se define como: "el campo de investigación científica que estudia las bases neurales de los procesos afectivos y sociales, que abarca niveles conductuales, morales y neurales de análisis" (Schmidt, 2003, p. 3)[112].

El sistema límbico

Está compuesto por un conjunto de estructuras cuya función es controlar las respuestas emocionales, la personalidad y los recuerdos, y depende en gran medida el aprendizaje y la memoria. En definitiva, el hecho de ser como somos, depende en gran medida del sistema límbico. Incluye las siguientes estructuras: hipotálamo, amígdala, tálamo, hipófisis, hipocampo, el área septal (compuesta por el fórnix, cuerpo calloso y fibras de asociación), la corteza orbitofrontal y la circunvolución del cíngulo. Todas ellas actúan como centros de la afectividad donde se procesan las distintas emociones (alegrías, penas, temores y angustias, entre otras) [113].

Descripción del Sistema límbico. Fue descrito por primera vez por James Papez[114], que creía que las emociones estaban gobernadas por el hipotálamo. El *gyrus cingulata* (Giro cingulado, Figs. 28-29) se proyecta hacia el hipocampo, al hipotálamo, por un complejo de axones llamado fórnix. Los impulsos hipotalámicos llegan a la corteza vía el pasaje por el núcleo talámico.

Esas estructuras están ubicadas alrededor de la frontera o borde entre el telencéfalo y el diencéfalo, de ahí el término límbico, en latín limbus, que significa "borde". En realidad, no es un sistema anatómico bien definido, y de hecho los científicos no coinciden en definir sus estructuras, pero en términos generales abarca partes del tálamo, hipotálamo, hipocampo, amígdala y otras estructuras, constituyendo una unidad funcional en el encéfalo (Fig. 2).

---

[111]   Panksepp, J. A. (1992). A critical role for "Affective Neuroscience" in resolving what is basic about emotions. *Psychological Review, 99*(3), 554-560.

[112]   Schmidt, L. A. (2003). Special Issue on Affective Neuroscience: Introductory remarks [Electronic Version]. *Brain and Cognition, 52*(3), 3.

[113]   Sperry, R. Lateral specialization of cerebral function in the surgically separated hemispheres. En: F. J. McGuigan. he Psycolophi-sioly of the thinking. New York: Academic Press; 1973.

[114]   *James Papez* (1883-1958) fue un neurólogo estadounidense. su principal contribución a la ciencia y en especial a la neurología y psicobiología es la descripción del llamado "Circuito de Papez", que es la vía neuronal en la que se produce el control de la corteza cerebral sobre las emociones.

Paul MacLean[115](1954), en la base de la teoría de Papez agregó nuevas estructuras al circuito: las cortezas orbito-frontal y frontal media (área prefrontal), el gyrus parahipocampal y grupos subcorticales como la amígdala, el núcleo talámico medio, la área septal, el núcleo basal prosencefálico y algunas formaciones del tallo encefálico.

Función. El Sistema Límbico mantiene estrechas interacciones bioquímicas y nerviosas con la corteza cerebral, considerándosele como el elemento encefálico encargado de la memoria, las emociones, la motivación, la atención y el aprendizaje. El papel principal del Sistema límbico es el de procesamiento y almacenamiento de las reacciones emocionales, como por ejemplo "en la inducción consciente de comportamientos relacionados con el miedo[116]".

- El giro cingulado y la comisura anterior cumplen una función de comunicación entre las distintas partes.
- Los cuerpos mamilares también cumplen una función de comunicación e intervienen de forma decisiva en los mecanismos de la memoria.
- La amígdala (Fig.3) es considerada el centro del control emocional e intervienen en el aprendizaje de respuestas de temor (Armony y LeDoux, 2000); está vinculada al comportamiento agresivo. Está relacionada con las sensaciones de ira, placer, dolor y temor (la extirpación de la amígdala causa complejos cambios en la conducta).
- El hipocampo se vincula a la memoria; es donde se produce el aprendizaje afectivo y se almacenan los recuerdos emocionales.
- El *septum pellucidum* (membrana que separa las astas anteriores de izquierda y derecha de los ventrículos cerebrales, desde el cuerpo calloso) se asocia al placer.
- El tálamo, procesa la información de los sentidos y la convierte en acción, dando respuesta emocional a las sensaciones. Todas las entradas sensoriales hacia el cerebro (excepto las olfativas) se vinculan a núcleos individuales de células del tálamo.
- El hipotálamo interviene en la conducta emocional y la actividad endocrina. En éste se conjugan las emociones de necesidad y recompensa, castigo o placer, como situaciones biológicas de satisfacción o insatisfacción. Activa el sistema nervioso simpático, y se relaciona con emociones como el temor y el enojo, además de participar como activador sexual y de la sed. En él se distinguen dos zonas distintas, cada una con una especialización contraria o complementaria de la otra:

---

[115]   *Dr. Paul D. MacLean* (1/05/2013-26/12/2006, Potomac, Maryland), neurólogo y psiquiatra, antiguo director del Laboratorio del Cerebro y el Comportamiento del Instituto Nacional de Salud Mental de los EEUU. "Teoría del Sistema Límbico", su hipótesis, en 1952, argumentando la existencia de un conjunto de estructuras funcionando como sistema, de importancia central para la emoción. "Cerebro Triuno".

[116]   *Dr. Justin Feinstein*, de la Universidad de Iowa (EEUU), describe un caso en un artículo para la revista *Current Biology*. Cuenta el caso de una ciudadana estadounidense conocida por las iniciales S.M, que padece una extraña condición, que provocó que sus dos amígdalas se destruyeran, viva sin tener miedo que se sometió a varias situaciones que asustarían a la gran mayoría. Respondió en el transcurso de tres años a numerosos cuestionarios acerca de sus fobias y de cómo se sentía día a día y comentó pericias pasadas con ellos. Ni rastro del miedo.

- La parasimpática y trofotropa[117], zona de recompensa y placer, es la anterior o anterolateral, positiva.
- La simpática y ergotropa posterior: zona de castigo, sufrimiento o aversiva, negativa y de castigo.
- En la práctica, ambas zonas se inhiben mutuamente hacia un equilibrio de ritmo biológico que preside el sistema límbico, y que incluye al hipotálamo, manteniéndose dentro de los límites de las influencias socioculturales. Es un equilibrio lábil que requiere cuidarlo con espontaneidad, por la alternancia de (descanso–sueño), (vigilia–trabajo) Hay circunstancias excepcionales de ataques extremos, que por ser anormales el organismo debe poner en marcha una serie de recursos, que constituyen el llamado síndrome general de adaptación.

La inteligencia emocional en el aprendizaje

Algunos aspectos de la morfología y fisiología del sistema límbico (emocional) y los componentes químicos que intervienen en las emociones de los escolares, determinan la importancia de la inteligencia emocional en el aula, y corresponde a los educadores conocer los procesos que ocurren en el cerebro para desarrollar estrategias curriculares, que contribuyan al fortalecimiento del cerebro racional y emocional. Si el desarrollo intelectual de los estudiantes es importante y se hace lo posible por mejorar su nivel de aprendizaje, conviene recordar que es necesario desarrollar el sistema emocional, pues la emoción es más fuerte que el pensamiento.

Cuando el profesor sabe educar en el aspecto emocional, los estudiantes disfrutan más el aprendizaje y demuestran un optimo rendimiento académico en cuanto a creatividad, construcción de nuevos saberes e innovaciones, y estimulan con facilidad su propia autoestima, entre otros factores; de esta manera se origina una disminución de los problemas de aprendizaje y, de igual modo, de la agresividad en las actitudes.

Expertos[118-119] señalan que existen cuatro áreas fundamentales en que la carencia de inteligencia emocional produce los problemas de conducta entre los estudiantes, y es necesaria para que tales áreas se desarrollen: relaciones interpersonales, bienestar psicológico, rendimiento académico, aparición de conductas disruptivas. Poder integrar polaridades, es decir, lo cognitivo y lo emocional (hemisferio derecho-izquierdo).

---

[117]   La función trofotropa tiene también sus zonas propias; produce tranquilida y calma. Se acompaña de predominio parasimpático. La función ergotropa tiene actividad de energía, se acompaña de síntomas de simpaticotonía.

[118]   Extremera, N. y Fernández Berrocal, P. Inteligencia emocional, calidad de las relaciones interpersonales y empatía en estudiantes universitarios. Clínica y salud, 15. 2004.

[119]   Montañez, J. y Latorre, J. ¿Es la inteligencia emocional una cuestión de género? Socialización de las competencias emocionales y sus implicaciones. Universidad de Málaga 2008.

Las emociones son disposiciones corporales dinámicas que están en la base de las acciones y que toda acción humana se funda en una emoción; es decir, no hay acción humana sin una emoción [120].

Goleman[121] toma como base el estudio de Salovey[122] y Mayer[123], definiendo la inteligencia emocional como un importante factor de éxito, que básicamente consiste en la capacidad "aprensible" para conocer, controlar e inducir emociones y estados de ánimo, tanto en uno mismo como en los demás, es una meta-habilidad que determina el grado de destreza que podemos conseguir en el dominio de nuestras otras facultades.

Harold Wolff[124] demostró que las paredes estomacales reaccionaban a los estados emocionales cambiando su flujo sanguíneo, las contracciones peristálticas y las secreciones de ácido clorhídrico (referido por Davidoff)[125].

Albert F. Ax (1913-1994)[126] determinó la relación entre las emociones y la frecuencia cardiaca, la conductividad eléctrica de la piel (relacionada con la transpiración), tensión muscular, temperatura de rostro y manos y frecuencia respiratoria. Encontró que las reacciones emocionales al peligro provocaban respuestas similares a la acción de la adrenalina, y que los actos insultantes provocan reacciones musculares, cardíacas y respiratorias similares a la acción de la adrenalina y noradrenalina. Gary Schowartz [127] encontró que algunas reacciones

---

[120]   Humberto Maturana Romesín (Santiago de Chile 14/09/1928), Medicina en la Universidad de Chile, en 1954 se trasladó al University College London para estudiar anatomía y neurofisiología, gracias a una beca de la Fundación Rockefeller. Doctorado en Biología por la Universidad de Harvard en EEUU (1958). *Volver a descubrir los pilares de las relaciones humanas, aprender a comunicarse positivamente, desarrollar habilidades de empatía por la familia y los niños, aprender a escuchar al otro y llevar la relación de nuevo a los espacios de respeto, aceptación y reconocimiento del otro como una persona".* M. Humberto. Sense of humanity. Paperback, 2009.

[121]   *Daniel Goleman, D..* Inteligencia emocional. Barcelona: Paidos; 1995. Autoridad mundial indiscutida en el tema inteligencia emocional y dos veces ganador del Premio Pulitzer, las contribuciones de Goleman al campo de la psicología han influenciado de manera significativa el mundo de los negocios.

[122]   Peter Salovey, desde 1986 profesor de Psicología en la Universidad de Yale. Dr. Salovey ha escrito o traducido trece libros editados en once idiomas y ha publicado más de 350 artículos de revistas y ensayos, se centró principalmente en la emoción humana y el comportamiento de la salud. Con John D. Mayer, desarrolló un marco amplio llamado inteligencia emocional, investiga la eficacia de los mensajes de promoción de la salud en persuadir a las personas a cambiar los comportamientos de riesgo relacionados con el cáncer y el VIH / SIDA.

[123]   Salovey, P., y Mayer, J. Practicar un estilo de afrontamiento inteligente: la inteligencia emocional y el proceso de afrontamiento. Acapulco; 1997.

[124]   Dr. Harold G. Wolff (1898-1962) Profesor de Medicina y Neurología en Cornell University Medical College, y el director del Servicio de Neurología del Hospital de Nueva York, murió el 21 de febrero 1962, a la edad de 63 años. Era una autoridad reconocida internacionalmente en dolor de cabeza, la circulación cerebral, y el impacto de las situaciones estresantes de la vida. Se le considera "el padre de la investigación moderna dolor de cabeza"

[125]   Schmidt, L. A. (2003). Special Issue on Affective Neuroscience: Introductory remarks [Electronic Version]. *Brain and Cognition, 52*

[126]   *Albert F. Ax (1913-1994.* Director del Laboratorio de Psicofisiología de la Clínica Lafayette en Detroit, Michigan, y como fundador de la Sociedad para la Investigación psicofisiológica y editor fundador de Psicofisiología,

[127]   Componentes Fisiologicos de Las Emociones. (2010, September, ensayo).

emocionales provocan cambios de tensión muscular facial imperceptibles a simple vista pero mesurables.

La ínsula y su papel en las emociones y sentimientos

Encerrada, como sabemos, dentro del surco lateral, a cada lado; en su porción más anterior está relacionada con el sistema límbico. Experimentalmente se ha demostrado que la ínsula juega un importante papel en la experiencia del dolor y la experiencia de un gran número de emociones básicas, incluyendo odio, miedo, disgusto, felicidad y tristeza.

La ínsula se ocupa de la experiencia emocional subjetiva y se asocia a estados viscerales ligados a la experiencia emocional, generando los sentimientos de consciencia (Damasio 1994)[128]. Lo realiza al recibir la información a través de vías sensoriales, enviándola a su vez desde el tálamo a estructuras relacionadas con el sistema límbico: la amígdala, el estriado ventral y el córtex orbitofrontal[129].

Procesa la función de los lóbulos centrales de los hemisferios, con partes del oído interno, los labios, la cavidad oral, la laringe, el corazón, el estómago y se supone que también del intestino, el bazo, el hígado, etc. Se cree que los lóbulos insulares son los que procesan corticalmente la función autónoma visceral[130].

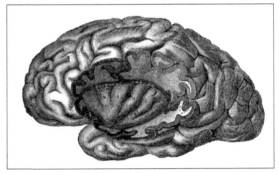

Disfunción. La destrucción de la corteza orbitofrontal (COF) provocada por un daño cerebral adquirido, suele ocasionar una desinhibición conductual, p.e., un habla excesivamente soez, hipersexualidad,

Fig. 18. Ínsula de Reil: Se muestra alojada en el interior del H.I, tras la extirpación de los lóbulos que la recubren normalmente (frontal, parietal y temporal). De izquierda a derecha: 1) Circunvoluciones cortas (giro longo). 2) Surco central. 3) Giros cortos continuando por Circunvolucion larga, y el Surco circular. Imagen de Wikimedia, licencia libre - multimedia.

---

[128] Antonio C. R. Damasio (Lisboa, 25 /02/1944) es un famoso neurólogo de origen portugués. Además de ser un conocido investigador en varias áreas de las neurociencias, es un autor de éxito de libros de ciencia de tipo divulgativo. Como investigador, tiene como campo prioritario de interés las bases neurológicas de la mente, especialmente en lo que se refiere a los sistemas neuronales que subyacen a la memoria, el lenguaje, las emociones y el procesamiento de decisiones. Y trata, junto a sus colaboradores, los desórdenes del comportamiento, la cognición, el movimiento.

[129] La corteza orbitofrontal (COF) es una región del lóbulo frontal del cerebro, implicada en funciones de integración sensorial, en el procesamiento cognitivo de la toma de decisiones y en la formación de expectativas. El nombre se debe a su posición, situada inmediatamente sobre las órbitas en las que se ubican los ojo. Concretamente, se cree que la COF humana regula la planificación conductual asociada a la sensibilidad, recompensa y castigo.

[130] Jorge Eduardo Duque y col. "Un lóbulo de procesamiento cortical visceral", Comunicación Acta Neuro I Colomb 2004; 20:0-92.

empobrecimiento de la interacción social, ludopatía, abuso de sustancias (lo que incluye el alcohol y el tabaco)[131] y dificultades para establecer una relación de empatía. Estudios recientes llevados por Nasyr Naqvy[132] en la Universidad de Iowa (EEUU) han demostrado que fumadores de tabaco tras sufrir un daño en la corteza insular, por ejemplo por un golpe, ven desaparecida su adicción al tabaco, lo que sugiere el importante papel de la ínsula en los mecanismos neurobiológicos de la adicción a la nicotina y otras drogas.

Música - Emociones - cerebro

La música, además del placer que aporta (debido al aumento de la secreción de endorfinas del cerebro), produce relajación; una determinada música puede calmarnos y otra lograr el efecto contrario, conmoviéndonos. También puede considerarse un medio privilegiado de comunicación. Se ha utilizado como paliativo de muchas enfermedades y en terapias diversas, una de ellas, en el tratamiento de niños con trastorno de hiperactividad con déficit de atención (TDH), y en otras como la depresión, en el tratamiento del estrés y en el insomnio. Es muy eficaz en tratamientos para la concentración y terapias intelectuales, con fines laborales y comerciales.

Todos los bebés han sido acunados, facilitando su armonía, relajación y descanso, con amorosas y entrañables canciones para dormir. Involucra la emoción tanto en lo que se percibe como en lo que se ejecuta o canta. Cuando un acorde resuelve una sinfonía nos produce un delicioso escalofrío.

Numerosos estudios han demostrado la participación del córtex prefrontal en la codificación y recuperación de los recuerdos. El córtex prefrontal es fundamental para el aprendizaje de conocimientos y para la respuesta o control de las emociones. Está asociado a la percepción visual, interviniendo en mantener viva la imagen recibida, desempeñando un papel parecido en la memoria a largo plazo (como recordar un cuadro o experiencia del pasado). Estos serían los motivos del archivo de aquellos cuidados y amorosas canciones de cuna.

La música y la emoción comparten una misma región cerebral, conocida como el córtex prefrontal, según han comprobado los científicos de la Universidad de Dartmouth (Dr. Janata y colaboradores), analizando las reacciones cerebrales de ocho músicos[133], trazando un mapa

---

[131]   http://es.wikipedia.org/wiki/C%C3%B3rtex_orbitofrontal - cite_note-10

[132]   División "Abuso de Sustancias", Departamento de Psiquiatría. Universidad de Columbia / Nueva York. Psiquiatra Privada, Bronxville, Nueva York desde 2009.

[133]   Petr Janata. Descubrimiento del *12/12/2002*, Profesor Asociado de la Universidad de California Davis, en el Departamento de Psicología y el Centro para la Mente y el Cerebro. Investigación en el Centro de Dartmouth para Neurociencias Cognoscitivas, exploró la capacidad humana para memorizar una melodía a través del estudio del cerebro de ocho amantes de la música. Los músicos, con al menos doce años de estudios, debieron escuchar diversas melodías y analizarlas. Petr Janata y colaboradores han trazado un mapa del área cerebral que procesa y rastrea la música, es un lugar activo durante la

del área cerebral que procesa y rastrea la música, es zona activa durante la recuperación de la memoria y el razonamiento (por técnica de imagen).

Esta región delante del cerebro, donde trazan un mapa de la actividad musical, comenta el Dr. Janata, es importante para un número de funciones, como asimilar la información para uno mismo, o interacciones de mediar entre la información emocional y no emocional. "Nuestros resultados proporcionan un fundamento más fuerte para explicar el eslabón entre la música, la emoción y el cerebro". Explica el fuerte vínculo que comparten la música y la emoción y su indisociable unión con el espíritu humano. Los circuitos cerebrales propios a la percepción musical perciben los aspectos emocionales de la música, como la alegría o la tristeza, independientemente de los aspectos vinculados al conocimiento de la estructura o coherencia de la melodía.

El Dr. Mark Tramo, músico, compositor, neurólogo y director de "The Institute for Music & Brain Science Harvard Medical School", dedicado a la investigación de la relación entre melodía, armonía (ritmo, emociones y sentimientos) que se producen a nivel de las células cerebrales, considera que "la música está en nuestros genes" (v. genes musicales). Se halla que la música ayuda a los bebés a aumentar de peso y dejar la UCI mas rápidamente que aquellos que no escuchan esos sonidos, como lo han comprobado muchos investigadores. En el otro extremo de la vida, se usa para calmar a enfermos de Alzheimer.

La inteligencia musical. Es la capacidad de percibir, distinguir, transformar y expresar el ritmo, timbre y tono de los sonidos musicales. Consiste en la habilidad para pensar en términos de sonidos, el conocimiento y creación de sonidos. Los potenciales eléctricos, a través de vías específicas, llegan a la corteza cerebral auditiva primaria localizada en el lóbulo temporal. El cerebro clasifica los sonidos en bandas de frecuencia, en intensidades y duraciones, así como en graduaciones de frecuencia, intensidad y duración.

El musicólogo y filósofo Julius Portnoy[134] ha encontrado que la música puede cambiar las tasas metabólicas, aumentar o disminuir la presión arterial, los niveles de energía y la digestión de manera positiva o negativa dependiendo del tipo de música. Puede aumentar la secreción de endorfinas por el cerebro y de esta manera producir placer así como relajación. Sabemos que una determinada música puede calmarnos y otra puede tener el efecto contrario. Su influencia en la salud sicológica y emocional es aprovechada con fines curativos, como la musicoterapia.

---

recuperación de la memoria y el razonamiento. Sus resultados indican que el conocimiento sobre las relaciones armónicas de la música es mantenido en la corteza rostromedial prefrontal, centro de localización, directamente detrás la frente.

[134] *"El filósofo y la música "*(1955)". Nueva York, Humanities Press. *"La música en la vida del hombre"*. Westport, Connecticut, Greenwood Press.

De todas las artes, la música es la que es capaz de modificar la consciencia de manera más radical. Es un gran alimento para nuestro cerebro, pues despierta áreas del cerebro que mejoran nuestra memoria, nuestro nivel de atención y la predicción de eventos[135]. Jean-Philippe Rameau [136] (1683-1764) decía: "la música es natural para nosotros; la emoción que nos hace sentir se la debemos al puro instinto; este mismo instinto actúa sobre nosotros con muchos otros objetos que muy bien pueden estar relacionados con la música" (lenguaje-música y cerebro, cap. 5, pág. 193).

¿Que mecanismos cerebrales subyacen a esta experiencia?. Tan sólo con imaginar dichas melodías, se activan un número de áreas temporales del cerebro que participan en la audición. Las imágenes obtenidas mediante tomografía (registradas en individuos que escuchaban acordes disonantes y consonantes), mostraron que son dos sistemas diferentes los que se activan, cada uno relacionado con emociones distintas, cuando el cerebro procesa emociones vinculadas a la música.

Los acordes consonantes activan región orbito-frontal (parte del sistema de recompensa) del hemisferio derecho y parte de un área del cuerpo calloso. Fenómenos como estos demuestran que son muchos los conocimientos que se han adquirido en los últimos años, pero son aún más los misterios a desvelar. La compañía NeuroPop esta integrando algoritmos neuro-sensoriales en la música para crear un cierto humor y para evocar respuestas más intensas en los oyentes[137].

Aprendizaje y emociones

La combinación del Coeficiente Intelectual (CI) y el Coeficiente Emocional (CE), es la idea básica de la denominada Psicología positiva respecto al aprendizaje. En ella se establece que la motivación tiene un carácter emocional. Por ello el equilibrio emocional incrementa el aprendizaje; así, estados de ánimo bajo (depresión) o demasiados intensos (ira), conducen a dificultarlo. Esta es la base de la Ley de Yerkes-Dobson (1908)[138]. Las emociones pueden llegar a ser indispensables para el proceso de razonar.

---

[135]   Según un estudio realizado en la Escuela de Medicina de Stanford

[136]   «La verdadera música es el lenguaje del corazón» («La vraie musique est le langage du cœur»). (Dijon, Francia, 1683-París, 1764) Compositor, organista, clavecinista, violinista y teórico de la música francés. Nacido en el seno de una familia de músicos, se familiarizó con los rudimentos de la práctica musical desde su más tierna infancia. Publicó obras de armonía

[137]   Seth Horowitz S., Ph.D. - *Jefe Científico, Neurólogo, Dr. En Neurociencia de la Universidad de Brown y maestría en Psicología.* Ha aplicado sus habilidades de investigación básica a las aplicaciones del mundo real que van desde la salud y el bienestar educativo de divulgación científica. Tiene muchas publicaciones impresas otras en línea. Su libro "El sentido universal: ¿Cómo escuchar estiliza la Mente", publicado por Bloomsbury, ha sido lanzado en septiembre de 2012 (Amazon.com).// Lance Massey, *Director Creativo Ejecutivo, graduado de Oberlin Conservatory,* fue compositor y productor de música comercial (Coca-Cola Light, Pepsi, etc..

[138]   Estos autores demostraron matemáticamente la relación entre la emoción y el aprendizaje representándola en una U invertida: a poca activación emocional, poco aprendizaje. Si se eleva la una, también la otra, hasta un punto óptimo a partir

Las técnicas de imágenes del cerebro han revelado lo que ya se sabía desde el siglo XVII, que las diferentes regiones del cerebro trabajan coordinadamente en una tarea (se estimularon áreas específicas, siendo asociadas 40 funciones en el cerebro). Esto sucede por las áreas de asociación el cuerpo calloso y a otras estructuras que relaciona funciones de ambos hemisferios, que actúan en sincronía, complementándose.

La formación reticular, fabricante de la realidad.

Es una malla de fibras nerviosas, "multisinapsis", con islotes de sustancia gris en su interior, que configuran minúsculos núcleos de gran importancia y permiten a los impulsos circular por vías lentas o rápidas y en cualquier dirección. Se extiende desde la parte inferior del bulbo hasta el núcleo reticular del tálamo en el diencéfalo. Es un sistema polisináptico en el cual no sólo intervienen dendritas y axones, sino también colaterales axónicas.

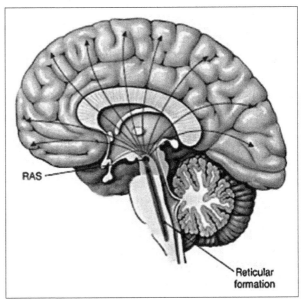

Función. Por la dificultad en describir los procesos de la inteligencia y la construcción mental de estructuras lógicas como causa o consecuencia de los estados emocionales, la aproximación más precisa en ese sentido la da Piaget[139] al describir las conductas emocionales representadas por los niños, consecuentes a los procesos de percepción, aprendizaje y comprensión a diferentes edades.

J.M. Gimenez-Amaya[140], también se pregunta es este sentido: "si habrá casos de niños que adquieren ciertos estados emocionales, tal vez depresivos, cuando

Fig. 19. Formación reticular. Ras (reticular activating system). Es la región del tronco encefálico que interviene en la activación del sueño y la vigilia.

del cual, si se sigue aumentando el aprendizaje disminuye (J.M. Giménez-Amaya).

[139] Dr. Jean Piaget (Neuchâtel, Suiza, 1896 - Ginebra, 1980), «Psicología de la Inteligenc¡g¡cia». Psicólogo suizo. Publicó varios estudios de psicología infantil, basándose principalmente en sus hijos; elaboró una teoría de la inteligencia sensoriomotríz, describiendo el desarrollo espontáneo de la inteligencia práctica, basada en la acción. Para él, los principios de la lógica inician su desarrollo antes que el lenguaje (R. de biografías y vidas.com).

[140] José Manuel Giménez Amaya, Catedrático de Anatomía y Embriología Departamento de Anatomía, Histología y Neurociencia Facultad de Medicina de la Universidad Autónoma de Madrid "Actividad cerebral y cautela diagnóstica" (2010), "Mente y cerebro en la Neurociencia contemporánea. Una aproximación a su estudio interdisciplinar".

el maestro les dice que no leerán jamás", o que son "un fracaso", y afirmaciones o sentencias por el estilo, y nosotros lo hemos comprobado. Y si haya habido alguna alteración reticular durante el tiempo de pasividad que han estado con problemas de lecto-escritura, por ejemplo. las afecciones en determinadas regiones de la formación reticular pueden estar relacionadas con alteraciones en los procesos afectivos y de ahí con las habilidades de aprendizaje[141].

Las funciones superiores. Las dos funciones psíquicas que algunos autores[142] consideran más importantes y tienen más reflejo en el comportamiento son la inteligencia y la afectividad, entendidas como integradas funcionalmente en la conducta humana. Y que la vivencia afectiva es experiencia, un movimiento interior cuyo contenido es un estado de ánimo que se va incrustando en el desarrollo de la persona.

La emoción, por tanto, es una situación de raíces innatas, dicen; se centra en el hipotálamo y se integra en un coordinado circuito regulador, que es el circuito límbico[143], el cual interacciona muy velozmente (y al parecer sin que necesiten mediar estructuras cerebrales superiores) con el sistema endocrino y el sistema nervioso autónomo. Cuando ésta se racionaliza se refiere a la afectividad, por la participación del lóbulo frontal del hemisferio dominante y sus circuitos procesales.

El estrés

Visto lo anterior lo podemos definir sencillamente como la respuesta del cuerpo a condiciones externas que perturban el equilibrio de la persona. El resultado fisiológico de este proceso es un deseo de huir de la situación. Los descubrimientos acerca de las funciones de la hormona liberadora de corticotropina (CRH) ha supuesto la mejor comprensión acerca del papel que cumple el sistema hipotalámico-hipofisario-suprarrenal en la respuesta de estrés o el trauma temprano y sus efectos sobre el cerebro. Otros, ven el estrés como un

---

[141] Elena Erro Aguirre. Departamento de Anatomía. Facultad de Medicina. Universidad de Navarra. Explica que *el sistema reticular* puede estar relacionado mediante una cierta región PPTg con los procesos la transformación de motivación en acción o comportamiento. Éste núcleo es un grupo de neuronas situado en el tronco del encéfalo, que se ha implicado en diversas funciones cognitivas.

[142] M. Guirao,-Piñero y Mª M. Morales-Hevia (1.997), (Neuropsicoanatomía). Universidad de Granada, Escuela Andaluza de Sofrología. La salud y el desarrollo humano. Una aproximación desde el esquema corporal, - aspectos de conducta y comunicación- atendiendo a las causas próximas y remotas de la personalidad del paciente (una perspectiva de la globalidad y armonización interna). "Anatomía de la consciencia, Neuropsicoanatomía".

[143] El término "límbico" fue descrito en *1878* por el médico francés Paul Broca (le llamaba el gran lóbulo límbico) formada por tres moléculas en forma de raqueta correspondiente al nervio y bulbo olfatorio, la parte superior al gyrus cinguli y la parte inferior a la circunvolución del hipocampo.

proceso, que incluye múltiples componentes y circuitos de retroalimentación[144]. Es frecuente en escolares zurdos, patológicos o falsos.

El estrés emocional. Éste ocurre generalmente en situaciones consideradas difíciles o inmanejables, y la reacción de cada persona es diferente a los factores estresantes. El grado de estrés y el deseo de cambiar determinarán el nivel de cambio que tiene lugar, y su manejo implica controlar y reducir la tensión de aquellas situaciones, con cambios emocionales y físicos.

Insomnio y Estrés. Las perturbaciones del sueño son uno de los síntomas más comunes del E. y son difíciles de controlar. La más común de estas alteraciones es el desvelo inducido por la tensión. El Insomnio es un desorden muy común, y puede ser causado por el estrés.

Angustia y estrés. Este es un estado emocional de zozobra o congoja, caracterizado por ansiedad, un temor exagerado y una incapacidad para manejar algunas situaciones. Se puede llegar a manifestar con ataques de pánico (terror irracional y abrumador) o episodios de miedo intenso, los cuales son frecuentes y repentinos. Puede llegar a reducir la productividad y la calidad de vida, con dificultades en los aprendizajes, autoestima y comportamiento.

Estrés postraumático. El síndrome de estrés postraumático es un trastorno psiquiátrico que aparece en personas que han vivido un episodio dramático. En las personas que lo sufren son frecuentes las pesadillas que rememoran la experiencia trágica vivida en el pasado. El síndrome mejora con ayuda.

Estrés laboral. También llamado profesional, es uno de los temas más investigados en la actualidad, porque puede afectar a la actividad y el rendimiento en el trabajo de la persona que lo sufre. Es un conjunto de reacciones nocivas físicas o emocionales, que concurren cuando las exigencias del trabajo no igualan las capacidades, los recursos o las necesidades del trabajador. Puede conducir a la enfermedad psíquica y hasta física. El Síndrome de Burn Out consistiría en la presencia de una respuesta prolongada de estrés ante los factores estresantes emocionales e interpersonales en el trabajo, que incluye la fatiga crónica. No se encuentra reconocido en el Manual diagnóstico y estadístico de los trastornos mentales

---

[144]   Lázaro, *Richard Stanley Lazarus* (New York., 3/III/1922 – 24/11/2002, Walnut Creek, California), psicólogo de la niversidad de California en Berkeley, donde trabajó mas de 40 años. Promotor desenfadado de la importancia de la emoción, sobre todo lo que describió como "el matrimonio entre la emoción y el pensamiento". Sus puntos de vista lo enfrentó no sólo con el conductismo, sino también con un movimiento que comenzó hacia el final de su carrera, por los intentos de explicar todo el comportamiento humano mirando a la estructura del cerebro. Por citar alguna obra: *Lazarus R. Emotion and adaptation. New York, Oxford University Press, 1991___Warr P. A conceptual framework for the study of work and mental health. Work & Stress 1994; 8: 84-97.* Murió a los 80 años.

(DSM), (Kraft, Ulrich (2006)[145]. Pueden darse efectos de la modificación de la expresión genética a nivel neural (Pérez Múnera)[146], (J. Herbert)[147].

Estrés oxidativo. Consiste en la oxidación celular, que causa deterioro y envejecimiento; supone el descontrol de los mecanismos antioxidantes, con la concentración de radicales libres. El estrés oxidativo debilita las células, como también lo hacen la polución y contaminantes tóxicos (v. neurotransmisores), la radiación solar y dañan el ADN, con resultados de envejecimiento prematuro hasta el cáncer; hemos citado algunos en "Neurotransmisión", así como alimentos antioxidantes.

Estrés y embarazo. El Grupo de Inestabilidad Genómica del Centro Nacional de Investigaciones Oncológicas (CNIO), reveló los resultados que ha obtenido con su último estudio. "El estrés afecta las células en división, algo que las marcaría para siempre". Es precisamente en la gestación cuando esto tiene lugar, que es cuando más fragmentaciones y multiplicaciones celulares se producen en el desarrollo fetal, y una vez nacido este daño celular permanecería en las células de los órganos (v. embriología: neurogénesis - estrés). Mantener la calma y un estado de bienestar en el embarazo, repercutirá en la salud futura del bebé[148].

La reacción de alarma. Es la movilización inmediata de recursos energéticos mediante la acción de los nervios viscerales simpáticos estimulados desde el centro del hipotálamo por conexiones directas, seguida de la estimulación de la glándula suprarrenal con la movilización de adrenalina.

---

[145] Kraft, Ulrich (2006). «Burned Out». *Scientific American Mind* **June/July**: p. 28-33. (ISSN 1555-2284) (ISSN: International Standard Serial Number)

[146] Carlos Andrés Pérez Múnera, colombiano, abogado de la Facultad de Derecho y ciencias Políticas de la Universidad Pontificia Bolivariana, especialista en Derecho Constitucional, ha trabajado como Secretario de Desarrollo Social y en las áreas de derecho penal, constitucional y administrativo como funcionario judicial. "Nuestros mecanismos mentales responden, fundamentalmente, a lo que la emoción nos sugiere y a lo que percibimos a través del tamiz de los sentimientos. Lo que determina, en gran medida, nuestra forma de interpretar el mundo es la combinación de nuestra carga genética con el modelaje que hayan experimentado nuestras redes neuronales (a través del proceso de socialización)".

[147] Joe Herbert Freudenberger (Fráncfort, 1927-1999, Nueva York) Fue uno de los primeros psicólogos de los EEUU en describir los síntomas del agotamiento profesional, y de llevar a cabo un amplio estudio sobre el *burn-out* (síndrome deburnout). *Stress, the brain, and mental illness.BMJ 1997; 315: 530-*5, Sadek N, Nemeroff CB. *Update on the Neurobiology of Depression. Medscape, Psychiatry/ Treatment Update 2000, Meaney MJ. Maternal care, gene expression, and the transmission of individual differences in stress reactivity across generations. A. Rev Neurosci 2001.*

[148] Bea R.H. Van den Bergh, Eduard J.H. Mulder, Maarten Mennes and Vivette Glover, "La ansiedad materna prenatal y el estrés y el desarrollo neurológico del feto y del niño: vínculos y mecanismos posibles". Una revisión. *Neurociencia y Biobehavioral Reviews, Volumen 29, Número 2, Abril 2005, páginas 237-258.* Programación prenatal del Comportamiento, Fisiología y Motivación. *Departamento de Perinatología y Ginecología, Centro Médico Universitario de Utrecht, Lundlaan 6, 3584 EA, Utrecht, Países Bajos. Departamento de Neurología Pediátrica del Hospital Universitario de Lovaina (KUL), Herestraat 49, 3000 Leuven, Bélgica. Instituto de Salud Reproductiva y Biología del Desarrollo del Imperial College de Londres.*

Reacción de resistencia. Siempre seguida a la reacción de alarma, más lenta y permanente, por la activación del otro sistema hipotalámico (el mecanismo neuroendocrino), poniendo en marcha una gran movilización hormonal. Y si el agente patógeno ha sido vencido, se vuelve a la normalidad, y por el contrario, al derrumbamiento de las defensas.

La Creatividad en el Desarrollo Humano Integral

La creatividad es fundamental en el ser humano, para su desarrollo integral y autorrealización. También supone el empleo de recursos para librarse del estrés. En la sociedad globalizada que nos toca vivir, en permanente intercomunicación, en que son una constante la innovación y cambio, el desarrollo de la creatividad resulta indispensable para el adecuado desempeño profesional y personal. De esta forma, ha cobrado importancia en las últimas décadas, a la luz de las investigaciones en neurofisiología, en el campo de la salud y de los cuidados, de la psicología y la pedagogía.

Sin duda, el mundo requiere de mujeres y hombres que impulsen la creatividad humana, siempre orientada por valores de raíces evangélicas, universales y fundamentales, como la justicia, la verdad, la libertad, el respeto a la dignidad del hombre y a la naturaleza, la paz y la solidaridad; para construir un mundo mejor, el reino de Dios entre los hombres, de todas las razas y naciones de la Tierra[149].

La humanidad ha venerado y reconocido tradicionalmente a los individuos más creativos de su tiempo, y otras veces los ha excluido y hasta perseguido, al destacar por su capacidad de inventiva, de reformar y transformar las creencias e instituciones de su tiempo. Y desde un enfoque humanista integral de inspiración cristiana, resaltamos su importancia central en el desarrollo integral de la persona, concibiendo al ser humano como expresión de la imagen de Dios, y llamado a trascender, buscando en El la plenitud y perfección supremas, formado por seis actuaciones fundamentales, que al ser desarrolladas e integradas, le hacen plenamente humano y dueño de su potencial. Estos dinamismos son:

- Conciencia crítica.
- Capacidad de ejercicio libremente responsable de su ser y actuar.
- La integración afectiva.
- Actuación solidaria en su relación con los otros.
- Apertura a la trascendencia.
- Creatividad, que como dinamismo humano fundamental hace al hombre innovador, transformador de sí mismo y su entorno, tanto físico como social, generador de estructuras, renovador y buscador permanente de retos, para alcanzar su plena autorrealización.

---

[149]   A. Mitjans: "La creatividad". En Revista Didac. No.21, Prim 93, p 12-24. • Patiño, H. "Reflexiones acerca de la creatividad". En Hernández-Magro I. y Villegas, P (coords). Unidad, Diversidad y Conciencia. Introducción al Problema del Hombre. Universidad Iberoamericana. México, 1996.

En la búsqueda de hallazgos distintivos de la genialidad y la creatividad, el estudio del cerebro de Einstein (v. personajes zurdos notables) es significativo, siendo uno de los más estudiados de la historia. En el caso de este extraordinario "curioso" (como se autodefinía en su sencilla genialidad), los investigadores observaron en el área cerebral 39 una mayor tasa de células gliales, y al compararlo con el cerebro de 35 hombres y el de 56 mujeres, se encontró que en el cerebro de éste, la región responsable del pensamiento matemático y de las habilidades visuespaciales era un 15% más grande comparado con los otros cerebros. La creatividad es expresión de la unicidad de cada hombre, que da su sello personalísimo a su yo y a su mundo. No es una cualidad especial en algunos, sino una capacidad presente en todos los hombres y mujeres. Mas aún faltan áreas importantes en el estudio de este campo de la conducta humana[150].

Diversos investigadores han realizado estudios cuidadosos sobre la C., desde los pioneros en este ámbito, como J. P. Guildford[151] y E.P.Torrance[152], hasta otros más recientes, como M. Rodríguez [153] y V. Rowenfeld, quienes han observado que no solo es una capacidad cognitiva, que involucra funciones intelectuales (como análisis, síntesis, razonamiento y reflexión), sino que también interviene de manera importante en el campo de la afectividad, la intuición y la apertura a la experiencia. Es de resaltar que la C. no se da en solitario, se es creativo con y para los demás. La C. resalta lo mejor del hombre, que trabaja por el bien común, la justicia, la equidad y el respeto a la naturaleza. Está vinculada con la apertura a la trascendencia, como señalan A. Maslow[154] y V. Frankl[155], pues da las bases para un significado al *ser y hacer* de la persona y su autorrealización. Ser creativos es forjar la razón de la propia existencia.

---

[150]   Patricia Montañés: "Avances en psiquiatría biológica" vol. 10 2009.

[151]   Gozo de Pablo Guilford (1897-1987), *Psicólogo psicometrista*: "de acuerdo a la estructura del intelecto, el rendimiento de un individuo en pruebas de inteligencia se remonta a las habilidades mentales subyacentes o factores de la inteligencia". La teoría de "SI" (Structure of Intellect) se compone de hasta 150 diferentes habilidades intelectuales organizadas en tres dimensiones de Operaciones, contenidos y productos.

[152]   Ellis Paul Torrance (1915-2003), *Psicólo americano*. Creó el *Programa de Resolución de problemas internacionales futuros, y las Pruebas Torrance de Pensamiento Creativo*.

[153]   Mauro Rodriguez Estrada, Psicólogo, director en el Tecnológico de Monterrey, Fundador y primer Rector del Instituto Universitario de Ciencias de la Educación, fundador y presidente de Amecrea. Premio nacional de Amecap 1988. Es Doctor Honoris Causa por el New York College of Pediatric Medicine, y autor de la serie "Capacitación Integral" y otros libros, publicados en Barcelona (Ed.Herder)

[154]   Abraham Maslow (Brooklyn, Nueva York, 1/04/1908-8/06/1970 Palo Alto, California), psicólogo estadounidense, conocido como uno de los grnades exponentes de la psicología humanista, corriente que postula la existencia de una tendencia humana básica hacia la salud mental, que manifiesta los procesos de búsqueda de autoactualización y autorrealización. Su modelo plantea la jerarquía de necesidades humanas, en la que la satisfacción de las necesidades más básicas o subordinadas da lugar a la generación sucesiva de necesidades más altas o superordinadas (Städler, Thomas (1998), *Lexikon der Psychologie*, Stuttgart: Kröner, p. 453)

[155]   Viktor Emil Frankl (1905-1997), vienés. En 1930, recién doctorado en medicina, se le asignó el cuidado de la sala de mujeres con intentos de suicidio. Al tiempo que los nazis llegaban al poder en 1938, Frankl adoptó el cargo de Jefe del Departamento de Neurología del Hospital Rothschild, el único hospital judío en los tempranos años del nazismo. En 1942 fué deportado, junto a sus padres a un campo de concentración cercano a Praga, el *Theresienstadt*. Sobrevivió al Holocausto y a cuatro campos de concentración, incluyendo el de *Auschwitz*, de 1942 a 1945. Debido en parte a este sufrimiento desarrolló

Sugerencias o alternativas para la creatividad

Vale la pena favorecer e impulsar actitudes favorecedoras del provecho personal, y a poder ser, que redunde en algún beneficio a los demás. Las propuestas siguientes son parte de las actividades complementarias en los tratamientos rehabilitadores, de niños, adolescentes o adultos.

La creación literaria. Es, en sí misma, una vía para establecer lazos de cohesión entre las personas, así como una forma de desarrollar la originalidad y la imaginación, que coopere a nuestro desarrollo intelectual, o a la educación infantil, o como legado para generaciones futuras. La literatura siempre proporciona un vehículo inestimable para lograr que las cosas que son completamente ciertas, no sean necesariamente verdades absolutas[156].

Aprender un idioma o tocar un instrumento, Meditación, Actividades.

El aprendizaje de un idioma permite continuar desarrollando la capacidad cerebral, al incorporar nuevas palabras, formas gramaticales y elementos de otra cultura. El aprendizaje fomenta también el ejercicio de la memoria y de la flexibilidad. También la lectura de publicaciones que aporten novedosos métodos para la realización de nuestra actividad, y ¿porqué no?, plantear o promover alternativas para mejorar el sistema de trabajo, aplicando otra metodología.

Y aprender a **tocar un instrumento** mejora la coordinación, incrementa la concentración, favorece la originalidad y la fluidez creativa (v. música y cerebro). Son actividades propias: tocar los ritmos de las canciones, las fórmulas escritas, las respuestas rítmicas y además las improvisaciones o la interpretación de la escritura. En relación a la **meditación,** se sabe que eleva el espíritu, ejercita la memoria, ayuda a la concentración, fortalece el sistema inmunológico y reduce el estrés, mejorando la fluidez en el pensamiento.

Canto coral. El canto coral impregna el espíritu de elevación y felicidad, contrarrestando sentimientos de tristeza y depresión; implica concentración en el canto, lo que bloquea la atención a las preocupaciones y un control profundo de la respiración, lo que contrarresta la ansiedad; ofrece un entorno de apoyo social y amistad, lo que mejora el sentimiento de

---

un acercamiento a la psicoterapia (logoterapia). Volvió a Viena en 1945, e inmediatamente fue Jefe del Departamento de Neurología del Vienna Polyclinic Hospital, posición que mantendría durante 25 años. Fue profesor de neurología y psiquiatría. Ganó el Oskar Pfister de la Sociedad Americana de Psiquiatría, y otras distinciones europeas; enseñó en la Universidad de Viena hasta los 85 años de edad de forma regular. Murió de un fallo cardiaco (3/09/1997). Los datos biográficos extraídos son adaptados de « Teorías de la Personalidad, del Dr. C.G. Boeree, traducido por el Dr. R. Gautier ».

[156]   Luis Bachiller López. Licenciado en Ciencias de la Educación por la Universidad Complutense de Madrid (España). Director Multimedia *en* Grupo Editorial Everest.

aislamiento y soledad; implica educación y aprendizaje, lo que mantiene la mente activa, contrarresta el declinar de las funciones cognitivas, y supone un compromiso regular para asistir a los ensayos, lo que motiva a la gente para evitar la inactividad física.

Movimiento rítmico y danza. La educación rítmica está presente en todas las actividades de la educación musical: el rimo del canto, la interpretación instrumental, el lenguaje corporal, etc.. La expresión rítmica a partir de la memoria, la invención, la improvisación, La psicomotricidad es una perfecta aliada de la educación musical. Un buen desarrollo psicomotor facilita el cauce de las capacidades musicales.

El control tónico, la relajación muscular, el control postural, las calidades de movimientos, etc. trascienden el marco de lo puramente psicomotriz revistiendo una dimensión expresiva que convierte el movimiento en auténtico lenguaje artístico (en el terreno de la expresión corporal).

Superación de obstáculos. Hay deportes, que individualmente pueden escogerse como alternativa al estrés diario, además de la meditación o ejercicios de relajación. El parkour[157] fue un movimiento que surgió de un grupo de jóvenes a finales de los 90 en Francia. A base de movimientos físicos, procura facilitar la capacidad de resolver problemas y la toma de conciencia de su entorno. No es una acrobacia, ni una imprudencia, o meros saltos sin ninguna razón. No se trata de cualquier movimiento, siempre tiene un propósito definido y concreto. Además, no hay competiciones en parkour, la única competencia es uno, contra sí mismo. La premisa filosófica del parkour es que cualquier obstáculo físico o mental puede ser superado.

Esta modalidad deportiva fue fundada por David Belle[158], conocido mundialmente como su creador; con 15 años, e inspirado en su padre y en las películas de artes marciales, fundó la asociación de Parkour y Frerunning (PAWA), y es actor. Los desplazamientos abarcan correr, saltar, escalar, rodar y colgar, sumado a cualquier otro movimiento que ayude a incrementar la eficiencia.

---

[157] Parkour (término del francés que significa recorrido), es el arte del desplazamiento, una disciplina deportiva para practicar en la ciudad (no es un deporte extremo), para superar los obstáculos para llegar desde el punto A hasta el punto B de la manera más eficiente, rápida y fluida posible, mediante las posibilidades que ofrece el cuerpo humano. La premisa filosófica es que cualquier obstáculo físico o mental puede ser superado

[158] David Belle (29/04/abril/1973 en Fécamp, Francia) es un deportista y recientemente actor, considerado por muchos como fundador del Parkour. Belle comenzó practicando parkour cuando tenía 15 años, inspirado por su padre y las películas de artes marciales. También es fundador de la asociación de parkour y freerunning - PAWA (Asociación mundial de parkour, traducido del inglés).

CAPÍTULO 4. ÓRGANOS DE LOS SENTIDOS

Toda la información que puede recibir el cerebro del mundo exterior, se obtiene mediante los sentidos (gusto, tacto, olfato, vista y oído), cinco vías para detección (aferencia) de estímulos, a través de los que percibimos el mundo que nos rodea. Las sensaciones se reciben a través de sus órganos (lengua, piel, nariz, ojos y oídos), y por las diversas estructuras sensoriales: músculos, piel, articulaciones y cortezas visual y auditiva (controladas por el cerebro). La percepción es siempre sensorial, y las respuestas las activa el sistema nervioso (eferencia). El desarrollo multisensorial es la manera más eficaz de aprendizaje, como experiencia personal, y por ende la rehabilitación. Entre los numerosos elementos complementarios consideramos: el ambiente, la alimentación, los sistemas de apoyo y recompensa, el aporte de oxigeno y la hidratación. Por su importancia en los aprendizajes, cobran relevancia en el desarrollo la correcta dominancia de la lateralidad, por sus aspectos perceptivos y de integración.

Introducción

Cada uno de los sentidos cumple su particular y diferente función, si bien en ciertos casos están conectados. Tres de ellos tienen mucho que ver en el intelecto y en la lateralización, porque el cerebro codifica la información sobre lo que vemos, oímos, tocamos (escribiendo, jugando o dibujando), y la calidad neurofisiológica motora y sensorial, resultará en benefício o detrimento de los aprendizajes.

El niño desarrolla el motor fino y así mejora la planificación de sus movimientos, que le permiten adquirir mejor estabilidad emocional y mayor

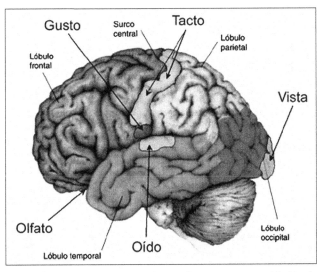

Fig. 20. Los sentidos: ubicación en la corteza sensorial. Puede cotejarse con la fig. 18 (homúnculo)

capacidad atencional. El desarrollo de la coordinación ojo-mano sirven para el desarrollo de la forma y el espacio. La percepción visual permite interpretar lo que ve, y en profundidad (por la estimulación vestibular); y el sistema táctil tendrá relación con la manipulación de objetos. Esta fase es el resultado del correcto desarrollo de la integración sensorial en etapas anteriores. La integración de numerosas informaciones sensoriales es básica para el desarrollo de un buen razonamiento abstracto. El buen concepto de uno mismo, el autocontrol y la auto-confianza, proceden del sentimiento de que el cuerpo propio es un ser sensorio-motor competente y capaz de responder a las demandas ambientales (escolares o sociales).

El tacto

Introducción. Comprende la percepción de estímulos mecánicos, que incluyen el contacto, la presión y el golpeo (Fig. 28).

Pasos para la sensación táctil. Toque con la piel a través de los cuatro receptores cutáneos, que son terminaciones nerviosas con cuerpos pequeños (dentritas). Existen cuatro tipos:

- Corpúsculos de Merkel: de mucha precisión y campo pequeño, principales receptores de los ciegos para la lectura Braille, para percibir el relieve con la piel de los dedos.
- Corpúsculo de Ruffini: Calor.
- Corpúsculo de Krause: Frío.
- Corpúsculo de Meissner: Tacto, forma y tamaño de los objetos.
- Corpúsculo de Pacini: Presión y vibraciones.

Tipos de estímulos que percibe:

- Estímulo mecánico: Fuerza.
- Temperatura, dolor y presión.

Terminaciones extendidas a la médula por medio de dos vías:

- *Vía columna dorsal:* También llamadas "beta". Son de diverso tamaño, y la información fluye con rapidez porque el estímulo es ligero, suave o de baja intensidad (forma superficial).
- *Vía espinotalámica:* También llamadas "delta". Conducen la información de dolor más profunda, por lo que se vuelve más lenta y el dolor "tarda más" en aliviarse (mayor intensidad).

1. La información "sube" por la columna vertebral a través de "orificios delanteros" llamados vías aferentes (información sensorial).
2. Llega a tallo cerebral, que se encarga del equilibrio.
3. Pasa a tálamo, donde se maneja toda la información de los sentidos tradicionales.
4. Pasa a la zona de corteza somatosensorial, ubicada en la zona primaria (zona post-rolándica).
5. Luego al área secundaria parietal, donde se almacena la memoria.
6. Llega al área terciaria parietal, donde la información somática se integra con vista, lenguaje, texturas, etc., y se pueden crear conceptos abstractos (TPO).
7. Pasa a frontal pre-frontal.
8. Se conduce a área primaria motora.
9. La información "baja" de nuevo por la columna, a través de "orificios traseros" llamados "vías eferentes" (información motora).
10. Se produce la respuesta táctil.

El olfato

Introducción. Del latín "olfatus", es el sentido encargado de detectar y procesar los olores, un quimiorreceptor en el que actúan como estimulante las partículas aromáticas u odoríferas desprendidas de los cuerpos volátiles, que ingresan por el epitelio olfatorio ubicado en la nariz, y son procesadas por el sistema olfativo [159].

Es el sentido más fuerte al nacer, y junto al gusto se estimulan células quimiorreceptoras; de hecho, gran parte del sabor de los alimentos es una combinación de sabor y olor. Ambos sentidos son considerados con frecuencia como "los sentidos químico-sensoriales", ya que ambos convierten las señales químicas en percepción; de hecho, la nariz humana distingue entre más de 10.000 aromas diferentes. La percepción de los olores está relacionada con la memoria, de modo que un aroma nos evoca situaciones de la infancia, lugares, etc.).

Células olfatorias: Son las receptoras para la sensación del olfato (cilios olfatorios); existen 100 millones, contando las células de sostén, que forman un botón desde el que nacen de 4 a 25 cilios olfatorios.

---

[159]   Linda D. Buck y Richard Axel: Científicos norteamericanos que ganaron el Premio Nobel de Fisiología en 2004, por su trabajo sobre el sistema olfativo. (descubrimientos de los receptores odorantes y la organización del sistema olfativo) Linda B. Buck, (nacida el 29 de enero de 1947) es una médica científica estadounidense) Richard Axel, M.D,(n. 2 de julio de 1946, en Nueva York)

Tabla 10. Receptores olfatorios

Receptor	Cilios Olfatorios de Vesículas Olfatorias
1ª Neurona	Células Olfatorias (mucosa, pituitaria amarilla)
2ª Neurona	Bulbo Olfatorio: Células Mitrales
Vía	Tracto Olfatorio: Estrías Olfatorias (Mediales y Laterales)
Vía de proyección cortical	Área Olfatoria Primaria

Tipos de receptores olfatorios:

Glándula pituitaria roja: Se ubica en la parte inferior de la fosa nasal y está recubierto por numerosos vasos sanguíneos que calientan el aire.

Glándula pituitaria amarilla: Se ubica en la parte superior de las fosas nasales y presenta tres capas: *células de sostén, células olfatorias y células basales.*

Algunas de las estructuras del olfato:

Fuera del cerebro: el epitelio olfativo (en la cavidad nasal), el órgano de Jacobson[160] o vomeronasal (OVN). Es un órgano auxiliar del sentido del olfato, y se localiza en el hueso vómer, entre la nariz y la boca. Ludwig Levin Jacobson (1811), fue el primero en definir su función: es un conjunto de fibras sensibles a la gonadotropina, y trabaja detectando los productos químicos tales como feromonas[161].

En el adulto queda un esbozo, en una pequeña cavidad tubular del tabique nasal (tubo de Ruysch)[162], con la función de percibir olores particulares, como marca o señal personal. Está situado en la porción postero-superior de la cavidad nasal, con una extensión de 5 cm.

---

[160]   Jacobson, Ludwig Levin (1783-1843), médico danés, anatomista y naturalista. El órgano de Jacobson se localiza en el hueso vómer, entre la nariz y la boca. Las neuronas sensoras dentro del órgano detectan distintos compuestos químicos, habitualmente grandes moléculas. En 1816 Jacobson fue nombrado profesor *honoris causa* por el rey Federico VI de Dinamarca.

[161]   El término "feromona" fue introducido por Peter Karlson y Martin Lüscher en 1959. Proviene del griego: "pherein" (transportar) y "horman" (excitación). En la actualidad, el uso de esta denominación se ha popularizado para referirse a las hormonas de atracción sexual, producida por las hembras de muchas especies (muy residual en los seres humanos) para atraer al macho. También existen algunas feromonas inhibitorias, que ahuyentan a los insectos e inhiben su acercamiento a ciertos lugares.

[162]   Frederik Ruysch (28/03/1638–22/02/1731) fue un botánico y anatomista neerlandés, recordado por sus avances en la preservación anatómica y la creación de dioramas o escenas que incorporaban de partes del cuerpo humano. La morfología del órgano ya se conocía, pero no su fisiología, que Ramón y Cajal la retomó.

aproximadamente, dotado de células sensoriales que transmiten los estímulos olfativos a través de una cadena neural, hasta el hipotálamo.

En el cerebro (Vía Olfatoria). El *nervio olfativo* (1er. par craneal), lleva los impulsos al encéfalo, y transmite las sensaciones de los olores (*Bulbo y Tracto olfativo*). Los receptores son los Cilios Olfatorios de las neuronas olfatorias, ubicados en la mucosa (porción superior de la fosa nasal), sobre el nivel de la concha superior (pituitaria amarilla). Algunas ramificaciones del trigémino entran en las vías nasales pero solo intervienen en las sensaciones generales (táctiles y térmicas).

Afecciones comunes:

- *Rinitis:* Afecta a la mucosa nasal y dependiendo de la época (si ocurre en primavera, puede revelar alergias al polen o al polvo). Ocasiona estornudos, obstrucción, secreciones nasales y, a veces, falta de olfato. Puede causar desconcentración.
- *Sinusitis:* Inflamación de la mucosa de los senos paranasales.
- *Pólipos:* Son tumores benignos que aparecen en las membranas de las mucosas irritadas, generalmente por resfríos frecuentes. Cuando estos obstruyen la fosa nasal o producen dolor, deben ser extraídos mediante una intervención quirúrgica, y si su origen es alérgico, resurgen.
- *Hiposmia:* Reducción de la capacidad de detectar olores.
- *Anosmia:* Pérdida o reducción del olfato.

Acerca de los cilios nasales. Los cilios son filamentos que ejercen de barrera mecánica natural para disminuir la entrada de gérmenes y partículas al tracto respiratorio; están en constante movimiento, y siguen latiendo tras la muerte de la persona. La frecuencia de latidos de los cilios, dado que disminuyen a un ritmo impredecible, pueden proporcionar una herramienta adicional para ayudar a precisar con mayor exactitud el momento de la muerte, especialmente, si fue en las últimas 24 horas. Las observaciones nasales realizadas por el Dr. Biagio Solarino[163] y su equipo, de la Universidad de Bari (Italia). De muestras, por raspados del interior nasal de 100 cadáveres, comprobaron que continuaban latiendo 20 horas después de la muerte. Se espera utilizar el latido de los cilios para fijar el tiempo de la muerte, no solo porque los latidos disminuyen lentamente, sino también porque parecen relativamente inmunes a los factores ambientales (NewScientist, oct. 2011).

---

[163] "La motilidad (término usado en biología para expresar la habilidad de movimiento espontánea e independientemente) se observó hasta 20 horas después de la muerte", dijo el Dr. Solarino; han presentado los resutados en el Simposio Internacional sobre Avances en Medicina Legal, en Frankfurt, (Alemania). Y otro comentario, del Dr. Ruíz Vela, *de la Universidad Autónoma de México, Facultad Iztacala. Medicina legal (Tanatología)* comenta "los cilios del epitelio respiratorio estan a las 30 horas y el esperma a las 100h. después de la muerte somática (detección del conjunto de funciones vitales).

El gusto

Introducción. El sentido del gusto[164] es en realidad el sabor, que resulta de la interacción del gusto y del olfato, aunque ciertamente las múltiples sensaciones gustativas que apreciamos no corresponden solamente al sentido del gusto, pues la mayoría se perciben gracias al trabajo complementario del olfato, como lo son las demás sensaciones que nos proporciona la comida, la textura, la temperatura y la presentación, que también forman parte de la experiencia de saborear. El 80% de lo que percibimos es el aroma, como decíamos antes.

La lengua

Es un órgano carnoso, fibroso y de una movilidad extraordinaria, en tres dimensiones (de adelante a atrás, del borde hacia el medio y de arriba a abajo). En su mucosa, se encuentran la mayor parte de los receptores periféricos especializados en captar los sabores a través de las papilas gustativas. Además sirve para otras funciones como el habla, la masticación y la deglución de los alimentos. Sus terminales nerviosas perciben sensaciones, olores y sabores. El adulto tiene unas 10.000 células de papilas gustativas, muchas menos que al nacer, porque a medida que envejecemos muchas mueren. Cuando las células receptoras de las papilas reciben el estímulo químico, detectan:

Sensaciones gustativas primarias

- Agrio: Iones de hidrógeno.
- Amargo: Alcaloides.
- Dulce: Azúcares, alcoholes, aldehídos.
- Salado: Sales ionizadas.
- Umami: L-glutamato (Ikeda, 1907)[165].

---

[164] F. Rodriguez Adrados. Catedrático y Jefe de Departamento de Otorrinología de la Facultad de Medicina de la Universidad de Valladolid. Artículo para la GER t.11, pag.499.

[165] Kikunae Ikeda *(8/10/1864-3/05/1936)*, profesor de Química de la Universidad Imperial de Tokio y uno de los grandes descubridores del sistema industrial japonés, hacía esta reflexión sobre el sabor de las comidas: "Existe un sabor común a los espárragos, los tomates, el queso y la carne, pero que no corresponde a ninguno de los sabores ya conocidos: dulce, ácido, amargo y salado". Inició sus experimentos para identificar cuál era el origen de este sabor distinto. Sabía que estaba presente en el "caldo" elaborado a partir del kombu (un tipo de alga que se encuentra en la cocina japonesa tradicional; 100g. de kombu seco contienen aproximadamente un gramo de glutamato), y utilizando este caldo en abundancia, logró extraer cristales de ácido glutámico (o glutamato), aminoácido, componente que forma parte estructural de las proteínas. Ikeda observó que el glutamato otorgaba un sabor único, distinto a los sabores dulce, ácido, amargo y salado, y lo incluyó, con nombre de "umami" o "sabroso". Se decidió a producir una nueva sazón de su recién purificado glutamato. La empresa Ajimoto, por deseo de Ikeda lo comercializó, y se conoce con ese nombre (Ajimoto, esencia del gusto). Observó que el glutamato monosódico era un sazonador ideal por sus buenas propiedades de conservación y su intenso sabor, carece

Yemas gustativas. Están compuestas por células epiteliales, localizadas en:

- Papilas fungiformes.
- Papilas foliáceas.
- Paladar.
- Pilares amigdalinos.
- Epiglotis.
- Parte proximal del esófago.

Fisiología. El gusto se percibe a través de las papilas gustativas. Las fibras nerviosas sensoriales de los botones gustativos viajan en la cuerda del tímpano, rama del nervio facial, mientras los restantes llegan al tallo cerebral a través del nervio glosofaríngeo. Las fibras procedentes de otras zonas distintas de la lengua van hacia el tallo cerebral a través del nervio Vago. Las vías ascendentes, en su mayoría cruzadas, pasan por la estación del tálamo al área cortical gustativa. Estas fibras nerviosas llevan la excitación sensorial al correspondiente núcleo bulbar, motivando reflejos, como: los secretorios para la saliva y el jugo gástrico.

Alteraciones del gusto más comunes:

- *Hipoageusia:* elevación del umbral gustativo, y se da en lesiones linguales por irradiación, prótesis y acción local de tóxicos, como el tabaco.
- *Ageusia* (o ageustia) e hipogeusia (falta o disminución del sentido del gusto): observada en lesiones del nervio facial y de la cuerda del tímpano. Suele alterarse el sentido del gusto en disfunciones de áreas temporooccipitales por traumatismos.

Glándulas salivares. Segregan la saliva, ligeramente alcalina, que humedece la boca, ablanda la comida y contribuye a realizar la digestión. De ellas, las submaxilares son las más grandes, localizadas debajo de la mandíbula inferior hasta el interior de la cavidad bucal; las sublinguales se encuentran debajo de la lengua, y las parótidas están colocadas frente a cada oído. La saliva de ésta última contiene enzimas (llamadas amilasas), una de las cuales, conocida como ptialina, participa en la digestión de los hidratos de carbono. Las glándulas bucales también segregan saliva y están en las mejillas, cerca de la parte frontal de la boca.

---

de olor y textura por sí mismo, y se puede usar en una infinidad de platos, en los que resalta de manera natural el sabor original de los alimentos.

El sentido de la audición

Introducción. El lenguaje tiene especial soporte en el sistema de la audición, y resaltamos su desarrollo y su relevancia para la importancia en el desarrollo neurológico fetal, infantil y de los adultos, además de los motivos psico-sociales de la comunicación, en que el aislamiento es una característica, tanto de sorderas, como de problemas de escucha. Así como llegaríamos mas tarde a un destino sin buenas comunicaciones de carreteras, del mismo modo, sin una buena definición de la lateralidad visual o auditiva, siempre llegará mas tarde al centro integrador de ese órgano sensorial la información recibida, y la transmisión sería mucho más lenta.

El sistema auditivo, y nuestro sentido del oído, es tan apasionante como importante, por su influencia sensorial para el lenguaje hablado y musical, la recepción, codificación, transmisión y percepción de la información. Muy necesario para nuestra vida cotidiana, para comunicarnos, escuchar música, disfrutar de los sonidos de la naturaleza; nos sirve también para ponernos en alerta ante algún tipo de peligro, pudiendo ser vital para la propia supervivencia. También es el órgano responsable del equilibrio.

Anatomía y Fisiología

Oído externo. Incluye el pabellón de la oreja y el canal auditivo externo; está separado del oído medio por una estructura en forma de disco llamada membrana timpánica (tímpano). El pabellón auricular se compone principalmente de cartílago, y su función es ayudar a reunir las ondas sonoras y a hacerlas pasar por el canal auditivo externo, que mide unos 2,5 cm y termina en la membrana timpánica. La piel del conducto tiene glándulas especializadas que secretan el cerumen.

Oído medio. Alojado en el hueso temporal (bilateral y situado en la base del cráneo). La membrana timpánica (caja del tímpano), que lo separa del oído externo, comprende el aparato transmisor del sonido y el órgano de acomodación, y también dos músculos (tensor del tímpano y estapediano), los cuales se contraen por fuerte ruido, a fin de reducir la presión sonora que llega al oído interno; esta cavidad, llena de aire contiene tres huesecillos: martillo, yunque y estribo, que se mueven mediante articulaciones, músculos y ligamentos que ayudan a la transmisión del sonido.

Tabla 11. Anatomía del oído (esquema)

OÍDO EXTERNO	Pabellón auricular	
	Conducto auditivo externo	
OÍDO MEDIO (caja timpánica)	Membrana timpánica	
	Ventana oval y redonda	
	Trompa de Eustaquio	
	Cadena de huesecillos	Martillo Yunque Estribo
OÍDO INTERNO	Vestíbulo	Sáculo Utrículo
	Canales Semicirculares	
	Caracol	Rampa vestibular Rampa coclear Rampa timpánica

Oído interno. La mayor parte del oído interno está rodeada por el hueso temporal, y consta de tres elementos: vestíbulo, cóclea (griego: "caracol óseo") y tres canales semicirculares -comunicados entre sí-, que contienen el fluido gelatinoso (endolinfa), y constituyen el laberinto óseo. Está separado del oído medio por la ventana oval, y representa el final de la cadena de procesamiento mecánico del sonido, y en él se llevan a cabo tres funciones primordiales: (1) Filtraje de la señal sonora, (2)Transducción, (3) Generación probabilística de impulsos nerviosos.

La Cóclea o caracol. Es el conducto rígido en forma de espiral de unos 35 milímetros de longitud, lleno con dos fluidos de distinta composición, que es la parte esencial del aparato auditivo. Tiene su alojamiento el ganglio espiral de Corti[166], que parte de la raíz del VIII par craneal y donde se hallan los cilios con sus neuronas (células ciliares auditivas), capaces de transformar las vibraciones del sonido en impulsos nerviosos que son enviados al cerebro. Los axones de estas neuronas, terminan en los núcleos cocleares bulbo-protuberanciales, de donde parten las vías auditivas centrales:

---

[166]   Situada en un medio líquido, en el vestíbulo, analiza las vibraciones de amplitudes importantes, para el movimiento; en la cóclea analiza las vibraciones y amplitudes infinitesimales del sonido. Su armazón, además de los componentes de una célula nerviosa (alargada), tiene el núcleo abajo.

- Estableciendo conexiones reflejas y motoras vegetativas; terminan bilateralmente en el área cortical auditiva primaria, en la primera circunvolución temporal[167].
- Detectando los movimientos ínfimos. El vestíbulo se dedica a la percepción de los desplazamientos de las más grandes amplitudes, la fisiología moderna unifica ambos órganos en uno: aparato cocleo-vestibular.
- Así, el oído interviene como aparato inductor y organizador.

Las ondas sonoras son el estímulo que se genera en el medio aéreo; en este caso (se puede propagar en medio líquido y sólido); El oido externo (la concha y el meato auditivos del pabellón auricular) recoge la energía sonora y la concentra en el tímpano, como refuerzo selectivo. También se ha filtrado selectivamente las distintas frecuencias de sonido

Al llegar la onda de choque expansiva al vestíbulo, los cilios de las células nerviosas del Órgano de Corti se mueven, informando al cerebro de la posición del cuerpo para influir en su coordinación. Entonces, la onda sonora (como la del movimiento) libera energía y pasa al interior de la célula, donde se transforma en energía química, y es enviada al cerebro a través del nervio coclear, de éste y el vestibular. Los estímulos se dirigen hacia la gran vía del VIII par craneal (nervio auditivo).

La generación de sensaciones auditivas es un proceso extraordinariamente complejo, que esencialmente se desarrolla en tres etapas básicas:

- Captación y procesamiento mecánico de las ondas sonoras.
- Conversión de la señal acústica (mecánica) en impulsos nerviosos, y transmisión de dichos impulsos hasta los centros sensoriales del cerebro.
- Procesamiento neural de la información codificada en forma de impulsos nerviosos.

Se pueden distinguir dos regiones o partes del sistema auditivo:

- La región periférica, en la cual los estímulos sonoros conservan su carácter original de ondas mecánicas hasta el momento de su conversión en señales electroquímicas.
- La región central, en la cual se transforman dichas señales en sensaciones.

Fisiología. Igual que otros sistemas sensoriales, el auditivo posee una organización jerárquica, y consta de una serie de estaciones en el proceso neural desde la cóclea a la corteza auditiva del lóbulo temporal, donde se procesa el sonido. La cóclea trasmite el sonido complejo en las frecuencias que lo constituyen, a lo largo de fibras del nervio

---

[167]   Enfermedades como el sarampión, parotiditis, meningitis, enfermedades víricas diversas pueden tener efecto directo sobre la cóclea, así como algunas drogas, por neuritis del VIII par.

auditivo, cada una con afinación distinta. Cada célula del sistema auditivo está afinada para responder de forma óptima a una nota: la frecuencia, el volumen o la intensidad, y también se reconocen, identifican y denominan los objetos, siendo la región responsable de la comprensión del lenguaje hablado.

La curva de afinación de una célula se solapa con la curva de las células vecinas de modo que no quedan huecos en la percepción del espectro acústico. El niño percibe los sonidos, y aprende así la palabra, para luego imitar los sonidos y hablar. La audición es precedente al lenguaje y éste a la escritura, que globalmente facilitan los conocimientos posteriores.

Como la comprensión lleva a la percepción, los cuatro pasos para la eficacia de la información, que señalamos más adelante (Información, Dirección, Percepción e Integración), pueden servirnos de guía para poder sacar conclusiones, pues nada se comprende si antes no se percibe, y cualquier dificultad en uno de estos cuatro pasos del proceso es motivo suficiente de alerta escolar.

Desde Helmholtz [168] (1857) y Von Bekesy [169] (Premio Nobel de Medicina, 1959), se ha venido estudiando la transmisión nerviosa[170] de las vibraciones de los líquidos laberínticos, y por éstos, a las células sensoriales de los órganos de Corti, que recogen y amplifican la energía sonora, dando lugar al impulso en las terminaciones nerviosas con las que contactan. La función laberíntica es el sustrato mas corporal, físico estructural y motriz en el oído y las funciones de escucha, importantes para la codificación (comprensión), así como para el lenguaje.

---

[168] Helmholtz, Hermann Von, Físico alemán (Potsdam 31/08/1812-Charlottenburg (cerca de Berlín), 8/09/1894). Fue considerado en su tiempo como el mejor físico alemán, miembro de las principales academias científicas europeas y el primer presidente del Inst. Físico-químico de Berlín. En 1851 inventa el of talmoscopio, publica un Manual de óptica fisiológica en 1856; inventa el espectrofotómetro (para mezclar radiaciones luminosas), y el telestereoscopio, para observar objetos lejanos, acentuando su relieve; establece la fórmula conocida en óptica como «invariante de Helmholtz». Después dirige su atención a la Acústica fisiológica y hace un estudio completo de la naturaleza y cualidades del sonido. En 1860 investiga sobre viscosidad, y la aplica a la Hidrodinámica. Desde 1870, absorben su atención cuestiones de electricidad: *en electroquímica establece la fórmula que lleva su nombre, relativa a las pilas, y estudia la ósmosis eléctrica, la electrólisis, etc.* El Emperador alemán le concedió un título de nobleza hereditario y Francia le distinguió con la Legión de Honor.

[169] Georg Von Bekesy, biofísico úngaro (1899-1972). Premio Nobel de Fisiología y medicina en 1961, por sus contribuciones en el campo de la física de la audición.

[170] Georg Von Bekesy nació en Bucarest (1899), estudió Medicina en la Universidad de Berna (Suiza)- doctor con honores en Física- (Universidad de Münster -Alemania) Trabajó en Berlín un tiempo y en 1947 se trasladó a los EEUU, y se integró en el Laboratorio de Psicoacústica de la Universidad de Harvard. Despué fue el Profesor de Física de la Percepción Sensorial en la Universidad de Hawai. Murió en 1972 en Hawai. A lo largo de su carrega investigadora realizó un trabajo profundo de anatomía y fisiología del órgano del oído, hasta tal punto que apenas había problema referente al mecanismo físico de la estimulación acústica al que no hubiera aportado claridad y comprensión.

Pasos de la información para su eficacia

La información verbalizada toma la vía auditiva (camino real del mensaje acústico) y es incorporada por medio del conjunto de circuitos propios del integrador coclear[171]), que inunda al integrador vestibular[172], y que va a incluirse en todas las partes animadas del cuerpo. El establecimiento de la lateralidad audiovocal, supone la dominancia unilateral auditiva, siendo el oído dominante el responsable de comunicar la información oral al cerebro, descartando la presencia de lesiones o disfunciones neuronales. Así, el otro oído es un complemento necesario e importante, una vez está establecida una correspondencia sensorial efectiva. Los requerimientos previos que deben darse para que se reciba la información son:

INFORMACIÓN ⇨ **DIRECCIÓN** ⇨ **PERCEPCIÓN** ⇨ **INTEGRACIÓN**

La vía auditiva: 1ª neurona, Ganglio Espiral, 2ª neurona: las neuronas de los núcleos cocleares envían los axones para sinaptar con el cuerpo trapezoide y núcleo olivar superior. Esos axones ascienden y sinaptan con el núcleo lemnisco lateral (Mesencéfalo) 3ª neurona en colículo inferior, 4ª neurona en el cuerpo geniculado medial. Sinapta en la corteza auditiva primaria (areas 41 y 42) porción superior del giro temporal superior (giros transversos de Heschl). La corteza secundaria reconoce e interpreta los sonidos en base a experiencias pasadas.

"Todo lenguaje, para ser recogido por el oído, debe beneficiarse de un integrador coclear de buena calidad y de un juego asociativo de los otros integradores que permitirá ver lo que es significado, y así mismo encontrarse de nuevo en las profundidades neurónicas"[173].

Las vibraciones de la ventana oval del vestíbulo son transformadas en la cóclea y las señales de ésta se codifican y son transformadas en impulsos electroquímicos que se propagan por el nervio acústico, hasta llegar al cerebro. Y para que el integrador coclear sea eficaz, precisa poseerse el deseo de escuchar; es decir, que más allá de la audición (que sigue al mecanismo

---

[171] Integrador lingüístico. Integrador se denomina al conjunto de fibras motrices, sensitivas y sensoriales, que pertenecen a un mismo sistema. Es una visión unitaria que reune en un mismo campo funcional actividades aparentemente inconexas, pero coordinadas a nivel de ejecución.

[172] Concepto neurológico de conjunto; la extensión de su campo de acción se aplica a todo el cuerpo, ya que no existe un músculo que no dependa del vestíbulo en lo que respecta a su "tonus", su equilibrio y posición relativa con relación al conjunto de masa corporal.

[173] Texto incluído en exposición de jornadas profesionales, por la Dra. Cori Lopez, delegada del Instituto Tomatís en Barcelona.

pasivo de un funcionamiento físico o neurológico), está el sistema de la escucha auditiva, que exige la adhesión deliberada, constante y voluntaria, es decir, que sea activa y selectiva.

Poniendo un ejemplo comparativo entre mirar y ver, oír y escuchar, en ambos casos está el proceso evolutivo por medio, como aspecto diferencial, así como los componentes neurofisiológicos de los que tratamos en la lateralidad. De ahí la importancia de la atención y de la concentración a la hora de los aprendizajes orales y los problemas que éstos ocasionan. La escucha se relaciona con el manejo de las unidades de información, que llegan a la corteza cerebral continuamente.

La desmotivación se instala en la persona que sufre los problemas y así tenemos un/a niño/a que estorba en la clase, y no recibiendo el apoyo necesario va a disgusto a la escuela, se autodiscrimina e infravalora, inculpándose progresivamente. Los padres se incluyen en el círculo vicioso, urgiendo a los profesores para solucionar los problemas de su hijo, ante las quejas de estos, también.

La percepción y el control de la orientación y el movimiento corporal en el espacio se consiguen mediante un sistema en el que participan simultáneamente estímulos aferentes de tres fuentes: la visión, el órgano vestibular del oído interno y los sensores musculares, articulares y cutáneos que aportan una información somatosensorial o "propioceptiva" sobre el movimiento del cuerpo y el contacto físico con el medio ambiente. Así, la percepción auditiva consiste en la discriminación e interpretación de las vibraciones que llegan al tímpano. El oído interviene como inductor y organizador, llevando la información del mundo del sonido y del movimiento al S. Nervioso Central.

Tabla 12. Vía auditiva -VIII par craneal

Receptor	**Órgano Espiral de Corti**		
1ª Sinapsis	Ganglio Espiral		
2° Sinapsis	Núcleos Cocleares: Ventral y Dorsal		
Las Fibras pueden:	Seguir por igual lado	Cruzar al lado opuesto	Cruzar el Cuerpo Trapezoide
Vía	Lemnisco Lateral	Estrías Medulares Del Piso Del IV Ventrículo	Lemnisco Lateral Opuesto
3ª Sinapsis	Colículo Inferior		
4ª Sinapsis	Núcleo Geniculado Medial		
	Radiaciones Auditivas		
Vía de Proyección Cortical	Área Auditiva Primaria		

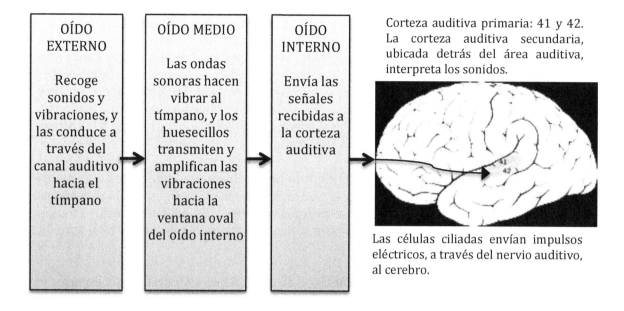

OÍDO EXTERNO	OÍDO MEDIO	OÍDO INTERNO	
Recoge sonidos y vibraciones, y las conduce a través del canal auditivo hacia el tímpano	Las ondas sonoras hacen vibrar al tímpano, y los huesecillos transmiten y amplifican las vibraciones hacia la ventana oval del oído interno	Envía las señales recibidas a la corteza auditiva	Corteza auditiva primaria: 41 y 42. La corteza auditiva secundaria, ubicada detrás del área auditiva, interpreta los sonidos.

Las células ciliadas envían impulsos eléctricos, a través del nervio auditivo, al cerebro.

Fig. 21. Esquema del funcionamiento del oído: Información-Recepción-Neurotransmisión-Percepción-Integración

La disfunción del sistema vestibular síntomas:

• Tono muscular disminuido, deficiencias en el equilibrio, en la actividad motriz y en los movimientos automáticos.
• Aparecen también dificultades en el registro de la información visual, en el seguimiento visual de objetos en movimiento, en el cruce de línea media, en la convergencia, en la transcripción de la pizarra al cuaderno y en la percepción visuespacial.
• Pobre integración bilateral, organización latero-espacial, coordinación derecha-izquierda y especialización hemisférica.
• Hiperactividad y distractibilidad por falta de modulación e inestabilidad emocional.
• Desarrollo del oído y la percepción de los sonidos.

Sobre mediciones:

• En la segunda semana de vida uterina organiza la placa auditiva[174].

---

[174] Dra.Cori Lopez. jornadas profesionales, Barcelona, III-1995

- En la cuarta semana la vesícula laberíntica (desarrollo del oído), se engrosa el ectodermo superficial para formar la placoda ótica (cerca de la región del cerebro caudal).
- Luego pasa a fosita y después a vesícula ótica (día 24)-(otocisto) es el primordio del laberinto membranoso; se desarrolla un divertículo tubular a partir de la vesícula ótica que posteriormente forma el conducto y el saco endolinfáticos[175].
- 5ª semana: Respecto al desarrollo de los receptores sensoriales, parece ser que las primeras terminaciones nerviosas, motoras y sensoriales, que llegan a los órganos del equilibrio y de la audición, lo hacen alrededor de la quinta semana de gestación.
- 8ª semana: los canales semicirculares. La glándula de Corti ya va dejando informaciones en la memoria celular y en el árbol neurológico que se va desarrollando.
- 12ª semana. Se inicia el desarrollo de las terminaciones sensoriales especializadas de la piel.
- 4° mes: el feto empieza a oír desde el cuarto mes de vida intrauterina, y entre los sonidos que oye, está la voz de la madre, su primera relación de contacto: el sonido del lenguaje.
- El sistema auditivo es funcional desde el tercer trimestre de gestación.
- Durante su vida intrauterina, el feto está rodeado por un medio ambiente líquido (líquido amniótico), que le proporciona una ingravidez incompleta, porque el peso del feto (1.055-1.058 gr.) es mayor que el del líquido amniótico (1.008-1.009 gr.), lo cual hace que el feto tienda a hundirse hacia el fondo de la cisterna amniótica. Esa ingravidez le proporciona comodidad y amortiguación, no solo de cambios de presión, sino de vibraciones, ruidos, luz, etc.
- Existen dos vías de recepción de sonidos para el feto (líquida versus ósea)[176-177].

El líquido amniótico llena el oído interno, impidiendo que el tímpano amplifique los sonidos fuertes, y por el contrario, el líquido amniótico también amplifica los sonidos de baja frecuencia ligeramente. Además, las paredes del útero, la grasa y el músculo en la cavidad abdominal, amortiguan las ondas de sonido y reducen su volumen antes de que lleguen a los oídos de tu bebé. Así, la intensidad de los ruidos que rodean al feto va de 30 a 96 dB. Un cuchicheo es del orden de 30 dB; una conversación normal supone unos 60 dB; el tráfico de una carretera, unos 70 dB. Las palabras "gritadas" y las motos alcanzan unos 100 dB. La música rock llega fácilmente a los 115 dB. El umbral del dolor auditivo se sitúa en aproximadamente 125 dB.

175 Embriología. George Matsumura. Marjorie A. England. Mosby /Doyma Libros. Edición española
176 Dr Bernard Auriol Las aguas primordiales: La vida sonora del feto.
177 Montagu (1962) sugirió que el atractivo universal de la música y el efecto sedante de los sonidos con ritmo podrían guardar relación con el sentimiento de bienestar que se supone que experimenta el feto al oír el corazón de la madre.

Sontag (1934) demostró que el feto es capaz de oír y responder con hiperactividad cinética y taquicardia ante ruidos ambientales violentos y diferencia respuestas de tono entre 20 y 12.000 dB/seg.

Salk en 1960-61-62[178], observa entre otras cosas la influencia del sonido de los latidos maternos, de forma que los calmaba en momentos de inquietud o de llanto, por medio de grabaciones magnetofónicas del latido cardiaco, de modo que si la frecuencia subía por encima de 128 latidos por minuto, se producía en los niños una inquietud, con tendencia al llanto, pues percibía el estrés materno. Parece probable que este ruido de fondo sirva de "ruido neural aferente" con implicaciones en el desarrollo sensorial. Salk también observó en 1960 que los bebés hospitalizados, a quienes se les hacía oír ruidos cardíacos respiraban más profunda y regularmente, y aumentaban más rápidamente de peso.

Según Satt (1987)[179], los recién nacidos prefieren la melodía que la madre cantaba cuando él estaba en el útero, a otra melodía. Cuando la madre lee o habla en voz alta, el bebé recibe el sonido, en parte por conducción ósea.

Wood (1972)[180]. Tras meticulosas mediciones intrauterinas (mediante micrófonos de 5 mm) de ruidos ambientales percibidos por el feto, colocados cerca del oído fetal: el nivel medio del ruido percibido fue de 85 dB SPL[181] (± 2,5 dB). "Por lo que el feto está sumido en un ambiente poco ruidoso". Percibe sonidos del ambiente y en mayor parte de la madre. Obtiene resultados de los ruidos ambientales externos, amortiguados por los tejidos maternos y el líquido amniótico[182]. Solo en algunas situaciones (p.e., a seis metros de un tren en marcha o avión en vuelo) el feto está expuesto a un ruido adicional, principalmente de baja frecuencia.

---

[178]   Salk, L. (1960) Los efectos de sonido del latido del corazón normal en el comportamiento del recién nacido. Implicaciones para la Salud Mental 12: 168-175, y Salk, L. (1962). Latidos del corazón de la Madre como un estímulo impresión. Transacciones de la Academia de Ciencias de Nueva York. Observó que los bebés hospitalizados a quienes se les hacía oir ruidos cardíacos respiraban con mayor profundidad y regularidad, y que aumentaban de peso más rápidamente (traducido). Mother's heartbeat as an imprinting stimulus.

[179]   "Las aguas primordiales: La vida sonora del Feto".

[180]   Entre 1972-1974, Wood utiliza distintas frecuencias e intensidades sónicas y demuestra que el feto responde ante sonidos entre 20 y 5.000 hz. Niveles de presión sonora intrauterina entre 55 y 110 db. En el 50% también se modifica la frecuencia cardiaca fetal (habitualmente transitoria), y en el 83% movimientos fetales bruscos.

[181]   SPL, (Sound Pressure Level en inglés): Nivel de Presión Sonora, determina la intensidad del sonido. Normalmente se adopta una escala logarítmica y se utiliza como unidad el decibelio.

[182]   L'orelle el le lengage, Tomatis 1963. Overeiw of the Tomatis Method, 1982 Timothy M.Gilmor.

Entre 1972-1974, Wood utiliza distintas frecuencias e intensidades sónicas y demuestra que el feto responde ante sonidos entre 20 y 5.000 Hz, y niveles de presión sonora intrauterina entre 55 y 110 dB. Este investigador comenta: "diversas comunicaciones clínicas sugieren una relación entre ambientes ruidosos durante el embarazo y el síndrome de "cólicos del primer trimestre "e hiperactividad infantil posterior".

El Dr. Henry Truby [183], señaló que a partir del tercer trimestre el feto se mueve según el ritmo del discurso materno. Coincide con William Liley [184] (1972), quien descubrió que durante un concierto sinfónico, el feto de 25 semanas o más podía moverse al ritmo del timbal de la orquesta. Murooka (1976) y De Casper (1983) demostraron asimismo que los recién nacidos podían recordar los latidos cardíacos maternos oídos "in útero". El feto oye la voz de la madre y los ruidos producidos por sus órganos (los latidos cardíacos de la madre, su respiración y los que se disciernen gracias al hidrófono; éstos podrían constituir el origen de nuestra atracción por la resaca del mar, o el sonido de la fuente o de ritmos.

Szmeja et al. (1979) señalaron un vínculo entre ciertos problemas del nacimiento y los ruidos crónicos. Un autor refiere que, paseándose ante la jaula de los leones de un zoológico, una mujer embarazada de 7 meses vio -o más bien oyó- un conflicto entre dos de ellos por un pedazo de carne. El rugido, extremadamente intenso, provocó una fuerte agitación en su vientre, por lo que tuvo que marcharse. Mucho tiempo después, cuando el niño tenía siete años de edad, se le detectó un escotoma audimétrico en las bajas y medianas frecuencias. Por otra parte, el niño reaccionaba con intensidad cuando veía por televisión leones u otras fieras que rugían.

Gelman[185] et al. (1982) determinó que un sonido de 2000 Hz provocaba un aumento significativo de los movimientos fetales. Este trabajo confirmó el de Johnsson et al. (1964), en el que se había mostrado que, a partir de la 26ª semana, el feto sometido a ciertos estímulos vibroacústicos reacciona con aceleraciones cardíacas y otras reacciones de alarma, como movimientos de los brazos, extensión de los miembros inferiores y giro de

---

[183]   Profesor emérito de Pediatría y de Lingüística de la Universidad de Miami.
[184]   Sir William Liley Nueva Zelanda (cirujano), (1929-1983), era uno de los padres de la terapia fetal y, paradójicamente, una de las mayores influencias tempranas actuando para retardar el desarrollo de la cirugía fetal. If the group in Auckland, New Zealand, had not been so outstandingly successful in the development of percutaneous fetal transfusions, then fetal surgery would have had to have developed to a point where major fetal surgery could have been routine by this time. "El feto como de la personalidad", de Australia y Nueva Zelanda Journal of Psychiatry (1972) Vol. 6.
[185]   Gelman, S. R., Wood, S., Spellacy, W.N. and Abrams, R. M. (1982), Fetal movements in response to sound stimulation. American J. of Obstetrics and Gynecology, 143, 484-485.

la cabeza. Una vez que ha cesado el estímulo sonoro desencadenante pueden observarse bostezos (Cf. Birnholz y Benacerraf, 1983)[186]. Shetler (1989) observó que el feto tenía reacciones diferentes según las modificaciones del tempo (pasar de una música rápida a otra más lenta).

Los sonidos que hayan estado presentes desde la concepción, aunque sean violentos y agresivos (ruidos de avión), quedarán mejor integrados y, después del nacimiento, causarán en el niño menos perturbaciones psicológicas que si hubieran aparecido en una etapa más tardía del embarazo. Los impactos tardíos pueden tener consecuencias alarmantes (angustia, insomnio, etc.). En todos los casos, las agresiones que afectan a la madre y/o al niño inciden negativamente en la salud física de éste, que estadísticamente nace con menor peso (Ando, 1970).

Chamberlain (1983)[187] analizó la percepción intrauterina de sonidos. Cree que las primeras terminaciones nerviosas, motoras y sensoriales que llegan a los órganos del equilibrio y la audición, lo hacen alrededor de la quinta semana de gestación.

Otro trabajo realizado con ayuda de hidrófonos demostró que la matriz es un lugar relativamente tranquilo (Deliege y Sloboda[188], 1996). Los sonidos graves del contrabajo atraviesan la pared abdominal sin gran deformación, como se observa al comparar los registros de un hidrófono colocado cerca de la sien del feto con los de un micrófono colocado cerca del contrabajo. En conjunto, podrían constituir el origen de nuestra atracción por la resaca del mar, el ruido de una fuente o los ritmos musicales. Se cree que las primeras terminaciones nerviosas, motoras y sensoriales que llegan a los órganos del equilibrio y la audición, lo hacen alrededor de la quinta semana de gestación. Numerosas madres refieren que el bebé ha manifestado reacciones motoras intensas correspondiendo con fuertes ruidos del ambiente (televisión, cine, conciertos, etc.).

---

[186]   Birnholz JC, Benacerraf BR. The development of the human fetal hearing. Science 1983; 222.

[187]   Dr. David B. Chamberlain, Medicina Interna por la Universidad de Missouri, Columbia. Director Médico de la Big Sky Diagnostic Imaging Center en Montana. Mi universo es el vientre de mi madre, ¿oís mi latido?. "Guía para padres y profesionales del nacimiento, *La mente del bebé recién nacido*", sienta las bases para un cambio fundamental en la manera de entender a los bebés. Los padres tienen una buena ocasión para iniciar al bebé en esta comunicación desde la preconcepción, si eligen interesarse en este tema. "Mi universo es el vientre de mi madre, ¿oís mi latido?".

[188]   Dr. Sloboda: "la estrategia del proceso de desarrollo" (para Suzuki "la educación del talento"), (Kelly 1995).

Factores de influencia en el oído del feto en desarrollo

Tomatis comenta la influencia de la escucha ya desde el útero materno (Thímoty M.G. (1982)[189]: "y deja ya en el cerebro la huella de la empatía de la voz de la madre", teoría ésta compartida por todos los que estudiamos la vida fetal, desde la obstetricia o la recuperación.

Podemos afirmar, por experiencia personal (y también lo comenta un colaborador de Tomatis [190]), sobre las características del desarrollo que más han incidido entre las personas con problemas de comunicación y aprendizaje, basados en la escucha, y son:

- Circunstancias difíciles durante el embarazo, nacimiento difícil o separación prematura de la madre por enfermedad o adopción.
- Trastornos del sueño y de patrones de alimentación.
- Infecciones recurrentes del oído en los primeros años de la vida.
- Preferencia retrasada o mal establecida de una mano.
- Retraso en el desarrollo del lenguaje y menos frecuentemente del desarrollo motor.
- Adaptación difícil a la vida escolar, detectado el problema por maestros o padres, durante los dos primeros años escolares.

Muchos estudiosos en los campos de la estimulación prenatal trabajan en el desarrollo del oído, desde las distintas especialidades. Así, músicos, otorrinos, pediatras y obstetras, tratan de conseguir para el no nacido los mayores beneficios para enfrentarse luego a este mundo que se acerca al siglo XX, con sus ciudades inmersas en ruido.

El feto reconoce la voz de su madre y la diferencia de la de otra mujer.

De los diferentes congresos y publicaciones, Tomatis (1981) y Feijoo (in Herbinet, 1981) se deduce que entre todos los sonidos que recibe el feto, destaca la voz de la madre. Así el niño se prepara para comunicar, gracias a los espacios y tiempos, asociando movimientos inesperados y sonidos nuevos, el canto del lenguaje materno y los balanceos respiratorios, los ambientes ritmo-melódicos y las variaciones del estado de consciencia (angustia o felicidad en correspondencia con las modificaciones químicas de la sangre), etc. La seguridad está en relación con lo rítmico (en su base), mientras que la novedad

---

[189]   Tomatís 1963: *L'Orelle et le langage*. A.A.T. *La nuit Eterine*. Ed.Stock 1981, París. Timothy M.Gilmor, Ph.D. de Listenin Centre y C.E.de M.: *Overview of the Tomatis Method*, 1982.
[190]   [321] Dra.Cori Lopez. jornadas profesionales, Barcelona, III-1995

(la información) lo está con lo melódico, particularmente la voz materna en la zona de las frecuencias medias.

El grupo de Reflexión sobre los Sonidos, coordinado por el Profesor Pierre Josserand (Lami UPS – Toulouse), había propuesto una experiencia crucial a fin de aclarar el panorama, despejándose con los trabajos de M.-C. Busnel (in Herbinet, 1981) y de Querleu (1981), que colocando un hidrófono en miniatura dentro del útero gestante, estos autores mostraron que el feto vivía en un ambiente sónico amortiguado por un efecto de filtro, que deja pasar principalmente las frecuencias bajas. El feto puede captar todos los ruidos antes enumerados, incluida la voz materna, que se identifica con claridad en los registros experimentales. Sin embargo, la gama que mejor se transmite es la de los sonidos graves, mientras que la zona aguda (por encima de los 3000 Hz) se halla atenuada, no suprimida, y quedan suficientes vibraciones de la gama alta como para "tirar la escucha" hacia los agudos. Y éstos resultan más interesantes todavía por cuanto sólo llegan dificultosa y escasamente hasta el oído del feto.

La percepción auditiva desde la niñez

La percepción auditiva consiste en la discriminación e interpretación de las vibraciones que llegan al tímpano. Es el resultado de los procesos psicológicos que tienen lugar en el sistema auditivo central y permiten interpretar los sonidos recibidos. Marshall McLuhan[191] en su teoría de la percepción afirma que la imagen sonora necesita ser fortalecida por otros sentidos, no porque la imagen sonora sea débil, sino que en el ser humano tiene la gran dependencia de la percepción visual, y el sentido del oído necesita que la vista confirme lo que ha percibido. Así, el oído es una antena sensorial y sensible, que puede integrar de manera desconcertante toda información, pero puede también retraerse, de manera no menos inesperada, ante lo que él juzga inoportuno.

Todos hemos notado en alguna ocasión la diferencia que existe entre oír y escuchar, aunque inconscientemente, porque el oír no supone esfuerzo (sino una capacidad, que sería evitada por la sordera[192], de diversos orígenes y pronósticos). Pero una audición eficaz requiere, además de la ausencia de patologías, de la capacidad neurofisiológica para analizar e integrar los sonidos del lenguaje (que son complicados) y una motivación suficiente para controlar su audición. Incluye la atención y percepciones.

La percepción auditiva constituye un requisito para la comunicación. Implica la capacidad para reconocer, discriminar e interpretar estímulos auditivos asociándolos a experiencias previas.

---

[191]   Herber Marshall McLuhan (21/07/1911-31/12/1980) fue filósofo, erudito y educador canadiense.
[192]   "Efecto Tomatis", reconocido por la Academia Francesa de las Ciencias en 1957, al hallazgo del Otorrino.

Este aspecto perceptivo tiene una relación muy intensa con el lenguaje y por lo tanto debe hacerse siempre un planteamiento común de ambos aspectos. El desarrollo de la percepción auditiva debe reforzarse con otras, siempre que sea posible, de carácter visual, cenestésico o kinestésico y temporal. En la percepción auditiva es tan importante el sonido como el silencio. *La contaminación auditiva se produce más fácilmente que la visual, es por ello que los estímulos auditivos en un principio han de ser todo lo nítidos que podamos obtenerlos.*

El feto procesa los sonidos y los retiene.

El nacimiento supone para el oído un gran momento de cambio de la audición líquida a la aérea. Seguirá siendo la voz de la madre su mejor alimento, y su presencia asegura la relación anterior, durante su vida fetal. Se habitúa a otro mundo sonoro para preparar su inserción lingüística, y según crece alrededor de su madre, va operando él mismo su progresivo alejamiento, mientras refuerza su relación y estructura más y mejor la verbalización. El padre será el intermediario lingüístico para asegurar la conexión con el entorno (lazo de unión entre la madre y el mundo social). Adquiere la posibilidad de objetivizar y relativizar las tensiones y de alcanzar planos afectivos más adultos.

Hasta hace poco tiempo, la mayoría de las investigaciones acerca de los primeros aprendizajes, versaban sobre la habituación (Querleu et al., 1981)[193] o el condicionamiento (Van de Carr [194], 1988). Peter Hepper (1991) descubrió que los bebés expuestos a la música de un programa televisivo antes del nacimiento se mostraban, después de nacer estaban atentos e interesados por esta música. Al oírla, los movimientos y el pulso de estos recién nacidos disminuían de modo significativo, como en un estado de alerta.

El psicólogo William Sallenbach (1994/1998) constató que el feto expuesto a una música con disonancias puede responder mediante movimientos que él califica de rítmicos y ondulantes; encontró evidencia de la aparición de esquemas y operaciones mentales no reconocidos anteriormente en prenatos. También Sister Lorna Zemke, educadora musical, observó que el feto responde rítmicamente a un golpeteo rítmico sobre el vientre materno.

En España y en Europa, el Método "Firstart" (la escuela del vientre materno), organizado por la pareja musical Manuel Alonso y Rosa Plaza, cuenta con un violín cuidadosamente graduado emitiendo sonidos al feto a través de una cinta mini-altavoz jugador; lleva en un cinturón alrededor de la cintura de la madre, las cintas contienen música, y a los padres también se les anima a grabar sus voces hablando y cantando al bebé. Fue un programa de investigación que llevó a cabo este matrimonio, para medir sus efectos, y se llevó a cabo

---

[193]   Querleu. "Oído fetal: Caracterización del estímulo y respuesta". Registró la respuesta fetal a la voz de una embarazada.

[194]   F Rene Van de Carr. *EEUU (California).* Experto en desarrollo prenatal e infantil. Uno de los pioneros en estimulación prenatal y enseña a los padres a estimular a sus bebés (por nacer) a través de la música y otros medios.

por los psicólogos del desarrollo en la Universidad de Valencia (España). El estudio fue presentado en el Hospital Universitario de "La Fe" (Valencia), en el I Congreso de Aprendizaje Pre y Postnatal[195].

Inicia la estimulación sensorial, mediante tetracordios griegos (v. estimulación precoz, en embriología), (inicialmente más fácil que percibir por el oído fetal). Las primeras mediciones se hicieron a los seis meses de edad. Los resultados de 71 mujeres en el grupo de control y 101 en el grupo experimental fueron publicados por Lafuente et al. en 1997[196]. Las madres habían expuesto a los bebés por nacer a un promedio de 70 horas de música desde las 28 semanas hasta el final del embarazo. Después del nacimiento de una "Escala Observacional del Desarrollo" fue utilizado por las madres para trazar la aparición de conductas desde el nacimiento hasta los seis meses. En 22 ítems de la escala, los comportamientos de los bebés del grupo experimental fueron avanzado significativamente en comparación con los del grupo de control. Prenatalmente niños estimulados resultaron ser superiores en las actividades motoras gruesas y finas, en el desarrollo lingüístico, en algunos aspectos de la somato-sensorial, coordinación y en ciertos comportamientos cognitivos.

La estimulación prenatal se basa en el uso de equipos ya existentes, que incorporan toda la secuencia de ritmos necesarios durante el embarazo. El más conocido y probado, es el método La experiencia, el entrenamiento, y posteriormente el material simbólico que el niño recibe a través del lenguaje y la educación, le permitirán ir transformando su estructura y organización cognoscitiva. De esta forma, la calidad de relación del niño con su ambiente durante los primeros años de vida, será determinante, tanto para su desarrollo intelectual como para el desarrollo de los patrones básicos de su personalidad.

A. William Liley[197] (padre de la fetología moderna) escribe: "Al igual que con otros órganos del feto, el desarrollo de la estructura y el de la función van de la mano. Y si la función no se favorece sin el desarrollo de la estructura, igualmente el estímulo de la función es necesaria

---

[195]   La autora participó con la ponencia "Aprendizaje integrador fisiológico". Tuvo ocasión de cambiar impresiones con el matrimonio Alonso (él físico y ella pianista), creadores del Método, y con el Dr. D. Chamberlain, que presentó la ponencia de sus investigaciones, que citamos.

[196]   Lafuente, MJ, Grifol, R, Segarra, J., Soriano, J. Gorba, MA y Montesinos, A. (1997). Efectos del método de estimulación prenatal Firstart en el desarrollo psicomotor: Los primeros seis meses. Psicología Pre y Perinatal-Journal, 11 (3), 151-162. *(Los documentos sobre enriquecimiento prenatal fueron publicados en texto completo con comentarios en un número doble especial de la Revista de Psicología Prenatal y Perinatal y Salud, vol. 12 (3-4) (Primavera y Verano) 1998).*

[197]   *Sir (Albert) William Liley (12/03/1929 – 15/06/1983),* cirujano Neozelandés reconocido por mejorar la salud del feto: "Experimentación uterina y fetal", Revista Australia and New Zealand Journal of Psychiatry, 6:99, 1972. Firme defensor del derecho a la vida, en un tiempo de cambio de actitudes, muchos fueron propensos a asociar el estrés entre sus convicciones y la recepción pública a su suicidó. (Citado por Monica J. Casper: La formación de la paciente por Nacer: Un Anatomía Social de Cirugía Fetal p. 66. Rutgers University Press, 1998). *La Medalla Liley se entrega desde el 2004,* ("Medallas | Health Research Council") y *lleva el nombre de Sir William KCMG (Bill) Liley, para reconocer sus contribuciones por la vida, para la salud y las ciencias médicas.*

para la correcta maduración de la estructura". "El experimento refinado en el neonato sugiere que su espacio sensorial es una pequeña bola, que a pesar de que pueden recibir las señales visuales y auditivas a partir de fuentes más lejanas, no está muy interesado en cualquier cosa fuera de una esfera que se extiende más allá de los dedos - una restricción que corresponde a su "casa" recién desocupada".

Los trabajos realizados por Lecanuet y Granier-Deferre (1980)[198] muestran que el feto humano es capaz de aprender (lo manifiesta la habituación de la desaceleración o aceleración del ritmo cardíaco). Este aprendizaje atañe a varios parámetros sonoros, como la altura, el timbre o la intensidad. Por otra parte, el feto sería capaz de memorizar ciertas características de los sonidos, puesto que el recién nacido de 2 a 4 días prefiere oír los sonidos a los que ha estado expuesto en el estadio fetal.

Un estudio holandés (Marjan Van Heteren y col.) sobre 25 fetos de 37 a 40 semanas demostró que el feto puede reaccionar, responder a un sonido particular, reconocerlo y "habituarse". Cuando oye un sonido por primera vez, el bebé se mueve. Luego, si se le hace oír nuevamente ese mismo sonido ya no reacciona, porque lo recuerda y está acostumbrado a él. Montagu [199] (1962), sugirió que el atractivo universal de la música y el efecto sedante de los sonidos con ritmo podrían guardar relación con el sentimiento de bienestar que se supone que experimenta el feto al oír el corazón de la madre. Según Satt (1987), los recién nacidos prefieren la melodía que la madre cantaba mientras estaban en el útero a una nueva melodía.

Alfred Tomatis señala que el oído es "la Roma del cuerpo", ya que casi todos los nervios craneales conducen a la misma y por lo tanto se considera nuestro órgano sensorial más primario. Para él, la piel embrionaria es oído diferenciado, y escuchamos con todo el cuerpo.

Los bebés también comprenden. Son muchas y valiosísimas las experiencias mundiales sobre estimulación fetal mediante el sonido. Solo citamos algunas, al haber aportado anteriormente otras investigaciones, de donde se deducen los mismos resultados y realidades. Verny[200] y otros advirtieron que los bebés prefieren claramente los cuentos, las

[198]   Jean-Pierre Lecanuet y Carolyn Granier-Deferre. Centre National de la Recherche Scientifique Ecole Practique des Hautes Etudes.

[199]   Ashley Montagu (1905-1999), Londres, fue siempre un firme defensor del interaccionismo genes y medio ambiente (1926, 1940, 1956b; 1959; 1962), haciendo hincapié en que la herencia no está biológicamente determinada en los genes, y la constitución del ser humano es un proceso dinámico que surja de la interacción entre la historia única de experiencia y las limitaciones y el potencial codificada en su material genético.

[200]   Thomas R. Verny es una de las grandes eminencias en la investigación de los efectos del entorno prenatal y neonatal sobre el desarrollo de la personalidad. Psiquiatra y fundador de la Asociación Norteamericana de Psicología Prenatal y Perinatal, sus obras y trabajos son conocidos en todo el mundo, algunos: *El futuro bebé* y *El vínculo afectivo con el niño que va a nacer, la vida secreta del niño antes de nacer*, escrita junto con John Kelly, es su obra más importante, publicada por primera vez

canciones o los poemas que han oído antes de nacer. El célebre violinista Yehudi Menuhin[201] creía que su talento musical "se debía, al menos en parte, al hecho de que sus padres, ya antes de que él naciera, cantaban y hacían música permanentemente".

La investigación de Polverini-Rey (1992)[202] indica que las canciones de cuna pueden calmar al feto. "Los estímulos auditivos, tales como canciones de cuna, practicado todos los días antes del nacimiento han sido reconocidos luego por bebés de cuatro semanas de vida". En el momento del nacimiento el bebé sufre una fuerte conmoción, porque posee sus ritmos internos y un ambiente muy distinto; precisa imperiosamente un contacto íntimo con su madre (amamantamiento, transporte en la espalda, mimos, etc.), pierde los ritmos a nivel externo.

De Casper y colaboradores, mostraron en 1986 que si durante el último trimestre del embarazo la futura madre leía reiteradamente determinados pasajes de un texto, el bebé, después del nacimiento, prefería esos pasajes a otros. Los niños que han oído repetidamente un cuento en el vientre materno, succionan más si oyen ese mismo cuento mientras están mamando. Los que no han sido acondicionados a dicho cuento no lo distinguen de otro.

Anthony De Casper y William Fifer (1980) informaban que los bebés de 4 días de vida podían discriminar la voz de su madre entre voces desconocidas. DeCasper y Spence (1986) pidieron a mujeres embarazadas que leyeran en voz alta una o dos historias cada día durante las 6 últimas semanas de embarazo. De Casper ya habían mostrado que el feto puede reconocer un cuento especifico leído por su madre, pero no reacciona de igual modo al mismo cuento leído por otra mujer. El autor atribuyó la desaceleración del ritmo cardíaco a un efecto tranquilizante de la voz materna. Al contrario, la aceleración in útero producida por la voz materna indicaría una suerte de excitación del feto.

---

en 1981, ha visto desde entonces numerosas ediciones en veintisiete países. Verny está considerado la máxima autoridad sobre los efectos del entorno en el niño antes y después del nacimiento, es experto en atención temprana y ha impartido talleres y seminarios sobre el tema en los cinco continentes. "He visto por ultrasonidos a un feto sonreír al oír la voz de su padre."

[201]   Yehudi Menuhin, (22-4-1916- 12-3-1999), nació en Nueva York el 22 de abril de 1916, estudiando violín desde los cuatro años de edad: Debutó profesionalmente a los 8. Su presentación en Nueva York con 10 años fue un fulgurante éxito que le sirvió para debutar en Europa en 1927. Desde 1959 Menuhin se instaló en Londres. En 1962 funda cerca de Londres la escuela superior de música que lleva su nombre. En 1985 adquirió la nacionalidad británica y fue nombrado caballero (Sir) en 1993. El 13 de marzo de 1998 actuó por última vez en el Auditorium de Palma de Mallorca dirigiendo su propia orquesta, interpretando un programa integrado por dos de las más famosas obras del compositor vienés Franz Schubert: la sinfonía "inconclusa" y la novena, conocida por "La Grande". Muere el 12 de marzo de 1999, a los 82 años.

[202]   La investigación de Polverini-Rey (1992) indica que los en la etapa prenatal los fetos expuestos a canciones de cuna en el útero se calmaron por estímulo. Después del nacimiento, el aprendizaje infantil se produce en un ambiente de participación recíproca en las relaciones de causa / efecto.

Spence y col. (1987) también mostraron que a los bebés que habían sido habituados a un cuento antes de nacer les resultaba placentero oírlo filtrado en banda pasante baja, tanto como el mismo texto no filtrado. En cambio, los bebés que no habían oído el cuento no apreciaban la versión filtrada.

Tabla 13. Fases de maduración del sistema auditivo fetal

Momentos críticos en la maduración de la audición humana fetal			
SISTEMA AUDITIVO		PROCESOS CEREBRALES	
Receptores	3°-5° mes	Migración neuroblastos	4°-6° mes
Nervio auditivo	4°-5° mes	Agregación neuroblastos	5°-7° mes
Vía subcortical	5°-7° mes	Maduración neuromas	6° y postnatal
Corteza auditiva	8° y postnatal	Mielinización axonal	8° y postnatal
Respuesta fetal a los sonidos intensos (en fetos de 32 semanas)			
Intensidad de estímulo	Respuesta Fetal		
< 100 dB SPL	Taquicardia		
> 105 dB SPL	Taquicardia Movimientos de extremidades Movimientos de párpados		
>130 dB SPL	Lo anterior pero exagerado		
Toda respuesta fetal a los estímulos sonoros es una señal de malestar			
* dB: Decibeles (decibelios), SPL: Sound Pressure Level (nivel máximo de presión de sonido)			

Barbara Kisilevsky (Psychological Sciences, Mayo de 2003) y un equipo de obstetras de Hangzhou (China) descubrieron que el feto puede aprender en el útero, puede recordar y reconocer la voz de su madre aun antes de nacer, y puede diferenciarla de la voz de otra mujer. En otros estudios anteriores se había mostrado que los recién nacidos prefieren escuchar la voz de su madre a la de otra mujer, y que saben modificar su comportamiento para suscitar la emisión de esa voz.

Kisilevsky probó que tal posibilidad existe desde antes del nacimiento. La experiencia uterina de las interacciones del bebé con la voz de su madre tiene un impacto ulterior sobre el comportamiento de recién nacido y la instauración del fenómeno de vinculación madre-hijo. Estas investigaciones muestran que los fundamentos para la percepción de la palabra y la adquisición del lenguaje se instalan antes del parto. Por consiguiente, las competencias de lenguaje precoces observadas en recién nacidos y en niños muy pequeños se explican más bien por la interacción entre el feto y el ambiente, no atribuibles a módulos lingüísticos cerebrales de "presinapsis".

En 60 fetos próximos al término (de 38 a 40 semanas de gestación) se realizó la siguiente experiencia: por medio de un parlante colocado cerca del abdomen materno, 30 de ellos fueron expuestos durante 2 minutos a la reproducción de una banda grabada con la voz de la madre (lectura de un poema); los otros 30 oyeron ese mismo poema en condiciones idénticas, pero leído por otra mujer. Los fetos sometidos a la voz de la madre "respondieron" con una aceleración del ritmo cardíaco. En los otros, a la inversa, se observó una disminución de dicho ritmo. El fenómeno se produjo a partir de los 20 segundos de reproducción del registro y persistió, como mínimo, durante los 2 minutos siguientes al final de la reproducción. Así, los fetos oyeron y prestaron atención a ambos tipos de voz. Sin embargo, dado que respondieron de manera diferente, cabe llegar a la conclusión de que reconocieron la voz de su madre.

Respuesta fetal a los sonidos

Como hemos visto, los sonidos de alta frecuencia son los sonidos agudos (la voz femenina es un ejemplo) y los de baja frecuencia son los sonidos graves (la voz masculina es un caso). Los sonidos exógenos de baja frecuencia (< 250 Hz) tienen muy poca amortiguación (< 5 dB) e incluso pueden tener aumento de intensidad. Las frecuencias dentro de las cuales se encuentra la voz humana (250-4000 Hz) son atenuadas hasta por 20 dB, a una proporción de amortiguación de unos 6 dB/octava. Esto quiere decir que la voz femenina se amortigua más que la masculina. En otras palabras, es más factible que el feto escuche las voces graves.

Fases principales del desarrollo del oído (momentos críticos). Los patrones de respuesta fetal a los sonidos (estimulación acústica) incluyen taquicardia y movimientos de las extremidades y de los párpados, en fetos prácticamente a término y con estímulos de más 105 dB SPL. Con estímulos de menos de 100 dB SPL solamente taquicardias. Estas respuestas son señales de malestar fetal. Con estímulos de 130 dB hay respuestas exageradas en los fetos, que sugieren malestar y aún dolor.

Los movimientos y la taquicardia se relacionan con una situación de estrés, por tanto, de secreción de adrenalina, cuya presencia a una concentración innecesaria a nivel del SNC es inconveniente, recordando que la barrera hematoencefálica aún es inmadura y permite el paso de dicha hormona al espacio cerebral, sea ésta de origen materno o fetal (la adrenalina atraviesa la placenta y se secreta en la leche). Así también puede entenderse la necesidad de lograr una madre gestante relajada, que es lo que realmente se consigue con la música. Si se trata de sonidos, sabemos que muchas veces los fetos se mueven *cuando se realizan ecografías* (que son ultrasónicas), lo que quiere decir que el agente perturbador es la onda sonora directamente sobre el SNC y no a través del proceso biológico de la audición. El sonido a nivel ultrasónico destruye estructuras, como es el caso de su uso para desintegrar los cálculos.

Solo en algunas situaciones (por ejemplo a seis metros de un tren en marcha o avión en vuelo) el feto está expuesto a un ruido adicional, principalmente de baja frecuencia. Wood, entre 1972 y1974, utiliza distintas frecuencias e intensidades sónicas, demostrando que el feto responde ante sonidos entre 20 y 5.000 Hz. y niveles de presión sonora intrauterina entre 55 y 110 dB. En el 50% se modifica también la frecuencia cardíaca fetal (habitualmente transitorias). Y en el 83% movimientos fetales bruscos. La intensidad de la respuesta es proporcional a la intensidad o frecuencia del ruido exterior a que se le somete y además afecta a la ulterior conducta de ese niño; de forma que si el feto responde con marcada motilidad a la estimulación acústica, será probablemente un niño posteriormente hiperactivo en la vida extrauterina. Diversas comunicaciones clínicas sugieren una relación, comenta, entre ambientes ruidosos durante el embarazo y el síndrome de "Cólicos del primer trimestre" e hiperactividad infantil posterior.

Los bebés distinguen el lenguaje humano del ruido desde que nacen. Recientemente se publicaron en Tokio algunos extractos de un estudio que dejó fascinados a los investigadores. Según él, los bebés son capaces de diferenciar el lenguaje humano de los parásitos sonoros, prueba de que se produce un aprendizaje precoz in útero o de que tal función es innata en el ser humano.

Dicho estudio fue llevado a cabo por laboratorios de investigación italianos, japoneses (Hitachi) y franceses (CNRS) en 12 lactantes italianos. Para corroborar sus trabajos, los autores explotaron asimismo extractos de voces de dos madres cuyos bebés no habían participado en la experiencia. Mediante un aparato óptico a rayos infrarrojos capaz de detectar las variaciones de la presión sanguínea se analizaron los efectos de la voz humana sobre el cerebro de los lactantes, y se confirmó la preponderancia del hemisferio izquierdo en el reconocimiento del lenguaje.

En cambio, los sonidos incoherentes y el silencio no dieron lugar a la aparición de diferencias significativas entre ambos hemisferios. El estudio "demuestra que el cerebro del recién nacido reacciona específicamente a una voz normal pocas horas después de haber sido expuesto a señales sonoras fuera del útero".

Los efectos sedantes de la voz materna

Investigadores como Murooka et al (1976), Rossner (1979) y De Casper (1983) mostraron que el recién nacido se tranquiliza cuando se le hacen oír sonidos intrauterinos.

El corazón. Está suficientemente bien establecido que el ritmo cardíaco materno influye sobre la construcción neuronal del feto. Los ruidos del corazón de la madre ejercen un efecto calmante en el recién nacido. Se piensa que el "tempo motor espontáneo" del niño pequeño dependería del ritmo cardíaco de su madre: un niño de cuatro años al que se le pide que aplauda espontáneamente lo hace a un ritmo promedio de 170/minuto, que coincide perfectamente con el ritmo de los movimientos de succión del recién nacido. Cabe señalar (Carolyn Drake, 2001) que tal ritmo es el doble del ritmo cardíaco materno (fisiológicamente taquicárdico a causa del embarazo: 80-90 latidos/min., en lugar de 70 aproximadamente).

Borborigmos. Los obstetras refieren el frecuente estreñimiento de la embarazada debido a la compresión del intestino grueso y a la menor tonicidad de los músculos lisos por efecto de la progesterona. Sin embargo, esto no significa que el peristaltismo desaparezca, de modo que, dentro de las infinitas correlaciones posibles, se han de tomar en cuenta los ruidos intestinales. La escuela Biodinámica de Gerda Boyesen destacó su utilidad para diagnosticar el estado psicoafectivo del individuo.

Conclusión. Lejos de limitar su vida perceptiva al mundo sonoro, el feto se informa asimismo a nivel vestibular, olfativo, gustativo y táctil. En determinadas circunstancias muy particulares puede incluso recibir informaciones visuales, y se sabe que es afectado por los exámenes ultrasónicos (ecografía). Otras comunicaciones, que ya no tendrán la misma forma después del nacimiento, lo informan emocionalmente por la vía de la circulación placentaria (algunos productos sanguíneos del estrés materno atraviesan la barrera fetomaterna).

- El sonido de río tranquilo es propio de un tránsito relajado y un estado mental agradable, apacible, sin conflictos de importancia.
- En los estados de angustia se produce un bloqueo del peristaltismo y un paro respiratorio en inspiración, lo que se manifiesta por un silencio.
- Cuando la tensión cede se oyen —asociados con un suspiro de alivio— unos borborigmos semejantes a gruñidos o a "rugidos de león".
- Los "chirridos de puerta" indicarían una tensión más intensa y conflictos intrapsíquicos graves.
- La vida fisiológica del feto es muy rica, y tiene gran importancia para el desarrollo ulterior del niño y del adulto.

Transmisión de la voz humana

La voz humana se produce por la vibración de las cuerdas vocales, lo cual genera una onda sonora que es combinación de varias frecuencias y sus correspondientes armónicos. Para que el sonido llegue al cerebro en forma de señal nerviosa es necesario que en la cóclea se conviertan las señales acústicas (energía mecánica) en impulsos eléctricos capaces de ser interpretados por el SNC. En la cóclea se discriminan los distintos sonidos según su frecuencia, se codifican los estímulos en el tiempo según su cadencia y se filtran para una mejor comprensión.

El aparato fonador. Consta de partes esenciales:

- Cavidades infraglóticas (debajo de la glotis): Órganos respiratorios, diafragma, pulmones, bronquios y tráquea.
- Cavidad laríngea o glótica: Órgano fonador (de la voz).
- En la laringe se encuentran las cuerdas vocales, que son propiamente dos músculos, (repliegues vocales). Tras su paso por la laringe, la columna de aire (vibrando o no) pasa a la faringe. La voz forma parte esencial en la interacción constante con el medio que nos rodea, sobretodo si se utiliza como medio de comunicación en la actividad laboral.

La fonética acústica. Se centra especialmente en los sonidos del habla: cómo se generan, cómo se perciben, y cómo se pueden describir gráfica y/o cuantitativamente. Es un fenómeno que involucra la propagación en forma de ondas elásticas (sean audibles o no), generalmente a través del aire (la forma habitual de la propagación sonora, o de un fluido (como el ambiente fetal). La voz humana se produce por la vibración de las cuerdas vocales, lo cual genera una onda sonora que es combinación de varias frecuencias y sus correspondientes armónicos. Cada segmento de sonido del habla viene caracterizado por un cierto espectro de frecuencias o distribución de la energía sonora en las diferentes frecuencias.

Integración

Es el último tramo en la eficacia de la información. "Todo lenguaje, para ser recogido por el oído, debe poseer un integrador coclear de buena calidad y el juego asociativo de los otros integradores, que permitirá el significado, y así mismo encontrarse de nuevo en las profundidades neurónicas" [203]. Y para que el integrador coclear sea eficaz precisa poseerse el deseo de escuchar, es decir, que más allá de la audición (que sigue al mecanismo pasivo de un funcionamiento físico o neurológico), está el sistema de la escucha auditiva, que exige la adhesión deliberada, constante y voluntaria, es decir, que sea activa y selectiva.

Parte de los trastornos en los casos de los problemas escolares, son debidos a inmadurez de esos integradores o bien por desorden en el esquema de organización de los mismos (sería el caso de un problema motor que perjudica la vía del integrador somático-vestibular) o una

---

[203] Cita de la autora, como participante, de la exposición en jornadas profesionales a cargo de la Dra. Cori López, delegada del Instituto Tomatís en Barcelona.

mala asimilación de la información, por defecto del sistema analizador sensorial a nivel del aparato de entrada del integrador coclear.

Esta información integrada proporciona la base, no sólo de la percepción consciente de la orientación y del propio movimiento, sino también del control preconsciente de los movimientos oculares y de la postura, mediante lo que se conoce como los reflejos vestíbulo-oculares y vestíbulo-espinales, porque la postura forma parte de la audición. También las interconexiones centrales dentro del sistema del equilibrio son muy complejas; la información de los órganos vestibulares de ambos oídos se combina con la información procedente de la visión y del sistema somatosensorial a varios niveles del tronco encefálico, del cerebelo y de la corteza cerebral (Luxon 1984[204]).

El fin del reflejo vestíbulo-ocular consiste en mantener un punto estable de fijación visual durante el movimiento de la cabeza, compensando de forma automática el movimiento de ésta con el ocular equivalente en la dirección opuesta. El ser humano mezcla en condiciones normales ambos sistemas de orientación (Howard 1982 y 1996[205]). Los reflejos vestíbulo-espinales contribuyen a la estabilidad y al equilibrio postural (Pompeiano y Allum 1988[206]).

La escucha

Se refiere a la capacidad del cerebro para centrarse en ciertos aspectos de una manera especial y compleja, abandonando otros sonidos; más que de impedimentos médicos reconocibles, consiste en un aspecto neurológico en el que esta atención selectiva y voluntaria o escucha auditiva, afecta no tan solo a la calidad de la comunicación del lenguaje, sino a todos los aprendizajes que siguen al lenguaje oral, como es el escrito y resto de habilidades intelectuales, resultantes del mismo.

La función laberíntica es el sustrato más corporal, físico estructural y motriz en el oído y en las funciones de escucha, fundamental para la codificación, así como para el lenguaje. La escucha se relaciona con el manejo de las unidades de información, que llegan a la corteza cerebral, de modo que si falla la escucha, difícilmente se puede acceder al paso siguiente de la comprensión (decodificación o asociación de las ideas transmitidas).

---

[204]   Luxon, LM. 1984. *The anatomy and physiology of the vestibular system In vértigo, edited by JD Hood. Chichester: Wiley.* Traducido: La anatomía y fisiología del sistema vestibular en el vértigo, ed. por JD Hood. Chichester: Wiley.

[205]   Ian Howard P., Profesor distinguido de Investigación de Psicología y Biología. Centro para la Investigación de la Visión. York University. Toronto, Ontario, M3J 1P3, CANADA. "la visión espacial de visión estereoscópica y los movimientos oculares".

[206]   Pompeiano O, Allum JHJ (eds.). Progress in Brain Research. Amsterdam: Elsevier, 1988

El oído es como una antena sensorial ("sensible"), que puede integrar de manera desconcertante toda información, pero puede también retraerse, de manera inesperada, ante lo que él juzga inoportuno. Así, existe una diferencia entre "oír y escuchar", porque el oír no supone esfuerzo (sino una capacidad, que sería evitada por la sordera [207], de diversos orígenes y pronósticos).

Un ejemplo comparativo lo tendríamos entre mirar y ver, en ambos ejemplos está el aspecto diferencial y sus componentes neurofisiológicos de los que tratamos en la lateralidad: la atención y la concentración a la hora de los aprendizajes orales y los problemas que ocasionan. Una audición eficaz requiere (además de la ausencia de patologías), la capacidad neurofisiológica para analizar e integrar los sonidos del lenguaje y una motivación suficiente para controlar su audición. A este último requisito se le puede llamar psíquico-volutivo. Incluye la atención y las percepciones, tan fundamentales para los aprendizajes, que se ven afectados por la incomunicación y el aislamiento que provocan las sorderas y problemas de escucha.

Tabla 14. Diferencia entre audición y escucha

AUDICIÓN	ESCUCHA
Sensación	Percepción
Pasiva	Activa
Involuntaria	Voluntaria
No selectiva	Selectiva

Sucede así: El músculo del Martillo permite la tensión timpánica. Cuando por acto volitivo el niño decide no escuchar, afloja ese músculo y permite que el tímpano no vibre a modo arbitrario; entonces es cuando el mensaje verbal pierde resolución. Luego se transmite al nervio y se produce esa regulación neurológica que da la sintomatología del "niño que está en la luna", que ha desconectado. Se ha producido entonces una falta de percepción sensorial.

Para una escucha auditiva eficaz debe darse:

- Interpretación de lo oído. Precisa una buena audición.
- Interpretación de lo visto (interpretación visual).
- Interpretación de las habilidades manuales, que influyen en el cerebro "base de datos" y ayuda a codificar los sonidos, imágenes, sensaciones y movimientos, de gran utilidad para la memoria auditiva. La mano y el oído derechos, están directamente relacionados e implicados en el lenguaje, y el oído, la mano y el ojo, con la lecto-escritura. También otros sentidos corporales perciben sensaciones y datos de información del exterior y son un complemento (el gusto, el tacto... etc.) como diría el refrán chino "una imagen vale más que mil palabras"[208].

---

[207] Sordera: Pérdida parcial o total de la audición.

[208] En realidad la traducción adecuada de este proverbio de la China antigua debería ser "el significado de una imagen puede expresar diez mil palabras". Este refrán no supone un menosprecio a la literatura ni a la expresión escrita o verbal, sino que

La atención en un niño con síndrome de Down. Prescindiendo de los problemas que pueden existir en el aparato periférico de la audición de los niños con síndrome de Down (oído externo, medio e interno), la circunvolución superior del lóbulo temporal, encargada de analizar los componentes cerebrales que entran en juego para procesar los sonidos, y sobre todo, para interpretarlos como lenguaje, es una de las regiones más frecuentemente afectadas por disminución de su desarrollo y dificultades de la laminación cortical.

Significa que tiene dificultades para realizar operaciones complejas como son la descodificación de los sonidos recibidos de manera secuencial, tan necesaria para percibir bien, primero, e identificar y comprender después los fonemas, las palabras y las frases. Si a ello se suman los problemas del aparato auditivo externo, que pueden originar reducción de la agudeza auditiva sobre todo para ciertos tonos, comprendemos el origen de sus dificultades para el procesamiento de la información auditiva.

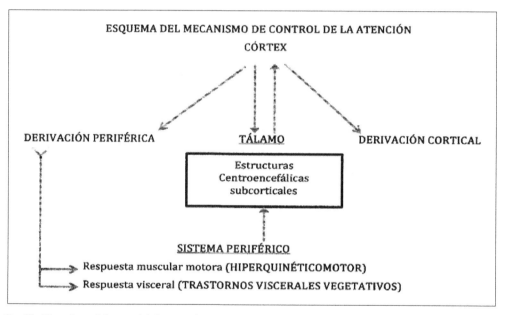

Fig. 22. Mecanismo del control de la atención

Escucha y lateralidad

No escuchamos solo con el oído, y los buenos "escuchadores" deben estar pendientes de su postura, porque una postura de escucha correcta es una de las partes más importantes

---

indica que hay muchas cosas que no se expresan con las palabras tan fielmente como con una imagen.

de la fase de entrenamiento auditivo. Significa que la columna vertebral debe de estar derecha, pero no rígida, con la cabeza ligeramente colocada hacia delante y los ojos cerrados, el cuello y la mandíbula relajados y el pecho abierto para permitir una respiración amplia. Esto puede lograrse sentándose en un banquillo alto o parándose con la parte inferior de la espalda recargada contra la pared. Las razones por las cuales esto ocurre serán evidentes al comprender mejor el efecto del sonido sobre el sistema nervioso.

Tomatis le llama escucha auditiva a la atención auditiva selectiva, y pone el ejemplo de una sala con mucho ruido (una discoteca, por ejemplo), donde no es imposible enterarnos de una conversación; pero en un momento, alguien pronuncia nuestro nombre; atendemos inmediatamente. Se refiere esencialmente a la capacidad del cerebro para centrarse en ciertos aspectos de forma especial, abandonando otros sonidos. Y a la autoescucha (saber escucharse la propia voz) a la fluidez o facilidad para expresarse[209]. De sus investigaciones en el programa de audiofonología, la Dra. C. López extrae la conclusión de que, si el oído de un sujeto es incapaz de oír los sonidos de frecuencias más altas, éste será incapaz de reproducir los mismos sonidos vocalmente, y esta afirmación es válida, tanto para cantar como para hablar.

Las mediciones cerebrales muestran la correlación entre la atención y los cambios de conciencia, y las medidas del flujo sanguíneo encefálico muestran modificaciones en la zona cortical implicada en la atención (el lóbulo temporal). El EEG revela durante la atención un patrón de activación de ondas rápidas de pequeña amplitud en todo el cráneo. Las lesiones corticales localizadas pueden producir desatención.

Subrayamos la importancia del período gestacional, para la óptima formación y cuidado de la información de sonido procedente del interior, como del exterior del vientre materno. En su interior puede sufrir el feto una sobreexposición a ruidos, que no solo afectará a éste órgano, sino a todo un conjunto de percepciones psíquicas, que luego afectarán como mínimo al comportamiento (de "desconexión"). Es un hecho que los fetos expuestos a sonidos estridentes y de alto volumen, suelen ser luego niños muy nerviosos y excitables, por haber alterado en la fase prenatal la armonía sensorial. Existen métodos de estimulación sensorial para el feto, durante la etapa gestacional, con el objetivo de integrar mejor las funciones intelectuales y la armonía de los receptores sensoriales, motivando los tiempos de movimiento y reposo, con lo que también se integra y perfeccionan los biorritmos.

Escuchar bien, factores que intervienen como prerrequisitos:

---

[209] Efecto Tomatis" reconocido por la Academia Francesa de las Ciencias en 1957, al hallazgo del médico O.R.L. (v.Tomatis, índice general).

Desde el enfoque neurofisiológico, los mecanismos y sistemas que comprenden la respuesta de atención deben estar intactos y ser operativos. Puede ser dificultada por:

- Falta de equilibrio (importante para la estática y la cinética, y sobretodo la verticalidad).
- El gesto, la postura, la audición, la diferencia tonal, la atención, la vigilancia, la creatividad y la regulación neurovegetativa.
- Recordemos ahora la importancia del gateo, toda la etapa de suelo, tan importante en la primera infancia, para la información y automatismo.

El ambiente. Un ejemplo de selección de sonidos, al hablar de la escucha auditiva, en este mismo capítulo, comentábamos el ejemplo de la calle, el paso de los coches, una música de violín, etc., y lo que seleccionábamos era la altura, volumen y calidad de los sonidos. Si en un ambiente ruidoso alguien pronuncia nuestro nombre, es muy probable que lo oigamos y nos giremos con atención por saber quien nos llama.

Desde el punto de vista psicológico, la motivación y el deseo de escuchar y comunicarse deben estar presentes.

- El niño que es separado prolongadamente de su madre, o no tiene clara la figura materna, puede tener influencia en el deseo de comunicarse, y alterar su conducta en la vida, como se muestra en los fallos de desarrollo psíquico. Este tipo de niños, con dos o tres años, ya se muestran rebeldes, nerviosos, o retraídos, agarrados al chupete, retrasados en el parvulario, inadaptados en el jardín de infancia.
- Primeras experiencias intrauterinas de relación entre los padres, referente a su aceptación, también es percibida desde allí.
- La música, los tonos de voz, el ambiente, los hermanos, son factores de influencia en el desarrollo del lenguaje, y en la adaptación neuro-sensorial, como en su madurez psico-afectiva.
- Posteriormente, el ambiente que le rodea puede ser estimulante o inhibitorio, para el deseo de escuchar.
- El sarampión, paperas, meningitis, y algunas drogas, pueden tener efecto directo sobre la cóclea.
- La sordera y sus tipos, conformando una de las causas de la alteración del ritmo de los procedimientos de enseñanza, y de la falta de adquisiciones base de los conocimientos.
- Las otitis y las rinitis alérgicas. Puede se un proceso infeccioso, inflamatorio, o psicótico, que altera, como comentamos, la sensibilidad o circuitos neuronales.
- La escucha selectiva forma parte funcional del área sensorial, desde una lateralidad concreta y condiciona a la persona a codificar y ralentizar o no la información oída; es decir: ese/a niño/a, con problemas de escucha, se puede quedar "al margen", "a medias",

o "en la luna", de las explicaciones o comentarios, etc. en la conversación, en clase... independientemente de su dotación intelectual genética.

- Niños de alto cociente C.I (o coeficiente intelectual) con alarmas escolares (un individuo puede oír perfectamente, incluso tener un oído finísimo, y no escuchar, por realizar un proceso de inhibición sensorial, debido a diferentes causas, que lógicamente hay que determinar). Es una auténtica desconexión de lo que le rodea, una desatención aparente.
- Irritaciones neuronales o lesiones pueden dar los mismos síntomas externos de faltas de percepción, causa de verdaderos "traumas" y "fracasos" por falta de un diagnóstico temprano cierto, y del tratamiento adecuado.

Expresión de disfunción. Se muestra disminución del tono muscular, deficiencias en el equilibrio, en la actividad motriz y en los movimientos automáticos. Aparecen también dificultades en el registro de la información visual, en el seguimiento visual de objetos en movimiento, en el cruce de línea media, en la convergencia, en la transcripción de la pizarra al cuaderno y en la percepción visuespacial. Además se observa pobre integración bilateral, organización lateroespacial, coordinación derecha-izquierda y especialización hemisférica. También se observa hiperactividad y distractibilidad (no mantiene la atención fija en un tema determinado, sino que oscila o se desvía), por falta de modulación e inestabilidad emocional.

Disfonía de esfuerzo.

Es la pérdida del timbre agudo de la voz (en acústica, se le llama a la pérdida de los armónicos agudos de la voz) Se llama disfonía de esfuerzo infantil al síndrome, generalmente brusco, que a partir de un momento perceptible (si se busca), se va cronificando, sin irritaciones faríngeas iniciales, ni sintomatología de otra enfermedad como acompañante. Cuando vemos a un niño disfónico, descartaremos causas de enfermedad gripal o de cuerdas vocales congénitas (disfonía), o problemas de voz secundarias a otra enfermedad. Muchas veces está asociada a una ortodoncia, por colocación lingual hacia atrás.

Las características son:

- Hablar esforzado.
- Distónico.
- Disfonía de esfuerzo funciona.
- Patología de esfuerzo: nódulos - pólipos.
- Hiperactivo / Disperso.
- No escucha.
- Habla mucho.
- Grita.
- Alteración postural.

- A veces tienen dificultades escolares: de memorización y baja concentración (por tensión), y tratan de huir de la realidad dinámica escolar/familiar, o viven el ejemplo familiar (puede coincidir el entorno sonoro).
- El niño no se da cuenta de su propia voz, porque se oye como normal, son los demás los que se lo notan.
- No escucha, pero tampoco se escucha, que es lo mas importante, porque tiene una conciencia corporal limitada. Ha entrado en el círculo vicioso de las afonías de esfuerzo:
  - No escucha, ni se escucha, que es lo más importante, porque tiene una conciencia corporal limitada. Ha entrado en un *círculo vicioso de las afonías de esfuerzo*.
  - A no analizar su propia voz, se va acostumbrando a sentirla y entenderla de este modo: sin agudos, por lo que su oído no la analizará esa parte de timbre mas rico de la voz de los otros.
  - Crea una dificultad con los agudos. Sí se dará cuenta de que no se le oye a él de lejos, porque grita y no le contestan, en el patio… etc., y se esfuerza más.
  - Con ello coge un hábito de esfuerzo vocal. Si dura, hará una patología, fruto de este círculo vicioso, como nódulos, etc.

La causa está en el esfuerzo emocional, que creará una deformación corporal, adoptando actitud de defensa y formación distorsionada (caída de hombros, cabeza hacia adelante, etc.).

Trastornos funcionales del aprendizaje por problemas de escucha

- Inmadurez de uno u otro de los integradores.
- Desorden interno de la propia organización de cada integrador, por dificultades motoras que afecten al integrador somático vestibular.
- Mala asimilación de la información por defecto de los analizadores sensoriales, especialmente a nivel del aparato de entrada del integrador coclear.
- Cómo detectar un problema de escucha auditiva (atención del oído).
- El niño no pregunta durante un dictado (y no porque lo capta), le faltan palabras, frases o el contexto; tampoco se entera de todos los mensajes que se dan en clase o en casa; no recuerda bien las explicaciones (puede ser con un tipo de asignatura o persona aislada). Pudiera influir la diferencia de sexo del adulto para el niño.
- Está distraído, inquieto o desconcertado, habitualmente, pero podría salvar el resultado de algunas clases, como las que fueran dadas por un profesor con estrategias de intervención, juegos, oratoria… que lógicamente provocaría estímulo, dato de valoración.
- Tendencia a interpretar mal lo oído, porque le faltan palabras del contexto, a veces esenciales.
- Lenguaje lento o titubeante.
- Hipertonía / Hipotonía (posturas demasiado relajadas o tensas). Añadimos el dato, sabido ya o supuesto al menos, por las ideas sobre el órgano de Corti; Si la célula de Corti analiza

mal el movimiento y el sonido, las posturas son evidenciables: el que escucha mal, se coloca mal.

- Puede tener faltas de coordinación general (claro, que no este dato aislado sugiere este defecto), pero sí se acercaría si además tuviera mala escritura.
- Dificultades para organizar y planificar.
- Actitud indiferente, negativa o antagónica ante el aprendizaje.
- Estrés emocional (origen importante). Puede dar disfonía, aunque no siempre tienen su causa en el estrés psíquico.
- Conviene tener en cuenta que una lateralidad cruzada o una alteración de dominancia auditiva, podría producir unos síntoma similares, además de otras causas psicógenas.

¿Qué tendremos en cuenta?

- Una lateralidad cruzada o un problema de dominancia auditiva, podría presentar sintomatología similar a un problema de escucha.
- La disfunción neuronal por irritación cortical, puede acabar dando una sintomatología psíquica, pero el origen es en sí mismo una disfunción.
- El desconocimiento de la clínica lleva a una situación de dificultades escolares incomprendidas éstas y mantenidas, provocando una nueva situación emotivo-afectiva y de estrés, falta de autoestima, angustia y desinterés. Si no tratamos la causa desde la clínica, no obtendremos resultados positivos.

Dificultades para la escucha auditiva en la infancia

Factores físicos:

- Daño en el oído en los primeros años de vida, en diferentes grados de oír o escuchar.
- Infecciones crónicas, que disminuyen la facultad de analizar la información auditiva. Comenta Katz[210] (1978): "aún los problemas fluctuantes leves o graves tienen efectos nocivos" en el proceso auditivo y luego en el desarrollo del lenguaje.

Factores neurológicos:

- Descartando patologías del nervio auditivo y sordera:
- Lateralidad auditiva izquierda, (en zurdería o lateralidad cruzada).

---

[210]   Katz.J, (Pesquisa precoz de sorderas en escolares). Katz J. Handbook of clinical audiology. Baltimore: Williams & Willkins. 1994.

- Faltas de concentración por dificultad neuromotriz debido a problemas ortopédicos o traumatológicos (rotación de tibias, pies valgos, etc.):
  - Fallos, por retraso del desarrollo psicomotriz.
- A nivel temporal, temporo-parietal o temporo-occipital, los relacionamos con "fórceps" (según nuestra hipótesis).
- Focos irritativos del córtex cerebral por anoxia, deshidratación, y otros accidentes neonatales. A este respecto hay que matizar la escasez de datos clínicos neonatales y de la primera infancia que nos llegan a través de los padres para su estudio[211]. Cabe citar la nota del "diario médico" de Junio-1994, sobre el estudio del que se desprende que el escaso tiempo de consulta hace concluir con rapidez, y no permite recoger por escrito tantos datos como fueran deseados. Tampoco se proporcionan datos suficientes a los padres, para posteriores aportes a la historia clínica, sin posibilidad, en muchos casos, de concretar una etiología cierta para su el diagnóstico. Estas deficiencias solo perjudican a los niños, que solicitan ayuda cuando ya tienen 6,7,10,13 años, tardando en tratarse (por el tiempo pasado con problemas).
- Los fórceps pueden ser causa de irritaciones neuronales temporo-occipitales y parietales.
- Y las caídas de columpios pueden dejar también secuelas de focos irritativos occipitales o frontales.

Factores psíquicos:

- Separaciones prolongadas de la madre, por enfermedad o adopción, que moldean su actitud en la vida.
- Primeras experiencias del niño con el ambiente o con la escuela, negativas.
- Problemas de personalidad por motivos de psicopatías hereditarias o por defectos de desarrollo psicosocial, cultural o religioso.
- Autismo Infantil, ¿niños que no quieren escuchar?
- El autismo se ha comparado con un pozo, y se ha demostrado que el oído es la cuerda que llega a sus profundidades. El método Tomatis tiende esa cuerda para que el niño autista pueda subir a la luz. Este científico define el autismo como la forma más pura de cortar el proceso de escucha, y constituye el caso más severo de niño que no desea escuchar. La doctora Francisca Paravic[212] advierte que no puede asegurar una sanación total con el sistema de Tomatis, pero sí "mejorar el contacto visual y afectivo con el mundo, el deseo de relacionarse y comunicarse".

---

[211] Sólo el 40% de la información del paciente llega a la história clínica. Del estudio realizado en Barcelona Diario médico, 28-Junio-1994, año III. nº 478.
[212] Centro de Medicina Física y Rehabilitación (médico fisiatra).

Factores desencadenantes de la falta de atención

- Diseño biológico.
- Trastornos biológicos: Alimentación, Enfermedad (otitis, dolor, etc.), Parásitos.
- Influencias físico-ambientales.
- Influencias afectivo-emocionales.
- Trastornos del ritmo (de la psicomotricidad).
- Sensoriales.
- Exigencia.

También puede deberse a una falta en el desarrollo psicomotriz, según hemos comprobado en la recuperación de niños con problemas escolares, con un 20 % aproximado de problemas de percepción, y dificultades neuro-psico-motrices. El camino recorrido para el escolar ha resultado arduo a veces: las dishabilidades, la desmotivación (incluso en la edad preescolar) para la escucha, sin estímulo para "aprender". He aquí una causa suficiente de déficit de concentración, falta de escucha y escasa participación, y como resultado, también fallos de información, aunque el alumno pase desapercibido, lo que abundaría en los problemas toda vía de castigo o ridiculización.

Factores psíquicos:

- Separaciones prolongadas de la madre, por enfermedad o adopción, que moldean su primeras experiencias del niño con el ambiente o con la escuela, negativas.
- Problemas de personalidad por motivos de psicopatías hereditarias o por defectos de desarrollo psicosocial, cultural o religioso.
- Cómo estimular el sentido de la audición y escucha o atención auditiva.

En el caso de niños sin patologías ni déficits genéticos, siempre es preciso el estímulo para capar su atención. Pero ejercitarla es conveniente para educar los biorritmos, así mostramos algunos ejercicios, basados en la toma de conciencia de los distintos sonidos y procedencias:

- Tomar conciencia de sonidos producidos por animales: pájaros, perros, gatos, patos, etc., buena experiencia el zoológico.
- Escuchar el sonido del viento y observando las hojas de los árboles, por ejemplo, el sonido del mar y de las olas, de la lluvia, el eco. Siempre mejor en directo y motivos de la naturaleza.
- Atender a la intensidad del sonido: andar en puntillas, golpear fuertemente el suelo, sonidos fuertes y suaves de campana, aplausos de intensidad diferente, cerrar la puerta con suavidad o con fuerza, etc., y crear silencios.

- Reconocimiento de rimas y ritmos usando una gran variedad de poesías, fábulas, anuncios radiales y de televisión. Valerse de buenas antologías de versos infantiles.
- Ejercicios de discriminación auditiva, en los que desarrollen la habilidad de identificar los sonidos.

Las grandes vías sensitivas protopáticas y epicríticas remiten a la corticalidad los elementos de control de la perifería, por lo que el córtex siempre necesita referéncias periféricas. Un acto corporal que ha de proceder a transmitirse, entrando en el campo consciente, debe utilizar necesariamente la transcripción coclear y tomar el uso de la palabra, íntimamente ligada a éste integrador (coclear). Un signo o letra captado por la vista, si cae en el campo de la verbalización, opera aprovechándose de sus resonancias fónicas, mientras por otro lado despierta las memorizaciones corporales impresas. Este es el significado profundo del aprendizaje. El S.N. está mejor adaptado al lenguaje cuanto es éste quien le ha dado forma (de aquí la realización funcional: no hay lenguaje sin S.N.).

Así buscamos la verdadera causa de "esa desatención o distracción", procediendo con mucha prudencia. Todo ello forma parte del paquete "ganas de aprender", causante de la "inapetencia" intelectual temprana. Es importante considerar la música y los tiempos de silencio (escucha – atención) y tonalidades, no solo para potenciar el sentido musical, sino, lo que es fundamental, el ritmo biológico, integración (esencial en el recién nacido), incluso mejor, antes de nacer. Así, de no haber podido prevenir, podremos corregir las dishabilidades.

El sonido y el oído

En física se le llama sonido al fenómeno vibratorio transmitido en forma de ondas. Para que se genere un sonido es necesario que vibre alguna fuente, y estas vibraciones pueden ser transmitidas, como decimos, a través de diversos medios, entre los más comunes se encuentran el aire y el agua. El oído actúa como receptor de las ondas periódicas y las interpreta como sonido.

El sonido humanamente audible consiste en ondas sonoras que producen oscilaciones de la presión del aire, que son convertidas en ondas mecánicas en el oído humano y percibidas por el cerebro. La propagación del sonido es similar en los fluidos, donde el sonido toma la forma de fluctuaciones de presión (audición fetal). En la transmisión aérea el movimiento del cuerpo vibratorio es la membrana, generando ondas de compresión en el aire, La velocidad depende de las características del medio en el que se transmite dicha propagación: presión, temperatura, humedad, entre otros. Cuanto mayor sea la temperatura del ambiente menos rápido llegara el sonido a nuestros oídos, es por eso que algunas personas dicen que "en invierno se suele oír mejor".

En acústica, la intensidad del sonido se define, precisamente, como la energía que atraviesa en un segundo una superficie unidad colocada normalmente a la dirección de propagación del mismo.. La unidad física de la intensidad sonora, es el vatio acústico por cm^2. Se mide en "$erg/cm^2 \cdot seg$." (ergios por cada cm^2 y segundo o bien en w/cm^2). El oído humano es un órgano maravilloso, capaz de reaccionar para intensidades sonoras comprendidas entre 103 y 10 -9 $erg/cm^2.seg$.

La intensidad fisiológica o sensación sonora de un sonido se mide en decibelios (dB). Por ejemplo, el umbral de la audición está en 0 dB, la intensidad fisiológica de un susurro corresponde a unos 10 dB y el ruido de las olas en la costa a unos 40 dB. La escala de sensación sonora es logarítmica, lo que significa que un aumento de 10 dB corresponde a una intensidad 10 veces mayor, p. ej., el ruido de las olas en la costa es 1.000 veces más intenso que un susurro, lo que equivale a, un aumento de 30 dB.

El volumen del sonido emitido, determinado por la amplitud de la vibración, se mide en decibeles o decibelios (dB). Una vibración mas intensa, produce un sonido más fuerte, y viceversa. La escala auditiva varía entre 0 dB (umbral de audición) y 130 dB. Los sonidos superiores a 110 dB producen sensación dolorosa, y la exposición permanente a esos niveles provoca la disminución de la capacidad auditiva (sordera parcial).

Timbre (cualidad). Se refiere a la calidad y define la diferencia del color tonal de una nota tocada por diversos instrumentos o cantada por diferentes voces, distingue una voz de otra. Es la cualidad particular del sonido que permite distinguir dos cualesquiera de ellos, aunque tengan igual tono e intensidad. El límite entre la curva superior (dolorosa) y la inferior (mínima), es el espacio interior: área de la sensación sonora.

A voz más grave (baja), menor cantidad de vibraciones (v) por segundo.
Umbral inferior del oído:16-20 v./s. Umbral superior: de 20.000 v./s.
A vibración mas intensa, sonido más fuerte.

La palabra hablada, tal como se emite en una conversación, solo ocupa una zona restringida del campo auditivo tonal (de 250 a 4.000 v. y de 30 a 60 dB.), y por lo tanto, los trastornos de la audición que no afectan a esta zona, no tienen repercusión sobre la inteligibilidad de la conversación. La velocidad con que el sonido recorre la distancia desde el cuerpo vibratorio hasta el oído es de unos 340 metros por segundo, variando según las condiciones atmosféricas.

La voz humana, el instrumento más antiguo y natural, funciona por el mismo principio; el sonido se produce por la vibración de dos pequeñas cuerdas vocales, tendidas a lo largo de la faringe. El aire extraído de los pulmones, pone en vibración dichas cuerdas. El sonido adquiere más altura cuanto más tensas estén las cuerdas, y viceversa, se refuerza en las cavidades de la boca, nariz y cabeza, que actúan como caja de resonancia, y la calidad de la voz depende de la calidad de las cuerdas vocales.

Por describir la tesitura como el color de la voz humana, se emplean en música los términos de: bajo, tenor, contralto y soprano, con sus correspondientes subdivisiones. Los instrumentos musicales son mecanismos artificiales para la producción del sonido. Cuando el sonido se emite con regularidad, resulta un sonido musical, con la altura de una nota determinada; si la vibración es irregular, el resultado corresponde a ruido.

Tabla 15. Esquema: algunos valores de presión acústica y el umbral de intensidad

Algunos valores en acústica. Si alcanzan el límite superior: sensación de dolor		
Un Jet	170 dB	100000 W
Avión reactor	160 dB	10000 W: 10 kW
Disparo de un arma de fuego	160 dB	10000 W
Orquesta de instrumentos	130 dB	10 W
Martillo neumático grande	120 dB	1 W
Umbral de intensidad peligrosa		
Remachadores, o un coche	110 dB	0,1 W
Piano	103 dB	0,020 W: 20 mV
Un conjunto de música moderna ≥	100 dB	0,01 W
Tren subterráneo	90 dB	0,001 V: 1mW
Tráfico pesado	80 dB	0,0001 W
Un tráfico intenso, corresponde a:	70 dB	0,00001 W
Canto	70 dB	0,00001 W
Un supermercado pequeño o tienda	60 dB	0,000001 W
Conversación normal	50 dB	0,0000001 W
Un susurro (bajo)	10 dB	0,00000000001 W

La contaminación acústica (o contaminación auditiva). Se refiere al "ruido" exceso de sonido y molesto, que altera las condiciones normales del ambiente, provocado por las actividades humanas (tráfico, industrias, locales de ocio, aviones, etc.), pudiendo causar grandes daños a la calidad de vida de las personas, con efectos negativos sobre la salud auditiva, física y mental, si falta el control adecuado (la OMS establece los 70 dB, como límite superior deseable). En España[213] constituye un problema (se establece los 55 dB como nivel de confort acústico). Desde hace años el ruido se ha convertido en un factor contaminante constante en la mayoría de las ciudades, siendo un grave problema en la actualidad, por los efectos fisiológicos, psicológicos, económicos y sociales.

Con el oído distinguimos inmediatamente entre el tono agudo de la voz de un niño y el tono grave de la de un hombre, entre el ruido estrepitoso de un avión en vuelo, y el zumbido del tráfico, y además, si la melodía que escuchamos al paso, corresponde a una acordeón, trompeta o violín. Estamos seleccionando, de hecho, las tres características del sonido: altura, volumen y calidad. La tabla siguiente compara los valores aproximados de distintos sonidos medidos en decibeles y watts (vatios).

El oído y los aprendizajes

La audición precede al lenguaje, y a su vez lo es lenguaje ante la lecto-escritura, que después facilita los demás conocimientos. El oído es el órgano periférico que se modula en el tálamo para codificarse e integrarse, como contribución de la organización corporal completa, y un gran componentes para el aprendizaje, porque es para el niño el medio de percepción de los sonidos, aprendiendo la palabra de esta forma, para luego imitarlos y hablar. Aunque en un examen clínico fuera reconocida la audición como normal, no significaría que no tuviera problemas sobre los aprendizajes orales y la comunicación.

La información verbalizada toma la vía auditiva (camino real del mensaje acústico). Por el integrador coclear, que inunda al integrador vestibular, pasa a la corteza cerebral, que codifica las diferentes variantes de sonidos integrados en la audición, y va a incluirse en todas las partes animadas del cuerpo. Las fibras sensitivas motrices y sensoriales que componen el integrador coclear o lingüístico, son una unidad sistemática, que reúne actividades coordinadas. Este integrador está situado en el área temporal.

---

[213] *Legislación española por la Ley 37/2003, de 17 de noviembre.* El artículo 9.1 de la Constitución Española, artículo **53**. El ruido puede afectar a los derechos fundamentales consagrados en los artículos **10** (libre desarrollo de la personalidad), **15** (integridad física y moral), **18** (intimidad personal y familiar, inviolabilidad domiciliaria), **19** (libertad de elección de residencia) y **33** (propiedad privada). el artículo **45** establece que todos tenemos derecho a un medio ambiente adecuado y el deber de conservarlo; prevé, además de las sanciones administrativas, la posibilidad de establecer sanciones penales y recoge la obligación de reparar el daño causado. El artículo **43** trata del derecho a la salud que, como hemos visto, puede verse seriamente afectada por el ruido. Finalmente, la contaminación acústica puede incidir, desde luego, en el derecho a una vivienda digna y adecuada consagrado en el artículo **47**.

Déficit de percepción auditiva

Algunos problemas auditivos no corregidos en su momento, pueden corromper el desarrollo normal de la adquisición del lenguaje hablado, y consecuentemente causar problemas de lenguaje (incluso de lectura). Sin embargo, aunque esta sea una posible causa indirecta de los síntomas de los disléxicos, este tipo de problemas sensoriales suelen ser excluidos en las definiciones de la dislexia, al no ser suficientemente específicos. La teoría de que el problema no reside en la percepción auditiva en general, sino más bien en la representación y codificación fonológica del lenguaje, está más respaldada (Brady, Shankweiler, & Mann, 1983; Mody, StuddaertKennedy, & Brady, 1997) [214].

Postura audio-vocal. El acto de vocalizar, de hablar o de cantar, es una de las actividades motoras más importantes y complejas del ser humano debido a que hay una participación de todo el cuerpo. Para saber hablar o cantar, se necesita primeramente saber escuchar el flujo verbal con el fin de regularlo adecuadamente. El cantante es el primero en oír los sonidos que emite. Pero el control de estos sonidos requiere de una postura adecuada para escuchar, es decir la postura audio-vocal o expresiva. La cabeza debe estar alineada con la columna vertebral, y es importante que no se eleve al emitir notas altas. Antes de emitir un sonido, el sujeto debe inhalar profundamente. Durante la emisión de voz, el tórax debe permanecer abierto para darle su máxima amplitud a los músculos del diafragma.

Ejercicio de lectura en voz alta. El niño, adolescente o adulto, con algún problema auditivo, o de dislexia, es aconsejable que practique diariamente, durante un mínimo de 15 minutos la lectura en voz alta mientras que mantiene esta postura audio-vocal[215], en privado, hasta acostumbrarse, para fortalecer su auto-control; colocando su mano derecha a unos cuantos centímetros de la boca, como si fuera a leer frente a un micrófono, vocalizará de forma exagerada al principio. Rápidamente se percatará de que en esta posición la voz "se amplifica", es decir, se vuelve considerablemente más rica en armónicos altos, de más calidad o más brillante. Se dará cuenta de que mejorará mucho el ritmo del flujo verbal.

El niño sordo

---

[214]   Brady, S., Shankweiler, D. & Mann, V. (1983): Speech perception and memory coding in relation to Reading ability. Journal of Experimental Chil Psychology, 35, 345-367. // Mody, Studdert-Kennedy M..& Brady S., 1997, Speech perception déficits in por readers: Auditory processing or phonological coding? Journal of Experimental Chil Psychology, 64, 199-231

[215]   De Alfred A. Tomatis "El oído y el lenguaje", "Vers l'ecoute humaine"- tome 1 (esf - 1974), De acuerdo con Alfred Tomatis (1920), francés, doctor en medicina y Otorrinolaringólogo (ORL*): estas situaciones, tan distintas en apariencia, tienen un origen común. El postula que la mayoría de la gente no escucha bien y por eso sufre una gran variedad de enfermedades y conflictos, y sobre la base de esta idea, desarrolló un original método para reeducar el oído.*

Los trastornos de la comunicación oral constituyen un motivo de consulta frecuente. Es necesario reconocerlos y tratarlos tan temprano como sea posible, para dar al niño la mejor oportunidad de vencer su impedimento antes de ingresar al sistema escolar básico. Estas alteraciones pueden comprometer en grados variables al sistema de lenguaje, al habla y a la voz. Un niño presenta un trastorno de lenguaje, cuando tiene una inhabilidad para comprender y/o expresar significados en forma efectiva:

- Deterioro Auditivo
- Deficiencia Mental
- Disfasia

Autismo o desórdenes del espectro autista (Tuchman y Rapin, 1991). Un trastorno del habla puede comprometer tanto a la articulación como al ritmo y fluidez de la palabra. Una de las anomalías articulatorias que se presenta con mayor frecuencia y que tiene un mejor pronóstico es la Dislalia. Para su correcta detección es de gran importancia la valoración que se haga de los órganos fonoarticulatorios, a saber: labios, lengua, paladar duro y blando, alvéolos, dientes y fosas nasales. Es posible ver un frenillo sublingual corto en la consulta habitual; para descartarlo es necesario elevar la lengua, ya sea en forma activa o pasiva hasta contactar con paladar duro.

Las dislalias pueden ser clasificadas en: orgánicas, fisiológicas, audiógenas, ambientales y funcionales. Estas últimas son las más frecuentes y son producto de una escasa habilidad motora. No hay un criterio cronológico de diagnóstico, pero sería anormal de no haberlo superado a los 4 o 5 años.

El defecto del ritmo y fluidez del habla más común es la Tartamudez o espasmofemia, en que el niño es incapaz de hablar correctamente a causa de una involuntaria repetición, prolongación o cesación de un sonido. La edad de comienzo de la tartamudez es típicamente entre los 2-2,5 años, y su diagnóstico requiere la presencia de espasmos, que pueden ser tónicos o clónicos. Es importante diferenciarla de las disfluencias normales del habla del preescolar (carentes de espasmos), las que son repeticiones de la palabra completa más que de parte de ella. Este trastorno se denomina también tartamudez fisiológica o evolutiva; tiene temprano comienzo y pocos meses de duración. Observaremos si coincide con ambidextrismo, para derivarlo.

¿Cómo hablaríamos a un sordomudo?. En su mayoría, los sordos aprenden a leer los labios, por lo tanto les miramos a la cara cuando les hablemos. Pronunciaremos con claridad y no mascullando; los movimientos de nuestros labios y de la lengua deben quedar bien visibles para que puedan interpretarlos. Al recurrir al lenguaje de los signos del alfabeto de sordomudos, nos aseguramos de que estamos usando la misma versión que domina la persona con la que nos comunicamos.

El lenguaje de señas hace la comunicación por un canal gesto-viso-espacial. El sistema internacional describe diversos objetos e ideas, con dos alfabetos, uno que utiliza las dos manos, y el otro que utiliza una sola mano. Los movimientos han de ser claros y precisos, manteniendo las manos a la vista, para que la persona sorda pueda verlas.

Con el sistema alfabético debemos deletrear todo, excepto los números. Existen algunas abreviaturas (por ejemplo, la señal que indica "correcto" se hace levantando los pulgares). Entre palabra y palabra (por ejemplo) haz una pausa chasqueando los dedos o separando las manos y bajándolas. Las lenguas de señas son lenguas naturales de producción gestual y percepción visual (o incluso táctil por ciertas personas con sordo ceguera), que tienen estructuras gramaticales muy definidas y distintas de las lenguas orales con las que cohabitan.

El de palabras sueltas: La Federación Mundial de Sordos ha fijado un alfabeto dactilológico universal, que es un verdadero Alfabeto Manual. Adjuntamos las señas del abecedario dactilológico. El deletreo manual visualiza palabras y frases, letra por letra, por medio de las manos utilizando el alfabeto manual, que consta de 27 configuraciones manuales distintas (más la "LL" y "RR") para representar

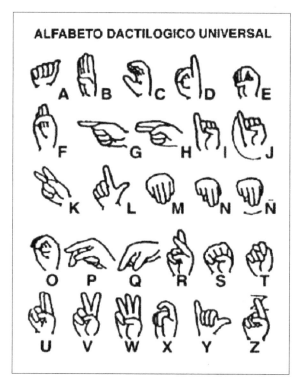

Fig. 23. Alfabeto Dactilológico Internacional (figura adaptada de Turismo@ccesible)

cada letra del alfabeto castellano. Combinando las letras en una sucesión continua, se puede expresar y recibir ideas. El deletreo manual se usa en frases de lenguaje de señas como suplemento para expresar ideas para las cuales no hay señas formales, tales como nombres propios y términos técnicos. Suele hacerse con las manos en una posición cómoda cerca de la zona del hombro y el mentón. Este lenguaje por signos es reconocido con facilidad por una persona sorda, en especial cuando se acompaña de gestos que significan palabras o ideas específicas, lo que le permite entablar una conversación.

Un guante electrónico para sordo-mudos. El guante diseñado por alumnos de la Escuela Superior de Ingeniería Mecánica y Eléctrica (ESIME), en 2008 transforma los movimientos del lenguaje de señas en palabras y frases que aparecen en una pantalla al momento de comunicarse. Está formado por microinterruptores colocados en cada dedo que se conectan a una tarjeta electrónica que tiene un microcontrolador, y mediante un software, y traduce los movimientos en palabras o frases. Tiene el propósito de ayudar a las personas sordo-mudas a comunicarse con la gente que no conoce el lenguaje de señas. Estos creadores le pusieron el nombre de "Traductor Dactilológico". El prototipo poseía dos funciones que permitían al usuario elegir si desea contestar o elaborar una pregunta, saludar o realizar preguntas cortas. Es de utilidad para comunicarse con personas que no entienden el lenguaje de señas. Tienen pensado crear una empresa de asistencia tecnológica enfocada a personas discapacitadas, en la que se desarrollarán varios prototipos para abastecer a este grupo humano.

La sordera y sus causas

La sordera es la deficiencia sensorial más frecuente, siendo a menudo causa de discapacidad. Se estima que aproximadamente el 20% de las personas mayores de 18 años presentan alguna forma de sordera, que 1 de cada 1.000 niños nace con una perdida auditiva severa-profunda, y que 4-5 niños de cada 1.000 nacen con deficiencias auditivas de suficiente grado como para afectar significativamente a la adquisición de su lenguaje. El numero de casos de sordera va en aumento, sobre todo en los países mas desarrollados.

Incluye cualquier grado de pérdida de la audición, con la clasificación siguiente: ligeras, moderadas, severas y profundas, correspondiéndose cada una de ellas a los resultados de la audiometría y a la repercusión que tienen sobre el desarrollo lingüístico y la comunicación del individuo. A estas categorías se añade una cuarta de mayor gravedad, conocida como cofosis o anacusia, cuando el daño o lesión es tan severo que no se encuentra audición en los exámenes que se realicen.

Causas de la sordera

- *Sordera congénita.* Esta sordera también puede tener causas ambientales. Algunos trastornos son heredados y otros son de debut tardío, de inicio en la edad adulta, que son hereditarias por existir varios familiares con esta dolencia.
- *Lesiones en el oído o en la cabeza.* Por ejemplo las fracturas craneales, pueden ser causa de sordera.
- *Complicaciones durante el embarazo o el nacimiento.* Algunos bebés nacen con alguna deficiencia auditiva como consecuencia de infecciones o enfermedades que sufrió la

madre estando embarazada, lo que puede afectar al desarrollo del oído medio. Los bebés prematuros también presentan un mayor riesgo de sufrir deficiencias auditivas.

- *Ruidos fuertes.* Un fuerte y repentino ruido o la continua exposición a altos niveles de ruido pueden causar daños permanentes a los diminutos pelos de la cóclea, por lo que dejarán de transmitir sonidos tan eficazmente como antes.
- *Infecciones o enfermedades.* Determinadas afecciones, como las del oído repetitivas, las paperas, el sarampión, la varicela y los tumores cerebrales, pueden dañar las estructuras del oído interno.
- *Medicamentos.* Algunos medicamentos, y fármacos de quimioterapia, pueden causar sordera. Los más frecuentes son algunos antibióticos como la kanamicina, neomicina, estreptomicina, gentamicina, amikacina. Incluso son tóxicos para la audición la furosemida (diurético), etc.
- *Adquiridas durante la infancia:*
  - *Traumatismos sonoros,* debidos a explosiones, descompresiones bruscas, exposición continuada a ruido intenso, etc.
  - *Infecciones:* Meningitis bacteriana, paperas, tifus, sarampión, etc. La sordera que aparece como consecuencia de la rubéola de la madre durante el embarazo, está presente desde que el bebé nace, y no es hereditaria sino producida por un agente ambiental (un virus).

¿Se puede prevenir la deficiencia auditiva?. La pérdida auditiva o sordera, en su mayoría son inevitables, pero la pérdida auditiva inducida por el ruido sí puede prevenirse y reducir el riesgo de padecer este tipo de sordera, como lo es el evitar la exposición a ruidos fuertes o estridentes, incluidos los gritos, las sirenas, los motores ruidosos, y las herramientas eléctricas. La intensidad del sonido se mide en decibelios (dB), y cualquier sonido que supere los 80 dB está considerado peligroso cuando nos exponemos a él de forma prolongada.

Ejemplos de prevención de daños auditivos permanentes:

- Bajar el volumen del estéreo, la televisión y, sobre todo, de los auriculares del reproductor de música. Si un amigo que está a un metro de distancia puede oír la música que escuchas, está lo suficientemente alta como para causar daños auditivos.
- Llevar tapones para los oídos si vamos a un concierto u otro evento ruidoso (a pesar de todo, oirás la música). Es buena idea llevar orejeras especiales si vas a utilizar un cortacésped o un aspirador de hojas o de nieve. (El algodón en el oído no proporciona la protección suficiente).
- Ir al médico inmediatamente si sospechas que tienes cualquier problema de audición y hacerte pruebas auditivas con regularidad.

El sistema visual

Ver no es sinónimo de comprender, porque no siempre se dan las condiciones idóneas para el proceso visual de adaptación, percepción, codificación e integración. Hoy en día la mayor parte de la información se adquiere a través del sistema visual, y los déficits de aprendizaje suelen estar mal diagnosticados, porque las habilidades de este sistema se desarrollan progresivamente y requieren de la atención en la familia y en la escuela. Es crucial la detección temprana de las anomalías, para prevenir desórdenes en los aprendizajes.

Introducción

El sistema visual es la estructura sensitiva más compleja del "circuito nervioso", y solo el nervio óptico posee más de un millón de fibras, y existen más conexiones nerviosas para la transmisión de la información al cerebro (procedente de la retina) que de cualquier otro órgano sensorial, y muchos procesos mentales, incluyendo la memoria, se cimentan en la información visual. Es la visión un sentido de importancia capital, y los ojos nos posibilitan detectar formas, colores y movimiento, el conocimiento y la interrelación con el enforno.

Los mapas sensoriales del cerebro, a pesar de que sugieren una sensación estática por su propio nombre, sufren modificaciones dependiendo del estado motivacional y la activación, por lo que se va actualizando y variando a lo largo del tiempo, no solo en niños, sino también en adultos. Y las diferentes áreas sensoriales no representan una sola modalidad, sino una mezcla de modalidades de entradas. Así algunas células visuales, p.e., también responden a estímulos auditivos y tactiles. Estas células polimodales convergen intersensorialmente, proporcionando un mecanismo de interacción.

La percepción visual comienza en nuestra retina, que precisamente ha sido el punto de inflexión del avance científico más relevante en el estudio de la visión. En 1939, Keffer Hartline[216] logró registrar los cambios de actividad de las células de la retina, logrando

---

[216]   Haldan Keffer Hartline (22/12/1903-13/03/1983) fue un fisiólogo estadounidense, coganador (con George Wald y Ragnar Granit) en 1967 del Premio Nobel de Fisiología o Medicina por su trabajo de análisis de los mecanismos neurofisiológicos de la visión. Obtuvo el primer registro de los impulsos eléctricos enviados por una simple fibra de nervio óptico cuando los receptores conectados a ésta son estimulados por luz. El primer descubrimiento de que *las neuronas respondían a la luz en un punto restringido del espacio visual* (que lo llamó campo receptor), y el segundo hallazgo era que la respuesta neuronal era mayor si aumentaba la intensidad del estímulo, y que cada célula respondía dependiendo, no solo de la luz sobre su campo receptor, sino también de la existente en regiones limítrofes (la forma en que la retina procesa el contraste).

establecer la relación entre el estímulo luminoso, un punto de luz inyectado en el ojo, y la respuesta neuronal. Gracias a estos hallazgos, poco después, en 1953 Stephen Kuffer [217] experimentó en la retina de un gato, confirmando lo descubierto por Hartline[218], Hubel[219] y Wiesel[220], también galardonados con el mismo Premio Nobel, en 1981, que investigaron el tálamo y la corteza visual, hallando lo específicas que son las células corticales a la estimulación visual. El niño ciego o sordo congénito nace provisto solamente de cuatro sentidos para captar y procesar los estímulos de su entorno, pero si son debidamente estimulados serán una valiosa fuente de información que le permitirá utilizar lo que recibe y transformarlo en ideas y conceptos experimentados por él mismo.

El Ojo. Anatomo-fisiología

El 50 % de la información que recibimos de nuestro entorno se realiza a través de los ojos. Desde la física se puede contemplar el ojo como un instrumento óptico o como receptor, prácticamente centrado, compuesto por dos lentes: córnea y cristalino. Y desde el punto de vista anatómico y fisiológico, lo recordaremos como órgano sensorial de la visión, de un modo general. Cada ojo consta de dos partes: el globo ocular y los órganos anexos.

El globo ocular es un órgano casi esférico[221], de unos 20-24 mm, situada en la órbita y rodeada de seis músculos (oculares) extrínsecos que lo mueven unido a la esclerótica, su pared externa (anterior) sustituida por la córnea, que es transparente. Detrás se sitúa la córnea, en la cámara anterior, que regula el diámetro de la pupila (espacio por el que pasa el eje óptico), mediante el esfínter del iris, que contrae la pupila, y el dilatador, que la ensancha.

En el globo ocular hay tres membranas (*también llamadas túnicas*): *La esclerocórnea* (externa), que se compone de dos capas: *Esclera y Córnea. Úvea* (capa media) es la capa vascular y nutricia del ojo, formada por otras tres: 1) *coroides,* 2) *cuerpo ciliar e* 3) *iris.* Situadas, de atrás hacia delante de este modo:

---

[217]   Stephen William FRS Kuffler (Tap, Hungría, 24/08/ 1913 – 11/10/1980) fue un eminente neurofisiólogo húngaro-estadounidense. A menudo, ha sido referido como el "padre de la neurociencia moderna". Fundó el departamento de Neurobiología de la Universidad de Harvard en 1966. Es conocido por sus investigaciones sobre las uniones neuromusculares en las ranas, la inhibición presináptica, y el neurotransmisor GABA.

[218]   Haldan Keffer Hartline (22 /12/–† 17 /03/1983) fisiólogo estadounidense, coganador del Premio Nobel, investigó las respuestas eléctricas de la retina.

[219]   David Hunter Hubel (Windsor, 1926) Neurobiólogo estadounidense de origen canadiense. En 1959 se estableció en Harvard. Trabajó junto a T. Wiesel en el estudio de la compresión del mecanismo de la percepción visual en el nivel cortical, utilizando microelementos y técnicas electrónicas modernas, con el objeto de detectar la actividad de las neuronas individuales, en concreto las de área 17 del córtex visual. Gracias a *Hubel,* el córtex visual es hoy en día la parte del cerebro mejor conocida.

[220]   Torsten N. Wiesel (Uppsala, Sweden, 1924), el neurobiólogo sueco ganador del Premio Nobel de Medicina en 1981, junto con D.H.Hubel (citado anteriormente), por sus contribuciones al estudio del área visual de la corteza cerebral. Compartió este honor con el canadiense David Hubel y el estadounidense Roger Wolcott Sperry.

[221]   Graham y cols. 1965; Adler 1992

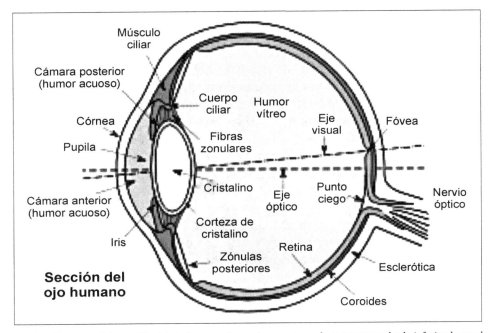

Fig. 24. Esquema de la sección del ojo humano. La parte superior es la cara temporal, y la inferior, la nasal. Imagen adaptada de Wikipedia Commons.

- *Coroides:* es nutriente y protectora de la dirección de la luz.
- *Cuerpo ciliar:* en medio de éstas, formado por los procesos ciliares (encargados de la secreción del líquido que rellena la cámara anterior (humor acuoso) y el músculo ciliar, encargado de variar la curvatura del cristalino para poder enfocar a distintas distancias.
- *Iris:* capa interna que da el color a los ojos. Su función es regular la luz que entra del exterior. El orificio natural del Iris, y en su centro, la pupila (que se contrae a la luz y se dilata son menos luz). Detrás del Iris, el cristalino (lente ocular por excelencia), una lente biconvexa, capaz de regular su curvatura y su potencia dióptrica por la acción de los músculos ciliares, importante para enfocar las imágenes en la retina.

La Retina y el nervio óptico: La retina es la zona "sensible" del aparato visual, donde se reflejan con nitidez las imágenes, luego transmitidas al cerebro a través del nervio óptico. El punto de máxima sensibilidad es una pequeña hendidura llamada **fóvea**, donde se encuentra la mayor concentración de las células responsables de la sensibilidad de la retina: *conos y bastones*. En la zona posterior hay una parte ciega, que es donde conecta el nervio óptico y se llama papila.

La visión

La visión se divide en dos partes, la central y la periférica. La visión central es la que nos permite ver algo puntual. Está formada por las fibras que provienen de la mácula, que es la parte central de la retina. En la lectura, la mácula envía al cerebro cada una de las letras que componen la palabra. En los períodos de fijación se percibe *lo escrito* frente a la fóvea y los movimientos sacádicos lo trasladan al siguiente punto del texto para que pueda seguir decodificando y asimilando la información. Con la visión periférica observamos todos los objetos que rodean a la visión central, p.e., cuando miramos el ojo de una cerradura, simultáneamente vemos la manilla, la puerta, el marco, etc.

El ojo actúa como el visor cerebral, recibe información, la analiza y la transmite al cerebro para su posterior procesamiento en el área visual. Los estímulos nerviosos formados en la retina son enviados al cerebro a través del nervio óptico, con un millón de fibras que conecta la retina (dentro están los conos y bastones) con la corteza visual del cerebro, donde se termina de integrar el proceso visual.

Tabla 16. Vía visual -II Par o Nervio óptico

Receptor y 1ª Sinapsis	Células Fotorreceptoras de la Retina
2ª Sinapsis	Célula Bipolar
3ª Sinapsis	Célula Ganglionar
Vía	Nervio óptico Quiasma óptico Tracto óptico
4ª Sinapsis	Núcleo/cuerpo Geniculado Lateral
	Radiaciones ópticas
Vía de proyección cortical	Área visual Primaria (17 de Brodmann)

Recorrido de la vía visual. El flujo de información visual se puede dividir en dos fases:

1. Transmisión de la información de la retina al mesencéfalo y al tálamo (por los fotorreceptores). Los nervios ópticos alcanzan el quiasma óptico, estructura donde se produce el cruce de la parte de axones de las células ganglionares del lado opuesto, como vemos en la imagen. Los axones que salen del quiasma óptico forman los tractos ópticos, que se dirigen a los tálamos correspondientes. Los axones que llegan al tálamo hacen relevo de la información en neuronas talámicas.

2. Retransmisión desde el tálamo a la corteza visual primaria. Los axones de las neuronas talámicas inician una vía que va a terminar en la corteza cerebral del lóbulo occipital, el área visual primaria o corteza estriada (Fig. 25).

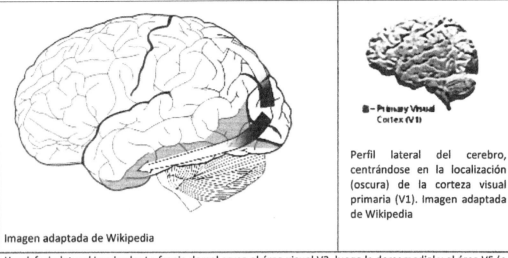

Perfil lateral del cerebro, centrándose en la localización (oscura) de la corteza visual primaria (V1). Imagen adaptada de Wikipedia

Imagen adaptada de Wikipedia

Hemisferio lateral izquierdo: La franja dorsal cruza el área visual V2, luego la dorsomedial y el área V5 (o MT), y llega a la corteza parietal posterior. Ambas se nombran como de "acción/percepción"[1], que fue definida por vez primera por Ungerleider y Mishkin[2]

La franja con la flecha superior (dorsal), llamada "Ruta como", asociada al movimiento, localización de objetos y control de brazos y ojos (especialmente sacádicos) y la franja ventral (inferior, que bordea el lóbulo temporal inferior) tienen su origen en la corteza visual primaria.

Fig. 25. Corteza visual

El campo visual. Corresponde al espacio en que pueden ser vistos simultáneamente diversos objetos con la mirada fija en un punto determinado, que se refleja en la zona temporal de un ojo y la nasal del otro. No se forman dos imágenes independientes en la corteza cerebral, en condiciones no patológicas, sino que por función cerebral, las dos imágenes se funden en una (proceso llamado fusión); es lo que decide la visión binocular.

Mediante la estimulación visual, primordial en la primera infancia, se percibe una imagen de los dos ojos, para lo que es imprescindible que la mirada se dirija en un mismo punto. Pero no son idénticas las imágenes de ambos ojos, por la incidencia del rayo luminoso en el objeto visto desde distinto ángulo; también interfieren factores psíquicos. Se calcula que en horizontal tenemos un campo visual de 100° a los extremos de visión, y 60° en dirección a nuestra nariz. En vertical tenemos un campo visual de 60° hacia arriba y de 70° hacia abajo. El ojo derecho tendrá un campo visual individual y el izquierdo otro, que tras el fenómeno de la visión binocular, se formará un campo visual común a la visión de los dos ojos y un campo residual (a los extremos) quedará sin ver.

El niño que por variar la postura o acercarse demasiado al papel, hace variar los ángulos de convergencia, o tiene problemas de oftalmología / visión, o el vicio demasiado habitual y por lo tanto comportaría faltas de acomodación o dominancias y percepciones, con incidencias en aprendizajes lectores. Los movimientos oculares, con capacidad de fijación y motilidad bien desarrollada, facilitan el rastreo de códigos y se han de desarrollar, con movimientos de seguimientos y fijación, integrando la función del ritmo, presente en toda función cerebral, además del reflejo psicosensorial.

Quiasma óptico, procesamiento visual y dominancia ocular

Las fibras que provienen de las retinas nasales (Fig. 27) cruzan el quiasma óptico, mientras que las que provienen de las retinas temporales permanecen sin cruzar hasta los cuerpos geniculados laterales. Tras el quiasma óptico circulan las fibras provenientes de la retina temporal y las que cruzan de la retina nasal, de manera que a cada hemisferio le llega información de un sólo hemicampo visual: el contralateral.

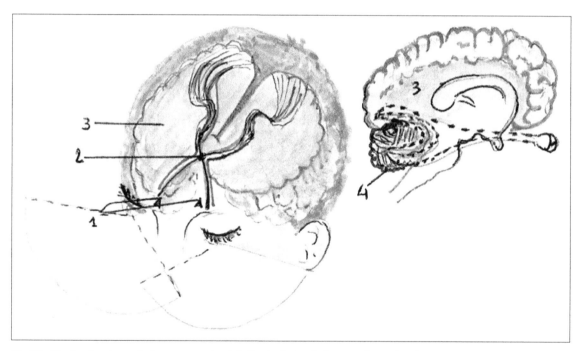

Fig. 26. Vía visual, quiasma óptico y campo visual. 1: Nervio óptico. 2: Quiasma óptico (se observa el desvío de las fibras _línea negra_ hacia el ojo contralateral y el resto mantienen su lugar y dirección por las cintas ópticas, junto a las procedentes de la zona temporal del otro ojo. 3: Cerebro. 4: Cerebelo. El campo visual, que se muestra muy ténue delante de los ojos, es el espacio en que pueden ser vistos simultáneamente diversos objetos con la mirada fija en un punto determinado. La vía visual se muestra a la derecha.

El fascículo óptico pasa hacia atrás para terminar en centros intermedios en el mesencéfalo; desde allí va al área visual del cerebro (lóbulos occipitales). En cada lóbulo está representado la mitad contraria del campo visual; el izquierdo los recibe los impulsos que vienen de la mitad lateral de la retina derecha y viceversa.

Dentro del área cortical están contenidas todas las células precisas para la síntesis de campos simples, complejos e hipercomplejos, con la posición y dominancia ocular. De este modo la "visión binocular" suele ir acompañada de la visión simple o "fusión binocular", donde se ve una sola imagen a pesar de que cada ojo tiene su propio punto de vista de cualquier objeto.

El procesamiento visual implica una buena agudeza visual, y requiere todas las habilidades que durante el desarrollo del sistema visual afecten a su aprendizaje, como son: motilidad ocular, coordinación ojo-mano y dominancia visual, percepción, mantenimiento de la atención, memoria visual, etc., que están íntimamente ligadas al proceso lector; y cualquier alteración o disfunción en alguna de ellas repercutirá sobre la lectura directamente.

La relación entre dominancia ocular, la percepción, los movimientos oculares y la lecto-escritura, hace necesaria la intervención clínica y/o optometría, para conseguir el proceso lector eficaz. En niños con problemas de aprendizaje de diversa índole se le realizan test de dominancia, tanto motora (mano, pie) como sensorial (ojo, oído). Si no coincidían en lateralidad (en especial el binomio mano-ojo), atribuían el problema de aprendizaje a esta lateralidad cruzada, y la trataban, intentando cambiar la lateralidad.

Influencia de la dominancia ocular en la función visual

Los problemas de dominancia ocular producen defectos de percepción, que generan dificultades en la lecto-escritura, sin necesidad de que haya patología cerebral, porque se altera la vía correcta de los receptores de estímulos de cada ojo y de la vía óptica, por ende, el procesamiento visual, que genera dificultades perceptivas y de lecto-escritura; en estos casos es necesaria la corrección y homolateralización, previo estudio. *La no dominancia visual y las lesiones de estas áreas, en distinto grado y orden, pueden producir:*

- Ceguera verbal moderada o dislexia: desorganización visual, con orientación espacial defectuosa en las mitades homónimas del campo visual, porque tiene dificultad para interpretar lo que ve, siempre que exista disfunción del hemisferio dominante, aunque no entorpezca la visión. Por ejemplo, puede ser incapaz de reconocer el significado.
- Esto también sucede siempre que exista una disfunción del hemisferio dominante, aunque no entorpezca la visión, como se da en la zurdería falsa o patológica, en que el niño o la niña puede ser incapaz de reconocer el significado de lo que lee.
- Repercusiones en los símbolos escritos y los aprendizajes, para posterior comprensión:
  - La lectura, la escritura y el estudio comprensivo, porque cuando los ojos convergen para la visión próxima, la posición de cada ojo es diferente, y también la imagen generada en las retinas, al enviar cada ojo señales distintas, dificultando la localización y posicionamiento.

Con demasiada frecuencia nos encontramos con problemas de dominancia visual, por lo general como resultado de una incompleta definición de la lateralidad, de origen en el desarrollo neuro-psicomotríz, o en vicios posturales, que requeriría un buen esquema corporal globalizado e integrado. No obstante es sencilla la recuperación de este trastorno, por lo que vale la pena su evaluación, separadamente de la consulta oftalmológica. Conviene corregirlo antes de los 6 años, con preferencia en época vacacional larga, porque el método resulta más discreto. La percepción visual es intrínsecamente espacial, y la habilidad viso-perceptiva nos permite detecta, diferenciar y seleccionar determinados estímulos, que pueden ser rostros, figuras, objetos, paisajes, letras números, etc. Conviene el temprano desarrollo.

> *La definición de la dominancia ocular puede ayudar a los niños con dislexia a aprender a leer y mejorar su capacidad lectora.*

La ambliopía, también llamada ojo perezoso u ojo vago, se define como una disminución de la agudeza visual sin que exista ninguna lesión orgánica que la justifique. Generalmente la afectación es unilateral y se produce como consecuencia de falta de estimulación visual adecuada durante el período crítico de desarrollo visual, lo que afecta a los mecanismos neuronales encargados de la visión. Puede coincidir que el ojo perezoso sea el dominante, y en este caso es muy importante la inmediata estimulación, mediante ejercicios dominantes [222]. De acuerdo con los optometristas, observamos una relación entre las dificultades en las habilidades oculomotoras y los problemas de atención y concentración.

Habilidades para identificar, interpretar y comprender lo visto

Las principales habilidades son:

- *Percepción visual:* interpretar la información recibida al ver, que a su vez precisa de:
  - Discriminación visual: distinción de letras y números, p.e. "6-9, 7-1, b-d", a-e, F-P.
  - Figura fondo: extracción de información importante en contexto visual.
  - Cierre visual para lectura global: reconocer objeto/texto, aunque falte una parte.
  - Memoria inmediata: de secuencias, que permite el hábito de reconocer palabras. La *memoria visual es la* capacidad para formar imágenes mentales, retenerlas y almacenarlas para uso futuro, o para síntesis de nuevas imágenes mentales. La dislexia es producto del defecto en la capacidad para procesar símbolos gráficos, por falta de respuesta occipital, con alteraciones de la atención visoespacial, alterando habilidades visoperceptivas.
- *Dominancia ocular:* Consecuencia de una lateralidad homogénea.

---

[222]   Recordamos al protagonista de la película "Pájaros de fuego", título original Fire Birds (Wings of the Apache), de 1990, dirigida por David Green. Una unidad de helicópteros de combate del ejército del aire de los EEUU es enviada a la jungla peruana para luchar contra el narcotráfico; los cárteles de la droga, apoyados por asesinos, son difíciles de combatir. Por este motivo se decide adiestrar a una unidad especial con helicópteros Apache. El instructor Jefe Little tiene que entrenar a los mejores pilotos. Jake A. Preston es un experimentado piloto, con una impecable hoja de servicios, y es el primero en recibir instrucción especial. Tras asignarle un avión Apache, tiene un fallo de puntería (con el monocular derecho) en pleno combate, ante la preocupación y asombro del Instructor y su personal frustración. Jake presenta una alteración de la dominancia visual (siendo diestro no percibía distancias, etc. con el ojo derecho). El instructor, que por su parte había padecido el mismo desarreglo de lateralidad, pudo ayudarle a superarlo en 15 días, con divertidas escenas y el apoyo de sus compañeros.

- *Motilidad ocular:* Para seguir un objeto de forma concreta y dirigir con exactitud los ojos en la dirección deseada de manera precisa y rápida.
- *Cambio de foco:* Mirar rápidamente de cerca de lejos o viceversa, sin nubosidad momentánea.
- *Enfoque mantenido en el tiempo:* Poder mantener el enfoque de visión cercana, eficaz y cómodamente, durante un tiempo determinado.
- *Percepción de profundidad*: Determinar las distancias entre objetos y ver el movimiento preciso en el espacio tridimensional.
- *Visión periférica:* Para registro e interpretación de lo que está sucediendo en nuestro entorno, mientras se atiende a una tarea visual concreta.
- *Binocularidad:* Habilidad para usar ambos ojos (Jake A. Preston) simultáneamente, con suavidad, igualdad y precisión (Stein J, Fowler S. Effect of monocular occlusion).
- *Atención mantenida:* Para seguir haciendo con facilidad una tarea o actividad sin interferir en las funciones de otra.
- *Agudeza de visión cercana:* La capacidad de ver con claridad, inspeccionar, comprender e identificar objetos a distancias cercanas, que estén al alcance de los brazos.
- *Agudeza de visión lejana:* Ver claramente, entender, inspeccionar e identificar objetos a distancia.

El movimiento ocular y la postura corporal. Para mantener la imagen estable, los ojos deben compensar los movimientos del cuerpo, pero el alineamiento se consigue por los movimientos oculares, sacádicos (en la fase rápida) y los lentos (de seguimiento) en la fase lenta. El mantenimiento de la mirada y la fijación corresponden a los movimientos voluntarios, de inicio en el córtex motor (visual). Los movimientos involuntarios se originan en el sistema vestibular (controlador por el lóbulo occipital), recordamos el ejemplo del movimiento en coche y el mareo, que comentábamos en el sistema auditivo.

Etapas del desarrollo de la visión. Los movimientos oculares de seguimiento comienzan hacia la segunda semana. Es capaz de seguir un estímulo luminoso entre el primer y segundo mes, aunque estos movimientos todavía no son perfectos.

Al nacer:

- Mala visión.
- El bebé parpadea en respuesta a la luz brillante o al tocarle los ojos.
- Los ojos no están a veces coordinados, pudiendo parecer torcidos. Inicialmente fija los ojos en una cara o luz y luego empieza a seguir un objeto en movimiento.
- Los movimientos oculares de seguimiento comienzan hacia la segunda semana.

Al mes de nacer:

- Mira a las caras e ilustraciones con imágenes de contraste en blanco y negro.
- Puede seguir un objeto hasta 90 grados.

- Mira a los padres atentamente.
- Se empiezan a formar las lágrimas.
- El niño es capaz de seguir un estímulo luminoso.

De los 2 a los 3 meses:

- Empieza a ser capaz de ver un objeto como imagen.
- Se mira las manos.
- Sigue las luces, las caras, los objetos.

De 4 a 5 meses:

- Empieza a tratar de alcanzar objetos con las manos, pudiendo llegar a golpearlos.
- Puede mirar fijamente un bloque.
- Reconoce el biberón.
- Se mira al espejo.

De 5 a 7 meses:

- Tiene una visión completa de los colores.
- Es capaz de ver a distancias más largas.
- Puede recoger un juguete que se ha caído.
- Vuelve la cabeza para ver un objeto.
- Le gustan determinados colores.
- Toca su imagen en un espejo.

De 7 a 11 meses:

- Puede mirar fijamente objetos pequeños.
- Empieza a tener una percepción de la profundidad. - Juega al escondite.

De 11 a 12 meses:

- Puede mirar objetos que se mueven rápidamente.

De 12 a 14 meses:

- Es capaz de colocar formas en los agujeros correctos.
- Se interesa en las ilustraciones.

CAPÍTULO 5. ÁREAS Y FUNCIONES CEREBRALES

El cerebro es el soporte fisiológico de la inteligencia, sus tipos y facetas: pensamientos, sentimientos, recuerdos, talentos, habilidades y emociones (desde los procesos inconscientes, hasta los pensamientos filosóficos más complejos). El córtex contiene sus representaciones en las diferentes zonas, con sistemas de entrada y salida de la información, en niveles jerárquicos: sensorio-motor, gnósico-práxico y de simbolización. El sistema nervioso presenta una curiosa estructura cruzada, en la que las extremidades del lado derecho (brazos y piernas) y órganos (de la visión y el oído), están controlados desde el hemisferio cerebral izquierdo, y viceversa. Y algunas funciones no están localizadas simétricamente en ambos hemisferios, como las involucradas en el habla y el lenguaje, que residen principalmente en el hemisferio izquierdo; o los centros involucrados en el procesamiento de la información espacial y ciertos tipos de razonamiento, que se encuentran principalmente en el hemisferio derecho.

Introducción

La complejidad del cerebro (supersistema de sistemas), que se organiza por niveles de especialización, con sus propias capacidades de procesamiento superiores, no depende solo de su cantidad de células, sino de la organización de las diferentes regiones funcionales en que se agrupan sus propios circuitos locales. La entrada de la información, como hemos visto anteriormente, se realiza mediante sistemas sensoriales (vías visual, auditiva, somatosensitiva y olfativa), que tienen su origen en sus receptores específicos y se transporta a niveles superiores. Y de salida utiliza el sistema motor (vías motoras).

Así mismo la especialización funcional de los hemisferios cerebrales no sólo se manifiesta en las funciones perceptuales o cognitivas, sino también en las motoras, lo que ha hecho suponer a numerosos investigadores que ambos fenómenos deben tener un origen común: Kimura[223],

---

[223] D. Kimura, *La asimetría del cerebro humano* (marzo 1973), en *Psicología Fisiológica,* Selecciones de Scientific American, H. Blume, Madrid 1979, 264-272.

Deglin[224], Semmens[225], Geschwind[226] -también citado en asimetías- Mintzberg[227], Briggs[228], McGee[229], Annett[230].

La corteza cerebral

Descripción. La corteza o córtex es el recubrimiento global externo del cerebro, formada por una lámina de unos 3-6 mm de grosor, conteniendo unos 60.000 millones de neuronas, lo que le da su aspecto grisáceo, y constituyen el 70% de todas las neuronas del sistema nervioso y alrededor del 10-20 % del número total de neuronas del encéfalo. Si la extendiéramos obtendríamos unos 2.200cm2 de superficie, 30 veces mayor que la del cráneo por lo que sus repliegues sugieren la adaptación de la superficie cerebral., siendo así que forma giros, surcos, fisuras y circunvoluciones, que actúan de límite entre los cuatro lóbulos y áreas especializadas, que se irán referenciando.

Localizaciones funcionales de la corteza cerebral

El estudio que combina los registros neurofisiológicos (micro electrodos) con la histología del córtex cerebral, sugiere que la corteza esta organizada en unidades verticales de actividad funcional (sus células van por capas). Las funciones mentales se fundamentan en sistemas de zonas cerebrales que trabajan en sintonía, de forma que cada una ejerce su papel específico dentro del sistema, siendo que una lesión situada en una zona cortical incluye la posibilidad de dar lugar a múltiples déficits, en función de la asociación interáreas y mediante las comisuras y otras relaciones cerebrales. Los sentidos, tacto, oído, vista, etc., se asocian, como en el caso de la visomotricidad, la fijación y la correcta binocularidad.

---

[224]   V. L. Deglin, *Nuestros dos cerebros:* El Correo de la UNESCO (enero 1976), 4-32)

[225]   J. Semmens. (1968) Especialización hemisférica.

[226]   N. Geschwind, *Specialization óf the Human Brain:* Scientific American (septiembre 1979).

[227]   H. Mintzberg, Planning on the left side and managing on the right: Harvard Business Review (julio-agosto 1976), 42-58.

[228]   G. G. Briggs, R. D. Nebes y M. Kinsbourne. Intelectual Differences in Relation to Personal and Family Handedness: Quarterly Journal of Experimental Psychology 28 (1976), 591-601.

[229]   M. G. McGee, Further Evidence for a Genetic Component in the Determinarion of Handedness: Behavior Genetics 8, 1 (1978), 106.

[230]   Marian Annett, *Departamento de Psicología de la Universidad de Aberdeen*: A Model of the Inheritance of Handedness and Cerebral Dominance: Nature 204, 4953 (3 octubre 1964. Annett, M., Lee, D., y Ounsted: *Clínicas* CO, *pequeño club en Medicina del Desarrollo,* **4,** London Medical Comité Consultivo Nacional de Espásticos Society, Londres (1961).

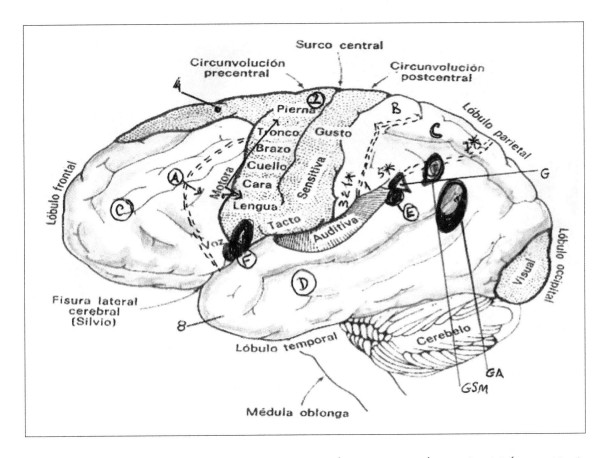

Fig. 27. Áreas motoras y sensoriales, representación topográfica: A: Área premotora. B: Área somática I.C: Área somática de asociación. (C): Elaboración del pensamiento. (D): Patrones de memoria y lenguaje. (E): Área de Wernicke, interpretativa general. (F):Área motora del lenguaje de Broca. G: Área de Geschwind. GA: Giro angular. GSM: Giro supramarginal. 1-2-3-5-7* Áreas de Brodmann (tabla 18).

La dominancia, las percepciones y las codificaciones, pueden trabajarse combinadas, para que la organización y la lateralidad corporal se instauren adecuadamente. Los giros o circunvoluciones cerebrales son las elevaciones que curvadas y sinuosas hacen el relieve más visible, y recuerda a la estructura de una nuez, replegadas en sí mismas, y separada por los surcos o cisuras. Cada circunvolución controla la actividad del músculo esquelético que ocupa el lado contralateral del organismo; la porción superior lo hace de los movimientos de la de la pierna opuesta, mientras que la zona inferior de ésta controla la cabeza y el cuello. La mano y la cara, están más representadas que otras, ya que poseen la capacidad para efectuar movimientos más complejos (v. homúnculo).

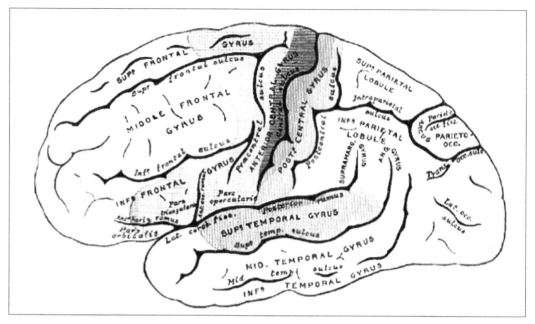

Fig. 28. Hemisferio lateral I: Giros, surcos y circunvoluciones en la superficie lateral. Áreas señaladas: (giro postcentral) es sensorial. Junto al surco central, (oscuro): área motora. Le sigue zona gris más clara (Suplementaria-premotora). El giro temporal superior (zona gris) es el área auditiva. Tenue, el área visual.

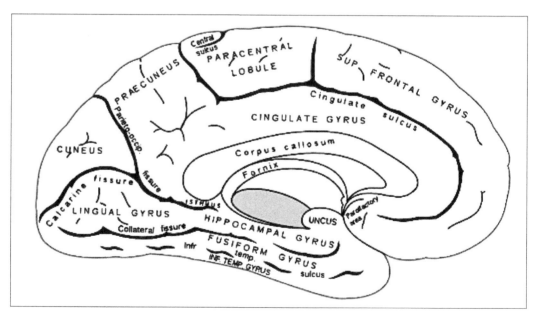

Fig. 29. H.I, superficie medial. Ambas imágenes adaptadas de Wikipedia Commons (Gray's Anatomy), de dominio público, por expiración del copyright.

Asentamiento de la dominancia visual y auditiva

Por la importancia que estos dos sistemas tienen para el lenguaje, citamos como ejemplo la comprobación del neurocientífico Mishkin[231] (1952) de la asimetría perceptiva, por la técnica taquistoscópica unilateral, cuyo trabajo que respaldó el estudio de las asimetrías cognitivas cerebrales, en que personas diestras identificaban mejor sobre el campo visual derecho que sobre el izquierdo. Esta técnica fue aplicada posteriormente por W. Heron en 1957, con el estudio de los hábitos oculares en la lectura, lo que generó estudios posteriores con el hallazgo de la superioridad del campo visual derecho para interpretar letras. Kimura (en 1964), trabajo la escucha dicótica[232], tratando de perfeccionar una técnica lateralizada de escucha auditiva y mostró que pacientes con daño temporal derecho, tenían deteriorada su percepción; y por estimulación visual, halló que sujetos normales identificaban mejor estímulos proyectados no alfabéticos (formas), en el campo visual izquierdo.

Asentamiento manual (73% H.I.)

En 1964. M. P. Bryden incluye la lateralidad manual: en el 73 % de los diestros y el 49% de los zurdos coincidía una superioridad del campo visual derecho para las letras y ciertas formas geométricas[233]. También se observan cambios de flujo sanguíneo e incrementos contralaterales del consumo de oxígeno a ejecuciones manuales, o incrementos metabólicos de glucosa contralaterales a los campos visual, auditivo o sensoriomotriz estimulados. Se estima que el control contralateral sobre la mano derecha e ipsilateral sobre la izquierda, ejercido por el H.I., es de mayor entidad neurofisiológica que el ejercido por el hemisferio derecho sobre la mano derecha ipselateralmente y contralateralmente sobre la mano izda. Estudios de pacientes comisurotomizados han mostrado que el hemisferio izquierdo

231 Mortiner Mishkin, neurocientífico cognoscitivo, jefe del laboratorio de Neutopsicología: Estudia las relaciones cerebro/comportamiento /sistema cortical auditivo en monos para luego relacionarlos al discurso humano y el lenguaje, en pruebas de lateralización "Weiskrantz, L. y Mishkin, M. Efectos de las lesiones corticales frontal y temporal en la discriminación auditiva del cerebro en monos, 81: 406-414, 1958." y Donald Forgay (1926-1993) Investigador americano de nivel internacional, Psicólogo.

232 La escucha dicótica consiste en la presentación simultánea de dos estímulos auditivos distintos, uno en cada oído. Los estímulos presentados pueden variar desde palabras a sílabas, letras e incluso sonidos musicales, pudiendo variar también otros parámetros como número de presentaciones o intensidad. Esta técnica puede utilizarse para detectar disfunciones del Sistema Nervioso Central, y es aplicable a un gran número de pacientes para detectar posibles trastornos de funciones auditivas centrales.

233 Rizzolati, Umilta y Berlucchi (cita 414). Giacomo Rizzolatti, nacido el 28 de abril 1937, Neurofisiólogo italiano de la Universidad de Parma (Italia). Fue "premio Príncipe de Asturias de Investigación Científica y Técnica" en 2011 por el descubrimiento (en 1996 por su equipo) de las neuronas espejo (son las que permiten explicar la imitación y la empatía), su alteración da problemas de lenguaje y motores.

se expresa-escribe mejor con la mano derecha y que el control sobre la mano izquierda disminuye drásticamente al seccionar el cuerpo calloso [234.]

Otras localizaciones / Asentamientos funcionales cerebrales

Desde el siglo XVIII hasta la entrada del siglo XXI, con los mapeos cerebrales con técnicas combinadas de imagen y electrónica, los investigadores han aportado los fundamentos de las localizaciones o asentamientos *de los centros de referencia de las estructuras funcionales cerebrales.* En este apartado, y en el curso de estas páginas se añaden mas contribuciones científicas.

Franz Joseph Gall (9/03/1758-22/08/1828), anatomista alemán, sería el primero (en 1.796) en sugerir que el cerebro no era una masa uniforme y que varias facultades mentales podían ser localizadas en diferentes partes de del cerebro. Korbinian Brodman (17/11/1868-22/08/1918), neurólogo alemán, dividió la corteza cerebral en 52 regiones distintas, de acuerdo con su citoarquitectura (características histológicas- anatomía microscópica-). Wilder Penfield (26/01/1891-5/04/1976), neurocirujano canadiense, generó el homúnculo que lleva su nombre (mapa citoarquitectónico de la corteza cerebral humana). En 1940, Ronald Myers, Roger Sperry, Michael Gazzaniga[235] y cirujanos del Instituto de Tecnología de California, Philip Vogel y Joseph Bogen, practicaron el tratamiento quirúrgico de romper la principal unión interhemisférica (por evitar la propagación epiléptica), por escisión de las fibras comisurales de unión de ambos hemisferios del cuerpo calloso.

Áreas cerebrales y sus funciones

El estudio de la lateralidad de las extremidades es muy anterior al de la especialización funcional de los hemisferios. Resaltaremos la función de diferentes áreas corticales, descritas por separado para facilitar el estudio, recordando las características parciales, aunque la comunicación e interconexión es lo propio del sistema nervioso, en continuo movimiento, aunque durmamos.

---

[234]   Gazzaniga MS & Bogen JE & Sperry RW.(1967). *Dyspraxia following division of the cerebral commisures* (Dispraxia por la división de las comisuras cerebrales).

[235]   Roger Sperry y Meyers Ronald descubrieron por primera vez el "cerebro dividido" en el laboratorio, a finales de los años 1950. En 1961, el primer paciente humano estaba sujeto a la cirugía en el cerebro dividido. Los pacientes no fueron capaces de comunicar información de un hemisferio al otro, como si ahora tuvieran dos cerebros separados. Michael Gazzaniga trabajó su postgrado en el laboratorio de Sperry. Sus experimentos informan sobre el funcionamiento ambos hemisferios y sus diferencias.

La clasificación de áreas, entre las primeras investigaciones, ha sido la de Brodmann[236], las cuales numeró en base a la localización de los procesos fisiológicos y patológicos y estimulación eléctrica o química, llegando a las localizaciones funcionales (Tabla 18). La frontera funcional de una área receptiva primaria viene dada por la proyección talámica específica, no por límites anatómicos de la circunvoluciones ni áreas citoarquitectónicas.

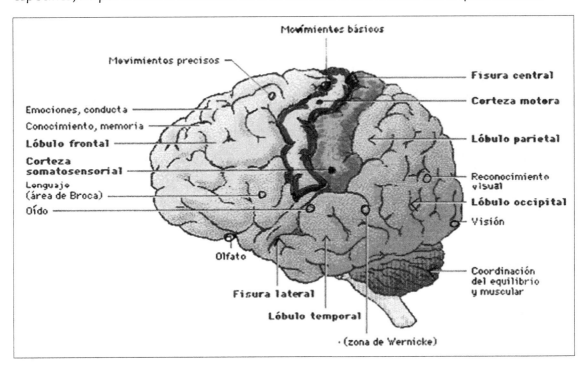

Fig. 30. Funciones cerebrales y corteza cerebral

Zona del lóbulo Frontal

Área Motora Primaria (4 de Brodmann). Se localiza en el giro precentral. Es el área de proyección que controla la motricidad voluntaria, del lado contralateral del cuerpo. Su estimulación provoca movimientos contralaterales discretos y limitados a una sola articulación o músculo. Las partes del cuerpo están representadas invertidas en la circunvolución precentral (Figs. 18 y 28). De abajo a arriba: deglución, lengua, maxilares, labios, laringe, párpado, dedos, manos, muñeca, codo, hombro y tronco, etc..

---

[236] Korbinian Brodmann, (17/11/1868 a 22/08/1918), Médico (neurólogo) alemán, Investigador, Histólogo, Anatomísta, Docente, que se hizo famoso por su definición de la corteza cerebral en 52 regiones distintas, según su citoarquitectura.

Función. La función del área motora primaria consiste en llevar a cabo los movimientos individuales de diferentes partes del cuerpo y de las extremidades contralaterales, por la acción y control que ejerce sobre los músculos distales. Como ayuda recibe numerosas fibras aferentes desde el área premotora, la corteza sensitiva, el tálamo, el cerebelo y los ganglios basales. En la base de la corteza motora primaria izquierda (lóbulo frontal) se halla el área de Broca, para la producción y articulación del habla.

Disfunción. La lesión de la corteza motora primaria produce marcada paresia contralateral, flacidez, reflejos tendinosos exagerados y signo de Babinski positivo. En lesiones que abarcan el lóbulo parietal izquierdo, puede llevar al uso de la mano contraria (izquierda), resultando una zurdera patológica o falsa, como consecuencia de la disfunción motora del hemisferio izquierdo de la persona diestra. Se evidencia el significado de la alteración de las dominancias, en el lenguaje y las funciones motoras e intelectuales.

Área Pre-motora (6 de Brodmann). También llamada Área Motora Suplementaria o Extrapiramidal. Recibe numerosas aferencias de la corteza sensitiva, tálamo y ganglios basales. Parte del circuito extrapiramidal [237].

Función: Almacena programas de actividad motora reunidos, y organiza los movimientos que se originarán, o aquellos donde intervendrán los estímulos visual, táctil o auditivo como resultado de la experiencia pasada (programa la actividad motora primaria), que acompañan los movimientos voluntarios.

La señales nerviosas motoras generadas por esta área producen patrones de movimientos complejos en la coordinación motora, por ejemplo, colocar hombros y brazos de forma que las manos se orienten a realizar una actividad determinada. Ejemplo: Colocar hombros y brazos de forma que las manos se orienten a realizar una actividad determinada (escribir).

Disfunción: La lesión o daño de esta área producirá Apraxia (dificultad para ejecutar movimientos diestros, secuenciales y complejos, tales como caminar).

Campo Ocular Frontal. Se extiende hacia delante desde el área facial de la circunvolución precentral hasta la circunvolución frontal media. La estimulación de esta área produce movimientos conjuntos de los ojos, en especial en el lado opuesto.

---

[237]   Extrapiramidal: extenso y complicado sistema de fibras nerviosas descendentes, originales de la corteza cerebral y centros motores corticales, comprende todas las vías no piramidales (v. cordones laterales medulares en fisiología del S.N.).

Función. Controla los movimientos de *seguimiento voluntario* de los ojos y es independiente de los estímulos visuales. La corteza occipital está conectada al campo ocular frontal por fibras de asociación. Así el seguimiento involuntario ocular de los objetos en movimiento comprende el área visual en la corteza occipital.

Disfunción. La destrucción de la *corteza orbitofrontal* (COF), provocada por un daño cerebral adquirido, suele provocar desinhibición conductual: pueden dar lugar a comportamientos el habla excesivamente soez, hipersexualidad, empobrecimiento de la interacción social, ludopatía, abuso de sustancias (que incluye el alcohol y el tabaco)[238] y dificultades para establecer una relación de empatía[239].

<u>Área Motora del Lenguaje de Broca.</u> Está ubicada en la circunvolución frontal inferior entre las ramas anterior y ascendente y las ramas ascendente y posterior de la cisura lateral. En la mayoría de los individuos esta área es importante en el hemisferio izquierdo o dominante y su ablación da como resultado parálisis del lenguaje. La ablación de la región en el hemisferio no dominante no tiene efectos sobre el lenguaje.

Función. *Vinculada con la constitución de la personalidad del individuo, y ubicada en el lóbulo prefrontal, es un centro planificador general que interviene en las funciones del lenguaje, elaborando los programas verbales. Por sus grandes conexiones con el núcleo dorso mediano del tálamo y áreas corticales del sistema límbico e hipotálamo tiene una relación con la constitución de la personalidad, regula la profundidad de los sentimientos, y está relacionada con la determinación de la iniciativa, el juicio del individuo, memoria a largo plazo y atención, como también está relacionada con la determinación de la iniciativa y con procesos mentales superiores de pensamiento, tales como el juicio, la voluntad o el razonamiento. Produce la formación de palabras por sus conexiones con las áreas motoras adyacentes, músculos de la laringe, boca, lengua etc.* (Fig. 28-35 y tabla 18).

Dentro del área de Broca se formula un programa de coordinación para la vocalización. Los elementos del programa se transmiten a la cara, la lengua, las cuerdas vocales y áreas faríngeas de la corteza motora para la ejecución del habla (ver más del lenguaje en "Asentamiento del lenguaje", cap. 7). El área de Broca también esta conectada con el área motora suplementaria, que se relaciona con el inicio del habla. Datos recientes de estudios de

---

238   Volkow, Nora D. y Fowler, Joanna S. "Importancia de la corteza orbitofrontal en casos de adicciones" (16/05/2011).

239   La corteza orbitofrontal (COF) es una región del lóbulo frontal del cerebro relacionada con el procesamiento cognitivo de la toma de decisiones. Su nombre se debe a su posición, ya que se encuentra situada inmediatamente sobre las órbitas en las que se ubican los ojos. Se implica en funciones de integración sensorial, en la toma de decisiones y en la formación de expectativas. Se cree que la COF humana regula la planificación conductual asociada a la sensibilidad a la recompensa y el castigo. Blanco del uso de las drogas, integra la información proveniente de diferentes regiones límbicas; modula las respuestas de dichas regiones, por conexiones recíprocas (Dres. Volkow N, Fowler J SIIC, Cerebral Cortex 10(3):318-325, Mar 2000)

imágenes funcionales del cerebro revelan que además de intervenir en el lenguaje, el área de Broca también se activa durante labores no lingüísticas, como la observación del movimiento de los dedos de la mano y el reconocimiento de señas manuales (Figs. 18-28). La corteza Pre-frontal (áreas 9-10-11-12 de Brodmann) Ocupa la mayor parte de las circunvoluciones frontal superior, media e inferior.

Disfunción. Daños en estas áreas pueden ocasionar incapacidad en la toma de decisiones o efectos similares a los del retraso mental. La lesión bilateral de esta corteza produce cambios permanentes en la personalidad del individuo. Este se vuelve menos excitable y menos creativo, desaparecen las inhibiciones. El antes ordenado, limpio y cuidadoso se transforma en desordenado, sucio y descuidado.

Zona Parietal

La corteza parietal anterior. Recibe e integra información de ambos hemisferios, para la identificación y reconocimiento de objetos en tres dimensiones a través del tacto, así como la información sensorial y de posición de los ojos y de la cabeza, de la velocidad del movimiento ocular, vestibular y propioceptiva (visual y auditiva). Crea la representación mental del espacio, que usamos como guía de los movimientos. Son las áreas 5 y 7. Nicolaus Steno (1669) [240], refiriéndose a las vías de la sustancia blanca del cerebro le llama "obra maestra de la naturaleza", porque favorece las conexiones de larga distancia, por las vías de materia blanca, requisito fundamental para cualquier teoría de la función cerebral, disfunción, organización, dinámica y evolución. Esas vías median el flujo de información y facilitan la integración y la cooperación entre centros diferenciados distribuidos: *la sensación, la percepción, la acción, la cognición y la emoción.* Así, la información desde la el córtex izquierdo visual tiene salida para la escritura por el área motora de la zona de Exner[241], dentro de la

---

[240] Nicolás Steno (Steno, Copenhague,11/01/1638- Schwerin, Alemania,1686) tiene una biografía muy interesante. Fue un científico y anatomista danés del siglo XVII, afamado en toda Europa, y considerado padre de la Geología, desde 1668. Publicó su obra maestra "De solido intra solidum naturaliter contento dissertationis prodromus" ("Discurso preliminar de una disertación sobre los cuerpos sólidos de forma natural contenidos en un sólido"). Habló de la existencia de los óvulos femeninos y descubrió la glándula parótida, que la Universidad dio nombre de *ductus Stenonianus en la presentación del evento.* Había cambiado de nombre a su ingreso en la Universidad de Copenhague para estudiar Medicina, latinizándolo en Nicolaus Stenonis, siendo el natal *Niels Stensen.* Hijo de un pastor luterano, tras convertirse al catolicismo, murió como obispo misionero, y fue trasladado a Florencia, en la Basílica de San Lorenzo, donde descansan sus restos, en una capilla cercana a los famosos púlpitos de Donatello, la escalinata de Miguel Angel y la sacristía Brunelleschi (arquitecto renacentista italiano), y después de 50 años fue beatificado por el papa Juan Pablo II el 23/10/1988. Los participantes en aquél Congreso colocaron allí una lápida a su muerte, que reza: "Internacional de Geología de 1883". Hay dos géneros de delfines que llevan su nombre (Steno y Stenella).

[241] *Sigmund Exner* (Viena, 05/04/1846 - Viena, 05/02/1926), Fisiólogo austriaco. Postuló en 1881, que ésta área se ocupaba del control de la escritura. Fue presidente de la Sociedad Médica de Viena y es recordado por sus importantes contribuciones a la fisiología comparativa, la investigación del cerebro y relevante sus investigaciones sobre la localización de las funciones cerebrales, la psicología de la percepción de un punto de vista fisiológico, especialmente de los órganos olfativos. Uno de sus principales campos de investigación fue psicología de la percepción con estudios de los órganos

zona motora central, situada justo sobre el área de Broca y por delante de la zona de control motor primario, y transforma el fonema en grafema. El daño a esta área pueden causar dificultad en la lectura y la escritura (Fig. 32).

Área Límbica (23, 24, 29, 30, 35, 28 de Brodmann). Ocupa el Giro del Cíngulo, el Istmo del Giro el Cíngulo y el Giro Parahipocampal. Estas estructuras forman parte del sistema límbico (limbo=anillo). Actúa con los instintos y las emociones (Figs. 29-30-35).

Tabla 17. Localización de algunos centros

DENOMINACIÓN FUNCIONAL	LÓBULO	ÁREA DE BRODMANN
Córtex sensorial primario		
Somatosensorial	Parietal	1,2,3
Visual	Occipital	17
Auditivo	Temporal	41,42
Córtex sensorial secundario		
Somatosensorial II	Parietal	2
Visual II	Occipital	18
Visual III, IV y V	Occipital, Temporal	19
Área visual inferotemporal	Temporal	21, 20
Córtex parietal posterior	Parietal	5, 7
Auditivo	Temporal	22
Córtex motor primario	Frontal	4
Córtex motor de nivel superior		
Área premotora, incluyendo el área motora suplementaria	Frontal	6, 8
Córtex de asociación		
-Parieto-temporo-occipital (sensorial polimodal del lenguaje	Parieto-temporo-occipital	39,40 y 19,21,22,37
-Prefrontal (conducta cognitiva y planificación motora).	Frontal	6
-Límbico (emoción y memoria)	Temporo, parieto- frontal	11,23,24,28, 38

olfativos, sobre la sensibilidad de la regeneración de la retina, la arquitectura óptica y percepción visual y en contraste de color. Especialmente importantes fueron sus investigaciones sobre la localización de las funciones del comportamiento en el cerebro, y su trabajo en la arquitectura funcional de la corteza visual. Se le asocian cuatro epónimos.

Áreas de asociación

Cubren gran parte del córtex y están asociadas a procesos mentales muy complejos, como el aprendizaje, el razonamiento, la memoria, la imaginación, la interpretación, la integración de la información sensorial, la organización de las ideas, la planificación, la comprensión oral y escrita, etc. *Se contemplan en tres partes:*

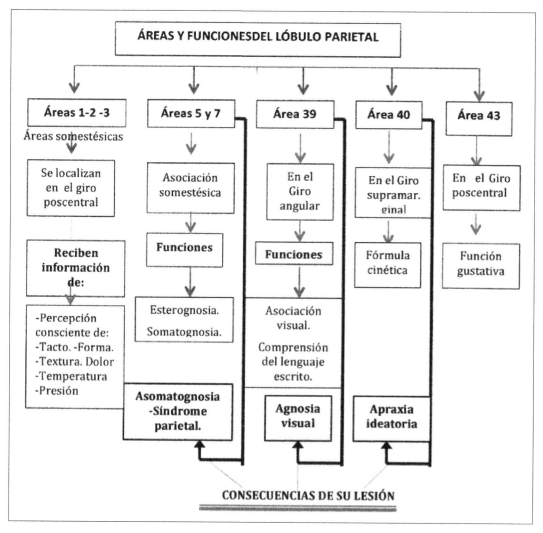

Fig. 31. Esquema de las funciones de las distintas áreas del lóbulo parietal. El trazado oscuro corresponde a disfunción.

Área Asociativa Prefrontal, en estrecha relación con la corteza motora, donde se desarrollan los patrones motores complejos y las secuencias de movimientos. En el mismo sector se ubica el *área de Broca,* situada debajo del área motora, en la tercera circunvolución frontal (inferior) del HI, y contigua a la corteza motora primaria; proporciona circuitos neuronales motores para la formación de palabras (zona que controla y domina el lenguaje): los movimientos de la boca, de la lengua y de las cuerdas vocales.

El área de Broca (llamada así en honor al descubridor, en 1864). Ubicada en el hemisferio izquierdo (de diestros y zurdos), en la tercera circunvolución frontal inferior (sección opercular y triangular del hemisferio dominante para el lenguaje (HI), se corresponde con las áreas de Brodmann 44 y 45 y la parte inferior del área 40. Se conecta con el área de Wernicke (la otra región importante para el lenguaje) mediante el haz de fibras nerviosas llamado "Fascículo Arqueado" (o arcuato), que es bidireccional. Se localiza por encima de la Cisura de Silvio, en el hemisferio izquierdo Está involucrada en el procesamiento del lenguaje y su comprensión, son las responsables de los movimientos musculares de la región faríngea y de la boca implicados en el habla (área motora del habla), que produce la formación y expresión física de palabras por sus circuitos neuronales motores de las áreas motoras adyacentes, que activan los músculos laríngeos, respiratorios y de la corteza motora para cara, boca, lengua, cuerdas vocales, faringe, etc. (ver homúnculo). La afasia de Broca (afasia motora) produce lentitud y hablar dificultoso (o nulo), pero no afecta a la comprensión del lenguaje.

Área de asociación límbica, relacionada con la conducta, la motivación y las emociones, y suministra la mayor parte de impulsos activadores de otras áreas cerebrales.

Área de Asociación parietal-occipital-temporal. Abarca la coordinación espacial, a través de la percepción somática, visual y auditiva, entre otras. Participa también en el procesamiento del lenguaje visual (lectura o nombrar objetos). Produce la comprensión del lenguaje oral, que describe y entiende las funciones intelectuales basadas en el lenguaje. En esta zona está el área de Wernicke.

Área de Wernicke. Se le dio el nombre en honor al neurólogo que la describió por primera vez [242], está ubicada en la zona posterior de la primera circunvolución temporal (Fig. 29), cuya función es la comprensión del lenguaje oral, interpreta las experiencias sensitivas y funciones intelectuales y la decodificación del sonido en un significado, por la interconexión con áreas auditivas y visuales (provenientes de la circunvolución angular y de la circunvolución temporal superior e inferior), que proporciona el sentido de lo que decimos al hablar.

---

[242]   Karl Wernicke (1848-1905), alienista (hoy neuropsiquíatra) alemán. Recibe el nombre de afasia de Wernicke la afasia sensorial por lesión de centro acústico. La cisura de Wernicke es la que limita (a veces) los lóbulos temporal y parietal del occipital.

Procesa las imágenes acústicas de las palabras, las envía a la zona de Broca para la articulación del habla a través de fascículo arqueado, interactuando. El área de Wernicke recibe fibras de la corteza visual (occipital) y de la corteza auditiva (temporal superior), así permite la compresión del lenguaje hablado y de la escritura, es decir que uno pueda leer una frase, comprenderla y leerla en voz alta (Figs. 21-31-35). *Se le llama Área Inerpretativa General.* También se le denomina Área Cognoscitiva, Área del Conocimiento, Área de Asociación Terciaria, etc. La afasia de Wernicke (sensorial) es la carencia de sentido en el lenguaje (fluido) y falta de comprensión verbal oral o escrita.

Clasificación y funciones

El córtex motor abastece zonas del cuerpo contralaterales, relacionando el movimiento con su función, debido a los haces piramidales que parten de esta zona cortical cruzando al otro lado en camino hacia el tronco cerebral, a la altura de la médula oblonga, para seguir hacia la médula espinal y de allí al XI par nervioso espinal motor. La zona sensorial del córtex[243] se encuentra en la parte inmediatamente posterior a la Cisura de Rolando.

Fibras de asociación y fibras comisurales

La sustancia blanca de los hemisferios cerebrales se encuentra debajo de la corteza y está formada por axones mielinizados. Las fibras nerviosas que forman la sustancia blanca del hemisferio cerebral se clasifican como: *Fibras comisurales:* conectan y transmiten los impulsos nerviosos de un hemisferio al otro; cruzan la línea media, formando una gruesa y compacta estructura (cuerpo calloso).

- *Fibras de asociación*: operan en las circunvoluciones de un mismo hemisferio, y comunican las distintas zonas de la corteza de un mismo hemisferio.
- *Fibras de proyección*: transmiten los impulsos desde el cerebro hacia la médula espinal (y viceversa); parten de la corteza a centros inferiores de casi todas las zonas de la corteza y convergen hacia la cápsula interna. Esta lámina de sustancia blanca separa a los núcleos basales del tálamo.

---

[243]　Idea del neurólogo americano Wilder Graves Penfield, en que se aprecia la proporcionalidad de la extensióndel área en el córtex cerebral en relación con la parte del cuerpo correspondiente. Representación sensitiva y motora.

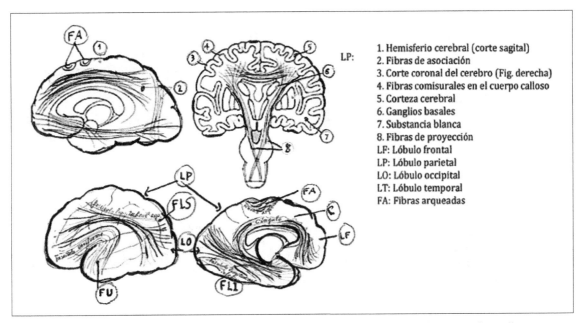

1. Hemisferio cerebral (corte sagital)
2. Fibras de asociación
3. Corte coronal del cerebro (Fig. derecha)
4. Fibras comisurales en el cuerpo calloso
5. Corteza cerebral
6. Ganglios basales
7. Substancia blanca
8. Fibras de proyección
LF: Lóbulo frontal
LP: Lóbulo parietal
LO: Lóbulo occipital
LT: Lóbulo temporal
FA: Fibras arqueadas

Fig. 32. Fibras de asociación y comisurales. Este dibujo muestra parte de las conexiones interáreas e interhemisféricas.

Área Visual (Lóbulo occipital)

El área visual ocupa todo el lóbulo occipital y las asociativas del L. temporal.

Área Visual Primaria: es la porción final de lóbulo occipital, alrededor del polo. Recibe fibras que vienen de la retina. Las partes periféricas de la retina están representadas por el área anterior. La mácula lútea (la visión: cap. 4), en la corteza posterior. Detecta puntos de luz y oscuridad, la orientación de líneas y limites de la escena visual.

Área Visual Secundaria: Ubicada alrededor del área visual primaria. Recibe fibras aferentes del área visual primaria, de otras áreas corticales y del tálamo. Queda en las paredes de la parte posterior del surco calcarino[244] o cisura o fisura, alrededor del polo occipital. Recibe fibras de la retina. Está situada la mácula lútea, área central de la retina (de la visión más perfecta). Su función consiste en relacionar la información visual recibida por el área visual primaria con experiencias visuales pasadas, lo que permite reconocer y apreciar lo que se está viendo.

---

[244] El surco calcáreo o cisura calcarina es una de las tantas hendiduras presentes a la corteza externa del cerebro (llamadas fisuras, cisuras o surcos, dependiendo del caso), ubicada en la zona posterior de la cara interna (o cara medial) de cada hemisferio cerebral, siguiendo una trayectoria horizontal, hasta unirse con el surco parietooccipital (por la cara interna del hemisferio cerebral).

La corteza visual primaria equivale a la definida anatómicamente corteza estriada[245].[246], banda de axones mielinados provenientes del cuerpo geniculado lateral y que terminan en la capa 4 (de las de esta corteza), de materia gris. El número promedio de neuronas contenidas en la corteza visual primaria (en cada hemisferio), ha sido estimado en 140 millones (Leuba & Kraftsik, *Anatomy and Embryology*, 1994).

Aspectos que cubre al área cortical visual. Situadas las tres (17-18-19), corresponden a las (áreas de Brodmann 17,18,19), distribuidas en forma de "gorrito o casco" (Fig. 34), desde la zona posterior a la anterior, con las siguientes funciones muy resumidas:

Del hemisferio izquierdo

- Área17. Visión de claro-oscuro, colores, formas, movimientos.
- Área18. Sentido de orientación, movimientos de la mirada, atención visual.
- Área19. Pensamiento topográfico, cálculo, reconocimiento de números, lectura, pensamiento visual, reconocimiento visual de las cosas y colores.

Del hemisferio derecho

- Área 17. De la fóvea a la periferia temporal, en los planos superior e inferior, se encarga del campo visual superior e inferior correspondientemente.
- Área 18. Movimientos hacia abajo y arriba de la mirada.
- Área 19. Pensamiento topográfico.

Las áreas visuales adicionales, se sitúan en la zona media inferior del lóbulo temporal (corteza asociativa visual).

Características de las disfunciones oculomotoras

Síntomas y signos de una disfunción en los sacádicos: Los síntomas están relacionados generalmente con el uso de los ojos para la lectura.

- Excesivo movimiento de cabeza.
- Frecuentes pérdidas de lugar.
- Omisión de palabras.
- Saltos de líneas.
- Velocidad de lectura lenta.

---

[245]   Goodale & Milner (1992). «Separate pathways for perception and action.». Trends in Neuroscience 15: pp. 20–25.
[246]   Ungerleider and Mishkin (1982). Ingle DJ, Goodale MA and Mansfield RJW. ed. *Analysis of Visual Behavior*. MIT Press.

- Mala comprensión.
- Periodo de atención corto.
- Dificultad para copiar de la pizarra.
- Dificultad para resolver problemas aritméticos con columnas de números.
- Dificultad para realizar tests psicológicos estandarizados.

Síntomas y signos de una disfunción en los seguimientos. La disfunción en los seguimientos interfiere más en los deportes que requieran un seguimiento de una pelota (por ejemplo). El niño puede tener dificultades para golpear o coger una pelota de béisbol o de tenis; así mismo, le costaría seguir un objeto en movimiento, con el cálculo del tiempo en llegar. (tiempo-espacio). También (como ya conocemos los aspectos de coordinación) coordinación ojo-mano, para la escritura y la direccionalidad. También podemos recordar los esquemas de la influencia de los sentidos en los aprendizajes.

Síntomas: Son aspectos en referencia a la psicomotricidad (motor fino y global):

- Excesivo movimiento de cabeza.
- Malo en deportes.
- Dificultades en la lectura.
- Para la correcta evolución de las capacidades visuales son necesarias las habilidades siguientes:
  - Organización espacio-temporal y noción corpórea (conciencia, imagen y esquema corporal), coordinación, ritmo.
  - Verticalidad, equilibrio.
  - Lateralidad, bilateralidad, concepto de línea media.

Direccionalidad. Su deficiencia pueden dar lugar a la lectura lenta y a inversiones de letras o números en la lectura. Las actividades motrices, sobre todo las oculomotoras, que dan más importancia a los movimientos de izquierda a derecha y de arriba abajo, transferidas al espacio visual, pueden mejorar la habilidad lectora. Los símbolos lingüísticos se basan en una dirección relativa para su correcta identificación, por lo que se requiere una maduración en esta habilidad para no confundir letras o palabras como p-q, b-d., etc. Además de la correcta dominancia ocular, con referencia a la completa lateralidad (un lado domina y el otro asiste).

Área Temporal

Área Auditiva Primaria, ubicada en la pared inferior del surco lateral, es un área de asociación auditiva. La parte anterior está vinculada con la recepción de sonidos de baja frecuencia mientras que la parte posterior con los de alta frecuencia. Una lesión unilateral produce sordera parcial en ambos oídos con mayor pérdida del lado contralateral.

Área Auditiva Secundaria: ubicada detrás del área auditiva primaria. Se cree que esta área es necesaria para la interpretación de los sonidos.

Área Sensitiva del Lenguaje de Wernicke: está ubicada en el hemisferio dominante izquierdo, principalmente, principalmente en la circunvolución temporal superior. Está conectado con el área de Broca por el haz de fibras llamado fascículo arcuato. Recibe fibras de la corteza visual (occipital) y de la corteza auditiva (temporal superior). Permite la compresión del lenguaje hablado y de la escritura, es decir que uno pueda leer una frase, comprenderla y leerla en voz alta.

Fascículo arqueado (arquato): Haz de fibras axónicas que conectan la región posterior de la circunvolución temporal superior del lóbulo temporal, donde se encuentra el área de Wernicke, con la circunvolución frontal inferior del lóbulo frontal, donde está ubicado el área de Broca. Pasa aproximadamente a nivel del Giro Supramarginal (lóbulo parietal inferior). Adviértase que el lóbulo parietal y temporal son las zonas críticas de lesiones por empleo de fórceps, que comentaremos en el período perinatal, como una de las posibles causas de trastornos de aprendizaje.

Área Sensitiva o Somatoestésica: Se encuentra a continuación del surco central del lóbulo parietal. Estas sensaciones son las provienen del cuerpo e incluyen, el tacto, dolor, presión y temperatura entre otros. Se divide en dos subáreas:

Área Sensitiva o Somatoestésica Primaria. Recibe señales sensitivas directamente desde los receptores de todo el cuerpo. La mitad opuesta del cuerpo está representada de forma invertida: faringe, lengua, cara,…, dedos, mano, brazo, tronco, muslo, pierna, pie. La porción de una parte del cuerpo en particular se relaciona con su importancia funcional y no con su tamaño. Por ejemplo superficies grandes ocupan la mano, la cara, labios y el pulgar. Distingue dos tipos de sensaciones: sensación y lugar.

Área Somatoestésica secundaria. Recibe señales procesadas en otras áreas del cerebro profundo en el A. Somatosensorial primaria. Interpreta las señales sensitivas en su conjunto.

Áreas de Brodmann

Es importante destacar la multifuncionalidad y polivalencia de los centros del lenguaje. Una circunvolución angular desarrollada normalmente, debe acompañarse de una correcta disposición asimétrica Izquierda - Derecha, para leer y escribir, y es de hecho la lecto-escritura es un instrumento básico del aprendizaje académico. No son áreas exclusivas para el lenguaje, porque también participan en otras funciones orgánicas:

- Las áreas motoras que activan los órganos fono-articulatorios también participan en la respiración y en la deglución.
- Las áreas que interpretan los mensajes verbales que oímos también perciben sonidos no verbales.
- Los centros visuales interpretan los símbolos grafémicos y otras impresiones ópticas; las áreas coordinadoras de los movimientos escriturales son igualmente responsables de la ejecución de cualquier movimiento del miembro superior.

Tabla 18. Áreas de Brodmann numeradas (en dos columnas)

Áreas de Brodmann y su localización en el córtex			
Áreas de Brodmann	Ubicación en el córtex	Áreas de Brodmann	Ubicación en el córtex
Áreas 3,1,2	Córtex somatosensorial primario (aparecen en esta disposición)	Área 27	Corteza piriforme (olfativo prima rio)
Áreas 4	Córtex motor	Área 28	Corteza entorrinal (olfativo asociativo)
Área 5	Córtex somatosensorial asociativo	Área 29	Área retroesplenial del cíngulo
Área 6 y 7	Córtex postmotor	Área 30	Área subesplenial del cíngulo
Área 8- 10	Córtex motor secundario (asociada con movimientos oculares)	Área 31	Área dorsoposterior del cíngulo
Áreas 9-12	Córtex prefrontal	Área 32	Área dorsoanterior del cíngulo
Área 9	Córtex dorsolateral prefrontal	Área 33	Induseum griseum
Área 10	Área frontopolar (en córtex prefrontal)	Área 34	Uncus (olfativo primario)
Área 11 y 15	Área orbitofrontal (Circunvalación orbitaria y recta, más parte de la porción rostral del giro frontal superior)	Área 35	Corteza perirrinal (en/sobre el giro parahipocámpico)

Área 12	Área orbitofrontal (Entre circunvolución Frontal interno y surco calloso-marginal)	Área 36	Corteza para-hipocampal (en/sobre el giro parahipocámpico)
Áreas 13, 14 parte de 5	Circunvoluciones homeostaticas	Área 37	Circunvolución occípitotemporal lateral
Área 17	Córtex visual primario	Área 38	Polo temporal
Área 18	Córtex visual asociativo	Áreas 22, 39, 40	Área asociativa de Wernicke (relacionadas con el lenguaje)
Área 19-20	Córtex visual asociativo	Área 39	Circunvolución angular
Área 20	Circunvolución temporal inferior	Área 40	Circunvolución supramarginal
Área 21	Circunvolución temporal media Córtex de asociación auditiva primaria	Área 41	Córtex auditivo primario
Área 22	Circunvolución temporal superior (Córtex de asociación auditiva secundaria, en relación con área de Wernicke)	Áreas 42- 22	Córtex auditivo asociativo
Área 23-26	Sistema lunulico	Área 43	Córtex gustativo (donde comienza la cisura de Rolando)
Área 23	Área ventral posterior del ángulo	Áreas 44 y 45	Área de Broca (relacionadas con el habla)
Área 24	Área ventral anterior del ángulo	Área 44	Circunvolución opercular
Área 25	Área subacallosa = subgenual (controla movimientos por debajo de la rodilla)	Área 45	Circunvolución triangular
Área 26	Área ectoesplenial del cíngulo	Área 46	Córtex prefrontal dorsolateral
Áreas 27, 28, 34	Rinoencéfalo	Área 47	Circunvolución frontal inferior

Disfunciones. Se corresponderían con otras alteraciones motoras y/o sensitivas (v. cap., problemas). Los requerimientos y el nivel escolar ponen en evidencia déficits del lenguaje y cálculo (expresión-comprensión), de la lectura, escritura, cálculo, actividades propias del hemisferio izquierdo sobre los déficits artísticos o musicales, propios del hemisferio derecho. Aunque el complemento del HI facilita otro abanico de posibilidades para el arte, en la escuela, no se perciben corrientemente, de forma que también suelen quedar solapadas capacidades individuales para la música o el dibujo-pintura.

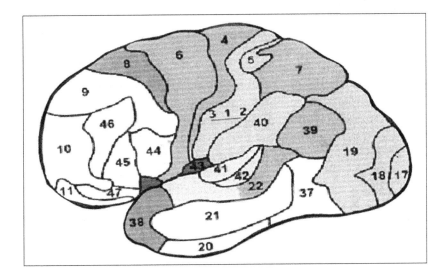

Fig. 33. Áreas de Brodmann. Pueden cotejarse con la tabla 18. Las 9-10-11-12: de Idea/interpretación/mensaje/respuesta. 6-4-44-45: Ejecución (4: orden ejecutora, 6 escritura, 44 y 45: Área de Broca, fonación). 41-42-22: Audición / Gratificación auditiva (41: voces). 39-49: Interpretación del mensaje. 17-18-19: Lectura/Gratificación visual (17: signos escritos). El sustrato del lenguaje incluye la dominancia cerebral. El significado de las áreas de Broca y Wernicke, por ejemplo, son propias del hemisferio izquierdo.

Organización columnar de la corteza cerebral. La corteza esta organizada en unidades verticales de actividad funcional. Hubel y Wiesel[247], estudiando la vía visual al igual que Mountcastle en las regiones parietales, comprobaron que la corteza cerebral está organizada de forma que existen columnas de células que tienen todas ellas la misma función. Así existen columnas que solo responden a cambios de orientación del estímulo visual, otras son de binocularidad, otras de visión de colores o de identificación del objeto visual.

Estas columnas están conectadas entre si y funcionan como microunidades. Cuando se integra el conjunto de información de las diferentes columnas, se extrae la información global de lo que está viendo. Parece que toda la corteza funciona de esta forma, y los

---

[247]   Los experimentos de Hubel y Wiesel han ampliado considerablemente el conocimiento científico de procesamiento sensorial. David H. Hubel (del 27 de febrero de 1926), Neurofisiólogo de Canadá (EEUU) es conocido por el sistema visual; en que compartió premio con Roger W. Sperry, por su investigación sobre los hemisferios cerebrales. En 1978, Hubel y Wiesel fueron galardonados con el *Premio Louisa Gross Horwitz de la Universidad de Columbia*.

impulsos sensitivos o auditivos son integrados de igual modo. Apreciamos el tamaño, por unas neuronas, por otras el color, por otras la situación en el espacio. Y todo ello casi simultáneamente, en conexión con otras zonas cerebrales que nos permiten reconocer que aquello es similar a otros objetos vistos anteriormente, nos informa de que aquel objeto es una rosa, p.e. Esto activa otros circuitos que pueden informar de lo agradable o desagradable que es el objeto, o incluso evocar recuerdos complejos.

El Electroencefalograma y el mapeo cerebral. La actividad eléctrica cerebral surge de los diferentes impulsos eléctricos generados por las neuronas para comunicarse entre sí. La excitación y conducción neuronal es estimulada por diferentes formas de energía (eléctrica, química y mecánica).

La electroencefalografía. Pertenece al campo de la Neurofisiología y la Neurología. Permite detectar anomalías de la actividad eléctrica cerebral típicas de alteraciones que afectan al sistema nervioso cerebral. Se usan electrodos, dispuestos como aconseja la Federación Internacional de Sociedades de Electroencefalografía y Neurofisiología clínica. *Este tema sirve para ilustrar el diagnóstico neurofisiológico del EEG en los casos.*

Electroencefalograma (EEG). Es una prueba diagnóstica que consiste en el registro de la actividad eléctrica cerebral mediante el empleo de unos electrodos colocados sobre el cuero cabelludo, que recogen los diferentes impulsos eléctricos cerebrales, los mide y registra en la superficie del cráneo, como señales eléctricas, generadas en forma de ondas de distintos tipos, y sigue sus variaciones en el transcurso del tiempo que dura el examen. Se utiliza un amplificador, que transforma dichos impulsos, un aparato que registra las ondas cerebrales y un ordenador para su interpretación y estudio posterior. Es inocuo, porque solo capta la actividad, y se realiza en una hora, aproximadamente. Fue descubierto en 1929 por el Dr. Hans Berger, psiquíatra alemán, que demostró la existencia de actividad eléctrica en el cerebro humano.

La frecuencia es la mayor o menor rapidez de las ondas, valora el número de ondas en un segundo, y se mide en hertzios -Hz-, por ejemplo, en una actividad de 8 Hz hay 8 ondas en un segundo. Las frecuencias del EEG se dividen en 4 grupos:

- *Banda alfa* (8-13 Hz): de 8 a 12 ondas por segundo, asociadas con estados de relajación. Sus efectos característicos son: relajación agradable, pensamientos tranquilos y despreocupados, optimismo y un sentimiento de integración de cuerpo y mente. aparece este ritmo en vigilia relajada y basta abrir, los ojos para que desaparezca o disminuya.
- *Banda beta*: Por encima de 12 ondas por segundo. Es propio de las áreas frontales. Se registran cuando la persona se encuentra despierta y en plena actividad mental. Los

sentidos se hallan volcados hacia el exterior, de manera que la irritación, inquietud y temores repentinos pueden acompañar este estado.

- *Ritmo theta*: De 4 a 7 ondas /segundo. Aparece en las regiones temporales, y se producen durante el sueño (o en meditación profunda, entrenamiento autógeno, yoga…), mientras actúan las formaciones del subconsciente. Las características de este estado son: memoria plástica, mayor capacidad de aprendizaje, fantasía, imaginación e inspiración creativa.
- *Ritmo delta*. La onda más lenta, con un ritmo de 1 a 3 ondas /segundo, y es normal en lactantes, niños y adolescentes, pero siempre patológico en adultos.

El cerebro funciona mejor dentro en un entorno natural y de forma más perceptiva que si se vive en la ciudad. El trabajo, los negocios y actividades que exigen gran atención, hacen que el ser humano este en continuo estado de vigilancia. Basta con salir a la calle o conducir, para estar en estado de alerta. La música melodiosa, relajante, romántica produce el estado alfa, incita al cerebro a la tranquilidad, al relax, y por ello las grandes superficies utilizan esta música con el fin de que los compradores permanezcan en el centro comercial.

El mapeo cerebral de la era tecnológica

En el año 2009, un equipo de neurocientíficos del Instituto de Tecnología de California (Caltech), encabezado por el Dr. Ralph Adolphs, profesor de psicología y neurociencias en el Caltech[248], ha creado el mapa cerebral de la inteligencia humana más completo y global de las habilidades cognitivas realizado hasta la fecha, que establece la relación entre diversas áreas del cerebro y sus habilidades; los resultados han proporcionado una nueva comprensión sobre cómo diversos factores de nuestra inteligencia, mensurables con la puntuación de un "cociente de inteligencia" (CI) dependen de regiones particulares del cerebro. Este mapeo resultará útil para localizar áreas del cerebro lesionadas o para predecir el cociente de inteligencia de una persona sin necesidad de realizarle un test de inteligencia.

Consiste en el registro de la actividad cerebral de forma tridimensional, relacionada con áreas cerebrales específicas, mediante técnicas cuantitativas por ordenador. Obtiene imágenes o mapas cerebrales muy precisos. Es complementario al electroencefalograma. El estudio que combina los registros neurofisiológicos (por micro electrodos) con la histología de la corteza cerebral, sugiere que la corteza esta organizada en unidades verticales de actividad funcional:

---

[248] El Dr. *Ralph Adolphs*, Investigador de Neurociencia Cognitiva, Neuropsicología, Neurociencia de la Emoción, la neurociencia social y la emoción humana, División de Biología Logo, Universidad de Stanford, 1986; MS, 1986; Ph.D., Instituto Caltech (California) 1992. Profesor de Psicología y Neurociencia, 2004-05; profesor de Biología, 2005; Director, 2008, (Pasadena, CA). Realiza, entre otros estudios, cómo se involucra la amígdala en el comportamiento social y sus conexiones, así como las personas con autismo o con agenesia del cuerpo calloso. en cómo el cerebro hace conexiones entre el tacto y las emociones. Los neurocientíficos del *Caltech* han descubierto que *la asociación se inicia en la corteza primaria del cerebro somatosensorial*, una región que, hasta ahora, se pensaba sólo para responder al tacto de base, no a su calidad emocional.

- De las imágenes por resonancia se obtiene información sobre la estructura y composición del cerebro.
- Por la tomografía computarizada se genera la imagen tridimensional se ha demostrado que podía mapearse la inteligencia, aunque no la velocidad de procesamiento, que parece repartirse por todo el cerebro, resultando que:
  - Las lesiones en la corteza frontal izquierda se asociaron con bajas puntuaciones en el índice de comprensión verbal.
  - Los daños producidos en la corteza frontal izquierda y parietal (detrás del lóbulo frontal) fueron asociadas con bajas puntuaciones en el índice de memoria de trabajo.
  - Las lesiones en la corteza parietal derecha se relacionaron con las bajas puntuaciones en el índice de organización perceptiva.

Suceden una gran cantidad de superposiciones en las regiones del cerebro responsables de la comprensión verbal y de la memoria de trabajo. Estas dos habilidades cognitivas, que aparecen separadas en las mediciones del WAIS (*Wechsler Adult Intelligence Scale*)[249], tendrían un solo tipo de inteligencia, al tener un lugar de origen similar en el cerebro.

Nuevo mapa neurológico mirando al futuro. El origen de la consciencia. Un grupo de investigadores de IBM publicó en la revista PNAS (*The Proceedings of the National Academy of Sciences*) (2.010) la elaboración del mapa neurológico más detallado y fiable de cuantos se han realizado hasta ahora, de cuya fuente tomo nota. Se dice en ese informe que en él se aprecia, con un detalle sin precedentes, la compleja red de conexiones entre las distintas áreas cerebrales de un macaco Rhesus (Macaca mulatta)[250]. Pero, aún más importante, los investigadores hallaron lo que ellos mismos describen como un apretado núcleo integrado, que podría encerrar el secreto de los procesos cognitivos superiores en los seres vivos.

Luego fue anunciado por medio del Washington Post (13 de diciembre del 2011), dando a conocer una nueva generación de chips de computadora experimental diseñado para emular la capacidad del cerebro para la percepción, la acción y la cognición. Los chips de computación cognitiva, informalmente conocido como el" chip cerebral "y publicado por Dharmendra S. Modha Cognitive (Sistemas de Neuroinformática) en diciembre del 2011, como crónicas de la revista Scientific American: "10 Ideas que cambiarán el mundo", y entre ellas es un chip de computadora que piensa - Neuronas basadas en chips podrían resolver problemas no convencionales, con el trabajo del equipo de IBM sobre la sinapsis y computación cognitiva.

---

[249]   La *Escala de Inteligencia de Wechsler para Adultos (WAIS)* es una prueba diseñada para medir la inteligencia en adultos y adolescentes mayores, publicada en febrero de 1955 por el psicólogo americano David "Wex" Wechsler (12 enero 1896-2 mayo 1981).

[250]   Es una especie de primate catarrino de la familia Cercopithecidae, una de las más conocidas de monos del Viejo Mundo. Un macaco típico, común desde *Afganistán*, al norte de la *India* y *China meridional*.

Se trata de "El mandala de la mente" Mapa neurológico "El maya", ayudará a conocer cómo "funciona" la información en nuestro cerebro. (PNAS). La red de conexiones de larga distancia del cerebro de los monos macacos, abarcando la corteza, tálamo y ganglios basales, mostrando 6.602 conexiones de entre 383 regiones del cerebro. Como si se tratara de un mapa de carreteras, los investigadores podrán ahora, mediante ingeniería inversa[251], crear redes neurales artificiales y toda una nueva generación de chips capaces de "pensar" con la misma eficacia que un cerebro biológico[252]. Dice Ray Kurzweil[253] (experto en inteligencia artificial) que puede ser viable hacia el 2050.

Funciones integradoras

Consisten en la capacidad del SNC de procesar la información sensorial y la toma de decisiones para que tenga lugar una respuesta apropiada (en las funciones integradoras, participan las llamadas interneuronas[254]). Las funciones principales son: **Motoras, Sensoriales y Cognitivas** (Figs. 27-30).

Funciones motoras

Las FM son gobernadas por la Corteza Motora, y responden a la función integradora para controlar diversas actividades corporales, lo que se realiza por la regulación de la contracción de los músculos y de la secreción de glándulas exocrinas (de secreción interna) y endocrinas (de secreción interna). Las neuronas encargadas de esta función son las neuronas motoras (o eferentes) y transmiten información del encéfalo y la médula espinal a las diversas estructuras corporales.

Organización del sistema motor

Los Sistemas Motores son aquellas áreas del Sistema Nervioso que son primariamente responsables del control de los movimientos.

---

[251] La ingeniería inversa es el proceso de descubrir los principios tecnológicos de un dispositivo, objeto o sistema, a través de razonamiento abductivo de su estructura, función y operación. La ingeniería inversa se trata de tomar algo (un dispositivo mecánico o electrónico, un software de computadora, etc.) para analizar su funcionamiento en detalle e intentar crear un dispositivo o programa que haga la misma o similar tarea sin copiar la original. Sería un primer paso hacia la creación de máquinas tanto o más potentes que el cerebro humano, pudiendo ser conectadas en red para ampliar capacidades de procesamiento.

[252] Comunicada por Mortimer Mishkin, Instituto Nacional de Salud Mental, Bethesda, MD, 11 de junio de 2010 (recibido para revisión 27 de marzo 2009)

[253] *Raymond Kurzweil* (Massachusetts, 12/02/1948), inventor estadounidense, músico, empresario, escritor y científico especializado en Ciencias de la Computación e Inteligencia Artificial. Preside la empresa Kurzweil Technologies, que elabora dispositivos electrónicos de conversación máquina-humano y aplicaciones para discapacitados.

[254] Célula nerviosa cuyos axón y dendrita están dentro del sistema nervioso central (SNC) con la función de relevo de impulsos dentro del SNC.

Vías Eferentes Viscerales: Controlan glándulas, músculo liso y cardiaco. Dentro de estas vías identificamos dos sistemas:

- Sistema Simpático (Toraco-Lumbar).
- Sistema Parasimpáticos (Cráneo-Sacral).

Vías Eferentes Somáticas. Controlan la musculatura estriada. Se subdividen en:

- *Sistema Piramidal o corticoespinal.* Es la vía motora voluntaria, que se origina en la corteza cerebral, en las áreas de Brodmann denominadas 4 y 5 (giro precentral), formado por las vías del sistema nervioso central encargadas de llevar los impulsos nerviosos desde la corteza motora primaria hasta la médula espinal (Fig. 29). Sus axones transportan impulsos nerviosos para los movimientos voluntarios de los músculos esqueléticos. Ésta vía es filogenéticamente [255] más nueva que el extrapiramidal, con una estructura anatómica y funcional mucho más simple (v. homúnculo motor).
  - Desde el Giro Precentral se van a originar las fibras descendentes, de tipo voluntario, siguiendo la somatotopía (Homúnculo Motor). Las fibras que tienen como destino la región de la cara nacen de la porción más inferior del giro precentral, y las que tienen de destino el tronco y el inicio del miembro inferior, nacen de la porción más alta del giro precentral.

La corteza motora del hemisferio derecho controla los músculos de la mitad corporal izquierda, y viceversa. Algunas fibras no se cruzan, sino que descienden ipsilateralmente por los haces corticoespinales ventrales (que participan en la formación del cordón anterior de la médula espinal, en contacto con el surco medio, allí cruza al lado opuesto, para llegar al cuerno anterior y articularse con su segunda neurona que saldrá por la raíz anterior para alcanzar el músculo estriado correspondiente.

Sistema Extrapiramidal: Vía Motora de movimientos asociados y Semivoluntarios. Parte desde la región premotora. Esta vía, se denomina extrapiramidal por ser un conjunto de conexiones diferentes de la vía piramidal, si bien no representa una unidad estructural anatómica o funcional única apreciable. Está relacionada con la coordinación del movimiento, y lo constituyen un conjunto de núcleos (ganglios basales) situados en el diencéfalo y mesencéfalo. A diferencia del sistema piramidal, éste es un sistema motor filogenéticamente

---

[255] La clasificación filogenética es una clasificación científica de las especies basada únicamente en las relaciones de proximidad evolutiva entre las distintas especies, reconstruyendo la historia de su diversificación (filogénesis) desde el origen de la vida en la Tierra hasta la actualidad. Para construir este tipo de clasificación se recurre ahora generalmente al método cladístico, ideado por Willi Hennig y propuesto en su obra Grundzüge einer Theorie der phylogenetischen Systematik[datos de Wikipedia] (Fundamentos de una teoría de la sistemática filogenética), publicada en Alemania en 1950. La cladística (del griego klados = rama) es una rama de la biología que define las relaciones evolutivas entre los organismos basándose en similitudes derivadas.

muy antiguo y esta formado por una serie de cadenas y circuitos neuronales de mayor complejidad que el sistema piramidal, denominado Sistema Neuronal Polisináptico. Concurre en el control del movimiento, sobretodo en los aspectos cuantitativos, como:

- Cantidad de movimientos voluntarios e involuntarios.
- Velocidad de inicio y desarrollo de los movimientos.
- Interviene en el control del tono muscular y también en las funciones cognitivas.
- De relevancia en los aprendizajes.
- Organiza, controla y coordina los movimientos, para que éstos sean adecuados
- Regula los movimientos automáticos (andar en bici):
  - Los movimientos asociados a los voluntarios: tocar el timbre de la bici, etc.
  - El tono muscular y la postura, así como el equilibrio estático.
- También controla movimientos involuntarios.

Tabla 19. Comparación entre el Sistema Piramidal y el Extrapiramidal

	Sistema Piramidal	Sistema Extrapiramidal
Origen	Córtex Cerebral: Área 1, 2 Y 3; 4, 6; Y 40	Córtex Cerebral Córtex Cerebelar
Área Cortical principal	Área 4 de Brodmann	Área 6 de Brodmann
Trayecto	Directo: Córtex, Cápsula Interna, Pie del Pedúnculo Cerebral, Parte Anterior del Puente, Pirámides Bulbares, Decusación, Corticoespinal Lateral, Corticoespinal Anterior.	Indirecto: Trayecto con varios relevos intermedios formando cadenas de neuronas.
Características anatómicas	Las fibras del sistema piramidal que van a la médula espinal pasan por las pirámides bulbares.	La mayoría de las fibras que van a la médula no pasan por las pirámides bulbares, solo una pequeña cantidad de fibras que provienen del sistema reticular pasan por las pirámides.
Características Funcionales Características Clínicas de las Lesiones	Es responsable de los movimientos voluntarios. Parálisis.	Es responsable de los movimientos asociados y automáticos. Regula el tono muscular y la postura. En general causan movimientos involuntarios espontáneos y alteraciones del tono muscular (temblor de Parkinson).
Características Filogenéticas	Nuevo	Antiguo

El movimiento

El niño desarrolla la estructura corporal por el desplazamiento, con todas las fases ordenadas; maneja planos: delante-detrás, arriba-abajo, y la lateralización motriz, que será luego derecha e izquierda. Este esquema corporal juega un papel muy importante en la orientación espacial, dado que si no hemos desarrollado bien la línea protopática (el esquema corporal), difícilmente orientaremos elementos en el espacio, porque antes no los ha orientado en su propio cuerpo, si no ha integrado correctamente esos planos.

Es muy importante ese proceso en su esquema lateral diestro o zurdo, para integrar, junto con la orientación espacial toda la problemática de direccionalidad y lateralidad, porque los dos cerebros que funcionan de manera diferentes, se deben interconectar con sintonía para disponer de ambas bases (la lógica del hemisferio izquierdo y la intuición del hemisferio derecho). La información que recibe un bebé desde el suelo o desde sentado o en pié, varía considerablemente, porque entran en juego posturas, acomodaciones visuales, sensaciones, percepciones de distancias, volumen, y un etcétera muy largo a lo que los adultos ya estamos acostumbrados.

La postura en rotación externa de las extremidades (con los pies girados hacia fuera), es normal durante los 10-12 primeros meses de vida, por una contractura de los músculos rotadores externos de las caderas, consecuencia de la postura dentro del útero. Por eso, esta postura es más acusada en niños prematuros, que son mantenidos largo tiempo en incubadora (L. M. Ruíz Perez[256], Desarrollo evolutivo, 2005).

> *Factores Ambientales:* La forma de llevar al niño en brazos, la manera de mantenerlo sentado o la posición en decúbito para dormir, influyen claramente en la persistencia de las posturas del desarrollo.

Fisiología del movimiento

La regulación de los movimientos corporales implica la participación de diversas regiones del encéfalo, y así las áreas motoras corticales cumplen un papel básico en el inicio y control de los movimientos precisos; el cerebelo ayuda a la corteza y a los ganglios basales a lograr movimientos coordinados, además de facilitar el mantenimiento de la postura normal y el equilibrio, y los ganglios basales ayudan a establecer el tono muscular normal y a integrar los movimientos automáticos semivoluntarios.

---

[256]   Luis Miguel Ruiz *Pérez*. Facultad de Ciencias del Deporte. Universidad de Castilla La Mancha.

Tipos de Movimientos

- *Reflejos* (Involuntarios): Son conductas motoras simples e involuntarias, rápidas y dependen de la intensidad del estímulo que lo desencadena. Ej.: Reflejo patelar (de la articulación de la rodilla).
- *Patrones Motores Rítmicos* (Semivoluntarios): Combinan características de reflejos y movimientos voluntarios. El inicio y el termino son voluntarios. Ej.: Andar, Correr).
- *Voluntarios*: Son propositivos (dirigidos a lograr una meta) y en gran medida son aprendidos. Su ejecución mejora mucho con la práctica. P.e., tocar el piano o peinarse. Sus principales funciones son: la coordinación de la actividad muscular y el control del tono muscular, el mantenimiento de la postura y el equilibrio (por control de los músculos esqueléticos). Los impulsos motores del cerebelo son transmitidos hacia los centros motores del cerebro y de la medula con destino a los músculos. El control postural ajusta y afina los movimientos voluntarios.

Desarrollo motor (DM) y postural

El **DM** es el cambio en el proceso del comportamiento motor relacionado con la edad, y ocurre a lo largo de la vida del ser humano. El feto va desarrollando lo que será la independencia física, con el control de las distintas posturas, afectando luego a la independencia funcional a cualquier edad. Durante el periodo embrionario, entre la quinta y la octava semana de gestación, se presenta como característica relevante la aparición de los primeros movimientos a nivel de la cabeza, tronco y extremidades sin participación del sistema nervioso, y tienen su origen en las propias fibras musculares a través de descargas eléctricas intrínsecas, por lo que se le conoce como fase aneural.

Durante el segundo mes de gestación se observan movimientos lentos, arrítmicos y desordenados, lo que manifiesta una actividad inicial del sistema nervioso central. Con posterioridad, entre el tercer y cuarto mes, se presenta la fase espino-bulbar, caracterizada por movimientos de gran amplitud, rápidos y bruscos, lo que indica la maduración de la médula espinal y el bulbo raquídeo. Ruiz Pérez (1998)[257]. A partir del tercer trimestre de gestación aparecen movimientos de mayor perfección debido a una progresiva mielinización de la formación reticular y de las vías espinotegumentarias. Esta fase se conoce como vestíbulo-bulbo-espinal-tegumentaria.

---

[257]   Luis Miguel Ruiz Pérez (Universidad Castilla La Mancha). *Los problemas evolutivos de coordinación motriz y su tratamiento en la edad escolar* (2007). *Moverse con dificultad en la escuela*: introducción a los problemas evolutivos de coordinación motriz en la edad escolar (2005). Competencia motriz y género entre escolares españoles: Revista Internacional de Medicina y Ciencias de la Actividad Física y el Deporte vol. 3 (10) p. 101-11)

Finalmente se reconoce una fase pálido-rubro-cerebelo-espinal-tegumentaria, que abarca desde el sexto hasta el noveno mes, caracterizada por la perfección de los reflejos corneal, rotuliano, aquíleo y el inicio de las funciones sensoriales. González (2001 et a.) y Cifuentes (2006 et al.)[258].

Respuestas a la estimulación táctil

- Área orofacial: retirada del estímulo, "reacciones de evitación".
- Fetos más grandes: "respuestas del cuerpo entero".
- Fetos 11 semanas: Cierre de los dedos de manos y pies.
- Fetos mayores de 14 a 15 semanas: respuestas que abarcan varios segmentos corporales y cambios. Ej.: estimulación orofacial: No retirada sino aproximación hacia la fuente.
- Fetos de 29 semanas: succión audible.

El movimiento espontáneo se inicia de modo natural y luego se asocia a estímulos sensoriales, dando lugar a "automatismos primarios" similares a los reflejos.

La postura

La postura corresponde al mantenimiento del cuerpo o de un segmento corporal en una posición de referencia en relación con la gravedad. Es el resultado del equilibrio entre fuerza gravitatoria y fuerzas antigravitatorias (generadas por la acción muscular). Como dijimos en las primeras páginas, sobre la armonía de sistemas, el equilibrio entre el córtex, tálamo y sistema periférico cobran aquí la importancia los trastornos del ritmo y la atención, en cuanto se alteran la postura y el ritmo, porque al sobrepasar las estructuras subcorticales llegan a nivel de conciencia, quedando automatizados movimientos y posturas incorrectas, sincronías, lateralidad y rendimiento lecto-escrito.

El desarrollo de la postura es el resultado de tres factores:

- *Desarrollo Filogenético*: En el desarrollo postural normal, las extremidades inferiores (EEII) rotan hacia dentro en la 7ª semana de vida intrauterina, llevando el dedo 1 (gordo) del pie hacia la línea media del cuerpo. En el momento del nacimiento, la Anteversión del Cuello Femoral (ángulo del cuello del fémur con el eje de toda la pierna), es de unos 30°-40°, y va disminuyendo hasta alcanzar los 10°-15° considerados normales en la madurez.

---

[258]   González F, Magnelli A, Ávila M. Vigilancia Fetal Anteparto. En: Magnelli, Alessandro. Obstetricia y Ginecología Contemporánea. 1ª Edición. Caracas, 2001. Pág.311-338.//Cifuentes R., Faneite A.P. Evaluación Biofísica Fetal Anteparto: Cifuentes R. Obstetricia de alto riesgo. 6ª edición. 2006:21.

- *Posturas intrauterinas.* Las posiciones forzadas dentro del útero materno dan lugar a contracturas musculares y capsulares, que pueden tardar varios años en desaparecer; y en muchas ocasiones, condicionan que el niño inicie la deambulación con los pies hacia adentro o hacia fuera.

- Los *factores ambientales*, forman parte del desarrollo postural: La forma de llevar al niño en brazos, o de mantenerlo sentado, o la posición en decúbito para dormir, influyen claramente en la persistencia de las posturas del desarrollo. La Anteversión del Cuello Femoral, condiciona una *Rotación Interna* de toda la extremidad (la causa más frecuente de "marcha con el pie hacia adentro"). La *postura en rotación externa* de las extremidades (con los pies girados hacia fuera), es normal durante los 10-12 primeros meses de vida, por una contractura de los músculos rotadores externos de las caderas, por la postura dentro del útero, más acusada en niños prematuros, que son mantenidos largo tiempo en incubadora.

La buena postura es aquélla en que el equilibrio músculo-esquelético que guardan las relaciones anatómicas se encuentra dentro de parámetros normales establecidos; se encuentra supeditada a la orientación y la estabilización, y depende de modo importante de la musculatura axial y periférica, reguladas a por el sistema nervioso central (SNC).

Tabla 20. Organización de las funciones motoras

FUNCIONES MOTORAS - NIVELES DE ORGANIZACIÓN			
Nivel medular	Comportamiento reflejo	Reflejos Somáticos y Viscerales Hábitos, Reflejos condicionados, Funciones subconscientes: Respirar, Presión Arterial	Motoneuronas: alfa, gamma Interneuronas: células de Renshaw (inhibición) Neuronas sensoriales Arco reflejo, clasificado según localización, número de sinapsis y elaboración de respuesta
Nivel encefálico inferior	Comportamiento instintivo	Funciones digestivas. Aprendizaje, Memoria,	Formación reticular: Funciones de atención, sueño - vigilia y sostén del cuerpo contra la gravedad. (reflejos posturales). Escritura, cortar papel, lanzar pelota, control ocular.
Nivel encefálico superior	Comportamiento inteligente	Pensamiento hipotético y Pensamiento deductivo.	Se refiere a procesos de ideación. Nuestros actos motores son consecuencia de ideas generadas en la mente (viene el lobo: alejarse). Intervienen los neurotransmisores.

Las funciones sensoriales

Gran parte de las actividades del sistema nervioso se inician por la experiencia sensorial que llega de los receptores sensoriales. Las neuronas que transmiten la información sensorial al encéfalo o a la médula espinal se denominan neuronas sensoriales o aferentes.

Las percepciones sensoriales surgen de: *sensación, atención y expectativa,* y dependen de diferentes áreas cerebrales. La representación sensorial no refleja realmente el mundo externo, sino que confirma algo que previamente se ha pensado, porque la percepción de algo que se toca puede depender tanto de la memoria, la atención y la expectativa, como del estímulo mismo. (R. Romo y Víctor Lafuente[259]). La comunicación entre diferentes áreas que procesan la información que recibimos de los sentidos dan un resultado de muchas conexiones del pensamiento, la memoria, los sueños, las emociones y la conciencia.

Exterocepción. Los sentidos tradicionales, cuentan con sus diferentes células, por los que percibimos el mundo exterior (capítulo de los sentidos):

- *Táctil*: Rufinni y Pacchini. Este sentido se subdivide en:
  - Equilibriocepción, propiocepción y nocicepción.
- *Visión*: Conos y bastones.
- *Gustativas*: Papilas gustativas.
- *Olfativas*: Cilios olfatorios .
- *Auditivas:* Cilios auditivos.

Propiocepción. Del latín "proprius", "pertenece a si mismo", porque se tiene conciencia del estado interno del cuerpo. Es la información que nos da nuestro cuerpo sobre su estado y su posición en el espacio (postural, de movimiento y velocidad), y su influencia en el medio, y nos permite protegernos y actuar ante cualquier cambio en el entorno que pueda intervenir sobre nuestro propio cuerpo, de forma no necesariamente consciente. La información propioceptiva procede del córtex sensorial, que procesa la información que recibimos (a través de los nervios que parten de la médula y viajan al bulbo raquídeo y al tálamo), o al cerebelo (por las vías cerebelosa dorsal y ventral), recibiendo así la respuesta eferente motora o glandular (v. aferencia-eferencia, del capítulo 1). Llega de los propioceptores:

---

[259]   DR: Ranulfo Romo, M.D, profesor de neurociencias del Howard Hughes Medical Institute (HHMI). Ha llevado la investigación de códigos neurales para la discriminación perceptual. La investigación actual en su laboratorio trata de comprender cómo las experiencias sensoriales surgen de la actividad de circuitos cerebrales. Junto con el Dr. Víctor Lafuente: (*Nature Neuroscience 6, 792 a 793 (2003) doi: 10.1038/nn0803-792*). Ambos pertenecen al Instituto de Fisiología Celular de la Universidad Nacional Autónoma de México, México 04510, México DF

- Receptores de estiramiento de los músculos (postura).
- Mecanorreceptores (de la dermis y la epidermis).
  - Neuronas sensoriales, del sistema vestibular en el oído interno (movimiento y orientación), con detectores en los músculos, articulaciones y ligamentos. Y nos aporta la información sobre el equilibrio y la orientación de nuestro cuerpo en el espacio.
    - Sirve para guiar el movimiento de las extremidades y explorar objetos. La información es transmitida al cerebro a través de los husos musculares, localizados en el interior de los músculos, compuestos de pequeñas fibras musculares (fibras intrafusales o husos neuromusculares) inervadas por fibras que informan de la longitud del músculo.
    - Por estas fibras se percibe la tensión o distensión muscular.
    - Los órganos tendinosos de Golgi calibran la fuerza de la tensión.
    - Los corpúsculos de Meissner aportan informaciones táctiles.
    - Los corpúsculos de Pacini - receptores de presión.
    - Los corpúsculos de Ruffini- sensibles al estiramiento (dedos o extremidades).
    - También los receptores específicos para la presión, luz, temperatura, sonido y otras experiencias sensoriales.

La información propioceptiva táctil es fundamental en las acciones del neonato (conocidas como **reflejos),** como por ejemplo, el reflejo de búsqueda, de succión, reacción de enderezamiento de cuello, función de manos y control motor oral, que se hacen absolutamente evidente más cercanos a la edad de término.

La agudeza de la percepción se basa en este proceso neural. El ejemplo que pone A. Leiman [260] sobre la mayor agudeza perceptiva en la presión del extremo de una regla contra la piel del antebrazo, en que las esquinas de la regla se sienten más que la de la línea de contacto. (v. Funciones ejecutivas)

Relación entre percepción y respuesta. En la actualidad se conocen más de 30 regiones en las que el cerebro procesa la información visual, y debe haber muchas más[261]. Entre todas establecen un mapa del mundo procesando a la vez distintos tipos de información, como el color, la textura o el movimiento de los objetos que nos rodean.

Disfunción sensorial. Consiste en la dificultad para realizar la adaptación o como se define como "disfunción en el procesamiento sensorial", que afecta al 15% de los niños sin alteración

---

260   Psicología fisiológica. Mark R. Rosenzweig. Arnold I. Leiman. Ed. Mc.Graw Hill.

261   Dr. Mariano Sigman, Licenciado en Física, doctor en Neurociencia, Dr. en Ciencias Cognitivas. Investigador del Institut National de la Santé et de la Recherche Médicale (Paris) y autor del libro "El breve lapso entre el huevo y la gallina" y varios textos de divulgación científica.

neurológica ni genética ni del desarrollo[262]. También puede afectar hasta el 70% de los niños que presentan afectaciones genéticas, neurológicas que tienen diagnósticos como: Trastorno Generalizado del Desarrollo (TGD), Trastorno de Espectro Autista (TEA) o Trastorno por Déficit de Atención con Hiperactividad (TDA-H).

Los niveles segmentarios de miembros, pueden verse afectados por problemas posturales, así pudieran dar problemas de acomodación, también para la escritura. No obstante, muchas irritaciones neuronales del córtex cerebral no duelen y sin embargo, producen trastornos en la comprensión, en la lateralidad y en la lecto-escritura, por desorientación.

Funciones cognitivas básicas

El concepto de cognición (del latín: cognoscere, "conocer") hace referencia a la facultad de procesar información a partir de la percepción, el conocimiento adquirido (experiencia) y características subjetivas que permiten valorar la información.

La Neurociencia Cognitiva es el conocimiento que estudia las relaciones mente-cerebro, y permite en las personas optimizar el procesamiento de la información, desarrollar las inteligencias múltiples, el conocimiento y desarrollo de los sistemas representacionales y de los de memoria, la generación de significados funcionales, y desarrollar la inteligencia emocional. Se aplica en todas las áreas susceptibles de intervención, ante necesidades individuales, interactuando con su ecosistema, optimizando sus funciones, entre ellas el área educativa y su proceso de enseñanza-aprendizaje. El resultado de esa aplicación entraña la posibilidad de optimizar las capacidades potenciales neurocognitivas de las personas, mejorando el aprendizaje significativo, el pensamiento superior, la autoestima y la construcción de valores.

Todos los aspectos de la cognición dependen de la actividad integrada de diversas áreas cerebrales. Existen habilidades cognitivas que se encuentran localizadas o lateralizadas en regiones especificas del cerebro y en contraste otras habilidades tienen una base neuronal ampliamente distribuida, cuyas alteraciones resultan de daños extensos. Las funciones cognitivas básicas son la atención, la memoria y las funciones ejecutivas, con sus dominios y correlaciones. Éstas son la base del pensamiento, de la acción y de la comunicación. Actúan interiorizando la información y nuevos conocimientos, por la adquisición, procesamiento, clasificación e integración de la información.

---

[262]   Proceso descrito inicialmente por la Dra. Anna Jean Ayres (1920-1989), terapeuta ocupacional. En 1976 fundó la Clínica Ayres en Torance (California), tratamientos terapéuticos de integración sensorial.

Tabla 21. Funciones mentales superiores

FUNCIONES MENTALES SUPERIORES	
BÁSICAS	COMPLEJAS
Gnosia: conocimiento absoluto e intuitivo.	**Voluntad:** facultad de decidir y ordenar la propia conducta.
Lenguaje: sistema, manera de expresarse.	**Aprendizaje:** acción y efecto de aprender.
Memoria: facultad de retener y recordar.	**Concentración:** acción y efecto de concentrarse.
Atención: acción de atender.	Creatividad: capacidad de creación.
Senso-percepción: proceso realizado por los órganos sensoriales y el sistema nervioso central en forma conjunta.	**Voluntad:** facultad de decidir y ordenar la propia conducta.
	Praxia: práctica, oposición a teoría o teórica.
Conciencia: propiedad del espíritu humano de reconocerse en sus atributos esenciales y en todas las modificaciones que en sí mismo experimenta. **Personalidad:** diferencia individual que constituye a cada persona y la distingue de otra.	

El lenguaje

Es un proceso sensitivo-motor complejo, con tres centros correspondientes a la comprensión del lenguaje hablado (1ª circunvolución temporal, Fig. 29), viso-léxicas (circunvolución angular parietal inferior-Fig. 29), ejecutiva (3ª circunvolución frontal, de Broca: Figs. 28-29-31-35 área motora del lenguaje), aunque las elaboraciones más complejas se elaboran con todo el cerebro por la actuación de las áreas de asociación, cíngulos, etc. (c.= circunvolución). Radica en el hemisferio izquierdo (H.I), pero no toda la capacidad lingüística, porque la prosodia está situada en el hemisferio derecho (HD).

Constituye la característica humana por excelencia y supone la comunicación entre interlocutores, permitiendo intercambiar ideas y emociones, y depende de la interacción compleja de diversos procesos: entrada sensorial, integración simbólica, habilidades motoras, patrones sintácticos aprendidos y memoria verbal. En el desarrollo de estos procesos participan diversas estructuras cerebrales, como las áreas antes comentadas.

El lenguaje interior es el medio de que dispone cada persona para transformar en conscientes los pensamientos, que sin él sería informulados, por tanto inconcebibles. Por ello necesitamos la utilización de medios emisores y receptores, acordes entre sí, como son los gestos, el dibujo, las imágenes, la escritura y las palabras. Éstas requieren un alto nivel de abstracción. También tiene muchos matices, dependiendo de la intención o sentimiento en el momento de emitirlo; puede ser persuasivo, informativo, solidario, reflexivo, narrativo, etc..

El lóbulo parietal del hemisferio izquierdo, ocupa un lugar clave del cerebro, en el cruce de las vías auditivas, visuales y cortezas somatosensoriales, con las que están masivamente conectado. Además, las neuronas de este lóbulo tiene la particularidad de ser multimodal, lo que significa que puede procesar diferentes tipos de estímulos (auditivos, visuales, sensoriomotoras, etc.) de forma simultánea.

Este lóbulo es también es una de las últimas estructuras para madurar en los niños, y hay razones para creer que puede jugar un papel clave en la adquisición del lenguaje. La maduración tardía de esta estructura podría explicar, entre otras cosas, por qué los niños no pueden empezar a leer y escribir hasta que tienen 5 o 6 años de edad.

Áreas relacionadas con el lenguaje y el habla

El área de Broca se define generalmente como que comprende las áreas de Brodmann **44 y 45**, aunque tanto la superficie **44** y la zona **45** contribuyen a la fluidez verbal, cada una parece tener una función separada, de modo que el área de Broca se puede dividir en dos unidades funcionales. La zona 44 (parte posterior de la circunvolución frontal inferior) parece estar implicada en el procesamiento fonológico y en la producción del lenguaje como tal, este papel se vería facilitado por su posición cercana a los centros motores de la boca y la lengua (Figs. 18- 34 y tabla 18). La zona 45 (parte anterior de la circunvolución frontal inferior, Fig. 29) parece estar más involucrada en los aspectos semánticos de la lengua. El área de Broca desempeña un papel en la memoria verbal (selección y manipulación de elementos semánticos).

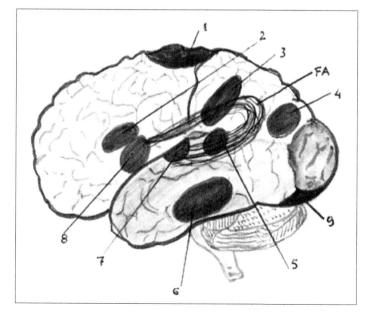

Fig. 34. Función superior del lenguaje (Hemisferio izquierdo).

1. Solución de probleas lógicos
2. Interpretación de imágenes simbólicas
3. Movimiento de la mano derecha
4. Cálculo
5. Reconocimiento de caracteres alfabéticos
6. Comprensión de figuras y diagramas
7. Área de Wernicke (comprensión de palabras e interpretativa general)
8. Área de Broca (control del lenguaje) (HI)
9. Control de la información que lega del campo visual derecho.
10. FA: Fascículo arqueado (conecta ambas áreas (de Broca y Wernicke).

El modelo de Walter Penfield (Fig. 17) pone de manifiesto la importancia de la sensibilidad y el control fino del movimiento de la mano, la boca y la lengua en la organización somatotópica del córtex somatosensorial primario y del córtex motor primario, mostrando en las áreas mayores de representación la especialización de nuestra corteza en el habla y en la destreza manual, que incluye la escritura (Fig. 18). Las contrahechuras del homúnculo sensorial y del motor se deben al hecho que la representación de las partes del cuerpo entre los pliegues de ambos córtex no es proporcional a su tamaño real, sino a la precisión en su control.

La representación del habla y de la escritura en la corteza cerebral. El neurocirujano Walter Penfield, a partir de sus estudios con pacientes a los que estimulaba las áreas primarias motoras y somatosensoriales de la corteza, que se encuentran a ambos lados del surco central del cerebro (la fisura de Rolando), la primera por delante (girus precentral) y la segunda detrás (girus postcentral), ideó en 1950 un modelo de homúnculo que establecía una analogía entre las funciones motoras y somatosensoriales de la corteza cerebral y las partes del cuerpo.

La lateralidad auditiva

Cobra importancia en el caso de separarse del resto de las dominancias, en cuyo caso sería el momento de: 1) reconocimiento del otorrino, no fuera caso de una otitis o disfunción auditiva, desapercibida, porque a veces los niños no se quejan de molestias, 2) y en ausencia de patológica auditiva, podrían realizarse las pruebas adecuadas, porque frecuentemente se trata de una lateralidad cruzada, debe definirse. **Sovak (1962)**[263], en un estudio con 1000 niños sanos deportistas de Antioquía, demostró en un 61% tenían una lateralidad cruzada.

Anatomía del lenguaje

Los centros del lenguaje hablado se encuentran situados alrededor de la fisura de Silvio, por debajo del lóbulo temporal, en las áreas auditivas primarias y del área de Wernicke (que corresponde a las áreas 22, 39 y 40 de Brodmann, y centros sensoriales de Wernicke y el área de Déjerine[264] (sobre el lóbulo occipital), que nos permiten oír y entender la palabra hablada, mientras que las áreas motoras coordinadoras del movimiento del brazo y la mano durante el

---

263   Sovak (test de lateralidad), texto original: *myself in the 1991 Ciba Symposium (*McManus, 1991*)*.

264   *Joseph Jules Dejerine* (Ginebra, 1849 - París, 1917) Médico neurólogo suizo. Destacó por sus trabajos en neuroanatomía y neuropatología del tálamo óptico, del sistema estriado, del curso del fascículo piramidal; asimismo estudió los procesos degenerativos que se dan tras producirse lesiones en la corteza cerebral y otras enfermedades funcionales del sistema nervioso, como la estereognosia o incapacidad de reconocer objetos con el sentido del tacto, la afasia motora, la parálisis bilateral y el síndrome de Déjerine-Klumpke, sobre lesiones en la médula espinal. Concibió un método basado en el estudio de la personalidad y emociones del paciente.

proceso de escritura, como el área de Exner[265] y la parte superior del área 40, se encuentran por encima de las áreas motoras del lenguaje hablado (Fig. 35 y Tabla 18).

Asentamiento del lenguaje

El antropólogo francés Pierre Paul Broca[266] (1824-1880) se hizo famoso por se el primero en declarar en 1861 la localización funcional del centro del lenguaje, generalmente situada en el hemisferio izquierdo; lo muestra en la Academia de Medicina y fue reconocido en 1963. En 1865 describe el predominio del lenguaje ubicado en la tercera circunvolución frontal del hemisferio izquierdo, que desde entonces se conoce como "Área de Broca". Este descubrimiento fue vital para establecer una clasificación de uno de los síndromes neuropsicológicos por excelencia: la afasia.

Resalta el control del hemisferio izquierdo sobre el habla, a partir de la observación de un paciente, cuyo hemisferio izquierdo presentaba un reblandecimiento crónico progresivo de la segunda y tercera circunvoluciones del lóbulo frontal. Llegó a considerar la relación de la mano derecha y el habla, como expresión de la superioridad congénita del hemisferio izquierdo en los diestros. El área cerebral de la palabra lleva su nombre.

Primeros anatomistas y científicos de relieve en el lenguaje

Paul Broca (28/06/1824-9/07/1880), médico cirujano, anatomista y antropólogo francés, dio nombre al área "de Broca", región ventro-posterior del lóbulo frontal, responsable del *lenguaje articulado*; Llegó a este descubrimiento estudiando los cerebros de pacientes afásicos (personas con trastornos del habla y del lenguaje que resultan de lesiones cerebrales).

Karl Wernicke (1848-1905)[267], neurólogo y psiquíatra alemán. El área que lleva su nombre está en el giro o circunvolución temporal superior del hemisferio cerebral dominante (que es

---

[265] *Sigmund Exner-Ewarten* (abril 5to, 1846-02 05, 1926), fisiólogo austríaco natural de Viena (1846-1926). Postuló en 1881, que ésta área se ocupaba del control de la escritura. Era hijo del filósofo Franz Serafin Exner (1802-1853), y tenía tres hermanos de renombre: el profesor de derecho de Adolf Exner (1841-1894), el físico Karl Exner (1842-1914) y el físico Franz Exner (1849-1926).

[266] Paul Pierre Broca, médico neurólogo, excelso anatomista, antropólogo, lingüista y cirujano francés (28/06/1824-9/07/1880), el primero en describir la afasia motora (dificultad para recordar los movimientos articulatorios del habla y de la escritura). Reunió ocho casos que presentaban una lesión en la porción posterior de la circunvolución frontal del hemisferio izquierdo y ésta se asociaba a afasia, propuso la dominancia de éste hemisferio sobre el habla y consideró la relación entre el *uso de la mano derecha y el lenguaje, proponiendo que tanto el habla como el uso de la mano derecha eran atribuibles a la superioridad congénita del hemisferio izquierdo en diestros*. Esta propuesta ha sido aceptada y es punto de partida de nuevas teorías y tratamientos; estudios posteriores lo confirman.

[267] Wernicke describió el síndrome afásico (en 1874), lo que luego se denominaría afasia sensorial (imposibilidad de comprensión del lenguaje hablado o escrito), distinguiéndola de la afasiz motora (dificultad para recordar los movimientos

el hemisferio izquierdo en el 97% de la población), implicada en la *comprensión del lenguaje hablado y escrito.*

En 1865 el médico francés Jean Baptiste Bouillaud (1796-1881), relaciona sin dudarlo: el trastorno expresivo del habla (afemia), corresponde a lesión del hemisferio izquierdo en paciente diestro.

Samuel Torey Orton[268] (1915-1940), Interpretó que por falta de desarrollo de dominancia cerebral, la representación del H.I de la palabra leída bien orientada y la simultánea representación en el hemisferio no dominante para el lenguaje (H.D.), causaba confusión en la lecto-escritura (la palabra en su forma invertida. Y que sólo si se suprimía tal coexistencia, cobraría su actividad dominante el H.I. (lingüístico), desapareciendo la confusión, ya que los aprendizajes (el lector especialmente) dependían intrínsecamente de la asimetría estructural y funcional del cerebro. Orton postula la influencia del dominio mano-ojo-pie en los aprendizajes de la lecto-escritura.

A partir de 1950 se asientan las bases actuales de los conocimientos sobre funciones asimétricas de ambos hemisferios, tras los pioneros trabajos experimentales en 1949 de japoneses - Juhn Wada JA[269] & Davis AE[270]-, que estimaron con exactitud cómo el 95% de los casos el asentamiento del lenguaje en el HI, le hace ¡hemisferio regulador unilateral", observando y protocolizando la conducta cognitiva de cada hemisferio cerebral.

Se ha hecho evidente el predominio claro del hemisferio izquierdo cerebral para el lenguaje, relacionado con la lateralidad, además de manifestar la asimetría del "Planum temporale" (Geschwind, N y Levitsky, W, 1968). A partir del siglo XX (últimas décadas) ha quedado claro y establecido, por las hemisferectomías, que el H.D aislado no permitía un desarrollo del lenguaje tan adecuado como el HI aislado. Hoy se confirman las teorías de anatomistas del siglo pasado, que las asimetrías neuroanatómicas y funcionales están bien establecidas en el cerebro infantil[271].

---

de articular el habla y la escritura), que describiera P. Broca.

[268]   Samuel Torrey Orton (15 octubre 1879 a 17 noviembre 1948) era Neurólogo, Neuropatólogo americano, pionero en el estudio de problemas de aprendizaje, el mejor conocido por su trabajo de examinar las causas y el tratamiento de la discapacidad para la lectura (dislexia) y escritura. Observó que los que escribían en forma de espejo, tenían preferencias inestables en el uso de la mano y leían mejor cuando veían el texto invertido. Orton, ST (1925). "Palabra-ceguera 'en los escolares." *Archivos de Neurología y Psiquiatría 14:. 285-516. doi: 10.1001/archneurpsyc.1925.02200170002001*

[269]   Juhn Atsushi Wada, (nacido en 1924, Sapporo) conocido neurólogo japonés de Canadá por la investigación de la epilepsia, incluyendo su descripción del test de Wada para la dominancia hemisférica cerebral de la función del lenguaje (Inyección unilateral de amobarbital en la arteria carótida interna para producir hemiparesia transitoria de las extremidades contralateral).

[270]   Davis AE & Wada JA (1977). Lateralización del lenguaje, mediante espectro análisis espectral de potenciales evocados. (Artículos de: revista de Neurología, Neurocirugía y Psiquiatría, BMJ Group).

[271]   Hiscock y Kinsbourne, 1995; Güntürkün, 2003

En el 2004, el Dr. Catani[272], del Instituto de Psiquiatría del King's College (Londres), informó de una tercera región del cerebro asociada con el lenguaje, compuesta por un segmento anterior que conecta la zona de Broca con el lóbulo parietal inferior y un segmento posterior que conecta a éste a la zona de Wernicke. Fue nombrada como "área de Geschwind"[273]. es también conocida como "territorio de Geschwind", y es el área del cerebro que madura en último lugar. Su madurez se completa con el desarrollo de las capacidades de escritura y de lectura. A partir de entonces se abrió la línea de estudio y la evaluación de la maduración de este área y de sus conexiones, en el contexto del autismo y de la dislexia".

Lenguaje y genética

El gen y proteína **FoxP2**[274] fue descubierto en el 2001 por al grupo de genética del *Centro Wellcome de Genética Humana* de la Universidad de Oxford, liderados por los doctores Simon E. Fisher[275] y Sonja C. Vernes. Se identificó por asociación con una enfermedad genética que provoca dispraxia verbal y determinados trastornos específicos del lenguaje[276].

Aunque se ha acuñado la expresión *gen del lenguaje* o *del habla* para caracterizarlo, se trata de un factor más entre los responsables de la competencia humana para el lenguaje, como sabemos que los genes interactúan. Según han descubierto investigadores de la Universidad de California en Los Ángeles (UCLA), la versión humana de este gen modifica la actividad de otros 116 genes en el cerebro, de modo que cambia la arquitectura del órgano y aparece el don del lenguaje. Se trata más bien de problemas de articulación y formación de las palabras. Los aspectos anómalos serían a nivel motor (pronunciación deficiente) y gramatical y otros de carácter funcional, porque el gen se expresa en áreas corticales y subcorticales deferentes.

Se forma durante la embriogénesis cerebral, de la capa VI, estructuras subcorticales de la base del cerebro, muy próximas al cuerpo calloso (núcleos basales, tálamo y cerebelo). También está presente este gen en la embriogénesis de otros órganos: pulmones; intestino y corazón.

---

[272] Dr Marco Catani, profesor titular. Consultor de Psiquiatría (Hospital Maudsley), Jefe de Neuroanatomy and Tractography. Workshop De Crespigny Park, London (United Kingdom, SE5 8AF) *Annals of Neurology 2004;10.1002/ana.20319* (edición electrónica).

[273] El Dr. Norman Geschwind (1926-1984), estadounidense, a menudo recordado como un extraordinario y brillante neurólogo, cambió el concepto de la dicotomía entre diestros y zurdos.

[274] El nombre es una abreviatura de *Forkhead Box* (="caja de la cabeza del tenedor"), un segmento característico del ADN que aparece en otros genes. *Fox* es una familia de genes que se ha clasificado mediante letras de la A a la Q; **FoxP2** es, por tanto, un gen de la familia *Fox* que pertenece al subgrupo P en el que es su miembro número 2.

[275] El Dr. Fisher también es director del departamento recién establecido *"el Language and Genetics, del Max Planck Institute for Psycholinguistics"* en los Países Bajos.

[276] Téngase en cuenta que no existe nunca una relación causal directa entre gen y rasgo: que una secuencia de DNA mutada afecte a un rasgo no implica que no estando mutada origine por sí misma ese rasgo. El desarrollo de cualquier rasgo depende de interacciones entre genes, sus productos y el entorno.

Lenguaje - Música y cerebro

Recordamos que el sistema auditivo central, fundamental en nuestra audición, procesa la información y tiene un especial significado para la percepción de los diversos sonidos de diversas procedencias, y cada hemisferio cumple funciones diferenciadas en el procesamiento de los sonidos recibidos, siendo capaz de distinguir sus características estructurales.

La corteza auditiva primaria, rodeada de la corteza auditiva secundaria, que su vez lo está de la corteza auditiva terciaria proceden así: mientras que la *corteza auditiva primaria* se concentra en las características de tonos aislados, la *corteza auditiva secundaria* es responsable de la relación entre varios tonos, por lo que es importante para la percepción. *La corteza auditiva secundaria del hemisferio izquierdo* se concentra en la relación entre secuencias de tonos, por lo que se explica la percepción del ritmo.

Se ha comprobado que *la escucha, en estudiantes de la Universidad de Wisconsin durante 10 minutos de la "sonata en re mayor para dos pianos KV 448", tuvo efectos positivos en las pruebas de razonamiento espacio-temporal, efecto que duraba unos 10 minutos.* A este fenómeno se le llamó el Efecto Mozart y los resultados de este estudio fueron publicados en la revista Nature en 1993. Incluso experimentos con *plantas que crecieron más rápidamente que lo normal escuchando música clásica suave.* La música *puede modificar la consciencia de manera más poderosa.*

Estructuras cerebrales que participan en la música

La música es una forma de lenguaje (Lateralidad, lenguaje y música).

Para percibir las relaciones secuenciales y espaciales de las notas, su melodía, armonía y ritmo se sigue la vía sensorial auditiva:

- Área motora y verbal (conveniente la memoria musical), para la apreciación y ejecución de una pieza musical.
- Se requiere memoria para saber si la ha escuchado antes, qué experiencias han sido asociadas a ella, además de identificar a qué categoría pertenece.
- Y memoria a corto plazo, para seguir una asociación secuencial de notas y percibirla como música.
- En el caso de canciones, la música está asociada, además, a una memoria verbal.
- Para la ejecución de un instrumento musical es necesaria la activación de patrones motores sumamente complejos instaurados en la memoria.
- Y para los procesos cognitivos, como la atención, el aprendizaje y el pensamiento.

- Las células de la corteza auditiva primaria, con la música, no sólo se excitan entre sí, sino que también utilizan la inhibición para simplificar la información acústica, aumentar los contrastes y suprimir los ruidos de fondo (de ambos hemisferios).

Cada uno de los dos hemisferios cumple funciones diferenciadas en el procesamiento de los sonidos recibidos. El cerebro es capaz de distinguir las características estructurales de los sonidos y, básicamente, el predominio de uno u otro hemisferio depende precisamente de la estructura de dicho sonido. En el caso de la música el procesamiento se llevaría a cabo en el hemisferio derecho. Sin embargo, hay quienes afirman que esto sólo sería cierto en el caso de los individuos que no son músicos. Las personas con formación y entrenamiento musical, al tener la capacidad de acceder al fenómeno musical desde un punto de vista más analítico, procesarían esta información en el hemisferio izquierdo, que se especializa en las funciones del razonamiento lógico.

Tabla 22. Participación de ambos hemisferios en la música

Hemisferio Izquierdo	Hemisferio derecho
Lengua Consonantes	Vocales Voces humanas Sonidos de animales e insectos Sonidos mecánicos Música Sonido de instrumentos musicales
Cálculo Logos	Pathos[279] (sentimiento/emoción) Naturaleza

Por otra parte, está demostrado que la especialización de uno u otro hemisferio cerebral en determinadas funciones, como la percepción, procesamiento y asignación de significados a sonidos específicos, guardaría una relación directa con la lengua materna de cada individuo.

El leer o escribir música está localizado en el hemisferio derecho, dominante en la percepción de las melodías, y el lenguaje musical se corresponde con el hemisferio izquierdo (sean profesionales o no). Los músicos tienen una mejor percepción de la melodía con el oído derecho mientras los no músicos muestran una dominancia en la percepción por oído izquierdo, debido al diferente procesamiento. Para identificar intervalos, discriminando

---

[277]   Vocablo griego, con diversas acepciones, referida en general a uso de los sentimientos Aristóteles decía en su *Retórica* que el hombre no es un ser sólo racional, sino que obedece también a las emociones. un argumento nos convence cuando sus premisas nos parecen racionales y convenientes *(logos)*, cuando quien nos lo dice nos merece confianza *(ethos)* y cuando el argumento apela también a nuestras emociones *(pathos)*.

la diferencia entre dos tonos (con precisión), es probable que lo identifiquen utilizando la actividad característica del hemisferio izquierdo, y los no músicos perciben la música de forma más holística (*), motivo por el que se encuentra una diferencia entre ambos grupos en la dominancia de los hemisferios cerebrales a la hora de procesar la melodía[278]. (* *Llamada así por la sensación que genera al establecer cierta conexión con la vida, que conduce a una mayor expansión de la conciencia, experiencias internas mágicas y enriquecedoras*).

Puede variar en función de los estímulos, de modo que los músicos profesionales utilizan más en la percepción de las melodías el hemisferio izquierdo y se ha comprobado que con el entrenamiento en música, la dominancia cerebral para la percepción de la melodía se desplaza del hemisferio derecho al izquierdo, y esto *se explica desde la plasticidad cerebral*, que como decimos en su apartado, es una cualidad del cerebro que facilita la adaptación al entrenamiento y su especialización. Y no se ha dado ningún caso en que un feto estimulado durante la gestación mediante música y lenguaje materno (también paterno, por la diferente frecuencia dela voz masculina) haya sufrido en su primera o segunda infancia problemas con el lenguaje.

Ya conocemos, cómo el *lenguaje reside en el hemisferio izquierdo*[279] *(H.I), pero no toda la capacidad lingüística, porque la prosodia está situada en el hemisferio derecho (HD).* Otra excepción se da en la *música*, que habita en ambos hemisferios, sin embargo, además de ser considerada como arte, está plenamente vinculada con la matemática. De este modo la música significaría una gran síntesis de capacidades cerebrales. Como el lenguaje precisa de la escritura, también la música tiene todas las características que definen el lenguaje, solo que en uno es alfabética y en el otro visuespacial, esencialmente.

El hemisferio izquierdo es más apropiado para la percepción del ritmo. Esto indica que la percepción de la armonía y la percepción del ritmo utilizan áreas distintas del cerebro. *La corteza auditiva del hemisferio cerebral derecho* se concentra en tonos simultáneos y analiza las relaciones armónicas entre ellos. Los músicos saben que hay personas que tienen una capacidad de percepción armónica brillante, pero son poco dotados para la percepción del ritmo y viceversa. La melodía no es simplemente una secuencia de tonos, sino que éstos varían en ella de frecuencia y acento, provocando en el cerebro sensaciones únicas[280]. Aprender a tocar un instrumento es una tarea muy compleja que involucra la interacción de varias modalidades y de orden superior, funciones cognitivas, y que se traduce en cambios

278   Bever T, Chiarello R: Cerebral dominance in musicians and non musicians. Science 1974;185:537-539. -Música y cerebro. Doctora María Sagrario Barquero Jiménez.

279   Springer, s. y Deutsch, s. 1991. Cerebro izquierdo, cerebro derecho. Barcelona: Gedisa.

280   Francisco José Rubia Vila (Temas actuales en Neurociencia) Catedrático de Fisiología en la Universidad Complutense de Madrid. Académico de Número. Real Academia Nacional de Medicina. "Nuevas perspectivas en el estudio de las funciones mentales" Doctor en Medicina y Cirugía por la Universidad de Düsseldorf (Alemania, 1963) Catedrático de Fisiología y Consejero Científico de la Universidad de Munich (1976-82) y en la Universidad Complutense de Madrid.

conductuales, estructurales y funcionales en las escalas de tiempo que van desde días hasta años[281].

"La *formación musical* modula la codificación de las regularidades de orden superior en la corteza auditiva"[282]. Sus implicaciones para la neurociencia cognitiva, demostrada en este estudio de *agosto del 2011*, que muestra cómo a corto y a largo plazo la plasticidad neuronal puede interactuar dentro de la corteza auditiva, y también para aplicaciones educativas y clínicas de aprendizaje auditivo. Por otra parte, experimentos realizados han mostrado que la especialización de uno u otro hemisferio cerebral en determinadas funciones, como por ejemplo la percepción, procesamiento y asignación de significados a sonidos específicos, guardaría una relación directa con la lengua materna de cada individuo.

El sustrato neurológico del lenguaje y de la música no se solapan. Se ha podido comprobar, con las modernas técnicas de imagen cerebral, que el hemisferio derecho atiende a los aspectos melódicos de la música y el izquierdo a los aspectos rítmicos. El análisis espectral del sonido de la madera o de los tambores y la variación de los umbrales diferenciales, producen un cambio en la sensación[283].

El neuropsicólogo ruso Alejandro Luria informó sobre un caso en el "Journal of Neurological Science en 1965" diciendo que la música y el lenguaje eran dos sistemas separados en el cerebro. Se trataba del músico ruso *Vissarion Shebalin*, que en el año 1953, a la edad de 51 años, sufriera un derrame cerebral en el lóbulo temporal izquierdo que le paralizó la mano derecha, la parte derecha de la cara, y trastornó el lenguaje, pero su labor de compositor continuó sin problemas, terminando su quinta sinfonía en 1963.

Se han referido casos de amusia[284], o sea, incapacidad de entender y/o producir música, pero con conservación del lenguaje[285] (v. amusia y clasificaciones en cap. "problemas"). Por

---

[281]   *Herholz SC, Zatorre RJ*, Montreal Neurological Institute, McGill University, Montreal, QC H3 A2B4, Canada." Formación musical como marco para la plasticidad del cerebro: el comportamiento, la función y estructura (traducido)" (nov. 2012).

[282]   Estudio realizado por *Herholz SC, Boh B, C. Pantev*. Montreal Neurological Institute, McGill University, and International Laboratory for Brain, Music and Sound Research, BRAMS, Montreal, Quebec, Canada. European Journal Neuroscience, 2011. Aug; 34 (3): 524-9. doi: 10.1111/j.1460-9568.2011.07775.x.

[283]   Teoría de detectabilidad de señales desarrollada a principios de 1940 por ingenieros en comunicación, para analizar la transmisión de la información a través de canales de comunicación ruidosos. Fue introducida en la psicofísica (psicoacústica) en la década de 1950.

[284]   Además de consultar el glosario incluímos un comentario: El primero de estos artículos fue publicado en 1878 en la revista de filosofía y psicología Mind por Grant Allen. En él se hablaba de un hombre de 30 años que no distinguía una nota musical de la otra. Allen denominó a esta condición "sordera de notas", pues la consideraba análoga a la "ceguera a los colores". A pesar de que este paciente había recibido clases de canto y de piano, no era capaz de distinguir dos notas de piano consecutivas. Y cuando se le solicitó que cantara God Save the Queen, acertó alguna nota sólo por casualidad.

[285]   *Dr. Francisco J. Rubia Vila* es Catedrático de la Facultad de Medicina de la Universidad Complutense de Madrid, Su especialidad es la Fisiología del Sistema Nervioso, campo en el que ha trabajado durante más de 40 años, y en el que tiene más de doscientas publicaciones. Es Director del Instituto Pluridisciplinar de la Universidad Complutense de Madrid.

el contrario, también la música se ha documentado por causar enfermedad[286], de hecho, la música equivocada, más bien puede ser como un grave perjuicio para el cuerpo [287]. Se han hecho estudios sobre las plantas, en aquellas que se sometieron a la música fuerte de rock duro; éstas murieron, y las expuestas a la música clásica suave, crecieron más rápidamente, pero este es un experimento que todos habremos experimentado.

Especialización hemisférica para la música.

El HI de personas diestras procesa preferentemente la información lingüística, matemática y lógica, y la mayoría se destaca en el procesamiento de cambios rápidos en la frecuencia e intensidad, tanto de la música como del habla. *En la porción central y media de este hemisferio se procesan los aspectos secuenciales del estímulo auditivo en general; llevan a cabo un análisis lógico, secuencial, detallado y parcial de la información.*

El HD procesa la información emocional, musical y espacial, el sentido del tiempo y la habilidad para percibir, reconocer o recordar tonos, volumen, timbre y melodía, así como con el cantar y el sentir placer al escuchar la música. *La habilidad para detectar cambios en el tono depende de la región anterior del hemisferio, que utiliza estrategias de tipo global y sintético. Luego, ambos hemisferios son necesarios para la percepción completa del ritmo. La actividad conjunta y combinada de ambos hemisferios es requerida para el reconocimiento de errores de ritmo y fraseo en piezas musicales familiares, y estar en actividad para distinguir la diferencia entre tiempos de 3/4 y 4/4.*

La corteza frontal, donde se almacenan los recuerdos, también juega un papel importante en la percepción del ritmo y la melodía. Y algunos estudios por imágenes indican que cuando el individuo se concentra más en los aspectos armónicos de la música produce mayor activación en las regiones auditivas del lóbulo temporal derecho. También el timbre depende de éste mismo lóbulo. Claro, que la respuesta cerebral depende también de la experiencia y la educación musical del oyente, aunque basta un breve entrenamiento para modificar las reacciones del cerebro.

---

[286] La primera armónica de cristal la construyó Franklin en 1746 y en 1762 (una serie de boles de cristal atravesada por un eje metálico, colocado en horizontal y que gira por un pedal; se toca rozando suavemente los dedos húmedos, mientras giran pausdamente.) Los Mozart lo escucharon impresionados y Wolfgang escribió más tarde varias obras para él. Pero nació una leyenda negra alrededor de la armónica de cristal: se extendió la creencia de que su peculiar sonido ocasionaba en sus ejecutantes graves alteraciones psicológicas, lo que hizo que se viera condenada al olvido después de haber sido objeto del interés, incluso, de Beethoven.. Hasta se ha llegado a creer que produce cáncer. Y pude ser su causa la cantidad de plomo con la que se fabricaba el cristal.

[287] *Julio Portnoy*, musicólogo.

Se han descubierto diferencias en la especialización hemisférica de la música entre músicos y no músicos, entre hombres y mujeres, entre zurdos y diestros, dependiendo de los requisitos y la complejidad de la tarea a realizar.

- En músicos profesionales con oído absoluto se ha podido constatar que tienen un plano temporal (región del lóbulo temporal importante para la comprensión del lenguaje) más grande que en personas normales.
  - Asimismo, la mitad anterior del cuerpo calloso, que une ambos hemisferios, también es mayor en músicos que comenzaron su entrenamiento antes de los siete años de edad, que en personas normales. Una característica típica en músicos profesionales es que utilizan menos regiones cerebrales cuando ejecutan movimientos con la mano que las personas normales (v. Asimetrías y música y cerebro).
- *Personas entrenadas musicalmente muestran estas diferencias:*
  - Mientras que en hombres el hemisferio derecho es dominante para analizar secuencias de tonos, en mujeres son ambos hemisferios los implicados.
- El canto, que implica tanto la música como el lenguaje, parece involucrar ambos hemisferios si hay palabras por medio, pero el canto sin palabras depende más del hemisferio derecho.

Cantar nutre el cerebro de los niños. Lleva a una mayor producción de las hormonas que desencadenan el sentirse bien y a la vez disminuye la producción de otra serie de compuestos hormonales asociados a los comportamientos agresivos, como han demostrado diversos estudios neurobiológicos y fisiológicos previos. El canto divirtiéndose apoya el desarrollo de los niños en el jardín de infancia en las áreas física, mental y social, porque las estructuras del sistema emocional o límbico que procesan las emociones en el hemisferio derecho, se activan imaginando la música, y también éste es más sensible para la armonía. Por su efecto sobre las emociones, la experiencia musical provoca la participación de numerosas estructuras cerebrales relacionadas con la motivación y la emoción. Otros procesos cognitivos, como la atención, el aprendizaje y el pensamiento, también participan.

El profesor de Neurobiología *Gerald Hüther*[288] describe cantar como "un potente nutriente para los cerebros de los niños". Por otro lado, los que no tienen la oportunidad de desarrollar su capacidad de cantar natural tendrán menos ventajas en la vida. Este neurocientífico ha descrito "el canto en la infancia" como "un potente nutriente para los cerebros de los niños" y básico para la evolución de su estado físico, mental y social.

---

[288] Gerald Hüther (15/02/1951, Emleben, Turingia), estudió Biología y se graduó en Neurobiología de la Universidad de Leipzig. Trabajó como investigador del cerebro en el Instituto Max Planck de Medicina Experimental y ahora es el jefe de la Unidad de Investigación neurobiológicas de la Clínica Psiquiátrica. Trabaja en el campo de la neurociencia experimental en la Universidad de Göttinga (Alemania), dirige un centro de Investigación sobre Neurobiología, y tiene una vasta bibliografía.

La inteligencia musical. Es la capacidad de percibir, distinguir, transformar y expresar el ritmo, timbre y tono de los sonidos musicales. Consiste en la habilidad para pensar en términos de sonidos, el conocimiento y creación de sonidos.

Genes musicales

El "gen musical" (20/05/2008)[289], localizado en el cromosoma 4, cerca de la banda **4q22**. "Detectado en las variantes genéticas implicadas en la percepción y la ejecución musicales. Puede ofrecer nuevas herramientas para entender el papel de la música en el funcionamiento cerebral y en su relación con las facultades lingüistas" (v. música y lenguaje), y se encuentra en la misma zona del genoma donde anteriormente fue descubierto el llamado "gen de la dislexia". El cromosoma 4 contiene entre 700 y 1.100 genes. Determina las aptitudes musicales, coincidiendo en la misma zona del genoma donde anteriormente fue descubierto el llamado "gen de la dislexia", lo cual induce a los investigadores a pensar que las aptitudes para la música y el habla guardan relación, como ya se sabía y citábamos ("música y lenguaje").

El gen AVPR1A (sus variantes) se ha relacionado con la *educación musical*[290], y participa en algunos aspectos de la cognición y de la conducta social, incluyendo el apego y el altruismo en humanos; y el establecimiento de lazos. Comentan los investigadores que los sujetos de estudio tenían un interés activo por escuchar música, cuando al hacerlo ponían atención a la misma, y les gustaba asistir a conciertos. Cuando sentimos que se nos eriza la piel, ya sea al escuchar las *variaciones Goldberg*[291] o el *nuevo disco de Coldplay*,[292] le debemos esa sensación a unas sustancias químicas que recorren nuestro cuerpo en respuesta a lo que escuchamos: son *las hormonas* (una es la *vasopresina*, que además del papel antidiurético, la regulación de agua, glucosa y sales en la sangre, *modula varias conductas sociales cuando es liberada directamente en el cerebro, al igual que la oxitocina* (Liisa Ukkola-Vuoti).

---

[289]   Un equipo de investigadores finlandeses, y sus colegas estadounidenses han estado interesados en el tema de las bases genéticas de la aptitud y la creatividad musical (Irma Järvelä, coordinadora), publicado en la *Journal of Medical Genetics*.

[290]   Ukkola-Vuoti, L., Oikkonen, J., Onkamo, P., Karma, K., Raijas, P., & Järvelä, I. (2011). Association of the arginine vasopressin receptor 1A (AVPR1A) haplotypes with listening to music Journal of Human Genetics DOI: 10.1038/jhg.2011.13. Liderado por Liisa Ukkola-Vuoti e Irma Järvelä.

[291]   *Variaciones Goldberg* (BWV 988), es el nombre de una composición musical para teclado, cuya composición fue completada por el compositor barroco alemán Johann Sebastian Bach en 1741 (*en el contexto de la obra de Bach: el Clavier-Übung*). Denominada originalmente por el autor *Aria con variaciones diversas para clave con dos teclados*, (*Aria mit verschiedenen Veraenderungen vors Clavicembal mit 2 Manualen*), la obra fue compuesta cuando Bach era *cantor* en la iglesia de Santo Tomás de Leipzig.

[292]   *Coldplay* es una banda británica formada en Londres en 1996. El grupo está integrado por Chris Martin (voz, teclado, guitarra), Jon Buckland (guitarra principal), Guy Berryman (bajo eléctrico) y Will Champion (batería, coros y otros instrumentos).

La lectura

Es una actividad mental compleja que implica distintos tipos de análisis, más o menos automático, de las palabras: El análisis semántico extrae el sentido de las palabras y desemboca en la comprensión global de la frase.

Fenómenos constatados en la lectura. La lectura de una palabra es más o menos fácil según la frecuencia de aparición (ocurrencia) en una lengua dada. Cuanto más frecuente es la palabra, más rápidamente será identificado. De ahí podría deducirse que la facilidad con la encontramos una palabra almacenada en nuestra memoria está directamente relacionada con su frecuencia de aparición en la lengua. Asimismo, la coherencia de una palabra respecto del contexto de la frase facilita la lectura. Cuando leemos el comienzo de una frase, esperamos leer a continuación una palabra acorde con el sentido de la frase. Si empezamos a leer "Es rojo como un...", esperaremos que la palabra que siga sea tomate más que la palabra fresón o cualquier otra palabra.

La facilidad para leer una palabra depende también de criterios físicos. Estamos habituados a leer palabras con una determinada forma física y si esta forma no es respetada, la lectura se ralentiza. Así, si se nos presenta una palabra escrita en alternancia minúscula/mayúscula, como "EscOLlo", esto perturbará la lectura de la palabra.

La comprensión del texto. La lectura clásica de un texto se realiza en etapas sucesivas, frase por frase, párrafo a párrafo. Para construir la coherencia de un texto, nuestra memoria temporal guarda las informaciones a medida que vamos leyendo. Eso nos permite la comprensión en la etapa ulterior, es decir, la frase o el párrafo siguiente.

Nuestra memoria no puede conservar las frases tal y como aparecen en un texto. De hecho, solo las informaciones más pertinentes para la comprensión y el sentido del texto (las palabras clave y las ideas principales) son retenidas durante más tiempo y podrán ser utilizadas más adelante para hacer un resumen.

Las informaciones no pertinentes, redundantes o contradictorias son eliminadas de nuestra memoria para evitar sobrecargarla, con el fin de extraer y quedarse con el sentido general del texto. En otras palabras, cuando leemos un texto, analizamos las palabras que vemos y reparamos en las palabras clave que nos ayudarán a memorizar las ideas principales. Estas palabras son organizadas automáticamente a fin de formar un conjunto lo más coherente posible. Y es entonces cuando se extrae su sentido global y se asocia a un tema central. Los conocimientos del lector contribuyen también a la comprensión. La correcta adquisición y el próspero desarrollo del lenguaje (primero oral, luego escrito) en los primeros años de escolaridad, es lo más importante, porque le entrega al individuo las herramientas iniciales para su integración social y desarrollo sistémico.

El Lenguaje oral precede al Lenguaje escrito

"El paso del L. oral al escrito, implica algo más que decodificar las palabras; lleva consigo la necesidad de aprender a interpretar un nuevo tipo de lenguaje, sin poder recurrir a la ayuda de indicadores no verbales que complementen o aclaren el texto". El lenguaje escrito, dice Wolf [293], surgió como consecuencia de la gran plasticidad del cerebro. La capacidad de establecer redes neuronales, circuitos que ponen en contacto áreas cerebrales situadas a distancia, es lo que facilitó el surgimiento de la lecto-escritura.

El individuo que lee debe realizar el trabajo de imaginar la realidad plasmada, comprobarla y darle un orden mental coherente con el significado global del texto, mediante unos procesos:

1. Reconocer los signos gráficos y diferenciarlos de otros signos, esto está relacionado con el proceso de discriminación y memoria perceptivo-visual.
2. El individuo debe asociar el signo gráfico a un fonema determinado. Proceso de discriminación y memoria perceptivo-auditiva.
3. Debe reconocer los signos en un espacio de la página donde lee. Percepción de la orientación espacial.
4. Tiene que unir las sílabas y palabras, diferenciándolas de otras.
5. Le otorga a la lectura una dirección. En nuestra lengua de izquierda a derecha.
6. Da a la lectura una secuencia. Relacionado con la orientación espacial y el ritmo.
7. Asocia el grafismo y el fonema a un significado. Proceso de conceptualización y simbolización.
8. Comprende lo leído en general y lo retiene. Relacionado con la comprensión y memoria de los símbolos.

Los procesos 1-2-3 se pueden adquirir potenciando las percepciones, antes de los 3 años. De este modo el mismo niño/a suele desear el paso 4, porque le resulta gratificante. Pronto empezará a descubrir nuevas palabras y con ayuda de formas verbales jugará a descifrar el complicado proceso de otros niños, que siguen el sistema tradicional y no disfrutan tanto ni tan tempranamente de la lectura.

---

[293] *Maryanne Wolf,* Doctora en Educación Harvard University La Universidad de Harvard, Pericia en Neurociencias cognitivas, Dislexia, Lectura-intervención y desarrollo. Premiada por investigaciones y proyectos múltiples. *Algunos libros publicados:* "Wolf, M. & Bowers, P. (2000) La cuestión de los déficit de velocidad de nomenclatura de la discapacidad de lectura en el desarrollo": Una introducción a la hipótesis del doble déficit de Diario de Incapacidades de Aprendizaje, 33, p., "La dislexia Wolf, M. (Ed.) (2001), Fluidez, y el cerebro. *York Press:* Timonium, MD. York Press: Baltimore, MD." Y "Gidney, C., & Wolf, M. (2002). En Paternidad proactiva por la Facultad de Eliot-Pearson de la Universidad Tufts de Departamento de Desarrollo Infantil. *Berkeley (Division of Penguin): New York. Berkeley (división de Penguin): Nueva York." (unos 19 libros).*

La escritura

La escritura es la representación de la lengua, mediante un sistema gráfico, utilizando signos, trazados o grabados sobre un soporte. Cuenta con reglas gramaticales propias, debiendo atender a la ortografía y a la búsqueda de sinónimos para evitar las repeticiones. Cada idioma tiene una codificación sistemática de signos gráficos que permite registrar con gran precisión el lenguaje hablado por medio de signos visuales regularmente dispuestos; obvia excepción a esta regla es la escritura Braille[294], cuyos signos son tactiles, con destino a los invidentes. La escritura es una variable dependiente de ciertos factores: 1) de la persona (educación, personalidad, carácter, temperamento, actitudes, herencia; el sistema nervioso, el sexo, la edad, etc.), 2) y su situación (sociales, escolares, familiares y estados transitorios situacionales). La forma de escribir también produce cambios en la persona.

El Dr. Albert Galaburda también habla de las habilidades de la mano, relacionadas con el lenguaje y los otros diversos aspectos cognitivos del cerebro humano. Más recientemente, el uso de diversas técnicas de neuroimagen molecular y cognitiva han permitido explorar su legado (Geschwind, 1999). Las teorías Geschwind y Galaburda han sido de gran utilidad para entender que los individuos con las habilidades del HD (*dominios espaciales de las matemáticas, la música y el arte*) tendían a ser zurdos, y aspectos sobre los niños superdotados (Winner, 1996), y con los modelos genéticos de la lateralidad cerebral y uso de las manos (Geschwind, 2001, 2002). "El análisis de la asimetría cerebral ha permitido identificar el grupo más relevante de los genes expresados en las diferentes regiones y lados cerebrales (Geschwind, 1998, Luo, 2001)".

Dentro de las habilidades que se requieren en el procedimiento de la escritura, encontramos el reconocimiento auditivo de letras y palabras, búsqueda y rastreo visual una vez ya escrita la palabra, percepción figura fondo auditiva, percepción auditiva en secuencia, discriminación auditiva fonética, memoria auditiva, entendimiento verbal auditivo habilidades de secuencias auditivas, lenguaje repetitivo, fluencia de la escritura, orientación derecha izquierda, sensibilidad táctil, reconocimiento de la forma por el tacto (estereognosia), localización dactilar, tiempos de reacción, preferencias laterales.

El *lenguaje escrito* se vuelve mucho más complejo que el *lenguaje oral,* debido a que este último cuenta con anexos que facilitan la interpretación del mensaje como por ejemplo el *tono y ritmo,* lo que el lenguaje escrito no posee. Utilizamos las reglas gramaticales, pero

---

[294]   Fue ideado por el francés *Louis Braille* (4/01/1809-6/01/1852) a mediados del siglo XIX, que se quedó ciego debido a un accidente durante su niñez mientras jugaba en el taller de su padre (E. Elissalde, Un joven llamado Louis, 1992). A los 16 años presentó a sus profesores y compañeros de escuela el primer diseño de su código de lectoescritura para ciegos, basándose en principios de Barbier (capitán retirado que introdujo en la escuela de Braille su diseño cuatro años antes.

también estamos atentos a la ortografía, y *buscamos sinónimos para evitar las repeticiones*. Los sectores que ejecutan la escritura son una serie de órganos voluntarios, que constituyen el sistema motor e incluyen los dedos, mano, muñeca, brazo, antebrazo, hombro. Este trabajo mancomunado entre órganos motores y el cerebro, da vida al acto escritural, interactuando entre sí de manera unida y cadenciada.

Como requisito, conlleva distintos eslabones, en toda escritura *el primer eslabón es la conservación del oído fonemático*, el cual es indispensable para el análisis de la composición acústica de la palabra. *La conservación del orden de los sonidos, conforma el siguiente eslabón*, en éste, la tarea consiste en el análisis del complejo acústico consecutivo que constituye cada palabra. *Como tercer eslabón se encuentra la inhibición de los componentes fuertes*, éste proceso se altera cuando se da algún debilitamiento de la inhibición activa. Posteriormente se lleva a cabo la recodificación de los fonemas en elementos ópticos (grafemas) y con su ejecución motriz. Cada grafema tiene su propia estructura visoespacial y para la realización se requiere un complicado análisis espacial.

Orígenes

El término de escritura fue utilizado por primera vez por el historiador griego Heródoto, para distinguirlo de la E. hierática y jeroglífica. Tras su introducción, el hierático se siguió utilizando por motivos religiosos, mientras que el demótico se usó con fines económicos y literarios. La escritura se diferencia de los *pictogramas* en que estos no suelen tener una estructura secuencial lineal evidente.

Las escrituras jeroglíficas son las más antiguas de las escrituras propiamente dichas[295]. Los *jeroglíficos* fueron un sistema de escritura *inventado por los antiguos egipcios para comunicarse*. Fueron utilizadas desde la época predinástica hasta el siglo IV. Los antiguos egipcios usaron *tres tipos básicos de escritura*: jeroglífica[296]hierática y demótica. *La primera surgió como escritura abreviada de la jeroglífica cursiva y permitía a los escribas del Antiguo Egipto escribir de forma rápida, simplificando los jeroglíficos cuando lo hacían en papiros*. La *E. demótica* deriva del *hierático utilizado en el Delta del Nilo*, y corresponde al periodo

---

[295]   Gelb, Ignace J. (1987) Historia de la escritura, Alianza Editorial, Madrid. p. 246-247.

[296]   Jeroglífica monumental, usada en inscripciones de monumentos y decoración. Es el tipo de escritura más antiguo y complejo. Se empleó desde el 3100 a.C., y se caracteriza por el uso de signos, cuyo significado se conoce gracias al descifrado de los textos contenidos en la Piedra de Rosetta, que fue encontrada en 1799 (hoy expuesta en el Museo Egipcio de Londres), en que consta grabado un decreto en tres tipos de escritura: *jeroglífica, demótica y griega uncial*. Conseguir descifrar este documento se lo debemos a los estudios realizados por Thomas Young (13/06/1773–10/05/1829), un científico inglés, célebre por su experimento de la doble rendija que mostraba la naturaleza ondulatoria de la luz y por haber ayudado a descifrar los jeroglíficos egipcios a partir de la P. Rosetta.

tardío de Egipto[297]. En contraste con el hierático, que solía escribirse en papiros u ostraca, *el demótico a veces se grababa en piedra y madera. Se comenzó a utilizar alrededor del 660 a. C. y se convirtió en la E. dominante del Antiguo Egipto. A inicios del siglo IV fue reemplazado por el idioma griego en los textos oficiales; su último uso conocido fue en el año 452 de nuestra Era, grabado sobre los muros del templo dedicado a Isis, en File.*

Jean Françoise Champollion, erudito francés, estudió la piedra Rosetta en la que hay una inscripción en tres sistemas de escritura; uno el *griego*, pero las otras dos eran desconocidas. Tras 23 años de trabajo descifró el contenido de aquella piedra, y finalmente, en 1.822 pudo publicar las traducciones completas de la inscripción trilingüe. Los otros dos sistemas eran el *jeroglífico* y el *demótico*, escrituras vigentes en Egipto durante el tiempo de los faraones, el segundo derivado del primero. Las claves para el logro de su sensacional hallazgo le vinieron a Champollion por medio del desciframiento de dos nombres: Ptolomeo y Cleopatra[298].

Neurofisiología de la escritura

La escritura es el proceso de diferentes áreas cerebrales, mediante circuitos neuronales, participando de lleno el sistema somatosensorial, que registra la postura, la superficie cutánea y su relación con el exterior. Las células piramidales (del córtex y del hipocampo) son elementos clave en el mecanismo de enlace global de la percepción sensorial; éstas, al excitarse por algún estímulo, elaboran una orden de movimiento, que es transmitida a células motoras, las que a su vez envían la orden de movimiento al músculo relacionado (es el caso de los que asumen la práctica de la escritura)[299].

Las funciones sensorio-motoras de integración cerebral constituyen el centro principal de la memoria, el lenguaje, la escritura y las respuestas emocionales. El córtex motor se encarga de emitir los impulsos electroquímicos destinados a la actividad muscular, es el gestor del impulso gráfico. Y los ejecutores de la escritura son una serie de órganos voluntarios, que

---

[297]   El periodo tardío de Egipto, también conocido como *Baja época*, comprende la historia del Antiguo Egipto desde la dinastía XXVI, Saíta, en el siglo VII a. C., hasta la conquista de Alejandro Magno (que da inicio al Periodo helenístico de Egipto). La dinastía Saíta está considerada generalmente como inicio del llamado periodo tardío de Egipto o Baja Época.

[298]   File o Filé, es una isla situada en el río Nilo, a 11Km al sur de Asuán (Egipto). La isla de File hay unos cuantos templos, que forman parte del Museo al Aire Libre de Nubia y Asuán (patrimonio de la humanidad por la Unesco en 1979), el vinculados con otros cercanos; quedó sumergida en el siglo XX bajo las aguas embalsadas por la presa de Asuán, aunque bajo patrocinio de la Unesco los templos fueron desmontados, trasladados y reconstruidos en el cercano islote de Agilkia. El templo de Isis, decorado en época de Ptolomeo II, terminado por Augusto (sucesor de Calígula) y Tiberio (Tiberio Julio Cesar, nombre real, predecesor de César August, nacido en Roma el 16/03/42ª.C. y muerto el 16/03/ del 37)en Miseno), es el templo de más relevancia.

[299]   La influencia de la escuela reside en la formación para escribir en la educación formal. Difiere la escritura de quien estudió caligrafía de otra que no lo hizo. También puede apreciarse la influencia familiar, por ejemplo, en el modelo de escritura tomado padres o hermanos (investigacion-grafologica).

constituyen el sistema motor e incluyen los dedos, mano, muñeca, brazo, antebrazo, hombro.

Este trabajo asociado entre órganos motores y el cerebro, da vida al acto escritural, interactuando entre sí de manera unida y armónica. Y la información que llega a las áreas sensoriales se analiza en la corteza de asociación cercana a éstas, siempre en estrecha relación funcional con los sentidos de la visión, audición, etc., con la sensación en general (Fig. 28-31-36). La neocorteza del lóbulo frontal desempeña un papel especial en las actividades motoras, y *hay una gran porción para los músculos de la mano; de ahí la importancia de la destreza manual.*

El área premotora, que coincide con el área 6 de Brodmann, participa en la función motora por su contribución directa a las vías piramidal y otras vías motoras descendentes, y por su influencia en la corteza motora primaria. elabora programas para las rutinas motoras necesarias en la acción voluntaria de habilidad manual. Para conjugar el movimiento de los ojos en la escritura, el campo ocular del lóbulo frontal (en el área 8- v. tabla 18 y fig. 35) también realiza la estimulación eléctrica.

La dominancia, lo visuespacial y la escritura

Una dominancia visual y la coordinación viso-manual bien configuradas por una lateralidad homogénea, dará como resultado una estimulación celular cerebral beneficiosa para el desarrollo cognitivo. Porque el sistema nervioso (motor y sensorial) y los sentidos, en especial la vista, el oído y el tacto están implicados en esta habilidad intelectual. Así, la definición de la lateralidad y la correcta escritura van íntimamente ligadas, por lo que conlleva de exteriorizar los circuitos del trayecto del sentido propioceptivo y los receptores sensoriales (de estímulo adecuado). El lenguaje escrito constituye una actividad organizada y voluntaria con un análisis consciente de los sonidos que lo forman (Fig. 27).

La vista, la contemplamos ahora como función cognitiva extremadamente compleja, si tenemos en cuenta el número de informaciones que debe procesar para obtener el análisis de una escena visual coherente, pues son dos partes diferentes del cerebro las que procesan la forma y sus propiedades espaciales (tamaño, emplazamiento y orientación). El total de la corteza de asociación en los lóbulos parietal, occipital y temporal no se responsabilizaría de aquello no recibido o lo integraría defectuosamente.

Y como los engramas o huellas de la memoria se van acumulando a través de los años, así de defectuosa sería la base de los aprendizajes a nivel intelectual, no así como sucedería de realizarlo todo de modo correcto, en que los complicados circuitos neuronales de la corteza hacen posible la unión de los inicios de memoria en forma de ideas y pensamiento abstracto y conceptual.

Sin embargo, *orientarse correctamente* depende también de informaciones internas procedentes de nuestro cuerpo, especialmente del oído, de la posición del brazo o de la mano, o cuando realizamos un trazado lineal o caligráfico, en todos los casos, nuestro cerebro elabora mapas mentales que nos permiten, asociados a los datos registrados, y fácilmente volver a hacer el ejercicio anterior.

Procesamiento del lenguaje escrito

La escritura manual es objeto constante de investigación en neurociencias, pues este hábito activa múltiples zonas cerebrales. Entre éstas se cuentan las relacionadas con el lenguaje, el aprendizaje, la visión, la audición, y las áreas motoras. Inicialmente se despliega y después se transforma en un hábito automatizado complejo[300]. Por otro lado, practicar frecuentemente la escritura manual facilita la fluidez en la ortografía y la gramática, pero también en lo relativo a la organización de la fluidez oral[301]. Escribir a mano activa una gran cantidad de áreas o regiones del cerebro, lo cual favorece el aprendizaje de formas, símbolos y lenguas.

"Es tan importante, que incluso para algunos trastornos neurológicos, la habilidad en este tipo de actividad puede ser usada como una herramienta de diagnóstico. Por esto -y para estimular la memoria- es importante que pese al avance de la tecnología, sigamos escribiendo a mano. De esa forma se piensa mucho más lo que se está diciendo, y además la escritura manual ayuda a fijar conceptos, a aprender un nuevo idioma y a mantener la mente activa."[302]

No obstante la escritura en teclado de ordenador tiene la otra ventaja, y es que además de aportar motivación, capacidad de organización del contenido y uso de vocabulario, además el movimiento de los dedos potencia el área del lenguaje (mano derecha) y áreas creativas y espaciales del hemisferio derecho (mano izquierda), (Tabla 30).

Los niveles segmentarios de miembros pueden verse afectados por problemas posturales, así pudieran dar problemas de acomodación visual y de percepciones, además de causar estrabismos oculares a veces, pero cuando menos se alteran o desvirtúan los tramos de vías nerviosas que generan en el cerebro la codificación de la información, viciándose también en la escritura.

---

[300]　Las variaciones en el acto de la escritura indican que el proceso de la escritura cambia de composición psicofisiológica en las distintas etapas y la participación de los diferentes sistemas corticales en este acto no permanece inmutable.

[301]　Dra. Nora Grañana, neuróloga infantil del Hospital Universitario Austral (HUA), Neurociencias 14/12/2010 (Argentina)

[302]　Estudios Científicos de la Universidad de Indiana en los Estados Unidos, gracias a imágenes de resonancia magnética.

La postura del cuerpo, es fundamental para evitar sucesivas dificultades en el área cortical del lenguaje (Tabla 18. Fig. 35), y aspectos educativos como la psicomotricidad y las dominancias. Los vicios posturales se dan tanto en niños zurdos como en diestros, y pasa desapercibido generalmente en nuestros días en hogares y aulas. El niño debería estar consolidando sus destrezas escriturales trabajadas en la etapa anterior -Precaligráfica-, que dura generalmente de dos a cuatro años, pero varía mucho según los niños, el contexto escolar en que se desenvuelvan y las posibilidades motrices o intelectuales del niño.

La escritura china excluye en su totalidad la necesidad de efectuar el análisis fonemático de las palabras, pero los signos convencionales como designan los conceptos requiere de un análisis visual de los jeroglíficos; en idiomas europeos la escritura acústica como en el ruso, alemán e italiano tienen mecanismos bastantes distintos de los del francés o el inglés en los cuales están representadas los componentes de la escritura no fonética sino convencional.

La motricidad aplicada a la lecto-escritura

La motricidad se desdobla en:

1. **Motricidad protopática (global)**, que aporta información suficiente, si el desarrollo ha sido correcto, como para poder construir un buen esquema corporal, por la importancia del componente vivencial que éste lleva consigo[303].
2. **Motricidad epicrítica (de articulaciones)**. Se debe desarrollar paralelamente a la motricidad global o segmentaria, con una buena sedestación previa (v. desarrollo psicomotor).

Los centros nerviosos relacionados con las manos ocupan tanto espacio en nuestro sistema nervioso central como todas las demás percepciones sensoriales juntas (figs. 37-38). La capacidad de movimientos y presión de los dedos que tan trivial puede parecernos, es el resultado de un complejo proceso neuromotor y neuromecánico, orquestado con una sincronización muy precisa del cerebro, el sistema nervioso y los músculos de las manos.

La circunvolución angular es esencial en la escritura, para la asociación viso-auditiva, pues posibilita que las palabras escritas adquieran significado al evocar una asociación auditiva en el área de Wernicke. *Así, las lesiones de la circunvolución angular alteran la capacidad de comprender el lenguaje escrito sin modificar el habla,* impulso-movimiento y estímulo cerebral de ida y vuelta al brazo izquierdo o derecho y al cerebro, realizado correctamente.

---

303   573 Los hábitos pueden modificar las funciones. Hábito fisiológico: Modificación funcional que se ha hecho permanente por la repetición constante (Definición del Dicc. Enic. de Ciencias Médicas. Ed.Salvat).

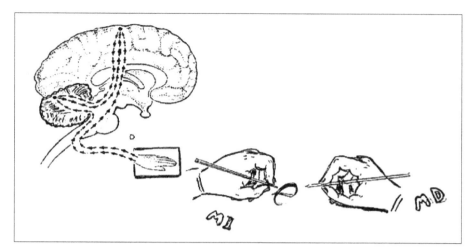

Fig. 35. Escritura y cerebro (mano I y D.) Impulso-movimiento y estímulo cerebral de ida y vuelta al brazo izquierdo o derecho y al cerebro: agarre correcto.

El borde superior del papel, estará situado frente a los dedos y al lápiz.

La Postura en la escritura

Hemos comentado la postura, cuando hablábamos de las funciones motoras, y es que el cultivo de la postura para las diferentes actividades, debe aplicarse al inicio de las mismas. La colocación postural para la escritura (desde los primeros trazos) es primordial para la función visomotora, porque influye en el proceso de comunicación y conexiones neuronales (como hemos visto en el capítulo de la visión), dificultando las percepciones visu-espaciales, que les lleva a dificultades en la lectoescritura y menor rendimiento intelectual.

Lo reflejamos en varios capítulos, como en "Funciones motoras y sensoriales" y "Problemas". Los movimientos cubitales y radiales, además de la sensibilidad del plexo que corresponde a brazos, manos y dedos, establecen la habilidad, facilidad y agilidad de la transcripción ideográfica y la expresión dactilográfica idónea.

Los niveles segmentarios de miembros pueden verse afectados por problemas posturales, así pudieran dar problemas de acomodación visual y de percepciones, además de causar estrabismos oculares a veces, pero cuando menos se alteran o desvirtúan los tramos de vías nerviosas que generan en el cerebro la codificación de la información, viciándose también en la escritura.

La postura del cuerpo, es fundamental para evitar sucesivas dificultades en el área cortical del lenguaje (Figs. 35-36), y aspectos educativos como la psicomotricidad y las dominancias. Los vicios posturales se dan tanto en niños zurdos como en diestros, y pasa desapercibido generalmente en nuestros días en hogares y aulas. El niño debería estar consolidando sus destrezas escriturales trabajadas en la etapa anterior -Precaligráfica-, que dura generalmente de dos a cuatro años, pero varía mucho según los niños, el contexto escolar en que se desenvuelvan y las posibilidades motrices o intelectuales del niño.

Colocación para zurdos y diestros. La colocación postural y posición de manos, agarre, etc., *de diestros y zurdos*, es frecuentemente incorrecta (Fig. 39). En ambos casos (diestros y zurdos), el borde del papel se inclina (baja, unos 30°), y la mano debe estar por debajo de la línea de escritura, el antebrazo perpendicular a la misma y los dedos implicados serán los 1-2-3 respectivamente, debiendo haber logrado lo más tempranamente el hábito de agarre del lápiz o instrumento escritor correctamente; el lápiz se apoya en el dedo 3, y se sujeta y dirige con el 1 y 2. La mano debe parecer lo que es, una prolongación del antebrazo, evitando flexiones o extensiones o torsiones. La otra mano acompaña, y sujeta el papel.

La información que debe llegar a las áreas sensoriales para ser analizada por el córtex de asociación adyacente, debe poder correlacionarse debidamente, con la captación, y las conexiones de las fibras nerviosas de la periferia en la transmisión al cerebro, Con todo ello los patrones de conducta complejos y susceptibles a la adaptación se desarrollan en base la experiencia, por lo que también se le añade el matiz emocional positivo.

La postura erguida, hombros sueltos y la cabeza ligeramente inclinada (hacia la derecha los zurdos y a la izquierda los diestros, mirando al lado del papel), apoyándose en el respaldo de la silla, y procurando comodidad y ergonomía. Los brazos relajados, como si de la continuación del lápiz se tratara, acompañando los movimientos de las letras con el antebrazo, mano, muñeca y dedos, todo en uno (alineado con el antebrazo). Cuidaremos la colocación para manualidades y arte: la distancia de la vista al papel (mínimo de 30cm.), para la correcta percepción visual (F. 27), el "agarre" del lápiz[304] (Fig. 36), y cuidar o guiar todo trabajo o ejercicio sensorio-motríz, sobretodo la escritura, dibujo o recorte (que precisan un buen registro), a fin de ahorrar al/la niño/a rectificaciones /recuperaciones posteriores.

La fuente de luz debe llegar de la derecha en los zurdos, para iluminar la zona de escritura, y por la izquierda para los diestros. En clase, el zurdo se colocará de modo que el pasillo quede a su izquierda y el diestro a su derecha. Debe evitarse de cualquier modo el flexionar la muñeca.

La escritura con la mano izquierda. Solamente el chino, el japonés, el hebreo y el árabe, escriben de derecha a izquierda, y en estas culturas se facilita esta tarea con instrumentos adecuados. Pero los ordenadores actuales tienen teclado numérico en la parte superior,

---

[304] La autora presenta en el capítulo de problemas, los aspectos de disgrafía y alteraciones en la escritura, por desajuste postural, afectando a percepciones y control de la atención.

además de llevarlo a la derecha, cosa que facilita la escritura a los zurdos. Por lo demás, las máquinas de fotografía, vídeos, cañas de pescar, palos de golf, la mayoría del instrumental médico están diseñados para diestros, etc.

Dicho esto, vamos a la parte más práctica, la posición de las manos y los dedos para escribir, tienen más importancia de lo que a simple vista pueda parecer. Muchas veces los ejercicios grafoterapéuticos se vuelven menos eficaces por este pequeño "detalle". Son pocas las formas correctas de coger el bolígrafo y muchas las incorrectas.

Los zurdos colocados en posición normal para escribir, utilizan los dos hemisferios para actividades del lenguaje, en reparto sin dominancias, lo que les da mayor agilidad mental y aprovechamiento de sus facultades. El reparto bilateral de habilidades lingüísticas les dota de habilidades superiores, haciéndolos más creativos.

Si a tutores y maestros les preguntamos si han recibido alguna formación específica en la enseñanza de la escritura a sus alumnos zurdos, lo más seguro es que respondan negativamente. También, como hemos visto, la lateralidad tiene una importante incidencia en la escritura[305]. Y en cuanto al lenguaje, en los niños zurdos es más inestable su dominancia, y suelen tener más trastornos[306].

Esta reflexión se consideraría una observación impertinente, en el caso de que tal práctica educativa no tuviera ninguna consecuencia negativa para la escritura de los niños zurdos (también para los diestros), pero la experiencia nos enseña que "una inadecuada enseñanza de la escritura a los zurdos" puede representar una de las causas pedagógicas de los trastornos disgráficos en estos alumnos[307].

La memoria

La memoria es la función cognitiva más requerida en la mayoría de nuestros actos. Como fenómeno mental permite codificar, almacenar y recuperar informaciones. (que incluyen experiencias). Igualmente, participa de modo fundamental en otras actividades cognitivas, como la lectura, el razonamiento, el cálculo mental, la creación de imágenes mentales,

---

[305]   La transcodificación del lenguaje, la más compleja a nivel cortical, en cuya actividad participan dos áreas de la corteza asociativa de la encrucijada temporoparietooccipital, el giro angular (área 39 de Brodmann) y el giro supramarginal (área 40 de Brodmann).

[306]   El acto motor o gesto gráfico requiere la conducción de la información obtenida en las dos etapas anteriores por las áreas sensoriales a través de las áreas motoras frontales asociativas, cuya zona principal es el área de Broca (áreas 44 y 45 de Brodmann). Después, el mensaje a escribir se transmite al córtex motor primario para activar el movimiento de los músculos que intervienen en la escritura.

[307]   B. Brucker también lo advierte ya en 1978, en su obra "Diagnóstico y tratamiento de las dificultades de aprendizaje" (Rialp, 1978 Madrid).

etc. En consecuencia, se encuentra en todo momento activa, voluntariamente o no, y nos permite crear un stock de conocimientos culturales, recuerdos personales, actuaciones, etc. La memoria constituye el pasado de cada uno o, más bien, el conocimiento de sí mismo, y permite que cada individuo posea una identidad. Surge como resultado de las conexiones sinápticas repetitivas de las neuronas, lo que crea redes neuronales (se llama potenciación a largo plazo).

Esencial para el aprendizaje, reside en variadas áreas del córtex relacionadas con los diversos tipos de conocimiento (v. funciones cognitivas y ejecutivas, y figura 31). Algunos investigadores atribuyen el asiento de la inteligencia al lóbulo frontal (Petrides, 1989)[308] y su relación con la actividad mental más elevada. En la base de la memoria (como elemento de reforzamiento importantísimo, por lo que recordamos lo que más nos afecta), y de la atención (porque si no estamos motivados no mantendremos la atención), está en la motivación, impulso para realizar cualquier actividad.

Tiene mucho que ver con la afectividad, *que en su aspecto positivo*, nos inclina, nos atrae o nos une hacia un objetivo; y *en su aspecto negativo* nos repele, nos disgusta, nos amenaza. La motivación nos hace superar cansancios y dificultades, y su falta nos frena en la realización de tareas. En su ejecución intervienen importantes núcleos cerebrales (muy especialmente la amígdala, pero también diversas áreas cerebrales).

Tabla 23. La Memoria: localización, funciones y disfunciones

MEMORIA	ZONAS CEREBRALES	DISFUNCIONES
M. Semántica	Lóbulos temporales inferolaterales	La memoria tiene un importante papel en la vida cotidiana del ser humano, y su pérdida puede verse como un obstáculo y ser fuente de estrés. Disminuye con la edad y la fatiga. Se deteriora además por lesiones de las áreas citadas.
Memoria instrumental	Los ganglios basales, el cerebelo y el área motora suplementaria son estructuras críticas.	
Memoria de trabajo (a corto plazo)	La corteza prefrontal, aunque intervendrán también otras regiones, tanto corticales como subcorticales, dependiendo del tipo y complejidad de la tarea en juego (Budson y Price. N. Eng J Med 2005).	
Memoria episódica	Se ubica en los lóbulos temporales mediales, incluidos el hipocampo y parahipocampo, como núcleo principal (junto a otras regiones).	

---

[308] Petrides, M. (1991): Frontal Lobes and Memory (Lóbulos Frontales y Memoria). En F. Boller y J. Grafman (eds), Handbook of Neuropsychology Vol. 3. pp 75 ó 90. New York: Elsevier Amsterdam.

La memoria no funciona aislada, y lo tenemos en cuenta a la hora de su recuperación, tratando primero aquéllos factores que la condicionan, como son: motrices, sensoriales, auditivos, visuales, comprensivos, emocionales, y siempre dando prioridad a la lateralidad y dominancias, procediendo a organizar la armonía corporal. Y como la memoria está implícita en todo el sistema nervioso y en cada célula, muchos procesos patológicos se desencadenan con una pérdida de memoria, provocando interferencias, como ya hemos visto: alteraciones laberínticas, zurdería viciada, lateralidad cruzada, pinzamientos cervicales, otitis, entre otras.

Lo que hacemos, aprendemos y vemos se procesa primero en la corteza cerebral y luego, si esa información es lo suficientemente importante para que nos merezca la pena recordarla permanentemente, se envía a otras partes del cerebro (como el hipocampo y la amígdala) a fin retenerla en la memoria a largo plazo. Conforme esos mensajes viajan por el cerebro, se crean conexiones y redes neuronales (fundamentos de la memoria).

En la práctica, los recuerdos son la expresión de haberse realizado un aprendizaje, por lo que los procesos de memoria y aprendizaje se estudian en conexión. La experiencia motora y de comportamiento también implica un circuito sensorio-motor, que empieza con la estimulación periférica y termina con la respuesta motríz.

La Memoria es esencial para el aprendizaje, reside en variadas áreas del córtex relacionadas con los diversos tipos de conocimiento (v. funciones cognitivas y ejecutivas, y figura 118). Algunos investigadores atribuyen el asiento de la inteligencia al lóbulo frontal (Petrides, 1989)[309] y su relación con la actividad mental más elevada.

Las áreas del encéfalo relacionadas con la memoria son:

- Lóbulo temporal medial (implicada en la percepción visual y su recuerdo de los objetos).
- El hipocampo (sus lesiones alteran la memoria del orden temporal de sucesos)[310].
- Corteza entorrinal.
- Núcleo dorsomedial.
- Prosencéfalo basal.
- Corteza temporal inferior.
- Amígdala (papel del significado emocional de las experiencias en la memoria).
- Corteza prefrontal (su lesión altera la memoria de .
- Cerebelo (almacena el recuerdo de las habilidades sensitivo motoras aprendidas).
- Estriado (almacenar recuerdos de relaciones sistemáticas entre estímulos y respuestas).

---

309   Petrides, M. (1991): Frontal Lobes and Memory (Lóbulos Frontales y Memoria). En F. Boller y J. Grafman (eds), Handbook of Neuropsychology Vol. 3. pp 75 ó 90. New York: Elsevier Amsterdam.
310   *O'keefe y Nadel* propusieron la teoría del mapa cognitivo sobre la función del hipocampo.

El neoestriado (el núcleo caudado y el putamen) recibe aferencias de toda la corteza cerebral y otras áreas del encéfalo; además aporta eferencias a los núcleos basales (diccionario médico).

Proceso de la memorización:

MIRAR – OÍR – TOCAR –ATENCIÓN-EVENTO – CONSOLIDACIÓN -MEMORIA

Resulta de varias actividades y aptitudes y su mejoría supone el entrenamiento o capacitación de aspectos funcionales adecuados. La memoria se desarrolla mediante registro, fijación y evocación, en tres fases:

- **MI:** Memoria Inmediata, que permite la captación de la información y su registro.
- **MCP:** Memoria a Corto Plazo, cuya función especial es retener la información por consolidación y fijación de los datos registrados.
- **MLP:** Memoria a Largo plazo, que sirve de soporte a la evocación de las informaciones almacenadas.

Por memoria explícita o declarativa se entiende el uso de la memoria en situaciones que requieren recuerdo de información de forma deliberada e intencional (recolección). La memoria implícita o procedural se refiere a situaciones en que eventos y experiencias pasadas influyen en el comportamiento sin que haya intención específica de recuerdo.

Lo que no se percibe no puede memorizarse.
El exceso de datos puede ser causa de confusión.
Se puede mejorar el registro por estimulación sensorial y atención voluntaria.
Organizar las informaciones es ordenar las percepciones, plan, estructura…
Asociaciones mentales establecidas, donde la imaginación es esencial.
La estructuración por el lenguaje resiste a la edad, pudiendo ser reforzada.

Así, no poseemos una sola memoria, aunque ciertamente tendemos a considerar la memoria como un todo, diciendo que tenemos, de forma global, una buena o mala memoria o utilizando frases del tipo: "Me falla la memoria". En efecto, acordarse de lo que uno ha comido el día anterior es muy distinto de recordar que la capital de Francia es París. Por otra parte, las investigaciones demuestran que intervienen distintas regiones del cerebro según del tipo de conocimientos que hay que memorizar o recordar.

Las pérdidas de memoria. La M tiene un importante papel en nuestra vida diaria, por ello se comprende muy bien que los problemas de memoria puedan verse como un obstáculo e incluso ser fuente de estrés. Es habitual quejarse de "poca memoria" en personas de más de 50 años, que a menudo temen que esos problemas de memoria estén asociados a alguna patología, cosa que no es frecuente, pero sí entra dentro de la normalidad el observar una disminución en el rendimiento de la memoria con la edad, aunque no es el único factor que deteriora el rendimiento de la memoria; contribuyen otros factores (circunstancias y determinados acontecimientos), la fatiga, el estrés, la motivación o la emotividad..

¿Cómo memorizar mejor?. En general, para acordarnos mejor de las cosas hemos de estar atentos a lo que hacemos, ya sea leer un texto o poner las gafas sobre la mesa. En cuanto a las tareas rutinarias, una manera de acordarse de tomar la medicación, por ejemplo, es hacerlo siempre a la misma hora y asociarlo a un acontecimiento concreto, como un programa de televisión semanal o una de las comidas del día. También es importante el aspecto emocional: no podemos retener aquello que para nosotros carece de interés o de sentido. Cuantos más registros emocionales, mejor se memoriza.

Para memorizar mejor se puede recurrir a trucos efectivos.

Para memorizar listas podemos recurrir a "trucos", p.e.:

1. Repetir las palabras hasta aprenderlas es un viejo truco y funciona. Aunque sea aburrido hay que tener paciencia; podemos calcular con cuantas repeticiones memorizamos y si nos cronometramos ¡hasta puede ser divertido si nos imaginamos que estamos en un concurso!
2. Agrupar en categorías. Se agrupan por conjuntos de significados por ejemplo mobiliario (mesa, silla, armario..).
3. Asociar cada palabra a algo que conocemos. Mejor a cosas que podemos visualizar y que nos sean fáciles de recordar. Por ejemplo clorofila (una piscina llena de un cloro verde).
4. Trucos efectivos para memorizar conceptos y temas. Para memorizar más fácilmente hemos ido aportando numerosos métodos. La escritura en el estudio ayuda mucho a memorizar, también nuestra actitud en clase. A modo de recordatorio:
   - *Subrayar.* El subrayado de textos es una excelente fórmula para aprender y sacar más partido a la lectura. No olvidemos que antes pasaremos una mirada general para situarnos en el tema.
   - *Hacer resúmenes y esquemas.* Mapas conceptuales. También estudiar escribiendo, por esto al atender en una explicación de un tema es bueno tomar apuntes. Tomar bien los apuntes garantiza el éxito.
   - *Hacer preguntas en clase.*

- *Tomar notas.* Para tomar notas o apuntes es bueno sentarse en las primeras filas, nos ayudaré a centrar la atención y fijarnos en los detalles que recordaremos mejor más tarde. También conoceremos la importancia que le da el profesor al tema.

La sensibilidad social frente al envejecimiento y sus trastornos ha dado lugar hoy a sesiones programadas para los profesionales y familiares acerca de la enfermedad de Alzheimer. Así mismo existe un mayor y creciente interés por el trastorno de la memoria. Los ejercicios relacionados con esta recuperación pueden serles útiles también a estas personas, enfermedad, que se sabe que depende del código genético. Sí es importante indicar que el mismo proceso de desarrollo cerebral que algunos llevamos a cabo para etapas precoces.

La atención

La atención es una función cognitiva compleja, que corresponde a un proceso de selección de un acontecimiento exterior (sonido, imagen, olor) o interior (pensamiento). Por ejemplo, un grito o un trueno captarán toda nuestra atención automáticamente. El denominado estado de alerta nos permite mantener cierto nivel de vigilancia, pero no se mantiene "sostenida" de forma continuada, sino que presenta automáticamente estados de relajación en el curso de una misma actividad. Es primordial en el comportamiento humano. La mayor parte de las actividades cerebrales requieren una gran concentración, tanto para la memorización de una información o la comprensión de un texto como para la búsqueda de un término en particular.

La capacidad de atender se potencia desde el control del ritmo, ya desde la primera infancia. De otro modo el estímulo para llamar su atención ha de ser proporcional a la causa de su carencia. En consecuencia, nuestro nivel de atención está fuertemente condicionado por los cambios que se producen en nuestro entorno (v. los sentidos (oído): "el niño sordo"). Por esto precisa de la *orientación*, cuya alteración o deterioro del proceso perceptivo o de la memoria puede desencadenar en un defecto específico de orientación, que depende de diferentes actividades mentales, lo que la hacen muy vulnerable a los efectos de disfunción cerebral (Lezak 2004)[311].

La atención como función ejecutiva. Durante la resolución de un problema, nuestras capacidades de atención nos permiten focalizar, concentrarnos sobre todos los datos del

---

[311] Muriel Lezak Deutsch, neuropsicólogo americano, autor de "Evaluación Neuropsicológica" (Oxford University Press, 2004), Recuperación de la memoria y el aprendizaje. funciones después de una lesión cerebral. Corteza 15, 63-72 (1979); *especializado en la evaluación y la rehabilitación de una lesión cerebral. Premio de distinción de la Academia Nacional de Neuropsicología estadounidense.*

problema y establecer los más pertinentes. Esto permitirá identificar claramente el objetivo y la estrategia a seguir para su consecución. Nos permite descartar las interferencias que podrían perturbar el razonamiento. Asimismo, puede ayudarnos a inhibir las respuestas automáticas que no se adaptan a la situación, como detenerse en un stop cuando un agente de circulación hace señal de pasar. Mediante la orientación (conciencia de sí mismo con relación a sus alrededores).

La atención también interviene de manera voluntaria. El acto voluntario de la atención se produce cuando se manifiesta un deseo, una necesidad o una intención de algo, a fin de lograr un objetivo. Entonces aparecen la toma de conciencia y el control de nuestra atención, ya que nos es imposible tratar simultáneamente toda la información que se nos presenta. Analizamos brevemente la sucesión de informaciones:

Si durante una explicación el niño tiene ganas de comer y tiene a mano un bocadillo que le ha preparado su mamá, toda su atención se focalizará en la esperanza del momento en que se lo pueda comer, lo que de llevará, por ejemplo, a reparar en la cartera o en el recreo, pero si pudiera chupar un caramelo y el tema expuesto le interesara mínimamente, podría atender unos minutos más. La atención denominada selectiva entra enseguida en escena: este tipo de atención actúa desde el momento en que tenemos que efectuar una selección de información que responda a nuestras expectativas en unas circunstancias determinadas.

La atención puede estar repartida. En nuestra vida cotidiana, a menudo debemos hacer varias cosas a la vez, como cuando mantenemos una conversación al mismo tiempo que conducimos. La atención, que en estos casos debe repartirse ante numerosas informaciones, requiere más recursos. Los niños pueden realizar trabajos de caligrafía o de arte con música de fondo; la movilización de todos los recursos de concentración será fácil. Disminuyen el rendimiento en las actividades que requieren atención factores como la hiperactividad, la fatiga, el consumo excesivo de alcohol o el estrés.

La atención y la Concentración. Comúnmente, pueden diferenciarse tres componentes: selección, vigilancia y control. El normal funcionamiento de estos tres aspectos nos va a permitir ejecutar y mantener una conducta dirigida a una meta.

La atención y la memoria. Las dos funciones cognitivas «Atención» y «Memoria» interaccionan; la primera se motiva particularmente cuando se trata de una información nueva, es decir, que no tiene equivalente en la memoria, pues una conocida o familiar (como, por ejemplo, la situación del armario y de la cama), no llama la atención, en cambio, se centrará si difiere del contexto habitual (siguiendo con el ejemplo, un elemento que hubiera sido cambiado de sitio) o si buscamos un objeto en ese entorno.

Nuestro nombre o apellidos pronunciados en contextos diversos (en la calle, en un restaurante) captará inmediatamente nuestra atención, aunque esta información nos sea extremadamente familiar, y sucede porque desde los primeros años de vida, estamos condicionados a reaccionar ante nuestro nombre o apellidos. La memoria y el aprendizaje permiten el almacenamiento y el acceso a la información guardada.

Son, en definitiva, procesos mentales que permiten resolver problemas tanto internos como externos. Los internos responden a la "representación mental de actividades creativas y conflictos de interacción social, comunicativos, afectivos y motivacionales nuevos y repetidos"; los externos "son el resultado de la relación entre el individuo y su entorno". Las características de la inteligencia superior son: *pronosticar, planificar el futuro, retrasar una acción en valoración de una respuesta, considerar las consecuencias de las acciones motoras antes de ejecutarlas, resolver complicados problemas matemáticos, legales o filosóficos, correlacionar información para concretar, controlar las actividades adecuadas a principios o criterios morales.*

La percepción (primer acercamiento a la realidad)

La percepción es la capacidad del sistema nervioso para reconocer, organizar y atribuir sentido a los datos sensoriales. Una facultad que organiza significativamente los datos obtenidos a través de los sentidos. La capacidad perceptiva es de tipo neurofisiológico, y se desarrolla a los dos años de vida. Aprendemos a distinguir que la información que percibimos proviene del mundo en que nos movemos. A esta forma de acercarnos a lo real se le llaman "representaciones mentales. El proceso de conocer está influido por las características de quien conoce, por lo que distintas personas pueden percibir diferentes manifestaciones de una misma realidad y con diversas perspectivas frente a un mismo fenómeno. Estas representaciones mentales son una realidad biológica: percibimos lo que nuestros límites nos permiten percibir.

La percepción visual. La percepción visual es aquella sensación interior de conocimiento aparente, resultante de un estímulo o impresión luminosa registrada por los ojos. Por lo general, este acto óptico-físico funciona de modo similar en todas las personas, no obstante las diferencias neurofisiológicas de los órganos visuales en las señales neuronales del quiasma óptico, pueden afectar al resultado de la percepción, en referencia a la dominancia ocular por trastorno de la lateralidad. (v. Los sentidos y figura del quiasma óptico). Las principales diferencias surgen con la interpretación de la información recibida, a causa de las desigualdades de cultura, educación, inteligencia y edad, por ejemplo. En este sentido, las imágenes pueden "leerse" o interpretarse tal como un texto literario, por lo que existe en la operación de percepción visual la posibilidad de un aprendizaje para profundizar el sentido de la lectura.

La alucinación es una alteración perceptiva de lo real, al volverse ésta subjetiva y trastocada. Utiliza la reinvención y la reorganización de elementos irreales a la conciencia, pero que a la percepción aparece como reales. Una alucinación puede ser por cualquier modalidad sensorial: auditiva, táctil, gustativa, visual. Generalmente se presentan en pacientes con patologías, como la esquizofrenia, y en presencia de algunas drogas, que alteran el estado normal de conciencia.

Funciones ejecutivas

No son sólo funciones básicas, sino que las complementan, y el desarrollo de la inteligencia está mediado por la participación de cada una de las habilidades cognitivas que componen las funciones ejecutivas. Reciben este nombre porque permiten llevar a cabo la voluntad. Se ubican en la región prefrontal del lóbulo frontal del cerebro, por lo que también se le llama inteligencia emocional (v. lóbulo frontal), lugar donde se elabora el nivel más alto de las funciones cognitivas, ya que se accede al nivel conceptual y al más alto de la afectividad.

Los estudios por neuroimagen han demostrado que las funciones ejecutivas se hallan localizadas primordialmente en la corteza prefrontal (CPF), y si bien hay otras estructuras que también participan, lo hacen en estrecha relación con élla. Estas funciones permiten establecer metas, monitorizar las tareas, autorregular el comportamiento, diseñar y poner en ejecución estrategias de afrontamiento directamente proporcionales a la edad cronológica y al cociente intelectual, con el fin último la resolución de diferentes situaciones de la vida cotidiana[312], desempeñar procesos de flexibilidad en el trabajo cognitivo y organizarlo en el tiempo y en el espacio a fin de resolver situaciones complejas[313]. Su objetivo primordial es la resolución de problemas tanto internos como externos (Papiazan et al)[314]. Todas ellas implicadas en los procesos del aprendizaje.

Están relacionadas con la lógica, la estrategia, la planificación, la resolución de problemas y el razonamiento hipotético-deductivo. Nos ayudan a resolver todos los problemas más o menos complejos de nuestra vida cotidiana, con una respuesta adecuada y flexible a las características y requerimientos del ambiente:

- Manejo espacial (orientación).
- Planeación y anticipación.
- Memoria de trabajo.

---

[312]   Del XVI curso internacional de actualización en Neuropediatría y Neuropsicología infantil (8-9/03/2012).

[313]   Pistoia M, Abad-Mas L, Etchepareborda M.C. Abordaje psicopedagógico del trastorno por déficit de atención con hiperactividad con el modelo de entrenamiento de las funciones ejecutivas. Rev Neurol 2004; 38: S149-S155.

[314]   Papazian O, Alfonso I, Luzondo R J. Trastornos de las funciones ejecutivas. Rev Neurol 2006.

- Organización.
- Análisis y síntesis.
- Pensamiento abstracto..
- Estimación cognitiva (inferencia a partir de evidencia) capacidad de generar hipótesis asociativas.
- Regulación y control.

La disfunción ejecutiva en pacientes con lesiones prefrontales, especialmente dorsolaterales y/o sus conexiones subcorticales (caudado, globo pálido, tálamo), principales complejos nucleares que forman parte de los denominados núcleos basales (alteración frontal y pre-frontal), síntomas:

- Obsesiones, estereotipos y conductas compulsivas. El Núcleo Subtalámico: Participa en la regulación del control motor.
- No saber razonar a través de evidencia, no saben sacar inferencias.
- No pueden hacer dos tareas al mismo tiempo o les cuesta mucho trabajo.
- Cuando no se puede contralar las respuestas emocionales (ataques de ira) Por alteración del "núcleo Accumbens". La Amígdala se ocupa del procesamiento y almacenamiento de reacciones emocionales.
- Cuando aparecen reflejos deliberados. Caudado: Forma parte de los ganglios de la base, que son centros primarios para el control motor involuntario relacionado, entre otras funciones, con la postura y el tono muscular.
- Cuando el paciente planifica mucho y NO hace nada.
- No entiende todo lo que tiene que ver con abstracción.

La orientación

Una definición de orientación es la forma en la que conocemos el espacio que nos rodea, conociéndose ésta como orientación espacial y orientación temporal, que nos guían por unos puntos ya conocidos que actúan como referencia.

La Orientación Espacial es una habilidad básica en el desarrollo psicomotor, para el aprendizaje de infantil, correspondiente a la adquisición de una correcta lateralidad. Juega un rol fundamental en la adquisición de la escritura y la lectura, aunque a simple vista no se le encuentre mucha concordancia. Pero el hecho de que las tareas y/o actividades sigan una direccionalidad especifica hacen que la orientación espacial juegue un papel muy importante. Por otra parte, las dificultades que se pueden observar en la adquisición de esta direccionalidad, es el entorpecimiento en el primer aprendizaje de la lecto-escritura y por ende en el desarrollo progresivo de ésta.

Orientación Temporal está ligada a las secuencias de acontecimientos que se dan a lo largo del tiempo. Siendo esté difícil de adquirir en la primera edad. Juega un papel muy importante en la comprensión, ya sea oral o escrita. Permite comprender una historia por su encadenamiento de causa y consecuencia. A su vez es clave en la comprensión de textos narrativos y expositivos. En la comprensión oral resulta importante adquirir está habilidad, ya que es importante aprender la secuencia temporal, para el manejo de instrucciones y relatos orales. Entre otros.

Las patologías más frecuentemente encontradas son: accidentes cerebrovasculares, traumatismos, tumores, demencias fronto-temporales. También puede encontrarse en el Trastorno por Déficit Atencional del Adulto. Es evidente que prácticamente, cualquier alteración cognitiva, puede afectar a estas capacidades, sin embargo, el mayor valor localizador de la disfunción ejecutiva es cuando otras funciones como la atención,

El razonamiento

Es el conjunto de actividades mentales que consiste en conectar unas ideas con otras de acuerdo a ciertas reglas, o también puede referirse al estudio de ese proceso. En sentido amplio, se entiende por razonamiento la facultad humana que permite resolver problemas. El razonamiento se corresponde con la actividad verbal de argumentar. En otras palabras, un argumento es la expresión verbal de un razonamiento. En la vida cotidiana nos encontramos con situaciones complejas o simplemente nuevas, como hallar la causa de una avería, establecer el recorrido adecuado para ir a un lugar, planificar labores de jardinería, pensar las mejores jugadas para batir a un adversario al ajedrez, etc. Para comprender mejor estas situaciones, estamos dotados de una capacidad de razonamiento que puede ser:

- *El razonamiento analógico*: Se refiere a la reutilización adaptada de una solución utilizada anteriormente ante un problema que presentaba especificidades comunes al que hay que resolver actualmente.
- *El razonamiento automático*: Es considerado más como la aplicación espontánea de un procedimiento que como un razonamiento propiamente dicho. Se da sobre todo en el marco de situaciones habituales, como ir al trabajo en coche. Se realiza mediante la aplicación de conocimientos automatizados almacenados en la memoria procedimental. Al no ser nuevas, estas situaciones no necesitan mucha atención, de modo que esta puede dedicarse a otra cosa.
- *El razonamiento lógico*: se refiere al uso de entendimiento para pasar de unas proposiciones a otras, partiendo de lo ya conocido o de lo que creemos conocer a lo desconocido o menos conocido. Se distinguen: el inductivo y el deductivo.

La inteligencia

La inteligencia es la capacidad y habilidad para responder de la mejor manera a las exigencias que nos presenta el mundo, para reflexionar, examinar, deducir, revisar, acumular datos, conocer significados, responder según la lógica, y tomar decisiones. El criterio general es que depende de la dotación genética y de las vivencias que experimentamos a lo largo de la vida. La forman unas variables, como *la atención, la capacidad de observación, la memoria, el aprendizaje, las habilidades sociales*, etc.. Pero hay que tener en cuenta que, para tener un rendimiento adecuado intervienen muchas otras funciones, como por ejemplo, un estado emocional estable y una buena salud psico-física. Algunos investigadores dan importancia a los aspectos no cognitivos:

- *La inteligencia emocional.* A partir de Daniel Goleman (1995), se popularizó el concepto. El neocórtex facilita el aumento de sutileza y la complejidad de la vida emocional, porque delega su cometido en el sistema límbico (v. emociones). De ahí que a los centros de la emoción se le confiere un extraordinario poder de influencia en el funcionamiento global cerebral, incluyendo a los centros del pensamiento. Es la forma de interactuar con el mundo, que tiene muy en cuenta los sentimientos, y engloba las habilidades de control de los impulsos, la autoconciencia, la motivación, el entusiasmo, la perseverancia, la empatía, la agilidad mental, etc. Estas configuran rasgos de carácter como la autodisciplina, la compasión o el altruismo, indispensables para una buena y creativa adaptación social.
- *La Inteligencia Personal*, está compuesta a su vez por una serie de competencias que determinan el modo en que nos relacionamos con nosotros mismos. Esta inteligencia comprende tres componentes cuando se aplica en el trabajo:
- *Conciencia en uno mismo:* reconocer y entender en uno mismo las propias fortalezas, debilidades, estados de ánimo, emociones e impulsos, así como el efecto que éstos tienen sobre los demás y sobre el trabajo. Se manifiesta en personas con habilidades para juzgarse a sí mismas de forma realista, conscientes de sus limitaciones, son sensibles al aprendizaje, admiten sinceramente sus errores y poseen alto grado de auto-confianza.
- *Autorregulación o control de sí mismo:* habilidad de controlar nuestras propias emociones e impulsos para adecuarlos a un objetivo, de responsabilizarse de los propios actos, de pensar antes de actuar y de evitar los juicios prematuros. Las personas que poseen esta competencia son sinceras e íntegras, controlan el estrés y la ansiedad ante situaciones comprometidas.
- *Auto-motivación:* habilidad de estar en un estado de continua búsqueda y persistencia en la consecución de los objetivos, haciendo frente a los problemas y encontrando soluciones. Estas personas muestran un gran entusiasmo por su trabajo y por el logro de las metas por encima de la simple recompensa económica, un alto grado de iniciativa y compromiso y gran capacidad optimista en la consecución de sus objetivos.

- *La Inteligencia Interpersonal,* se compone de otras competencias que determinan el modo en que nos relacionamos con los demás: Empatía y Habilidades sociales.

Neurogenética en las funciones cognitivas

En algunos casos un gen (mapeado y luego potencialmente clonado) ha resultado en variaciones de habilidades intelectuales, tales como, variantes del *cociente intelectual, alteraciones del lenguaje y dislexia* (Beteta)[315] o la *zurdería y codificación de la memora espacial en el hipocampo* (Mc Hugh, Rotenberg y Col.)[316], *junto a muchísimos estudios en el ámbito físico, del comportamiento o de enfermedades.* Se han identificado 2000 genes estructurales, regulatorios activos en el sistema nervioso central (SNC), sin embargo existen 100.000 genes, de los cuales no se tiene información acerca de su contribución en la función cerebral y en las enfermedades neurológicas.

El gen MECP2, localización cromosómica Xq28, y la maduración cerebral.

Es una anomalía del cromosoma X. En el 2003 se publicó en Sciencie la implicación del gen MECP2 en el proceso madurativo del Sistema Nervioso Central y la plasticidad neuronal (también es responsable del Síndrome de Rett[317]), además del DLX5. Así, en el caso concreto del córtex cerebral, esta proteína está presente en la mayoría de las neuronas, pero no en las células gliales, y su abundancia va cambiando conforme se produce la maduración de las distintas capas corticales[318]. Y diversas evidencias parecen confirmar además que es uno de los genes implicados en el control de la plasticidad neuronal [319], de ahí su importancia para la regulación emergente de determinadas capacidades cognitivas en respuesta a la experiencia, y podría regular específicamente la expresión y/o la función de genes relacionados con el comportamiento social.

---

[315]   *Edmundo Beteta Pacheco.* Doctor en Medicina. Miembro de la Comisión de Organización de la Facultad de Medicina, U.R.P. Profesor principal Departamento de Medicina, Facultad de San Fernando. Profesor Principal de Medicina, Jefe de Lab. Psicofisiología, Facultad de Medicina y Psicología, UNMSM. Profesor Principal de Medicina y Fisiología, Facultad de Medicina Humana Universidad Ricardo Palma. *Beteta. E. (1999): Neurobiología y Neurogenética. Rev. Per. Neurol 5:75.*

[316]   *El Dr. Thomas J.* McHugh (20/01/ 1973), trabaja en el Laboratorio Lab. Para Circuitos y Fisiología del Comportamiento, en RIKEN Brain Science Institute (BSI RIKEN) Wako-shi, Saitama, JAPAN. Trata la genética, la neuroquímica y la fisiología in vivo en ratones y estudia los circuitos que codifican y modulan la memoria. *McHugh, T.J. et al. Deterioro de la representación del espacio en hipocampal CA1-Específicos ratones knockout NMDAR1. Celular: 1996; 87:1339-1349.*

[317]   Descubierto en 1966 por el doctor Andreas Rett de Viena, Austria. Es una enfermedad neurológica congénita (mutación del MECP2), que se manifiesta en el segundo año de vida. Provoca grave discapacidad y dependencia permanente, y afecta a una de cada 10.000 niñas.

[318]   Shahbazian MD, Antalffy B, Armstrong DL, Zoghbi HY. Insight into Rett syndrome: niveles de MeCP2 mostrar tejidos y células específicas de las diferencias y se correlacionan con la maduración neuronal. Hum. Molec. Genet. 2002; 11: 115-124..

[319]   Chen WG, Chang Q, Lin Y, Meissner A, West AE, Griffith EC, et al. Derepression of BDNF transcription involves calcium-dependent phosphorylation of MeCP2. Science 2003; 302: 885-889. También es un marcador para la ceguera a los colores, la Hemofilia A, la Homosexualidad en el varón, etc.

CAPÍTULO 6. DESARROLLO NEURO-PSICO-MOTOR

El desarrollo del niño está íntimamente ligado a su desarrollo cerebral, y la maduración de las capacidades intelectuales superiores supondrá probablemente cambios estructurales en el sistema nervioso. La valoración del comportamiento neonatal está ocupando desde hace unos años la atención de la clínica obstétrica y pediátrica, siendo motivo de admiración y respeto creciente, como la identificación de los riesgos prenatales y neonatales. Así aumentan cada día los intentos por la intervención temprana, llegando la era del cuidado en el desarrollo y prevención infantil, así como su estimulación precoz.

Introducción

La niñez es una etapa muy amplia en la vida del ser humano, y después de la intrauterina es la más importante en su vida, porque supone una faceta en el desarrollo físico, motor, cognitivo y social, en que la educación, atención y seguimientos son trascendentales, al ejercer influencia en su futuro. Vamos a comentar las etapas más significativas en el desarrollo cerebral y psicomotor, que lleva al neurológico, en que el entorno cuenta. En el niño estimulado, la proliferación de las dendritas y la mielinización axónica son los responsables fisiológicos de los progresos observados.

Etapas del desarrollo infantil

Las etapas pueden dividirse en:

* La 1ª infancia comprende aproximadamente, el desarrollo del niño desde que nace hasta los 3 años de edad.
* La 2ª infancia comprende la etapa de 4 a 6 años.
* La 3ª infancia comprende la etapa de 6 a 8 años.
* La 4ª infancia comprende la etapa 8 a 10 años.

A partir de esta edad se inicia la adolescencia, con la pubertad, 10 a 12 años, finalizando a los 19. Es un período de desarrollo biológico, psicológico, sexual y social (a los 10 años las niñas y a los 11 años los niños), y dura hasta los 14-15 años. La adolescencia media y tardía se extiende hasta los 19. La juventud plena desde los 20 hasta los 24 años[320].

El recién nacido

A medida que se humanice el acto del parto y los protocolos obstétricos, crearemos un ambiente más adecuado a las necesidades del bebé que pasa por ese momento traumático, a menudo lleno de ruido y nerviosismo, unido al rotundo cambio ambiental que para él supone. Es este un momento de ternuras, serenidad y satisfacciones. Su desarrollo neurológico, que actúa contra la gravedad, necesita la ayuda hasta para poder moverse y el tacto ocupa ahora un segundo plano, que sigue al auditivo. Bajo el punto de vista neurofisiológico, se ha demostrado que la lactancia materna aumenta la actividad eléctrica cerebral.

Sus movimientos y reflejos en fetos humanos demuestra en todos los estudios que la médula espinal y el tronco cerebral están funcionando en los primeros meses de vida fetal. También se ha podido comprobar por diversas investigaciones que los niños prematuros tienen su cerebro desarrollado hasta el nivel correspondiente al tiempo transcurrido desde la concepción, como si el entorno no actuara sobre él. Se describen los reflejos del bebé a término durante los primeros meses y sus respuestas a estímulos, cada vez más influenciados por el desarrollo de los sentidos. Poco a poco va aumentando la actividad de los niveles superiores y, hacia los tres años, el sistema nervioso está ya organizado funcionalmente (W.A. Marshal)[321]. Los cambios que ocurren mas tarde, en la pubertad, suponen una mayor maduración del sistema nervioso central, ya que son consecuencia de una interrelación entre este sistema y el sistema endocrino, además de las experiencias vividas.

Las capacidades del neonato y sus características, perceptivas y motrices, en relación con la vigilia, dependen de la estimulación en la etapa gestacional y a la postnatal, según su capacidad para captarlos. Luego, la evaluación de estas capacidades del neonato, serán la señal de receptividad o capacidad para responder cognoscitivamente a esos estímulos.

El Test de Apgar fue desarrollado en 1952 por la anestesióloga americana Virginia Apgar[322], como predictor de supervivencia neonatal y del desarrollo neurológico futuro. Protocolizado

---

[320]   Los adolescentes, en OMS – WHO.

[321]   "El niño como espejo de su desarrollo cerebral," (Dialnet) "Infancia y Aprendizaje" de W.A. Marshal. El desarrollo del niño está íntimamente ligado a su desarrollo cerebral. "Desarrollo del cerebro" (libros de bolsillo de ciencia contemporáneos) de WA Marshall (1968)

[322]   *Virginia Apgar* (Westfield, New Jersey, 7/06/1909 – 7/08/1974, Nueva York), médica neonatóloga estadounidense, especialista en anestesia y pediatría, que fundó el campo de la Neonatología, y publicó su trabajo del puntaje de Apgar en 1953, *Autora del libro*: "A proposal for a new method of evaluation of the newborn infant", Virginia Apgar, M.D., New York, N. Y. En 1929 se especializó en zoología. Aprendió a tocar el piano de niña, continuándolo a lo largo de su vida. De padre astrónomo e inventor aficionado, le inculcó el gusto por las ciencias. Publicó unos 60 artículos cientoficos y numerosos ensayos en pijeriódicos y revistas médicas, y ha recibido varios premios. Se mantuvo activa hasta poco antes de su muerte.

desde hace unas décadas, es una prueba exploratoria rápida, que se realiza en el primer minuto de vida, para valorar el estado vital del recién nacido, y, de nuevo, al cabo de cinco o diez minutos.

Tiene en cuenta cinco parámetros físicos: la coloración de la piel, la frecuencia cardiaca la respuesta refleja a los estímulos, el tono muscular y la respiración. A cada uno de los parámetros se le asigna una puntuación del cero al dos, y la suma de todos los puntos se valora en una escala del cero al diez. Con este dato se conoce el estado general del recién nacido, y la pauta eficaz que describe el correcto estado de salud del bebé.

Test de Apgar. La palabra APGAR puede usarse como acrónimo para recordar los criterios evaluados: **A**pariencia **P**ulso **G**esticulación **A**ctividad **R**espiración. (v. capítulo "Problemas": Recién nacido Patológico).

Valoración.

* Bueno, esperado:...8-9
* Estado satisfactorio:...7-10
* Moderadamente deprimido:...4-6
  (puede precisarse administración de oxígeno, control riguroso).
* Inferior a 4: atención de emergencia (Tt° intravenoso + respiración asistida):... <4
* Gravemente deprimido: Inferior a 3 precisa inmediata reanimación:................ 0-3

En los prematuros de bajo peso y en los que presentan signos de sufrimiento fetal, no es suficiente el test de Apgar, y es preciso efectuar controles de Ácidos base en el cordón umbilical y la aparición de complicaciones neonatales.

Tabla 24. Test de valoración "Apgar"

			TEST DE APGAR		
Puntuación	Latido Cardiaco	Respiración	Color de la piel	Actividad (tono muscular)	Respuesta a estímulos
2	Superior a100 pm	Buena, llanto	Normal (rosada)	Movimientos activos	Enérgica
1	Inferior a 100pm.	Lenta o irregular	Normal, excepto pies y manos (cianóticos)	Extremidades flexionadas	Muecas
0	Ausente	Ausente	Cianosis o palidez generalizada	Flacidez generalizada	Nula

Primera infancia

La primera infancia comprende el período del niño desde que nace hasta los 3 años. El desarrollo integral del niño y la niña hasta los 3 años supone una serie de procesos que se inician desde la etapa embrionaria, caracterizados por cambios y transformaciones que se suceden y continúan hasta la adultez en las áreas física, cognitiva, lenguaje, psicomotora, moral, sexual, social y afectiva.

Los cuidados y vigilancia comprenden varias áreas. Los primeros profesionales que toman contacto con el niño son: el Obstetra, la Matrona (comadrona), el Pedíatra y la Enfermera pediátrica. Su objetivo es garantizar la vigilancia, cuidado y desarrollo de los niños, así como la atención oportuna de sus enfermedades, promover, mejorar y mantener las buenas prácticas de salud, orientando a los padres con las acciones preventivas que caractericen cada etapa de seguimiento; controles asiduos de: somatometría (registro de peso y talla) y valoración del estado de nutrición, vacunaciones, desarrollo motor y sensorial y evolución de percepciones, contribuyendo al establecimiento de condiciones que favorezcan su desarrollo integral y armónico, y procediendo a derivaciones oportunas a otros profesionales.

Reacciones ante diferentes posturas

- *En Sedestación:* desplazamiento sobre nalgas o eje corporal.
- *En cuclillas*: Ver si mantiene su peso y se adapta, manteniendo piernas simétricas.
- *Volteos.*
- *Reacciones neuromotrices.* Se presentan especialmente en el desarrollo, y son reacciones automáticas hacia el enderezamiento, el equilibrio y de protección. Muestran los patrones posturales de coordinación y movimientos básicos, como son: el control cefálico, volteo, cambio postural a sentado, rodillas, bipedestación, que serán a base del asentamiento (v. tabla). Los ejercicios que el profesional de la salud (enfermera o fisioterapeuta) realiza para estímulo o corrección, son: enderezamientos y desplazamientos en los diferentes planos del espacio, tienen por finalidad provocar una serie de gestos y cambios de postura en los diferentes segmentos del cuerpo, como orientar la cabeza respecto al cuerpo, las extremidades y el espacio a partir de la información sensorial, de manera que al provocar movimientos activos de los músculos se provoca información propioceptiva al cerebro. Pero los consideramos dirigidos, faltaría la observación de segmentos, gestos, posturas y referencias espaciales ejecutadas sin el examinador. Diferenciamos la respuesta normal o anormal, si el niño modifica o cambia voluntariamente el esquema neuromotor anormal. Ejemplos:
- *Los reflejos.* Los reflejos arcaicos (presentes desde el nacimiento), pueden ser indicadores de un déficit motor, pero dan poca información sobre la calidad del control y habilidad

del movimiento, y desaparecen asociados con las respuestas posturales conjuntamente con la aparición del volteo, la sedestación autónoma, el gateo y la marcha. Esto significa que el control de la postura y el movimiento dependen de la aparición, desaparición e integración de los reflejos e indican también el aumento madurativo de las estructuras nerviosas que inhiben e integran los reflejos (SNC.).

- *Reflejo del pie.* Consiste en una flexión viva de la extremidad y se produce como respuesta a un estímulo nocivo como es un pellizco en la planta del pie.
- *Reflejos tendinosos.* Los reflejos tendinosos más útiles y más fáciles de comprobar son los del bíceps, los reflejos rotulianos y los supinadores. Suelen darse de forma exagerada en la parálisis cerebral espástica. En las enfermedades del tracto piramidal, se aumenta considerablemente el área en que puede obtenerse los reflejos tendinosos -del mismo modo que aumenta en los niños de más edad el área en el que se produce la respuesta plantar.

Ojos: Estrabismo: ver antecedentes. Dominancias

Imagen de arranque

- *Sedestación:* posición errónea -se le sienta correctamente.
- *Estructura muscular más elástica:* cuidamos gravedad y reflejos, que no estimula.
- *Disociaciones.* Buscaremos si hay error asimétrico. La inseguridad motora depende de su organización corporal. Si el sentado no lo ha hecho bien, coarta y limita. A mayores experiencias, mayor seguridad de movimientos. Cuidaremos la organización de cada uno de los reflejos y los ejes de organización corporal.
- *Piernas:* Varismo "en O" - o "en X". Los lactantes, generalmente posicionan "en O". Después, con el crecimiento se corrige de forma fisiológica.
  - En mala colocación de piernas, plantearle postura opuesta, para que quede en el término medio y se complemente la correcta información.
  - En posturas externas o posiciones internas, provocar lo contrario.
  - Ver línea interglútea y colocación de la zona lumbar, ángulos cervicales y espalda.

Enseñarles el proceso de volteo.

Si llegan directamente a la sedestación: tienen un vacío importante del ángulo visual, de experiencias, de ordenación de los sistemas: sensorial, espacial, temporal y rítmico. Se han saltado toda la fase de organización homolateral. Con esos bebés, que no consiguen coordinar brazos, iremos a buscar los patrones mas elementales de organización, de coordinación homolateral.

El paso de homolateral a contralateral no ha de ser brusco. Se empieza a andar en homolateral. La organización homolateral de descanso. No se termina al andar. En deportes de alto nivel, esgrima, tiro al arco.

La organización simétrica derecha/izquierda desarrolla voluntades sin intervenir. Se debe conseguir que un lado del cuerpo funcione como una globalidad, que el otro lado del cuerpo funcione como una globalidad y que esas dos globalidades estén integradas con el mismo nivel, de corporeidad, sensorialidad, impregnación a nivel de ese sistema nervioso central (potencia todo el sistema).

Pies: Los niños hasta los 2,5 años, siempre tienen pies planos, debido a que, al empezar el paso, los ligamentos soportan más peso. Pies laxos, genuvalgus.

La base de apoyo: Sentado: ¿pies hacia adentro?, ¿Columna vertebral?, ¿Piernas en libro abierto, en croissant?: Los ángulos no se montan adecuadamente, y las piernas, en vez de evolucionar hacia el cierre, quedan demasiado tiempo en abertura.

Correr, se hace hacia delante. Si la rodilla va hacia adentro, el pié irá hacia fuera. Si la rodilla la coloca hacia fuera, pie hacia adentro, las carreras no serán de la misma calidad.

Adquisiciones psíquicas

Bienestar-Hambre. Sensaciones de agradable-desagradable (desechar-solicitar-desear). La base alimentaria, si le representa sensación de bienestar, da que luego reclame el chupete como requerimiento del anterior placer (auto demanda), y es normal hasta la edad de un año, o cuando empieza la alimentación normal. El bienestar y las primeras adquisiciones o experiencias las tiene el bebé ya en gestación, luego lo adquiere mediante la lactancia materna a demanda, los cuidados, el masaje y el amor harán el resto. Por eso decimos que en la misma edad no pueden todos los niños avanzar igualmente por las etapas cronológicas, si evolucionan con lagunas o carencias.

La indefensión. El niño es el ser más débil de subsistir sin ayuda, sobretodo mientras más cerca esté de la hora "0" de existencia. Los primeros años de vida, son por ello fundamentales. La indefensión crea una dependencia de la madre, porque por sí solo no es capaz de percibir necesidades, no distingue entre percepción y sentimiento ni tiene orden entre ellos.

La presencia de la madre: Información y atenciones.

*   El niño se va informando en función de la atención que reciba, por la periodicidad de atenciones.
*   La información ha de ser discriminada.
*   Necesita una regularidad, para ordenar percepciones, y todo ello es necesario para que el niño avance.

- Percibirá cuando se habla con él o de él. El significado de esas palabras llegará posteriormente.
- Es muy necesario que entre pronto en el aspecto del lenguaje.
- Se abre a nuevas adquisiciones psíquicas. Ya no tiene nada que ver con el sustrato psíquico.

Ausencia / presencia. Juguete y adquisición de "no miedo" a la "no presencia" de la madre.- Juguetes y experiencia con tirar y coger cosas fuera del lugar donde está; mira que no pasa nada si se van los juguetes, porque luego los recupera. Reconocimiento de ambiente, con 8 meses (aproximadamente). Pasa por una etapa depresiva, llora ante lo desconocido; no es momento de introducir muchas caras nuevas.

El sueño. En la etapa que va de los 9 a 10 meses, el bebé pasa por un primer momento de miedo (como a la luz apagada, a dormir solos, etc.).

Control de esfínteres (anal y uretral). Se produce cuando entra de forma más clara en la culturización. Sus cacas no son negativas y ha de pasar a desprenderse y lanzarlo; es demanda cultural. El mejor modo de crear hábito es la sensible tolerancia a posibles alarmas.

La succión

- Le alivia: en situaciones de dolor, enfermedad o malestar, actúa como un suave analgésico.
- Le entretiene: durante meses este será uno de sus pasatiempos favoritos.
- Le relaja: como descubrió antes de nacer, chupar es un buen tranquilizante y le ayuda a conciliar el sueño.
- Le da seguridad: el dedo en la boca le evoca el pezón de mamá o a la tetina del biberón, cuando ella le daba las tomas. Así se siente más seguro para afrontar las novedades.

Desde los 6 meses, coincidiendo con la salida de los dientes, la succión del pulgar va disminuyendo y a los 2 o 3 años va desapareciendo.

Lactancia materna

El proceso natural de gestación consta de tres etapas: *embarazo, parto y lactancia*. Así, se complementa y termina el proceso de maduración del niño tanto física como emocionalmente por naturaleza. El primer interés del recién nacido es su madre. Madre e hijo están preparados instintivamente para establecer una relación intensa. El bebé desprende ternura y desborda fragilidad, esto le ha servido, evolutivamente durante muchos miles de años, para sobrevivir.

Dada la suma importancia de la alimentación en el desarrollo neuropsicológico y social del niño damos unas pinceladas de ideas básicas sobre esta primera alimentación del bebé, la de mayor riqueza nutricional y más económica, que le protegerá en su infancia y para la adultez. La leche materna es un elemento vivo único e irrepetible, que contiene los nutrientes específicos requeridos para el mejor desarrollo cerebral, inmunizaciones, nutrientes varios y en las cantidades requeridas y de mejor absorción, a la temperatura y cantidad justa para la demanda del bebé.

En el pecho de su madre se conjuga la satisfacción de estas dos necesidades imperantes: 1) amor y afecto en la misma cantidad; un bebé amamantado pasa muchas más horas entre los brazos de su madre y esto le brinda la oportunidad de tener el contacto piel a piel y con los sentidos que están aún en desarrollo. 2) Confianza básica, punto clave en la formación emocional y del establecimiento de sus relaciones sociales posteriores. Aquí está aprendiendo el niño a confiar.

Objetivos de la lactancia materna

- Fortalece la unión madre-hijo (vínculo afectivo).
- Ayuda a la relajación de la madre y a la involución del útero a su posición anterior al parto.
- Evita hemorragias e infecciones en el puerperio.
- Reduce el riesgo de cáncer de ovario.
- La amenorrea en la lactancia favorece menos pérdida de hierro.
- La mujer recupera mejor el peso anterior al embarazo. Mejora su remineralización ósea, con menor riesgo de fracturas de cadera en la menopausia. Beneficio ecológico.
- Proporciona la estimulación temprana y sensorial del niño.
- Protección inmunológica (Protege de enfermedades futuras:
- Asma, alergia, obesidad, diabetes, colitis ulcerosa, arteriosclerosis, infarto.
- Mientras el bebé está siendo amamantado protege al niño de muchas enfermedades:
- Catarros, bronquitis, neumonía, diarreas, otitis, infecciones de orina, meningitis, síndrome de muerte súbita.
- En la edad adulta favorece el desarrollo intelectual.

La Organización Mundial de la Salud (OMS), la Academia Americana de Pediatría (AAP) y el Comité de Lactancia de la Asociación Española de Pediatría recomienda la alimentación exclusiva del pecho durante los primeros 4-6 meses de la vida del niño y luego continuarla junto con las comidas complementadas, hasta los 2 años o más."

El comienzo precoz, a ser posible en la primera media hora tras el parto. Después de la primera hora, el recién nacido suele quedar adormecido unas horas. Durante este tiempo, es recomendable que el bebé permanezca junto a su madre aunque no muestre interés por mamar y se estimule el contacto piel con piel entre ambos. De este modo puede ofrecerle el pecho tan pronto como observe que el niño está dispuesto a mamar (movimientos de la boca buscando el pezón, hociqueo, etc.), y no solamente cuando llore. *El llanto es un signo tardío de hambre.*

- A mayor succión, más producción de leche.
- No se ofrecen chupetes ni biberones a los bebés.
- Chupar la tetina del chupete o biberón desorienta a bebé. Es recomendable no darle chupete. Solo se le ofrece el pecho a demanda y en exclusiva. Por el mismo motivo se evitan las pezoneras.

El vínculo generado madre-hijo, mediante la lactancia. El vínculo afectivo fomenta seguridad y autoestima, afectando a futuras relaciones sociales. La madre cubre sus primeras necesidades, y es básico pasar el mayor tiempo posible juntos:

- Mama a demanda.
- Contacto físico.
- Tranquilidad.
- Hablarle, cantarle.
- Acariciarle.
- La mayoría de los recién nacidos están preparados biológicamente para establecer el vínculo con su madre. La clave es la interacción con el bebé:
- Al amamantar al bebé.
- Contacto físico "piel con piel": es relajante para el bebé y sus padres.
- Contacto visual.
- Hablar con el recién nacido y acariciarlo.

El chupete / chuparse el dedo

Perjuicios del uso del chupete. El chupete, además de ser un medio de contaminación, es poco beneficioso para un bebé satisfecho, porque no le falta lo necesario, y mantenerlo más de lo necesario implicaría una forma de relación de dependencia o ligamen con la madre, que incidiría en las dificultades del crecimiento evolutivo. Constituye un factor de riesgo de otitis media aguda, en particular de episodios reincidentes -más de tres-, porque le modifica el desarrollo oral y nasofaríngeo y aumenta el transporte de los agentes patógenos al oído (la succión, con las fosas nasales bloqueadas, puede aumentar el reflujo de las secreciones oro-faríngeas al interior de la cavidad del oído medio). Además, la succión frecuente del chupete puede ser perjudicial para el buen funcionamiento de la trompa de Eustaquio. Se sabe que la otitis media aguda puede contribuir al retraso del desarrollo del habla.

La utilización del chupete se relaciona con la corta duración de la lactancia materna. El niño que satisface parte de sus necesidades de succión con métodos no alimentarios, disfruta durante menos tiempo del pezón materno, se reduce su número de tomas así como la producción de prolactina, y todo esto conlleva a que la leche que toma es pobre en calorías y grasas, por lo que, tanto su calidad como cantidad son deficientes y hace que se recurra a la leche artificial, en perjuicio de su sistema inmunitario, vínculo materno y economía. Puede aumentar o disminuir la frecuencia y/ o la duración de los episodios de reflujo gastroesofágico, que se debería a la relajación del esfínter esofágico inferior y al aceleramiento del aclaramiento del material refluido al esófago.

Se ha comprobado que a corto plazo, el uso del chupete en decúbito prono aumenta el reflujo gastroesofágico (RGE), debido al descenso del tono del esfínter esofágico. Para evitarlo, se recomienda que estos niños afectados de RGE, eviten el chupete en posición prono y lo hagan cuando estén en posición de sedestación (sentados). En algunos estudios, se señala que el uso del chupete es un fuerte vaticinador del cociente intelectual (CI), puesto que el efecto relajante del mismo, provoca una disminución del interés del niño por su entorno y de los estímulos por parte de sus progenitores, es por ello por lo que los niños que han abusado del chupete posean un bajo cociente intelectual además de que hace más difícil el éxito de la lactancia materna.

Chuparse el dedo, significación. Chuparse el dedo *es indicativo de hambre* (en los primeros meses) y *le relaja.* En todo caso pasado el año es importante dejar el chupete y evitar que utilice el dedo para dormir, dándole la manita para que se duerma, y procurando la habitación confortable y limpia, despejada de objetos que acumulen polvo. Se ha comprobado, que los niños que se succionan el pulgar u otro objeto placentero, se despiertan menos durante la noche. Pese a ello, la utilización del chupete no mantiene este efecto debido a las frecuentes pérdidas de éste durante la noche, le crean irritabilidad y alteran su descanso nocturno.

La interpretación de mantener el uso del chupete o hacer "la pipa":

- Se relaciona con un comportamiento regresivo.
- Es una conducta consoladora que le proporciona seguridad (nosotros asentimos).
- Se debe al aburrimiento (también asentimos).
- Es una respuesta de inseguridad, al no poderse enfrentar a las tensiones de la vida y al proceso de aprendizaje (asentimos).
- Es una forma de expresar la ansiedad: *sucede en muchos casos de percibir escasa atención.*
- Se ha convertido en hábito (sucede con la rutina de padres y abuelos) y se explica desde la falta de estimulación, suele darse en momentos de menor motivación.

Los datos etnográficos y epidemiológicos, han llevado a la conclusión de que la interrupción de la lactancia materna puede inducir al uso del chupete para completar las necesidades de succión del niño. También se ha observado que las madres que incitan constantemente al uso del chupete, presentan una serie de fisonomías conductuales y socioculturales peculiares como un estilo rígido de lactancia, agudos intereses en cuanto al crecimiento y desarrollo del niño o incluso reacciones de ansiedad frente al llanto. *Ponemos atención a los indicadores, conoceremos sus necesidades.*

> **Nosotros ralentizamos o paramos la pauta de aprendizajes cuando vemos una madre insegura, porque procuramos primero reforzar su figura y darle soporte, si lo permite, ya que a veces resulta ingrato, pero muy beneficioso para ambos.**

El habla del niño por el uso del chupete. Los chupetes hacen que los niños se acostumbren a respirar por la boca, trastornando de esta manera la producción de los sonidos. Para la correcta articulación de los fonemas, es necesario que el niño posea una boca con los dientes bien encajados. Es frecuente La dislalia es la dificultad de pronunciar los sonidos de la /t/, /d/ y /l/. En caso de no corregirse espontáneamente sería conveniente acudir a un logopeda para estimular la dicción de los fonemas citados.

También deforma la arcada dentaria superior y obliga a toda la musculatura facial y bucal a adaptarse, provocando deformaciones en las encías, dientes y paladar, cuya deformación se llama "paladar ojival" [323], que favorece las alteraciones en el lenguaje, concretamente las dislalias. A su vez, el desplazamiento de los incisivos hacia delante afectan al cierre bucal, también llamado maloclusión, que deja una abertura entre las dos arcadas dentales por donde tiende a salir la lengua, "mordida abierta ", en términos odontológicos. El odontopediatra será el encargado de corregir el problema físico-bucal, pero será necesaria la colaboración familiar y del niño para eliminar el hábito, que suele durar tiempo. La conducta de chuparse el dedo se asociada a otro movimiento con la otra mano, p.e., tocarse la oreja, el pelo o tocarse el ombligo, etc.

---

[323] El paladar ojival es la porción superior y anterior de la cavidad bucal es el paladar duro, de estructura ósea y formado por la apófisis palatina del maxilar y la apófisis horizontal del palatino. Se describe así a esta alteración del paladar duro en los niños, consistente en la elevación de su parte central con un marcado arqueamiento de las laterales. Es muy frecuente en niños sin otras deformidades. Su origen hay que buscarlo en una hipertrofia adenoidea que dificulta la normal respiración nasal forzando la respiración por la boca, siempre entreabierta; otras veces es el uso prolongado del chupete o la costumbre de chuparse el dedo que actúan por presión directa sobre unos huesos tan blandos y maleables a esa edad como todos los demás. Sus consecuencias recaen sobre todo en la arcada dentaria superior que se deforma también, con el consiguiente brote dentario en mala posición, lo que obligará a una corrección de ortodoncia.

El Dr. Mike Monroe, ortodoncista de EEUU, desarrolló una protección de pulgar con lycra ("Thumbusters"), método que ya está siendo utilizado en la mayoría de países europeos, con gran éxito, siendo muy valorado por los padres de niños que habían adquirido el hábito, elemento importante. Se acostumbra en solo dos semanas.

Interposición del labio, que se produce cuando el labio inferior se coloca entre los dientes incisivos ejerciendo una fuerza que hace que los incisivos superiores se vayan hacia delante (los llamados "dientes de conejo") y los inferiores hacia atrás. Además estos niños tienen como rasgo característico, la presencia de una lesión irritada, agrietada y de color rojo en la piel. El uso del chupete, tan querido por los niños, tiene pros y contras, pero para evitar problemas se deben tener en cuenta las siguientes advertencias: 1) hasta que la lactancia no esté totalmente establecida, no es aconsejable la introducción del chupete en el recién nacido (aproximadamente hacia los 15 días de vida), 2) debe restringirse su uso a partir de los 8 ó 10 meses y quitarlo de forma definitiva durante el primer año.

Accidentes por el uso de chupete. En caso de caída accidental del niño, el borde del escudo de plástico rígido del chupete, puede ocasionarle heridas al chocar contra su cara. Por otra parte, el uso de collares para colgarlo del cuello es muy peligroso, pudiendo provocar la estrangulación.

¿Qué pueden hacer los padres?

La actitud de los padres es muy importante. Pensaremos que el problema no es sólo del hijo sino de los tres. Cuando se lleva el chupete a la boca de pronto, observar qué situación le ha llevado a este movimiento, seguramente se está aburriendo o precisa atención en algún sentido. De modo que si cambiamos de lugar o de actividad no lo necesitará, probablemente. No se arreglará el problema sacándole el dedo de la boca ni diciéndole repetida y monótonamente "deja de chuparte el dedo, pareces un bebé". No se le ridiculizará nunca. Le cuesta mucho abandonar un hábito que le da **seguridad y bienestar.**

Hay que pensar y ponerse en la situación del niño/a, valorar y motivar cualquier pequeña colaboración por su parte con halagos, pequeñas sorpresas, magia, etc. Es de gran ayuda visualizar en un gráfico todos estos éxitos. Para ello podemos utilizar cartulinas de colores en las que anotaremos el objetivo que deseamos alcanzar y los días de la semana. El material se prepara con él/ella, estableciendo la recompensa que obtendrá tras controlarlo (ir al cine con los papás, o a la ludoteca, o a casa de los abuelos, o comprar un juguete que le guste, etc., y finalmente, pueden recurrir a un fluido amargo de venta en farmacias, explicándole que es como recuerdo, porque no lo considere un castigo), o pintarle con pintura no tóxica el dedo (una carita sonriente), o ponerle una tirita/esparadrapo con un dibujo. Explicarle, cuando pueda comprenderlo, que "hacer la pipa" le perjudica a la boca y a los dientes. Se trata siempre de conseguir que el niño quiera dejar de chuparse el dedo y desee colaborar.

La estimulación precoz

Hace bebés y niños felices, por ese desarrollo estable del que todo el cerebro se beneficia globalmente, y también ese precioso ser humano como vehículo adecuado, en el sentido mas propio de la palabra. Si el ritmo vibracional está claro, el sistema puede dedicarse a trabajar por sectores, y la entrada de información debe tener códigos claros, integrada con corrección (segura, estable y rítmica), que el cerebro la procesará con un código de emoción positiva, dando paz, tranquilidad, y seguridad, porque al ser humano le gusta interpretar correctamente el mundo que nos rodea. Y la memoria, inmersa en el sistema neurológico, en las diferentes fuentes de información, codifica en positivo, por lo que no vamos a hacer mas seguro a un niño con problemas, diciéndole: "tienes que ser más seguro", "debes ir con seguridad por la vida", y comentarios de este estilo.

Entendemos que la estimulación es buena y conveniente, no así la hiperestimulación, porque genera excitación, ésta a su vez, irritación, y la irritación puede provocar trastornos funcionales del sistema, igual que una hipoestimulación, por polaridad opuesta al no darle la oportunidad a ese sistema que se vivan el número suficiente de estimulaciones y su activación.

Prevención, antes y bien. La prevención es la forma precoz de tratar la maduración y estimular el desarrollo infantil. Con el seguimiento neuro-psico-motriz temprano se benefician los aprendizajes. En este sentido vemos la conveniencia de la creación de programas encaminados a la de detección, diagnóstico y estimulación precoces, para facilitar la maduración y desarrollo neuro-psicomotriz en la primera y segunda infancia y así potenciar al máximo sus posibilidades físicas, psíquicas y sensoriales.

Desarrollo neuro-psicomotor

Constituye un aspecto evolutivo del ser humano, por la progresiva adquisición de habilidades, conocimientos y experiencias en el niño, como manifestación externa de la maduración del SNC.

Puntos clave en el desarrollo de la primera infancia (según la OMS, agosto 2009)

✓ La primera infancia es la fase más importante del desarrollo general de toda la vida.
  o Durante la primera infancia, los niños experimentan un crecimiento rápido en el que influye su entorno.
  o Muchos problemas que sufren los adultos, como problemas de salud mental, obesidad, cardiopatías, delincuencia, y una deficiente alfabetización y destreza numérica, pueden tener su origen en la primera infancia. Y hemos observado que

a pesar de las abundantes pruebas, el sector de la salud ha tardado en fomentar el desarrollo en la primera infancia y en apoyar a las familias proporcionándoles información y conocimientos.

✓ El desarrollo cerebral y biológico durante los primeros años de vida depende en gran medida del entorno del lactante.

    ○ Un rápido desarrollo cerebral afecta al desarrollo cognitivo, social y emocional, que ayuda a garantizar que cada niño/a alcance su potencial y se integre como parte productiva en una sociedad mundial en rápido cambio.

    ○ Y cuanto más estimulante sea el entorno en la primera infancia, mayor será su desarrollo y aprendizaje.

✓ Las experiencias en edades tempranas determinan la salud, la educación y la participación económica durante el resto de la vida.

✓ Cada año, más de 200 millones de niños menores de cinco años no alcanzan su pleno potencial cognitivo y social.

    ○ En especial el desarrollo lingüístico y cognitivo es intenso desde los seis meses a los tres años de vida.

    ○ Los niveles altos de adversidad y estrés durante la primera infancia pueden aumentar el riesgo de enfermedades relacionadas con el estrés y de problemas de aprendizaje hasta bien avanzada la edad adulta.

Generalidades

✓ El Crecimiento valora los aspectos cuantitativos relacionados a los cambios anatómicos o somáticos (peso-talla-perímetros).

✓ El Desarrollo valora los cualitativos, e implica los procesos relacionados con la adquisición de las habilidades motoras, psicológicas o sensoriales, y su expresión en las diversas áreas: Motríz - Lingüística - Adaptativa.

✓ La Maduración Valora el aspecto neuroevolutivo del desarrollo y su interrelación con los factores biológicos y ambientales.

✓ Concepto de Riesgo. "Riesgo es el daño potencial que puede surgir por un proceso presente o evento futuro. El riesgo es usualmente vinculado a la probabilidad de que ocurra un evento no deseado. Los tipos de riesgo son: biológico, ambiental y mixto.

De este modo, el desarrollo psicomotríz dependerá de:

● La dotación genética del individuo.

● Su nivel de maduración.

● Oportunidad de entrenamiento o aprendizaje en el momento oportuno que será facilitado por el entorno adecuado.

Existen factores que favorecen un óptimo desarrollo, estos son: un sólido vínculo madre-hijo, una estimulación sensorial oportuna y una buena nutrición. Así como otros factores que pueden perturbar dicho desarrollo, y van desde los de índole biológico (hipoxia neonatal, prematuridad, hiperbilirrubinemia, síndromes convulsivos, etc.) hasta los factores de orden ambiental (ausencia de vinculo madre-hijo adecuado y entorno hipoestimulante). Estos son los denominados factores de riesgo.

El desarrollo psicomotor debe evaluarse en las visitas pediátricas, sobretodo si se advierte algún factor de riesgo. También supone una oportunidad para revisar con los padres la estimulación que recibe el niño, hacer recomendaciones pertinentes y proporcionar pautas, detallando logros en los controles de los distintos momentos evolutivos del desarrollo cronológico del niño/a.

Tabla 25. Factores de riesgo en lactantes

FACTORES DE RIESGO (afectan al 20-25% de lactantes y niños en países en desarrollo)	
1	Malnutrición cronificada o grave para frenar el crecimiento
2	Estimulación u oportunidades de aprendizaje insuficientes
3	Carencia de Yodo (anemia ferropénica)
Otros: Retraso de crecimiento intrauterino, depresión materna, exposición a la violencia y a metales pesados.	

Tabla 26. Factores de riesgo en el desarrollo

FACTORES DE ALTO RIESGO (I)		
A	Edad materna	1. Menos de 16 o más de 40 años 2. Primigesta mayor de 35 años 2. Primigesta mayor de 35 años
B	Antecedentes obstétricos	1. Sensibilización Rh 2. Gestaciones múltiples 3. Partos prematuros 4. Niños nacidos con malformaciones
C	Empleo de Fármacos y Hemorragia después de las 20 semanas de gestación	
D	Radiaciones ionizantes (teratogénesis)	
E	Problema médico de la madre.	1. Toxemia, HTA, Cardiopatía 2. Enfermedades metabólicas (hipotiroidismo) 3. ITU crónica, nefropatía 4. Enfermedad infecciosa (TBC, TORCH, ITU) 5. Cirugía durante la gestación

FACTORES DE ALTO RIESGO (II)		
A	Duración del trabajo del parto activo	Primípara: más de 24 horas Multípara: más de 12 horas
B	Datos de infección en el neonato	
C	Placenta previa	
D	Líquido amniótico meconial	
E	Aplicación de fórceps (parto instrumentado)	
F	Cesárea	
G	Parto de nalgas	
H	Parto prematuro o postmaduro	
I	Niño pequeño o grande para su edad gestacional	
J	Peso al nacer inferior a 2,5Kg o superior a 4Kg.	
K	Todo niño que necesitara reanimación al nacer.	
L	Hipoxia fetal advertida por	ECG fetal PO2, pCO2, pH (sangre de cuero cabelludo)
M	Anomalías en las pruebas de bienestar y edad fetal (estriol, fosfatasa alcalina-FA, diaminooxidasa-DAO).	
N	Depresión farmacológica o de otra índole en el Recién Nacido.	
O	Presencia de anomalía congénita o malformación.	
P	Recién nacidos candidatos a Cirugía.	
Adaptado de GLUCK, KL: *The Pediatric Clinics of North América*, pág. 778. (Noviembre, 1970)		

Evaluación del desarrollo psicomotor. Existen diseñadas pruebas objetivas de evaluación del desarrollo, considerando cuatro áreas: motricidad gruesa, motricidad fina, sociabilidad y lenguaje. En el examen del niño se deben corroborar aquellos hitos que deben estar presentes para la edad cronológica correspondiente, además se deben examinar los reflejos arcaicos, las reacciones evocadas, la aparición de las reacciones posturales así como el tono muscular y los reflejos osteotendinosos. Se distingue entre motricidad fina, especialmente de las manos y de los dedos, con la prensión y un gran número de movimientos derivados de ésta; y motricidad gruesa, constituida por movimientos de conjunto, que permiten la coordinación de grandes grupos musculares, los cuales intervienen en los mecanismos del control postural, el equilibrio y los desplazamientos.

Tabla 27. Niveles secuenciales del desarrollo normal

NIVEL DE MADURACIÓN	DESARROLLO REFLEJO	DESARROLLO MOTRÍZ
Espinal y/o del tallo cerebral	Apedal: reflejos primitivos	Decúbito prono y D. supino
Mesencéfalo	Cuadrupedal: enderezamiento	Gatear y sentarse
Cortical	Bipedal: reacciones de equilibrio	De pie y caminar
Otorgan al niño el control posicional de cabeza en el espacio y en relación con el tronco, así como las rotaciones sobre su eje corporal. Incluye: Reacciones de enderezamiento, equilibrio y defensa. Prerrequisitos: Tono postural, Inervación recíproca, Patrones de postura y movimiento.		

La postura. Corresponde al mantenimiento del cuerpo o de un segmento corporal en una posición de referencia en relación con la gravedad. Es el resultado del equilibrio a fuerza gravitatoria y fuerzas antigravitatorias (generadas por la acción muscular), (Apartado: movimiento-postura, capítulo 5). Es el resultado del equilibrio. Fuerza gravitatoria y fuerzas antigravitatorias (generadas por la acción muscular). (. Apartado: movimiento-postura, capítulo 5).

La exploración y observaciones de la psico-motricidad. La exploración ha de ser orientada en base a los datos sobre posibles disociaciones fundamentales, desequilibrios o *disfunciones*, que llevan consigo las *irritaciones neuronales o focos irritativos*, para derivar hacia la especializada recuperación de las áreas cerebrales alteradas, o aspectos de ese sistema en disociación, así como los conocimientos adecuados a su edad, con un orden determinado.

El examen corporal ha de incluir, cabeza, cejas, pelo, expresión, colocación de miembros inferiores al andar, ritmo, postura… etc. muchos detalles corporales y de expresión postural. Una mala colocación de tibias supondrá un desajuste del córtex motor, asociado a áreas comunicadas o adyacentes (v. "Problemas evolutivos del movimiento").

Hoy los profesionales nos interrelacionarnos mucho más, para seguir viendo al niño/a con el concepto de globalidad y en nuestra experiencia interprofesional, vemos la necesidad de detectar, diagnosticar y tratar cualquier déficit de maduración de la neuro-motricidad. Podría incluir diferentes niveles asistenciales para atender a las diversas necesidades, con programas de formación y perfeccionamiento de conceptos básicos sobre prevención, de tratamiento y pedagógicos.

El juego del niño. Llena su vida, siendo un medio privilegiado de comunicación y familiarización con su entorno, y a su través puede liberar sentimientos. Los datos más importantes a valorar en atención a su juego son: *Cómo entrena capacidades motoras* *y de lenguaje, porque a través de él, explora, se relaciona con el adulto y supone para él una evolución social.*

El sueño. Segundo momento, a los 3-4 años. Su cuidado es vital para la organización neuronal de los aprendizajes y nuevas experiencias en el niño. Ha de ser prolongado y tranquilo. Se pueden explicar los sueños en coincidencia con egocentrismos, rivalidades, etc., con diferente cualidad. El rival es alguno que le hacer mal, de alguna forma, y en el sueño hay miedo, caso en el que hay que retomarlo y derivarlo a buen fin. La intensidad y duración de los sueños tortuosos, es lo que da referencia a la actuación. Si no puede solucionarse en casa, se deriva al pedíatra y especialista.

Tabla 28. Desarrollo psicomotor de 0 a 3 años

Edad	Normalidad	Desarrollo psicomotor	Alarma
0-3m	-Sonrisa. Fija la mirada. -Vínculos externos con la madre. Emisión de sonidos. Respuestas poco matizadas. -La madre lo llena de significado -Muchas horas en estado de sueño, escasos momentos de vigilia, con aumento progresivo de atención y recreo. -Paro de actividad ante el sonido, en especial de los percibidos in útero. Sobresalto ante sonidos energéticos, menor ante graves. -Primero reconoce la voz de la madre y los tonos suaves y agudos. Precisa sonajero, pelota de colores, llaves, muñeco de trapo, cubos pequeños, pañuelo.	*Recién nacido:* -Sentado: le cogemos de las manos, la cabeza cae hacia atrás. Sostenido sentado: Cifosis global. Ausencia tono muscular, le cae la cabeza hacia adelante. Miembros. posición dorsal, hipertonía en músculos flexores. Posición ventral, rodillas bajo vientre(fetal), pelvis elevada, cabeza apoyada lateral. -Codo y extremidades mal estiradas. -Grasping manual (presión palmar). *1mes:* -Menos rigidez de miembros -Eleva un poco el mentón (en p. ventral) -Rodillas menos metidas (posición ventral) -Sigue mirada a objeto grande 90°. *2 meses:* miembros flexión o semiflexión -Posición ventral: Se sostiene sobre antebrazos, levanta cabeza a 45° -Sostenido sentado: mantiene cabeza débilmente. Aún se le va hacia .atrás. -Sigue mirada- objeto grande 180°. *3 meses:* Se interesa por su cuerpo. Descubre las manos. Miembros semiflexión. Sostenido sentado mantiene cabeza. Cabeza giro y mirada a objeto que se mueva. Prensión a contacto (involuntaria). Mayor control del cuerpo. Primer juguete, las manos. Mas tarde, los pies. Entretenimiento mas placer. Lo utilizará para explorar sonidos.	-Cabeza hacia un lado, brazo estirado y pierna contralateral, de forma fija y persistente. -Ojo si en el primer trimestre no abre la mano, o muestra reticencia en no poder soltarle. Si durante la exploración abre las manos en algún momento o hipertonía flexora pulgar, o el pulgar siempre flexionado y mano cerrada. -Estímulos sonoros: -Si se sobresalta a sonido suave. -No sonrisa en este caso, muestra problema de relación o vínculo. La atención siempre será el vínculo de la relación. -No respuesta a sonido fuerte.-No fija la mirada. No respuesta a luz / oscuridad -Irritabilidad constante. Difícil de consolar. -Hacia los tres meses, ojo si no hay sonrisa social, ausencia de fijación de la mirada, si no sigue rostro humano, juguete, o falta interés por las cosas externas y no emite

4-6 m		4 meses:-Posturas asimétricas y movimientos segmentarios (intencionales en parte) -Miembros: intenta poner un pie sobre la rodilla opuesta. Apoya planta de pies. -Posición ventral: Eleva parte anterior del tronco, apoyo en codos y eleva cabeza 90°. -Miembros extensión-flexión. -Gira sobre un costado (control muscular abdominal. -Visión: Parecida capacidad visual del adulto, ve pequeños detalles. -Tentativas prensión objetos. 5 meses: -Participa en el movimiento. -Prensión voluntaria. -Se lleva el objeto a la boca	Síntomas de alarma - Falta total de respuesta, si nos acercamos a su cara o ponemos las manos delante. - Si no sigue las manos al juguete (no discriminación visual). - Si no repite sonidos (no discriminación auditiva). -Falta interés por explorar. Pasivo. No coge / rechaza. -Manos siempre cerradas (no las abre).
6m	-Interés diferenciado -Repite sonidos. Sigue juguete que cae. -Dirige la mano al objeto y lo pasa de mano. -Sacude el juguete. Hace 4 comidas. -Cambia el sueño. -No duerme en habitación de los padres.	-Responde a conocidos con sonrisa o rehuyendo. -Necesita que el juguete esté siempre a su alcance -Simbolización -Inicio de separación de la madre -Percibe realidad externa -Coordina medios / fines -Resuelve problemas sencillos 6 meses: Coordinación viso-motriz, mira, golpea dos objetos. -Ventral: Se eleva sobre sus manos, utiliza manos y juega. (dorsal): Separa la cabeza de la almohada.	-No reconoce a la madre -No reconoce a la persona que le cuida. -Si se le saca de la habitación mas tarde puede pensar: que la madre le quiere perder. -A los 2 o 2,5 años es muy difícil, si no lo han hecho antes.
7-9m	-Distingue personas -Preferencia de objetos. –Los tira con intención. -Puede ir a cogerlo -Busca objeto escondido -Golpea para oír el ruido. Material necesario al final del 2° trimestre: Pelota, muñeco grande, caja, cubo, plato y cuchara, objetos para meter, sacar, y encajar, juegos de aautomatismos.	-Tira intencionalmente el juguete para que el adulto se lo recoja. 7 meses: Estímulo: "pregateo" -Sentado sin sostén. -Sostenido: Se inclina para coger objeto y salta y se agacha. -Presión en pinza inferior (agarre de objeto entre pulgar y meñique. 8 meses:-Se sostiene sentado. Se mueve sobre sí. -En posición dorsal, puede sentarse. En posición ventral, puede elevar su cuerpo sosteniéndose solo con las manos y punta de los pies. -El dedo índice participa en la presión. -Busca objetos fuera de su vista. Si están estimulados ya gatean	-Falta de experimentación con sonidos. -No reconoce a mamá/ cuidadora -Falta de interés por entorno -No discrimina cosas conocidas -Movimientos cabeceo repetitivo -Conductas estereotipadas.

9 a 12m	-Inicia juego recíproco -Repite acciones que causan risa -Se interesa por imágenes -Conoce uso de algunos objetos -Primera palabra Los niños estimulados pueden reconocer las palabras visualizadas anteriormente y ahora escritas. (v. aprendizaje temprano).	-Primeros cambios autónomos en prono-supino y cambios posturales. Hacia finales del primer trimestre cambia en los dos sentidos, progresando en cambios autónomos. -Gateo, con vigilancia postural-orientarle. -Coordinación mano-ojo, mano-boca. -Pinza superior progresiva. -Juego favorito: Tirar el juguete para que se lo den. Diferencia personas. -Subjetivación (lanza pelota, apunta con el índice). 10 meses: Se pone de pie solo, agarrándole a muebles. Prensión en pinza superior: parte distal del pulgar y el índice. Conoce conteniente y contenido. 11 meses: Marcha del oso: gateo sobre manos y pies. Puede soltar una mano al andar. -Coloca objetos en cajas Los estimulados ya andan sueltos.	-Falta total de comprensión -Momento comida -Momento salida -Pasivos al entorno -Explorar, andar, etc. -Conductas estereotipadas "manos continuamente". -Atención a la presencia de tapar / destapar.
12m		-Estando en pie puede agacharse a coger algo. -Juega a encajar objetos. -Exploración del espacio. -Mete/saca objetos de una caja. -Traslada /arrastra objetos.	
12 a 18m	-Juego de imitación -Experimenta con el objeto. -Juego recíproco con adulto, paralelo con niños. Juego motor. -Juego imitativo. Imita lenguaje -Combina elementos con relaciones funcionales. -Luego secuencias de acción: dar de comer, lavar platos, poner a dormir a los niños: lo que hacen con él, luego hace que lo hagan los muñecos.	-Imita a los adultos próximos -Solo imita con modelo -Imita el lenguaje 15 meses: Dibuja. Pasa páginas. Todos los síntomas de alarma, a la inversa, realizados dos o tres meses antes.	-No imita acciones -Falta de reconocimiento a familiares conocidos o habituales. No comprende órdenes sencillas. -No reclama al adulto -Falta de experimentación (o solo en parte, y repetitiva) Si a los 16m. no: consultar. -No sube y baja escaleras, -No se agacha para recoger un objeto. -No hace torres con los cubos -No puede chutar un balón sin caer. -No puede tirar de un objeto mientras anda.

16 a 24m	-Juego simbólico. Puede inventar que un muñeco es otra cosa. Imita gestos: usa tiza como jabón, pone sal (sin sal)etc. -El juego es la actividad con la que más pasa el tiempo y la más importante. -Combina palabras. -Representación gráfica: garabatos Material -Colores, plastilina, láminas y cuentos de gran colorido. -Manipulación.	-El juego simbólico constituye el requisito previo para el lenguaje y el pensamiento abstracto. -Experiencias novedosas. Expresa sentimientos propios (hace ver que los muñecos pasan cosas que él las ha pasado). -Empieza a dominar el lenguaje. -Coincide con la etapa de la función paterna en su edad mental. Le cuesta tolerar que otra persona tiene el cariño de la mamá. -Se elaboran sentimientos de este tipo. Ahora es consciente y lo comienza a aceptar. -Sabe ir en triciclo. Los dos primeros años de vida son de especial desarrollo cerebral y es aconsejable la estimulación de los aprendizajes.	Consultar si a los dos años: -No salta sobre los dos pies i / o baila.-No sube o baja escaleras solo. -No trepa. -No sabe lavarse y secarse solo. -No come solo sin ensuciarse. -Falta control del lenguaje, capacidad auditiva, discriminación, otras formas preferidas de comunicación, falta comprensión de frases, defectos de articulación. -Controlar dominancias, presión y manejo de objetos.
3 años	-Equilibrio y habilidad mo-tríz y seguridad. Mantiene pies juntos al saltar de 30cm de altura. -Coordinación de manos y dedos: se pone los zapatos. -Manejo de piezas pequeñas.	-El cuerpo bien organizado del niño y su sistema neurológico estructurado de forma global y armoniosa ya ha podido integrar la información rica y progresiva, y ha logrado el aprendizaje simbólico y lecto-escrito, con lo que conlleva de asociaciones y percepciones sensoriomotrices. -Dominio del lenguaje si es estimulado.	-Falta equilibrio y seguridad en los desplazamientos. -No construye torres de 8-9 cubos. -No sabe contar 8 objetos visuales (o imágenes). -No sabe encajar piezas sencillas, reconociendo formas/tamaños. -No domina el lenguaje

Tabla 29. Desarrollo del niño/a de 3 a 4 años (mínimos)

ÁREA MOTRÍZ	DEL LENGUAJE	ÁREA COGNITIVA	SOCIO-EMOCIONAL
-Alto nivel de independencia y de movimiento. -Coordinación y equilibrio. -Salta en un pie, da 10 saltos sobre su sitio con los pies juntos, y desplazándose. -Corre en diferentes velocidades, esquiva obstáculos. -Destaca su habilidad para coger el lápiz adecuadamente y recortar con tijera.	-Lenguaje más fluido y completo, puede mantener un dialogo y realizar preguntas. -Narra naturalmente sus experiencias. -Empieza a usar pronombres personales, artículos. Utiliza tiempos verbales (pasado, presente, futuro). -Canta variadas melodías acompañado de gestos y movimientos.	-Su nivel de pensamiento es más complejo. -Identifica objetos y sus características perceptuales: color, tamaño, forma. -Puede agruparlos de acuerdo a un atributo. -Se ubica en el espacio identificando las nociones: dentro, fuera, arriba, abajo, cerca de, lejos de.	-El colegio y la relación con sus amigos se dan en marco de emociones encontradas: curiosidad, amor, temores, cólera. -Existe gran curiosidad en torno a la constitución de su, las similitudes y diferencias con el de los demás, su sexualidad empieza a expresarse. -Realiza por si mismo actividades de higiene, cara manos: se seca, se peina. Coloca en su lugar los objetos utilizados.

El desarrollo psicomotríz de 4 a 6 años. Éste período es decisivo para el incremento de las cualidades intelectuales del niño, así como de su idea de la amistad y la afectividad. Destacamos tres aspectos fundamentales de esta etapa de madurez cerebral.

- *Memoria.* El niño experimenta un importante aumento de su capacidad retentiva, del pensamiento lógico y de su capacidad de análisis. Puede clasificar objetos según criterios, los compara; cada vez tiene un vocabulario más rico y se inventa cuentos e historias; puede aprender su dirección y número de teléfono; distingue distintos espacios temporales como pasado, presente y futuro.
- *La temporalidad* se adquiere ahora de forma progresiva: Orientación temporal (día-noche, ayer-hoy, primavera-verano-otoño-invierno, días de la semana, horas, años, etc.), estructuración temporal (orden, duración, etc.) y organización temporal, en la cual está incluido el ritmo (estructuración, periodicidad y alternancia). El niño mejora sus relaciones con resto de los niños; comienza a seleccionar sus amistades y llega a establecer reglas entre los participantes en el juego, unas veces inventadas y otras aprendidas. A partir de esta edad se empieza a manifestar cierto sentido de vergüenza, pudor y necesidad de intimidad. Empieza a pedir estar solo en el baño, que no se le vea desnudo (no le gusta exhibirse así ante los demás), etc.
- Desarrollan el auto concepto a eso de los 6 años: cambiando en la autoconsciencia, con desarrollo de la memoria autobiográfica; abunda en demostraciones. Mejora su funcionamiento cognitivo, con mayor avance y precisión, evolucionados y dejando atrás la etapa de inmadurez.

Segunda Infancia

Comprende la etapa de 3 a 6 años. El crecimiento muscular y del esqueleto evolucionan, los cartílagos se convierten en huesos velozmente, y los huesos se endurecen, dando a los niños una forma más firme y protegiendo los órganos internos. Ahora crece más aprisa, progresando en coordinación y desarrollo muscular. Estos cambios permiten a los niños desarrollar muchas destrezas motrices de los músculos largos y cortos. La estamina aumenta, por mayor capacidad respiratoria y circulatoria, y el sistema inmunitario se fortalece.

Las exigencias nutritivas se satisfacen fácilmente, aunque a demasiados niños les falta los nutrientes esenciales, por la seducción familiar de los alimentos ricos en azúcar, sal y grasas. Pierden su redondez y toman una apariencia más delgada y atlética. La barriga típica de los tres años se reduce al tiempo que el tronco, los brazos y las piernas se alargan; la cabeza es todavía relativamente grande pero las otras partes del cuerpo están alcanzando el tamaño apropiado y el cuerpo es más proporcionado. Comienzan a adquirir y utilizar un el esquema corporal y sentido del tiempo. Conocimiento respecto a la situación espacial de los objetos con los que interactúa.

CAPÍTULO 7. LATERALIDAD

La supremacía funcional de un hemisferio sobre el otro, y el correspondiente predominio del lado del cuerpo contralateral[324], con clara dominancia, constituye el punto de referencia para atender y diagnosticar las alteraciones internas (si las hubiera) y facilitar su pronto restablecimiento. Se da una evidente especialización en el uso de las extremidades (lateralidad), principalmente en el caso de las superiores, de forma que una gran mayoría de la población (entre el 85 y el 90 %) emplean la mano derecha para trabajos que requieren una cierta habilidad y reservan la izquierda para las tareas en las que lo importante es la capacidad de sujeción, y el otro porcentaje a la inversa. Es una de las claves para la integración programada, progresiva y ordenada de todos los conocimientos que el hombre adquiere durante su vida, y que tienen su inicio en la etapa gestacional. Las causas de una falsa zurdería suelen pasar inadvertidas. El diagnóstico y tratamiento debe ser prematuro.

Introducción

Los términos de lateralidad y zurdería han planteado incógnitas a lo largo de la historia, debido a la escasa divulgación de los aspectos neurológicos que conlleva, y al reparto de competencias profesionales en nuestra sociedad. También las diversas maneras de enfocar el tema presentan así variantes en su planteamiento y comprensión, implicando enfoques y definiciones particulares, además de los diferentes criterios de sus autores. En cualquier caso, la lateralidad es un hecho, presente (consciente o no), en toda nuestra actividad y es necesaria para todas las funciones cognitivas y ejecutivas.

Podemos definir la lateralidad como la dominancia hemisférica cerebral en correspondencia con el hemicuerpo completo contralateral, o "el conjunto de dominancias particulares de una u otra parte simétrica del cuerpo, con referencia al hemisferio cerebral contralateral, como resultado del desarrollo del sistema nervioso y de la experiencia personal"[325], y se exterioriza con preferencias de uso de miembros y percepciones sensoriales. Así, una persona diestra en la percepción (sensorial y motriz) auditiva y visual, y de extremidades, tiene el predominio del

---

[324] Broca (1824-1880). Karl Wernicke, alienista alemán (1948-1950) (neuropsiquiatra). (v. Asimetrías y localizaciones) Paul Broca (1824-1880) demostró la teoría de las localizaciones cerebrales, especialmente las áreas del lenguaje, que llevan su nombre. Karl Wernicke descubrió otra zona que también estaba implicada en el habla, el área de Wernicke, donde se encuentra la comprensión del habla en el lóbulo temporal, llamada también área interpretativa general.

[325] La autora B.G.Guardado. "Desarrollo y Neuro-Rehabilitación de áreas cerebrales" DERAC.

Hemisferio Izquierdo, inversamente en la persona zurda en referencia cuerpo y el Hemisferio Derecho.

La lateralidad manual ha sido objeto de gran número de investigaciones desde principios del siglo, y la lectura de trabajos antiguos revela la manera en que históricamente han sido consideradas las personas diestras o zurdas [326]. La mano no es solamente un órgano efector sino también un órgano receptor, aunque estas dos funciones no se cumplen prioritariamente por una de las dos manos, sino que están repartidas entre ambas manos, p.e., en los diestros, la mano izquierda parece superior a la derecha en la discriminación y la localización espaciales (Young 1977). Petit, Cirujano francés (1.710), postula una natural contralateralidad motriz.

Durante los primeros capítulos hemos visto algunos aspectos básicos sobre el Sistema Nervioso, y fundamentos neurofisiológicos sobre la organización corporal y la lateralidad, porque forman un paquete de conceptos interrelacionados con el sistema nervioso; la sensorialidad y motricidad, son el quicio en los problemas de lateralización. De forma natural se da una supremacía funcional de un hemisferio frente al otro, como hablamos en "asimetrías hemisféricas"; y el predominio de un lado del cuerpo sobre el otro[360] se manifiesta en nuestras actividades diarias.

También la armonía de todo el organismo con uno de estos hemicuerpos, formado por una multitud de estructuras, automatismos y definiciones muy complejas, en las que intervienen todos los sistemas y subsistemas corporales [327]. De este modo, cuando aquí nos referimos a "zurdo" o "diestro", siempre nos referimos a una lateralidad completa, no parcial[328], de otro modo sería una forma de deslateralización.

La mayoría de los niños han desarrollado una preferencia de mano "in útero" (dentro del útero), por lo menos antes de los 6 meses de edad, pues ya desde el claustro materno se va marcando la pauta postural, neurológica, psíquica y de desarrollo general, mediante conexiones neurosensoriales y armonía de sistemas. Esta organización corporal constituye el beneficio de las funciones intelectuales y la capacidad de interpretar el movimiento, las percepciones y toda la información que recibe el órgano principal del sistema nervioso, el

---

[326]　Hécaen y Ajuriaguerra, 1963; Harris, 1980

[327]　La dominancia hemisférica se ha puesto de manifiesto con la inyección de amital sódico en la arteria carótida interna. En el lado dominante se produce la detención del habla durante unos 30 segundos (prueba Wada), que se había indicado previa lobectomía temporal por epilépsia, cuando hay dudas respecto a la dominancia hemisférica o a la mano dominante. La prueba de Wada es útil para determinar la dominancia hemisférica del lenguaje y la memoria como parte de la evaluación preoperatoria en pacientes candidatos a cirugía de epilepsia; asimismo, permite determinar el riesgo de desarrollar amnesia anterógrada (no se guardan en la memoria a largo plazo los nuevos acontecimientos) postquirúrgica.

[328]　Roger Wolcott Sperry (1913-1994). Neurofisiólogo (Premio Nobel de Fisiología o Medicina en 1981 por sus trabajos acerca de las funciones de los hemisferios cerebrales)

cerebro. Es la clave para la integración programada, progresiva y ordenada del "saber" que el hombre adquiere durante la gestación y toda su vida.

No obstante, las funciones del hemisferio dominante pueden verse alteradas o comprometidas accidentalmente, aunque esta realidad no sea visible a nuestros ojos, con síntomas de evidencia clínica. Suele manifestarse con algunos signos y problemas escolares, que generalmente se detectan tarde o se confunden con otros trastornos. Según demuestran las investigaciones y estudios científicos, que comentamos en los próximos capítulos, el hemisferio izquierdo (**HI**) es más vulnerable, y de mayor sensibilidad (dominante en diestros), ante noxas (agentes etiológicos capaces de causar perjuicios) isquémicas durante el desarrollo prenatal. Esta vulnerabilidad y susceptibilidad podrían facilitar lesiones isquémicas focales o difusas dando lugar a una alteración en la lateralidad manual, y por causa hormonal, facilitando su conversión hacia la zurdera, incluso si el **HD** también se encontrara dañado.

Criterio neurofuncional de la lateralidad

El cruzamiento de las pirámides bulbares, descrita por Petit[329] en 1710, y el trabajo de los anatomistas que le precedieron, demuestra la realidad neurofisiológica del funcionamiento contralateral motor, sensorial y perceptivo, con dominancia corporal unilateral completa para la máxima eficacia funcional, postulando una natural contralateralidad motríz. Así, nuestro cuerpo tiene una asimetría completa funcional de un hemicuerpo respecto a su hemisferio cerebral correspondiente (del lado opuesto). El centro de lenguaje se sitúa generalmente en el hemisferio izquierdo (Broca (1824-1880). Wernicke (1848-1950). Aproximadamente el 90% de las personas son diestras.

Franz Joseph Gall (1758-1828), anatomista y fisiólogo alemán, fundador de la frenología, fue el primero en identificar la sustancia gris como tejido activo (somas neuronales) y la sustancia blanca (axones) como tejido conductor. La organización corporal, respecto a los neurotransmisores y áreas cerebrales, constituye el beneficio de las funciones intelectuales y la capacidad de interpretar el movimiento, las percepciones y toda la información que recibe el cerebro, órgano principal del sistema nervioso.

Rigal[330] (1987) en su libro de Motricidad Humana afirma que el cuerpo humano está construido según su eje vertical en forma simétrica y contralateral. Pero en el caso de una

---

[329] François Pourfour du Petit (24/06/1664 –18/06/1741), Anatomista, Cirujano y Oftalmólogo francés (1.710), postula una natural contralateralidad motríz. Como médico militar, Petit cuenta de que había una correlación sorprendente entre heridas en la cabeza de los soldados y efectos contralaterales motores, que documentó en 1710, en un tratado llamado Lettres d'un des medecin Hopitaux du roi des un autre medecin de amis sesiones. También lleva su nombre el espacio que circunda la periferia del cristalino.

[330] Departamento de Kinanthropología Universidad de Québec en Montréal, Canadá. Miembro de la Asociación Canadiense de Ciencias Neurológicas. Investigación sobre el desarrollo motor, lateralidad y coordinación bimanual, orientación

falta o vacío en el proceso de las vías piramidales o en el córtex motor (por ejemplo) los centros correspondientes a diversas partes del cuerpo no se desarrollan como dominantes, siempre en un mismo hemisferio; así es que se encuentran (por ejemplo) zurdos de mano, que juegan mejor con la pierna derecha (una lateralidad incompleta).

Las neuronas de este sistema se agrupan, según su función, en dos tipos de centros: **Sensitivos o sensoriales** (que nos permiten tomar conciencia de las informaciones que vienen de los órganos de los sentidos) y **Motores,** que manejan los movimientos voluntarios, donde cada grupo muscular tiene su lugar de representación. Estos dos centros están interconectados entre sí, por el cuerpo calloso, cuyas células contactan con los centros del otro hemisferio (Kreutz, 1951). Y del mismo modo, las funciones (también intelectuales) forman parte del sistema, sometido a las mismas reglas. *Así la deslateralización es una disfunción de consecuencias concretas, según el área del córtex a que corresponda,* que lleva consigo ausencias perceptivas y sensoriales, proporcionales al tiempo transcurrido de la alteración, trastorno o disfunción causante. Y su recuperación seguiría al rescate funcional de las áreas afectadas.

Resumen sobre regulación hemisférica

- ✓ La sordera impide una construcción natural del lenguaje y explica el predominio de zurdos entre sordos de nacimiento (zurdería patológica, como síntoma concomitante).
- ✓ La herencia biológica no basta por sí sola para explicar que algunas personas sean zurdas. Cuando menos en el 84% de los casos se trata de hijos de diestros, y en el 12% de las parejas de gemelos idénticos, uno es diestro y el otro zurdo (genética y hormona testosterona).
- ✓ Los antecedentes disléxicos familiares: 79 % (locus del cromosoma 15).
- ✓ Natural contralateralidad motriz: (1.710) -Petit, Cirujano francés.
- ✓ Lateralidad cruzada: El 60 % de niños sanos (Sovak).
- ✓ Son ambidextros: El 100% de los sordomudos.
- ✓ Los focos irritativos del córtex temporoparietal del H.I. pueden llevar a una zurdería falsa u aparente.

Existe evidencia de que, después de la separación quirúrgica de ambos hemisferios, el aprendizaje y la memoria pueden continuar actuando separadamente en el hemisferio izquierdo y en el derecho. Cada mitad puede sentir, percibir y conceptualizar de forma independiente. Por eso se suelen componer agrupadas sus actuaciones:

---

derecha-izquierda, control motor, aprendizajes escolares y psicomotricidad. "Motricidad humana. Fundamentos y aplicaciones pedagógicas". Madrid: E. Pila Teleña, 1987, 678 p.

- El hemisferio izquierdo (relación con la mano derecha) es verbal, secuencial, temporal y digital: lógico y analítico, racional en relación con el tipo cultural de pensamiento. El pensamiento analítico trata de hacer patentes los pasos y la secuencia lógica, e intenta interpretar y traducir a términos aceptables el contenido de la intuición, tratando de incluirlo en el cuerpo de conocimientos ya establecido, todo para apreciar la racionalidad de la conclusión. En definitiva, de una forma o de otra, la alternancia de los hemisferios es sistemática y tan continua que sus procesos discurren en práctica simultaneidad.
  - Algunos científicos consideran que, en términos generales, el hemisferio cerebral izquierdo procesa la información lineal, lógica, mientras que las emociones y los estados de ánimo dependen del derecho. Tal vez a ello se deba que los zurdos sean mucho más propensos a la esquizofrenia y a las fobias, y que haya entre ellos un porcentaje más alto de maniaco-depresivos. Además, según cierto estudio, tienen probabilidades tres veces mayores de intentar suicidarse. Y por si fuera poco, al parecer los zurdos son doblemente vulnerables a las enfermedades de autoinmunidad, como la diabetes, la colitis ulcerativa, la artritis reumatoide y la miastenia grave.
- El hemisferio derecho (relación con la mano izquierda) será no verbal y visual, simultáneo, espacial y analógico, totalitario, intuitivo y sintético.
  - El tipo de pensamiento que nace en el hemisferio derecho (zurdos) se denomina pensamiento holístico, éste lleva el control de la mano izquierda, y está especializado en temas de arte, música, creatividad, percepción, orientación espacial y memoria visual (p.ej., reconocimiento de rostros), expresión y emociones (tablas 29-33-34).

Asimetría y dominancia cerebral

Introducción. La asimetría cerebral es una característica fundamental de la organización del sistema nervioso. La división cerebral en dos estructuras asimétricas, fragmentación que precisamente nos permite procesar muchas cosas a la vez, están físicamente separadas y a su vez unidas por el cuerpo calloso y otras estructuras comisurales, que conexionan directamente los hemisferios.

Y a efectos funcionales tiene sus características propias, de relieve el tema de fondo que tratamos en este libro. Y a continuación mostramos en este apartado unas conclusiones finales de las evidencias científicas, para ilustrar las diferencias entre ambos hemisferios.

Evidencias científicas. Hasta adentrado el siglo XIX no habían conocimientos clínicos fiables, sino estudios a partir de lesiones (Dax y Broca) que concretaron el papel del HI para el lenguaje y opiniones tempranas de Jackson sobre la posible ubicación de más elevada capacidad perceptiva del hemisferio derecho (HD). Estudios algo más cercanos en el tiempo, como en a finales del s. XX con las mediciones anatómicas de Eberstaller y Flechsig, destacan las diferencias morfológicas de ambos hemisferios.

Tabla 30. Características complementarias de ambos hemisferios...

PRINCIPALES CARACTERÍSTICAS DE AMBOS HEMISFERIOS	
HEMISFERIO IZQUIERDO	HEMISFERIO DERECHO
Lógico, analítico y explicativo, detallista, elementalista y atomista[333].	Holístico[334] (integración) e intuitivo, sintético, descriptivo, global.
Abstracto, teórico	Concreto, operativo
Secuencial en el tiempo: "paso a paso"	Global, múltiple, creativo, reconoce rostros
Lineal, racional*	Aleatorio
Realista, formal	Fantástico, lúdico
Verbal y matemático (computadora)	No verbal, analógica, metafórica, integral
Temporal, diferencial	Atemporal, existencial
Literal	Simbólico, orientación, formas espaciales
Cuantitativo	Cualitativo, pensamiento visual (arte, música)
Lógico, en su forma de procesar.	Analógico, metafórico, intuitivo
Objetivo	Subjetivo (no limita subjetivo-objetivo)
Intelectual	Sentimental (fusión con el cosmos, mística)
Deduce (discursivo, causal, sistemático)	Imagina, memoria (aspectos mágicos), afectos
Explícito	Implícito, tácito, simultáneo, no causal
Convergente, continuo	Divergente, discontinuo
Pensamiento vertical*	Pensamiento horizontal
Sucesivo	Simultáneo y sintético
Intelecto	Intuición: percepciones sincréticas[335]
Secuencial* (no da soluciones globales)	Múltiple
*Cada decisión depende de la anterior	**

---

331   Tomado en un sentido amplio, el atomismo, antes que una teoría específica y determinada, es un modo general de concebir lo real, una especial manera de vivir en la que se da primacía al elemento componente sobre el todo resultante de la composición.

332   El principio general del *holismo* fue resumido concisamente por Aristóteles en sus escritos sobre metafísica (lo que está más allá de la física), (libros que escribió precisamente después de los de física): «*el todo es mayor que la suma de sus partes*». Integración total y global frente a un concepto o situación.

333   De sincretismo: sistema de conciliar, unir o mezclar, conciliar. Fenómeno de coincidencia de diversas funciones en una forma única, y configuraciones globalitarias, y puede comparar esquemas en forma no verbal, analógica, metafórica, alegórica o integral.

La dominancia hemisférica cerebral es el predominio de un hemisferio sobre el otro[334]. Algunos de los descubrimientos científicos sobre las asimetrías cerebrales, que se han logrado en los seres humanos, desde la infancia temprana hasta la edad adulta, pueden ser considerados auténticos hitos en la historia de las neurociencias. Estos descubrimientos han destacado la facultad del lenguaje y su interacción con otros procesos cognitivos superiores. Resaltamos los hallazgos de características diferenciales de orden neurológico, neuroeléctrico, anatómico y funcional, neuroquímicas, metabólicas y morfológicas (Amaducci y colaboradores)[335].

Se ha demostrado recientemente cierta asimetría cerebral en registros eléctricos de niños de solo unas pocas semanas después de nacer. Y se han observado ciertos precursores motores de la lateralización hemisférica en etapas muy tempranas de la vida, por ejemplo, los bebés recién nacidos, hijos de padres diestros, giran con mayor frecuencia la cabeza hacia la derecha que hacia la izquierda (Kinsbourne, 1989, 1997). Desde los 18 meses se puede observar una tendencia a la preferencia manual en niños que van a ser diestros, y que no se observa en aquellos que serán zurdos. La consistencia de la preferencia manual se logra hacia los 4 años y persiste durante toda la infancia, a menos que existan presiones culturales que obliguen al niño a no utilizar la mano preferida.

Más recientemente, la resonancia magnética nuclear (RMN) ha dejado ver otras asimetrías izquierda / derecha en áreas de procesamiento del lenguaje del cerebro. Una de las asimetrías más significativos se observa en el plano temporal, situado en la superficie superior del lóbulo temporal. Esta región triangular, que penetra profundamente en el surco lateral, es el corazón del área de Wernicke, una de las áreas funcionales más importantes para el lenguaje.

El hemisferio izquierdo, además de ser especialmente vulnerable a las lesiones y a las diferencias en la especialización hemisférica (Gruzelier, 1981; Geschwind y Galaburda, 1985)391. Así, su configuración asimétrica es un indicador de maduración cerebral, y se desarrolla progresivamente, lateralizándose la representación lingüística en el hemisferio izquierdo (Hiscock, 1988[336]).

---

[334] Otro enfoque, que trata la "dominancia cerebral cuadrática", nominada por el ingeniero mejicano Pedro Parás en que mide cuadrantes, a través de estudios realizados por la Dra. Katherine Benziger (USA), con la finalidad de identificar competencias naturales (talentos personales) y mejorar la elección de carrera universitaria y los trabajos o funciones en que destacaremos y seremos más útiles en la empresa o la sociedad.

[335] Amaducci, L., Sorbi, S., Albanese. A., y Gainotti G. (1981): Cholineacetyltransferase (ChAT) differs in the right and left human temporal lobes. Neurology, 31, 799-805. (La *Cholineacetyltransferase (ChAT)* difiere en *la derecha y la izquierda de lóbulos temporales humanos. Neurología, 31, 799-805*). Revela la asimetría más significativa relativa al metabolismo de los neurotransmisores, en fundamento al incremento de la actividad neuronal acompañante al aumento del metabolismo oxidativo del tejido nervioso.

[336] Hiscock, M. (1988). Behavioral asymmetries in normal children. En: Molfese, D. L. & Segalowitz, S. J. (Eds.), Brain Lateralization in Children: Developmental Implications. New York: Guilford.

Asimetría morfológica

Desde los estudios de Broca se han venido perfeccionando las técnicas para asignar una base anatómica y neuroquímica de las manifestaciones funcionales lateralizadas. Es posible, incluso, que determinadas funciones aparentemente simétricas, en un cierto momento se procesen de forma asimétrica en respuesta a estímulos exógenos o endógenos específicos, como sucede con algunas asimetrías neuroquímicas que se evidencian bajo determinadas condiciones ambientales[337].

De 1880 a 1930 estudios simultáneos trataron la anatomía y fisiología (Geschwind) [338], sobre el uso de las manos, la asimetría cerebral, el lenguaje y los trastornos psiquiátricos.

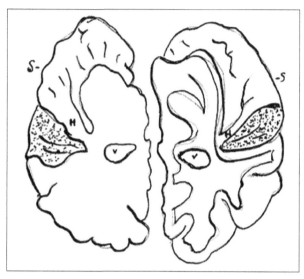

Fig. 36. Asimetría morfológica: Desigualdad en la Cisura de Silvio (mayor longitud en el HI), en los lóbulos temporales (plano temporal mayor en el HI). Diferencias a nivel cortical y decusación de los tractos piramidales, más profunda en el HD.

En 1884 se realizó una determinación de longitudes: HI=58,2mm, HD=51,3mm, resultando más marcada la asimetría al final posterior de la cisura, en el punto en que la arteria cerebral media emerge de la fosa silviana.

Fisiológicamente, el cuerpo humano tiene partes anatómicas pares y globalmente simétricas, pero conocemos aspectos no simétricos. Los movimientos cubitales ejercen más la fuerza (agarre, palmada, martillo) y los m. radiales son más dedicados a la motricidad fina (dibujar, escribir, coser).

Wada, Clarke & Hamm, 1975 [339]: La asimetría morfológica del opérculo frontal y plano temporal (PT) se puede medir en la semana 29 de gestación. Hay pruebas de desarrollo

---

[337]   Bases viológicas de asimetría cerebral. Rev. De Psicol. Gral. Y Aplic., 1993, 46 (1), 3-43 (M. Ramírez Sanchez (País Vasco) y F. Alba Aragüez (Universidad de Granada).

[338]   Norman Geschwind (1968) Human brain, left-right asymmetries in temporal speech region. Science 151, 186, 187. Y Wada, Clarke & Hamm, hallan el 82% con PT izquierdo elevado de 100 cerebros examinados

[339]   De 100 cerebros adultos y 100 neonatos examinados, el 82% tienen el PT izquierdo elevado (eran diestros). También correlaciones anatómicas: petalias craneanas, astas occipitales del ventrículo lateral y decusación piramidal, así como otras relaciones angiográficas, de tomografía computarizada y resonancia magnética, que ratifican estos hallazgos.

diferencial posterior de la Planum en favor del izquierdo (Planum izquierdo 10% más grande que el derecho). Éste surge (en el desarrollo) 7 a 10 días después que el derecho. Y es más amplio el lado izquierdo que el derecho.

En 1908, P.E. Flechsig[340] halló la región temporal del habla, el planum temporale, más amplia sobre el lado izquierdo (en el 65% de individuos), que sobre el derecho (solo en el 10%): Planum temporal (PT) y la zona temporoparietal, cisuras silvianas, lóbulo parietal, giros transversos de Heschl y región opercular frontal. Este tamaño mayor del plano temporal izquierdo en comparación con la derecha ya está presente en el feto, donde se puede observar a partir de la semana 31 de gestación. Esta observación refuerza la hipótesis de una predisposición genética para la asimetría del cerebro.

Asimetría funcional

Las diferencias funcionales HI versus HD implican tanto aspectos motores como procesamientos cognitivos, en cuanto a su preferencia para procesar de forma más eficaz determinados tipos de estímulos y en la forma de enfocar y solucionar determinados problemas o situaciones cognitivas. Sus conexiones primarias están en el lado opuesto del cuerpo: el hemisferio izquierdo (HI) controla la mano, el brazo, pierna, comunicándose con ellas. Así mismo sucede con el HD, respecto hemicuerpo izquierdo. La visión y la audición son más complejas:

- Ambos ojos envían información a los dos hemisferios, pero los estímulos se separan. Los de la mitad derecha del campo visual son registrados por receptores del lado izquierdo de los ojos, que envían señala al hemisferio izquierdo. Los estímulos de la mitad izquierda son transmitidos por ambos ojos al hemisferio derecho (Fig. 36).
- Los estímulos auditivos que llegan a los oídos también se dirigen a ambos hemisferios. Sin embargo, las conexiones con el hemisferio contrario son mas fuertes o inmediatas: los sonidos que llegan exclusivamente al oído derecho (a través de audífonos) son

---

[340] Paul Emil Flechsig (1847-1929), alemán, Dr en Neuroanatomía, psiquiatra y Neuropatología. Es uno de los pocos científicos que promovieron el *conocimiento más detallado de la anatomía cerebral.* Se le recuerda principalmente por su *investigación de la mielogenesis.* Brodmann fue uno de sus alumnos de Psiquiatría. Sacó un *mapa* en orden a su mielinización (Brodmann lo hizo por histología), y *creó regiones corticales:* una zona primitiva de mielinización temprana, que incluye la corteza motora, la visual, auditiva, y somatosensorial; un campo que linda con la zona primitiva, que mieliniza después, y una zona tardía (de mielinización) que llamó "de asociación". La última área de la corteza humana en mielinizar es la corteza Prefrontal Dorsolateral. (Flechsig 45, áreas de Brodmann 9 y 46). Esta región sigue desarrollándose en la adolescencia y adultez se relaciona con la función ejecutiva y memoria operativa. *Los Fasciculos de Flechsig* (o extensión de Flechsig) *son una estructura neurológica que comunica la información propioceptiva del cuerpo al cerebelo. Paul-Flechsig-Institute de la Investigación Cerebral,* en la Universidad de Leipzig es una *institución establecida en 1974. El énfasis científico del instituto está en los aspectos celulares y moleculares de enfermedades neurodegenerativas y gliales, y sus reacciones en el cerebro y la retina.*

registrados primero en el hemisferio izquierdo; los que llegan al oído izquierdo son registrados más rápidamente por el hemisferio derecho.

Petit, Broca, Wernicke, y el trabajo de los anatomistas que les precedieron, demuestra la realidad neurofisiológica del funcionamiento contralateral motor, sensorial y perceptivo, con dominancia corporal unilateral completa para la máxima eficacia funcional.

Los estudios que Semmes realizó sobre las capacidades sensoriales y motrices de las manos en sujetos con lesiones cerebrales indican que, en contra de la opinión predominante, estas capacidades están representadas de manera diferente en los dos hemisferios, con tendencia a ser representación focal en el hemisferio izquierdo, pero difusamente en el derecho. Esta diferencia entre los hemisferios se encontró no sólo para la función sensomotora contralateral, sino también para la ipsilateral y, además, dicha diferencia parece aplicarse no sólo a estas capacidades manuales relativamente simples, sino a más capacidades complejas (Traducido del abstrat: Semmes, 1968 [341]).

Ambos se especializan en procesar diversas tareas cognoscitivas (Corballis, 1991, Omstein, 1977, Springer y Deutsch, 1998). Pero casi siempre el HI es más eficaz en el procesamiento verbal: *lenguaje, habla, lectura y escritura, redacción, matemáticas y lógica;* el H. derecho se muestra superior en muchas actividades *que requieren procesamiento espacial, musical y visual* (Roger W. Sperry[342] y Michael S. Gazzaniga[343]), y realiza actividades no verbales: *problemas espaciales, música, arte, fantasía, creatividad.* Cada hemisferio tiene su propio flujo de conciencia (Bogen[344],1985; Puccetti, 1981).

El HI es más especializado en las funciones lingüísticas, y el derecho en las espaciales. Las influencias culturales sobre la preferencia de mano, incluyendo el estigma negativo asociado con ser zurdo y el aliento de los zurdos hacia la dextralidad, también puede influir reportando tasas de zurdos en algunas culturas y épocas (Laland et al., 1995)[394]. Aunque el hemisferio cerebral izquierdo es el principal responsable del procesamiento del lenguaje, desde hace algunos años se sabe que el hemisferio derecho también posee ciertas capacidades lingüísticas (Monsalve y Cuetos Vega, 2001)[345].

---

[341]   *Josephine Semmes.* Neuropsychologia, Laboratory of Psychology, National Institute of Mental Health, Bethesda, Maryland, U.S.A. "Hemispheric specialization: A possible clue to mechanism"

[342]   Se ha descubierto que los hemisferios derecho e izquierdo tienen una forma especializada de intelecto.

[343]   Michael S. Gazzaniga (12/12/1939) Doctor en Psicobiología, por la Universidad de California en Santa Bárbara. Donde es hoy director del nuevo centro SAGE para el estudio de la mente.

[344]   *Joseph Bogen* señala: "en espera de mayores datos estoy convencido que las personas poseen dos mentes (Hopper y Teresi, 1996). Esta dualidad de la conciencia pasaría inadvertida porque las experiencias de ambas se sobreponen.

[345]   "Asimetría hemisférica en el reconocimiento de palabras" ISSN 0214-9915, Vol. 13, Nº. 1, 2001, págs. 24-28, Autores: *Asunción Monsalve, Fernando Cuetos Vega*

La evidencia de asimetrías estructurales y las asimetrías funcionales resultantes han alcanzado una amplia aceptación sólo recientemente (Galaburda et al, 1978; Binder et al, 1997[346]). Es una manifestación de dominancia cerebral y por lo tanto está estrechamente correlacionado con la asimetría anatómica (Sommer et al., 2001), en general. En Estudios de Población, son zurdos el ~ 10% de las personas (Hardyck y Petrinovich, 1977; McManus, 1991; Hugdahl y Davidson, 2003), con tasas ligeramente más altas para los hombres (~ 12% en los hombres frente al 10% en mujeres).

Funcionalmente, también se da una asimetría para escribir (la otra mano acompaña), pues en ciertas actividades solo interviene una parte de ambas manos, o uno de los dos ojos, como para enfocar una cámara; de ambos hemisferios hacen entrada y emergen fibras que siguen un curso contralateral; el grueso de fibras visuales contralaterales, auditivas o sensoriomotrices es mayor que el componente ipsilateral. El dedo índice tiene mayor sensibilidad y amplitud de movimiento en el sentido lateral y de circunducción; el pulgar mayor motricidad[347], el índice y el medio forman con el pulgar las tomas de precisión.

En la actualidad se dispone de diversas técnicas neurofisiológicas que permiten obtener datos sobre el funcionamiento cerebral, y se puede registrar la actividad eléctrica, el metabolismo o su flujo sanguíneo, pudiendo obtener datos sobre la actividad que subyace al proceso de lectura, mediante la comparación del funcionamiento cerebral que caracteriza a los sujetos con trastornos en la lectura, frente al de los sujetos normales.

Karl Wernicke (1848-1905), Neurólogo y psiquíatra alemán, señala que "el cerebro izquierdo es 50% mayor que el derecho al nacer" (lóbulo temporal y circunvolución anular izquierdos), ya que el lóbulo temporal izquierdo ha adquirido mayor tamaño que el derecho y va aumentando con la información que recibe, volviéndose dominante sobre el derecho en un 90% de la población. Aquí están situadas, entre otras, el área de recepción de las sensaciones del oído y el área interpretativa general de "Wernicke"; en el restante 10% pueden desarrollarse simultáneamente ambos hemisferios. Este científico es conocido por sus estudios sobre la afasia (alteraciones de la expresión y/o la comprensión causadas por trastornos neuronales).

Periféricamente a los centros del lenguaje hablado se encuentran las áreas responsables del lenguaje escrito (lectoescritura). Las áreas sensoriales que ven e interpretan aquello que

---

[346]   Oxford Journals of Neurology – Cerebro- Volumen 133, Nº 10, pags. 3113-3122. Con qué mano, heredabilidad, neurocognición y asimetría del cerebro en la esquizofrenia. // Geschwind N. (1972): Language and the Brain. Scientific American, 226, 76-83. // Marc Albert Galaburda, Unidad de Neurología del Comportamiento, HS-274 (Boston, EEUU), y trastornos del lenguaje y la cognición, con un énfasis especial en los trastornos del desarrollo. Su currículum es innumerable, así como su bibliografía.

[347]   Observemos más adelante (neurofisiología de la escritura) la colocación correcta de los dedos, en que ambos tienen su propia función y resulta la eficacia en el trazo y percepción

leemos, como es el área de Déjerine, se sitúan sobre el lóbulo occipital, mientras que las áreas motoras coordinadoras del movimiento de la extremidad superior durante el proceso de escritura, como el área de Exner* y la parte superior del área 40 de Broca*, se encuentran por encima de las áreas motoras del lenguaje hablado.

Tabla 31. Diferencias cognitivas, anatómicas y ejecutivas entre ambos sexos

DIFERENCIAS COGNITIVAS Y EJECUTIVAS ENTRE AMBOS SEXOS (*)	
Varones	**Mujeres**
Mejor habilidad visuespacial (HD). Mejor habilidad visuespacial en tests que examinan la rotación mental y las habilidades de percepción espacial. Mejor navegación espacial, Astur y col. 2002. Mejor conocimiento geográfico, Bealty y Troster, 1987. Mejor razonamiento matemático, Benbow, 1988.	Mejor habilidad lingüística (HI). Mejor habilidad lingüística en ciertas habilidades verbales, especialmente en fluencia verbal. Mejor habilidad en fluencia verbal de tipo fonético pero no semántico. Mejor habilidad motora fina, Nicholson y Kimura, 1996. Mejor memoria espacial, McBerney y col., 1997. Mejor cálculo, Hyde y col., 1990. Mayor sensibilidad a los estímulos sensoriales, Vole, 1987. Mayor velocidad perceptiva, Majeres, 1983. Mas sensibilidad a la expresión facial y corporal, Hal, 1984. Mas memoria de reconocimiento visual, McGivern y col., 1998. Mayor fluidez verbal, Hyde y Linn, 1983. Mayor memoria verbal, McGuinness y col., 1990.
Razonamiento matemático. Los lóbulos temporales se activan bilateralmente (PET) con pruebas de razonamiento matemático.	Esta específica activación cortical (PET) no es observada en mujeres.
	Velocidad perceptiva. Tareas manuales motoras finas. Memoria verbal.
DIFERENCIAS NEUROANATÓMICAS-ASIMETRÍAS MORFOLÓGICAS	
Varones	**Mujeres**
Los cerebros de varones tienen mayor volumen que el de las mujeres, pero las diferencias son significativas para el volumen de los hemisferios cerebelosos pero no de los hemisferios cerebrales.	Menor sustancia blanca cerebral, mayor volumen del hipocampo y del caudado.
Planum temporal de tamaño mayor.	Planum temporal más bilateralizado (menor asimetría).

Regiones callosas anteriores de mayor tamaño en varones.	Regiones callosas posteriores de mayor tamaño en mujeres. Splenium calloso de mayor amplitud en el sexo femenino.
El tamaño del Cuerpo Calloso con el envejecimiento decrece antes en varones que en mujeres.	La creencia que el splenium es mayor en la mujer que en el hombre no se ve confirmada en un meta-análisis efectuado sobre 49 estudios. Los estudios con RM muestran que el tamaño tanto global del cerebro como particular del cuerpo calloso es mayor en varones.
La masa intermedia que conecta ambos tálamos no siempre existe en todos los cerebros pero es más frecuente no hallarla en cerebros de varones.	La comisura anterior es de mayor tamaño en el sexo femenino.
Las regiones anteriores del hipotálamo (área preóptica) son dos veces mayor en varones que en mujeres.	Las regiones anteriores del hipotálamo son dos veces menor que en hombres.
Mayor volumen de sustancia blanca.	Mayor volumen de sustancia gris en el córtex prefrontal dorsolateral y giro temporal superior.
Mayor amplitud del lóbulo parietal inferior del HI. Mayor asimetría (HI>HD) del lóbulo.	Menos amplitud del lóbulo parietal (HI), lo que significa mayor amplitud del HD.

Tabla 32. Asimetrías y diferencias de lateralidad por sexo.

ASIMETRÍAS FUNCIONALES	
Varones	**Mujeres**
En el varón diestro el daño sobre el H.I. deteriora más el Coeficiente Intelectual Verbal del WAIS[350] que el Manipulativo, al revés si el daño afectase el hemisferio derecho (HD); mientras que estos patrones de déficits selectivos no se observan en pacientes femeninos, lo que insistiría en el mayor grado de funcionalidad asimétrica cerebral en el varón diestro que en la mujer diestra.	La lateralización es menor en mujeres que en hombres. Activación de carácter más bilateral frente a tareas lingüísticas.

---

[348]   Test de inteligencia WAIS: Wechsler Adults Intelligence Scale

Tabla 33. Diferencias en cuanto a patologías y sexo

| DIFERENCIAS EN CUANTO A PATOLOGÍAS ||
Varones	Mujeres
Mayor incidencia de prosopagnosia. Mayor incidencia de afasia paradójica (cruzada), y, de cuadros afásicos. Las malformaciones arterio-venosas eran más frecuentes en el lado derecho del cerebro del varón y en el lado izquierdo del cerebro de la mujer. La dislexia o las dificultades del aprendizaje se han hallado más frecuentes entre varones.	Los trastornos atencionales y los trastornos de aprendizaje son más frecuentes en varones pero posiblemente más graves en mujeres, con mayor prevalencia de demencia.

Asimetría sensoriomotríz

Existe una preferencia manual de los diversos movimientos que realizamos, que es la evidencia más evidente de la existencia asimétrica en el control de los movimientos. El HI tiene superioridad en el control de movimientos voluntarios de ambas manos, como también es mayor su participación en los movimientos manuales que acompañan a las conversaciones, exposiciones y en general a las tareas verbales, y el HD tiene más implicación en las espaciales.

Corteza premotora: hay un homúnculo más difuso, cuando se estimula se producen movimientos más complejos, por lo que se cree que su función es preparar el movimiento. Se ubica por delante de la corteza motora primaria, en el lóbulo frontal.

Corteza motora primaria (organización somatotópica) (fig. produce la estimulación para activar neuronas motoras que van a centros (médula y bulbo) encargados de realizar movimientos, y cuya estimulación produce contracción de un solo músculo. Está ubicada en lóbulos frontales, por delante de la fisura central. Aquí encontramos un homúnculo motor, muy parecido al sensorial, donde la mano ocupa casi 1/3 del homúnculo, ya que la destreza de la mano es alta; lo mismo que para la musculatura de la cara, lenguaje y masticación. Al activarse una neurona se contrae un solo músculo.

- Corteza suplementaria: cuando se estimula se producen movimientos complejos, a menudo bilaterales; su función sería la programación de un grupo de músculos que van a generar un movimiento.
- La corteza parietal posterior toma conocimiento de la posición del propio cuerpo.
- La corteza prefrontal genera la idea o programa del movimiento.

Asimetría neuroquímica y metabólica

Los estudios del siglo XIX y principios del XX coinciden en la diferencias morfológicas del cerebro y estudios más cercanos en el tiempo han mostrado también diferencias interhemisféricas de nivel neuroquímico (Oke y cols., 1978; Amaducci y cols., 1981), y metabólico (Risberg y cols., 1975; Larsen, Skinhoj y Lassen, 1978; Gur y Reivich, 1980; Alavi y cols., 1981; Greenberg cols., 1981), etc.

El metabolismo de los neurotransmisores y las medidas asimétricas del flujo sanguíneo suponen las diferencias hemisféricas más significativas en el orden neuroquímico y metabólico, así hemos conocido en el capítulo de "Vascularización" (riego cerebral) y la vulnerabilidad cerebral:

- Las capas corticales II y IV del área 22 de Brodmann del primer giro temporal izquierdo, encontraron mayor concentración de colina transferasa (ChAT) que en el derecho[349], sobretodo en los núcleos: pulvinar (el más posterior del tálamo), relacionada con el lenguaje, la concentración de la noripinefrina es mayor en el hemisferio izquierdo[350].
- El flujo medio del Hemisferio D. es mayor durante una tarea de completar figuras (incompletas de Thustone) y el del hemisferio izquierdo, al efectuar una tarea de analogías verbales. Y los factores hormonales juegan un papel en el desarrollo asimétrico en el período embriológico.

Asimetría de la actividad eléctrica

La actividad de tantos millones de células, produce unas descargas eléctricas que se registran por medio del EEG. (electroencefalograma), a través de unos electrodos externos colocados en el cuero cabelludo. El ritmo alfa es el modelo normal de pequeñas ondas, ligeramente irregulares, sucedidas en frecuencia de 8-13 ciclos por segundo. Comienza en la niñez y es constante en el adulto. Cuando se realiza una tarea lingüística (escritura libre), la actividad de reposo alfa, disminuye en el H.D. (hemisferio derecho[351]). También han sido halladas asimetrías neuroeléctricas frente a reacciones emocionales en la separación maternal en bebés menores de 10 meses. En neonatos con menos de 24 h. de vida y entre 1 semana y 10 meses, se registraron potenciales evocados asimétricos auditivos de similares características a los hallados en niños de 4-11 años y adultos de 23-29 años.

---

349   Galin - Ornstein. Estudio de comparación por EEG y Potenciales evocados, mucho tiempo discutidos, pero confirmado en reciente revisión por Oken & Chiappa (cita 374 tesis doctoral A.Esteve G. -v. bibliografía).
350   Ojeman, Fedio y VanBuren (1968).
351   Davidson NRJ & Fox NA (1987). Activation asymetrues during rest predict infant's affective response to maternal separation.

Asimetrías Interhemisféricas de la Actividad Eléctrica Cerebral

Las asimetrías de amplitud interhemisféricas de la actividad alfa se presentan normalmente en un elevado número de sujetos normales, tanto en condiciones de reposo mental como ante la presentación de estímulos y la realización de tareas que implican habilidades cognitivas[352]. Se comprobaron correlaciones significativas en la asimetría alfa EEG y factores de personalidad de Eysenck[353] (1977), Tobal y Cano Vindel[354] (1984). Estos hallazgos sugieren que el grado de activación tónica lateralizada en un hemisferio cerebral podría predisponer a estilos de afrontamiento ante estresores.

Estructura del esquema corporal

La conciencia corporal. Es necesaria para el adecuado conocimiento del cuerpo. Consta de tres elementos: La imagen corporal, el esquema corporal y el concepto corporal. La base sobre la que se asienta la conciencia corporal es la progresiva integración de los datos sensoriales y de los desplazamientos del cuerpo globales y segmentarios. Los sistemas que nos informan son: **Sistema propioceptivo, Sistema interoceptivo y Sistema exteroceptivo.** Los tres funcionan de forma separada hasta el cuarto o quinto mes de vida, época en que comienzan a articularse y organizarse, informando de lo que pertenece al propio cuerpo y al exterior. Al principio, el niño no distingue su propio cuerpo del mundo exterior y poco a poco lo descubre parte a parte, por su propia acción.

La imagen corporal se entiende como la experiencia subjetiva del propio cuerpo y la sensación con respecto a él. Es el cuerpo como uno se lo siente y se expresa con claridad en los movimientos que una persona hace (aunque también se puede deducir de lo que dibuja). La imagen del cuerpo se empieza a elaborar desde el nacimiento; el baño es una primera experiencia. En el cambio postural y en la etapa de suelo, primero (donde ve espacios y se orienta), seguida de la de pie, y cuando se reconoce frente al espejo. Se va dando idea de su

---

[352] Abstrat del anuario V de investigaciones. Autores: Yorio, Alberto A.; Pompilio, Lorena; Marro, Claudia; Leibovich de Figueroa, Nora; Segura, Enrique T.Cátedras de Neurofisiología II, Biología del Comportamiento y Evaluación Psicológica. Facultad de Psicología (UBA). Proyecto UBACYT PS-075 "Psicofisiopatología del Estrés:" Aspectos básicos y aplicados". Director de proyecto: Dr. E.T. Segura. Sede del Proyecto: Laboratorio de Biología del Comportamiento IBYME (CONICET). V. de Obligado 2490. Buenos Aires (1408).

[353] Hans Jürgen Eysenck. (Berlín, 4/03/ 1916 - † Londres, 4 /09/1997), psicólogo conductista factorialista inglés de origen alemán, residente en Londres. Eysenck utiliza una técnica de análisis, tratando de alcanzar un número pequeño de factores, partir de esto llega a una estructura jerárquica de la personalidad, constituida por escalones o niveles.

[354] Dr. Antonio R. Cano Vindel, Catedrático de Psicología Básica "Cognición y Salud" en la Facultad de Psicología Básica (Procesos Cognitivos), de la Universidad Complutense de Madrid, presidente de la Sociedad Española para el Estudio de la Ansiedad y el Estrés (SEAS)

cuerpo a diferencia de otros; va evolucionando esta imagen de su propio cuerpo mientras va creciendo. Constituye la noción adquirida, resultado de la observación, que intenta reflejar en el dibujo. Si progresa adecuadamente se va construyendo la correcta lateralización, que se debe procurar favorecer y reafirmar.

El esquema corporal

Regula la posición de los músculos y partes del cuerpo en relación la una con las otras en cualquier momento determinado, y varía según la posición del cuerpo. Se va desarrollando en el niño a medida que aprende a mantener una posición a voluntad y a moverse, gatear, ponerse de pie, caminar y adaptar sus partes esqueléticas en forma automática y continua para no perder el equilibrio. Recordamos que los receptores sensoriales de los músculos y articulaciones también indican al cerebro qué músculos se están moviendo y qué postura estamos adoptando en cada momento, y como decíamos al hablar de equilibrio (sistema auditivo), el equilibrio permite que nuestro cuerpo mantenga una posición estable en el espacio, y cuanto más cómoda y económica sea la postura, más precisa y mejor coordinada será la acción. Será cómoda a medida que se vaya automatizando por la práctica. equilibrio recordamos que

El concepto corporal se refiere al conocimiento que tenemos de nuestro cuerpo, y significa que se es capaz de reconocer, identificar y nombrar las partes del cuerpo: mano, ojo, pie, etc. La Orientación y Estructuración Espacial, se crea mientras se calculan las distancias y posiciones, primero gateando y con cambios de posturas, luego cuando se sienta y camina. Se desarrolla esta capacidad casi en paralelo con la localización y estructura temporal, porque las nociones de tiempo y espacio son diferentes dimensiones de la misma realidad. De paso va madurando las percepciones.

Para conseguir la estructura neuro-sensorial y motriz óptima, conviene desarrollar, recuperar o crear las habilidades individuales de lateralidad, dominancias y automatismos, y así corregir disfunciones o trastornos cerebrales y el óptimo rendimiento de sus capacidades. Instaurar nuevos circuitos, recuperando funciones cognoscitivas, sensoriales y motoras.

La estimulación, y la musicoterapia, con un plan estructurado, jerarquizando las prioridades, organizadas y en progresión, donde la coordinación y la colaboración de la escuela y de los padres, proporcionan al niño un abanico de soporte seguro y eficaz, gratificante y con proyección de futuro, donde no queden secuelas.

Resultados. Hemos evidenciado los resultados de la neuroplasticidad, en la recuperación de las disfunciones. Es maravilloso contemplar su eficacia en el trascurso de la rehabilitación de las áreas corticales, y cómo los sistemas se reorganizan, experimentando cambios neurofisiológicos y funcionales de todas ellas.

Globalidad _ Corporeidad

La expresión mas propia de la globalidad es la armonía sincronizada y organizada de nuestro ser completo (físico, psíquico, mental). Por eso, al hablar de globalidad, nos referimos a la armonía, sincronización y organización, considerando al ser humano de una forma global y completa, aunque para examinarlo lo repartamos en sectores. En capítulos precedentes vemos la reacción del sistema nervioso frente al estímulo y también cómo cada ser responde de forma individual y personal, con diferencia de los demás, dependiendo de su constitución, ambiente, educación, y desarrollo neurológico, y observamos la importancia de la armonía en esa inmensa organización de nuestros sistemas para las capacidades intelectuales y su rendimiento.

También llamada corporalidad o corporeidad, se refiere al equilibrio de cada parte del cuerpo con el todo. De la forma determinada, para que logre su eficacia. De ello depende el éxito en el funcionamiento del sistema de los sistemas (S.N.C.). Los estímulos repetitivos, se quedan en su memoria, que lo integra como normal, precisamente por repetitivo (v. automatismos), aunque fuera perjudicial para el procesamiento de la información.

A este tipo de registro corporal, van unidas las consecuencias de esas órdenes dadas de forma repetitiva, ya que el operador no somos nosotros. Así nos podemos plantear el origen posicional de problemas originados en vicios posturales, como las percepciones visuales o auditivas, la psicomotricidad, o diferentes formas de deslateralización, causados por actos viciados que se integraron de ese modo en todo su proceso, y que no por ello significa que sea bueno o beneficioso para posteriores funciones, pues interpretaríamos simplemente que así fue registrado.

Por este motivo, cuando vemos un niño de 10-12 años con alguna alteración en este sentido, comprendemos que a él mismo le cueste aceptarlo, pues él no lo sabe; no ignora que algo pasa, porque ve que tiene dificultades, sin saber analizarlas, como es lógico. Y menos aún entenderá que desde el gateo, por ejemplo, hizo algo mal, porque no se siente responsable y le resulta contradictorio para su mente lógica. No sabe que le faltaron unas sesiones de psicomotricidad concreta, ni las echa en falta.

Pero también es verdad que en esos casos, acepta un explicación razonable y comprensible, y hasta respiran hondo de saber que son "normales" y que conocemos su fallo recuperable, sobretodo si saben que se lo podemos solucionar. También los padres tienen dificultades para aceptarlo y colaborar, dependiendo de su formación y su capacidad para la participación, porque atribuyen culpabilidad a la ignorancia por falta de información. Por tanto, aquí comienza a funcionar la verdadera recuperación, en esta confianza. Otra cosa es que comprenda todo el sistema de recuperación y que además colabore, si por añadidura llegan a edades preadolescentes con sus condicionamientos.

Lateralidad hemisférica y dominio del lenguaje en personas sanas

De entre las diferencias que hacen asimétricos a los dos hemisferios cerebrales y sus funciones, es el lenguaje posiblemente, una de las más llamativamente lateralizadas. Este dominio, está generalmente situado en el hemisferio izquierdo, y fue Broca en 1963 el primero claramente reconocido, que la describió, en más de 25 pacientes con afasia (falta de expresión) y todos ellos habían sufrido accidentes del lado izquierdo del cerebro. Desde entonces se ha hecho evidente el predominio claro del hemisferio izquierdo cerebral para el lenguaje, relacionado con la lateralidad, además de la asimetría del "Planum temporale" (Geschwind, N y Levitsky, W, 1968). Petit[355], cirujano francés (1.710), postula una natural contralateralidad motriz.

El hemisferio izquierdo (**HI**) es dominante para el lenguaje, y también una parte importante de la música radica en el HD, de ello hablamos en "lenguaje y música". Existen muchos ejemplos de músicos con lesiones del HD, lo cual les producían grandes disturbios en su expresión verbal, no obstante capaces de cantar con una agudeza asombrosa. El genial violinista Paganini era zurdo y el compositor francés Maurice Raval, creador de obras maestras, como Bolero, Scherezade y Concierto para mano izquierda, era zurdo y padecía algún tipo de lesión de su HD que le producía gran incapacidad para el lenguaje hablado y escrito, sin merma del intelecto.

El uso preferente de una mano es característica del hombre. La mayoría tiene una preferencia manual diestra, al resultarse más eficaz en las tareas unimanuales (Annett, 1973; Hicks y Kinsbourne, 1978; Warren, 1980; Bryden, 1982; Lansky, Feinsten y Peterson, 1988). El análisis actual de la heredabilidad (lingüística), y su déficit en los zurdos, junto a sus trastornos inmunológicos (asma y alergias), se debían al efecto de la testosterona [356].

Mano y lenguaje: dos funciones muy lateralizadas

Es unánime el criterio del dominio del lenguaje, del HI, los resultados entre todos los estudios de la lateralización del lenguaje y su localización cerebral; una cifra muy aproximada, también surge del criterio científico: *el 96% de los sujetos diestros, tienen lateralizado el lenguaje en el hemisferio izquierdo*. Estos resultados son equiparables a los obtenidos en los estudios con

---

[355] François Pourfow du Petit, anatomista y cirujano francés (1664-1741). Lleva su nombre el espacio que circunda la perifería del cristalino.

[356] Geschwind DH, Miller BL (2001). Molecular approaches to cerebral laterality: Development and neurodegeneration. American Journal of Medical Genetics 101:370-381.

adultos diestros realizados por Hellige y Longstreth (1981) y por Ashton y McFarland (1991),[357] un 77% y un 84% de los sujetos, respectivamente, mostró una lateralización izquierda del lenguaje. Muchos estudios, con pruebas como la de Wada (tabla 31), han demostrado que en el 92-96% de las personas diestras, el hemisferio izquierdo es el que se ha especializado para el lenguaje. Algunos cálculos dan un porcentaje de diestros es del 85%, de zurdos el 10%, de ambimanuales el 5%.

- El diestro predominante, que prefiere la mano derecha, y la mano izquierda ayuda.
- El zurdo predominante, que prefiere la mano izquierda, y la mano derecha ayuda. Estos aspectos se habla de zurdo incompleto, o de lateralidad parcial o cruzada, si solo tiene de dominancia un órgano: ojo, oído mano.
- Diestro homogéneo, si esta lateralidad concierne a medio cuerpo completo.
- Zurdo neto unilateral, en el cual la mano derecha es completamente inhábil y no se emplea ni para la ayuda o prensión.
- Zurdo homogéneo si la dominancia concierne a medio cuerpo (oído, ojo, mano y pierna), y de no darse uno de
- Ambidextro, es aquel que utiliza ambas manos indiferentemente para realizar cualquier actividad.
- Zurdo falso, es aquel que siendo diestro utiliza su mano izquierda por disfunciones del hemisferio izquierdo, accidentes cerebrales (hemiplejia, monoplejia), fracturas ó amputaciones del miembro superior derecho ó parte de este (zurdo patológico).
- Diestro falso, lo opuesto al anterior.
- Lateralidad cruzada, en que se utiliza una mano de un hemicuerpo y otra extremidad, sobretodo un órgano (vista/oído) del otro lado.

Contribución del Hemisferio Izquierdo al lenguaje

Para realmente entender una conversación con otra persona, necesitamos más que un simple dominio de los elementos básicos del lenguaje hablado, el significado de lo que él o ella está diciendo, porque esa persona también expresa la información no verbal que altera el resultado de la comunicación. Los aspectos fonológicos, sintácticos y léxicos de este discurso son controlados por el hemisferio izquierdo, por lo que fue considerado durante mucho tiempo el hemisferio dominante para el lenguaje.

Las contribuciones del hemisferio derecho a la conducta del lenguaje son más sutiles y matizadas y no fueron reconocidas hasta mucho más tarde. El hemisferio derecho proporciona la capacidad de ir más allá de los significados literales de las palabras y emplea varios procesos para hacerlo. La nueva ciencia de la comunicación desde la perspectiva

---

[357]   Philip Ashton - Bridge McFarland: Simple estudio de diferencias entre sexo y lateralidad, Cortex. 1991 Mar;27(1):105-9. Departamento de Psicología, Universidad de Queensland (Australia)

del "hemisferio menor" para el idioma, se llama pragmatismo. La función pragmática es la capacidad de entender las cosas que están implícitamente significadas en el discurso-por ejemplo, los significados de las metáforas. Y cuando los diestros sufren un daño en el HD esta función se ve afectada y reaccionan como si se tratara de expresiones de una lengua extranjera, con la gramática y fonología correctas, pero sin entender el humor verbal de los hablantes nativos de esa lengua usada a diario. Por lo tanto el HD infunde en la comunicación verbal otros significados adicionales.

Por tanto, estímulos aparentemente similares pueden activar preferentemente uno u otro hemisferio, dependiendo de la experiencia personal concreta. Las tareas espaciales ((reconocer la posición de las piezas en un tablero de ajedrez o de parchís) se llevan a cabo con el hemisferio derecho, así como para reconocer las caras y la música, sin embargo para un experto se parece más a la interpretación de un idioma, con su propia gramática, y será realizado con el Hemisferio izquierdo. Así también, la música, puede activar el hemisferio izquierdo más que el derecho, dependiendo de si el individuo tiene formación musical o no, contradiciendo teorías anteriores que afirmaban que las funciones musicales se localizaban exclusivamente en el hemisferio derecho.

El hemisferio izquierdo es más activo con el lenguaje, las tareas de cálculo y lógica. No obstante estas generalizaciones no se cumplen siempre tan exactamente en los individuos normales, porque los dos hemisferios trabajan juntos, intercambiando información a través del cuerpo calloso, de modo que las variaciones entre individuos son mayores que las de ambos hemisferios y además no siempre coinciden las imágenes funcionales cerebrales con las regiones precisas de la arquitectura cerebral.

Tabla 34. Algunas citas sobre regulación del Hemisferio Izquierdo

Gobierno lingüístico (90-95%) (A)*	Dominancia Visuauditiva (B)*	Lateralidad manual (C)*	Asimetría. H.I. (D)*
1861, Broca	1614-72, Sylvius	Grupo (A)+(D)+:	(A)+(B)+(C)+(D)
1865, Bouillaud	1824-1881, Heschl	1846-1926 Exner	1773-1882 Rolando
1868-1918 Brodmann	1952, Mishkin, Forgay	1964, Bryden(73%)	1836, Marc Dax
1848-1905, Wernicke	1957, Heron		1848-1905 C.Wernicke
1915-1940, Orton	1964, Kimura (escucha)		1884, Eberstaller
Ojo, mano	1964, Bryden (visual)	Asimetrías perceptivas	1912, ATPoffenberg
Ojo, mano.	Barton, Goodglass, Shai Rizzolaiti Sperry, Berlucchi	Asimetrías perceptivas	1923, KM Dallenbach

(A)	(B)	(C)	(D)
1940 Myers, Voge			1908, Flechsig
1949 Wada&Davis			1968, Geschwind
Gallin-Ornstein			Wada, Clarke, Hamm
SJ.Dimond, JB.Beaumont			1987, Davidson & Fox
Wernicke, Gall			1991 A. Estevez G. (tesis)
Experiencia Personal: el 98 %, y desciende el porcentaje si compensan habilidades diestras.	Experiencia personal: el 98 %. Solo se "defienden", aunque no fracasen.	Experiencia personal: El desarrollo de habilidades manuales diestras, favorece funciones lingüísticas, en zurdos y diestros.	Experiencia personal: El dominio de la lateralidad completa supone el proporcional desarrollo de capacidades.

* (A) Gobierno lingüístico (B) Dominancia auditiva (C) Lateralidad manual (D) Asimetría Hemisferio I.
-Científicos con criterios unificados de los diferentes dominios hemisféricos, identificados por letras.

¿Es difícil para los zurdos escribir con la mano izquierda?. En distintas comunicaciones se comenta que los zurdos tienen dificultad para escribir con la mano izquierda, y lo cierto es que suelen tapar lo escrito con la mano mientras escriben, o la postura de la mano y la muñeca están contorsionadas. Pero conviene tener en cuenta que siempre ha sido la escritura una parte de la formación escolar, tanto para zurdos como para diestros, que también suelen verse mala postura y colocación "brazo/mano/dedos".

Preferencia manual y lenguaje. A partir de las constatación empírica del control cortical contralateral para el movimiento de las manos, la preferencia manual se ha relacionado con la lateralización cerebral del lenguaje. En efecto, existe un amplio cuerpo de datos, tanto clínicos como experimentales, que ponen de manifiesto una elevada correlación entre la preferencia manual y el hemisferio responsable del procesamiento de material verbal (Branch, Milner, y Rasmussen, 1964; Hécaen y Sauguet, 1971; Beaumont, 1974; Lishman y McMeekan, 1977; Sealerman, 1977; Kinsbourne, 1978; Herron, 1980; McGlone, 1980; Springer y Deusch, 1981; Todor, Kyprie y Price, 1982). Los datos generalmente encontrados refieren que el 90% de los sujetos diestros muestran el hemisferio cerebral izquierdo como responsable del procesamiento lingüístico, con el 10% restante distribuido entre sujetos bilateralizados o con el lenguaje en el H. derecho.

El hallazgo de una organización cerebral funcional distinta, dependiendo de la preferencia manual de los sujetos, ha conducido a la realización de numerosas investigaciones destinadas a estudiar las funciones cognitivas en diestros, zurdos y mixtos. La idea resultante ha sido comprobar las deficiencias que muestran los sujetos que se alejan de lo que se considera la "normal" lateralización cerebral de funciones.

Se ha relacionado a los zurdos con deficiente rendimiento intelectual en términos de CI (Bryden, 1982); independencia de campo (Newland, 1984); inestabilidad emocional; alcoholismo y retraso en el aprendizaje de la lectura (ver Hardyck y Petrinovich, 1977 para una revisión). Concretamente, en el caso de la lectura, autores como Geschwind y Behan (1982; 1984), Annett y Kilshaw (1984) y Schachter, Ransil y Geschwind (1987), obtienen evidencias experimentales que apoyan la existencia de una elevada prevalencia de zurdos entre la población disléxica.

➢ S. J. Dimond y J. G. Beaumont concluyen: "El 80% de los zurdos, mantienen la dominancia del lenguaje en el hemisferio izquierdo".
➢ Alvaz García (trastornos del lenguaje), cifras estadísticas: "Son ambidextros el 100% de los sordomudos" (repartida su lateralidad al mismo porcentaje en ambas manos). Tomatis lo confirma: "El oído y el Lenguaje" (v. bibliografía).
➢ *Común criterio*: La sordera Impide una construcción natural del lenguaje y explica el predominio de zurdos entre sordos de nacimiento (zurdería patológica, como síntoma concomitante).
➢ Carl Wernicke (Alienista alemán, 1848-1905)[358], también señala que el cerebro izquierdo es 50% mayor que el derecho en el nacimiento, ya que el lóbulo temporal izquierdo del cerebro, ha adquirido mayor tamaño que el derecho y va aumentando con la información que recibe, volviéndose dominante sobre el derecho en el 90% de las personas humanas (lóbulo temporal y circunvolución angular izquierdos). Aquí están situadas, entre otras, el área de recepción de las sensaciones del oído, y el área interpretativa general (de Wernicke). En el restante 10%, pueden desarrollarse simultáneamente ambos hemisferios. Con poca frecuencia se da en el hemisferio derecho (el caso de los zurdos verdaderos).

Lateralidad manual y comprensión lectora

Los zurdos desempeñan mejor que los diestros tareas que requieren procesamientos analítico-secuenciales, especialmente implicados en la precisión lectora, y peor que los diestros en procesamientos holísticos, implicados en tareas de comprensión lectora. Los resultados son bastante convergentes, teniendo en cuenta los estudios de diferentes escuelas y países, privadas o públicas. Estos factores ambientales pueden ser condicionantes, y requerirían pruebas neurofisiológicas, de las que hoy se disponen, como sabemos: (EEG, Tomografía de Emisión de Fotón Único (SPECT) o Tomografía por Emisión de Positrones (PET) (Fennell, 1986). Hemos presentado un mapeo de este tipo en el apartado de las Funciones Cognitivas.

---

[358] Karl Wernicke (neurólogo y psiquíatra alemán(1848-1905), conocido por sus estudios sobre la afasia (alteraciones de la expresión y/o la comprensión causadas por trastornos neuronales).

Área para las destrezas manuales

En 1861, Paul-Pierre Broca, cirujano, neurólogo y antropólogo lingüista francés (1824-1880), describe para la Academia de Medicina en 1865, el predominio cerebral. Resalta el control del hemisferio izquierdo sobre el habla, a partir de la observación de un paciente, cuyo hemisferio izquierdo presentaba un reblandecimiento crónico progresivo de la segunda y tercera circunvoluciones del lóbulo frontal. Llegó a considerar la relación de la mano derecha y el habla, como expresión de la superioridad congénita del hemisferio izquierdo en los diestros. El área cerebral de la palabra lleva su nombre. *Por delante de la corteza primaria para las manos y los dedos - si se lesiona o hay tumor, los movimientos de las manos se tornan incontrolados y sin afinidad (Apraxia motora)-.*

En 1865 el médico francés Jean Baptiste Bouillaud[359] (1796-1881), relaciona sin dudarlo, la relación entre el trastorno expresivo del habla (afemia), lesión del hemisferios izquierdo y paciente diestro. Ambas mitades poseen talentos especiales. Los hemisferios piensan de modo distinto (Banich y Heller, 1998; Joseph, 1992): los materiales verbales y no verbales se diferencian en cómo procesan la información. El HI maneja bien el material verbal por ser analítico, abstracto, racional, lógico y lineal. Por el contrario el HD procesa mejor el material espacial y musical por ser sintético, concreto, no racional, intuitivo y holístico. Es preciso tener en cuenta que aunque una función esté lateralizada no significa que resida exclusivamente en un determinado hemisferio[360]. Se han encontrado diferencias hemisféricas respecto a la memoria, porque, si bien ambos hemisferios tienen la capacidad de recordar, realizan la función del recuerdo de manera diferente: el HD no trata de interpretar los recuerdos, atiende estrictamente a sus aspectos perceptivos, y el HI intenta encontrar un significado en los recuerdos por su experiencia, en un contexto más amplio.

Hemisferio izquierdo. Domina el lenguaje: especializado en la visión de palabras y letras, audición de sonidos relacionados con el lenguaje y la música, memoria verbal, habla, lectura y escritura. Especializado en el movimiento: dominancia en los movimientos complejos y en los movimientos ipsilaterales. El HI es la parte motriz capaz de reconocer grupos de letras formando palabras, y grupos de palabras formando frases, tanto en lo que se refiere al habla, la escritura, la numeración, las matemáticas y la lógica, como a las facultades necesarias para transformar un conjunto de informaciones en palabras, gestos y pensamientos. John

---

[359] Jean Baptiste Bouillaud (Braguette-hoy parte de Garat, Charente, comuna del suroeste de Francia-, 16/09/1796- 29 /10/1881, París). Reumatólogo y Cardiólogo, entre otras epecialides. *Traité clinique et physiologique de l'encéphalite, ou inflammation du cerveau, Paris 1825* (Tratado clínico y fisiológico de la encefalitis, o inflamación del cerebro, París 1825), en el que incluye uno de los primeros estudios sobre la localización de las funciones cerebrales. *Sostuvo que la pérdida del lenguaje articulado se asoció con lesiones del lóbulo anterior.*

[360] Pinel, J.P. (2000). Biopsicología. España: Prentice Hall.

Hughlings Jackson[361], neurólogo británico, ya en 1878 describió el hemisferio izquierdo como el centro de la facultad de expresión.

Hemisferio derecho: gobierna tantas funciones especializadas como el izquierdo, aunque su forma de elaborar y procesar la información es distinta en ambos. Es un hemisferio integrador, centro de las facultades viso-espaciales no verbales, actividades ejercidas por los lóbulos frontal y temporal derechos (domina la rotación mental de formas, geometría, configuraciones geométricas, percepción de la dirección y percepción de distancias). Tiene una capacidad imaginativa, fantástica, espacial y perceptiva. Gracias al hemisferio derecho, entendemos las metáforas, soñamos, creamos nuevas combinaciones de ideas. Está especializado en sensaciones, sentimientos, prosodia, habilidades visuales y sonoras, no del lenguaje, como las artísticas y musicales. Concibe las situaciones y las estrategias del pensamiento de una forma total, integra varios tipos de información -sonidos, imágenes, olores, sensaciones- y los transmite como un todo. Domina en el recuerdo de contenidos de carácter emocional: percepción de las expresiones faciales y percepción de estados de ánimo. Tiene superioridad en capacidad musical (percibir melodías y discriminarlas).

Un reto para la educación: el modelo de pensamiento en ambos hemisferios. Un buen pensamiento, con una visión más integral de la realidad, requiere de ambos lados del cerebro. El reto para la educación consiste en buscar las formas de enseñanza que permitan el desarrollo equilibrado de las potencialidades del cerebro, además de facilitar que el alumno integre la información. La neurociencia ha implicado la teoría y la práctica educativa, al ofrecer explicaciones novedosas que permiten profundizar en el conocimiento acerca de las condiciones bajo las cuales el aprendizaje puede ser más efectivo, La capacidad de relacionar y asociar tanta cantidad de información que se recibe, buscar pautas y crear esquemas que permitan entender mejor.

Para poder aprender bien necesitamos usar los dos hemisferios, especialmente si es una tarea complicada. No obstante, la especificidad educativa de la eficiencia tiene que contemplar necesariamente el hecho de que la mayoría de nosotros tendemos a usar un hemisferio más que otro, o dicho de otro modo, preferimos pensar de una manera o de otra. Así que cada manera de pensar está asociada a distintas habilidades. Son modos de pensamiento diferentes, que deben trabajar en equilibrio para el logro productivo (práctico) y motivador.

El hemisferio izquierdo: de pensamiento lineal, lógico, es aquel en el que se aplica la lógica, de una manera directa y progresiva en base a enseñanzas preliminares, aplicable

---

[361] J.H.Jachson (Green Hammerton, 1834 - Londres, 1911) Oftalmólogo y neurólogo británico. Estudió en York y Londres. Sus estudios en el National Hospital for Nervous Diseases se centraron en las relaciones entre las enfermedades de los ojos y las del cerebro. Sus trabajos en general tratan los daños sifilíticos y epilépticos del sistema nervioso, y los trastornos visuales a consecuencia de enfermedades cerebrales. La epilepsia de Jackson es una enfermedad espasmódica ocasionada por lesiones, procesos vasculares o tumores en una zona de la corteza cerebral.

generalmente a cuestiones de índole científica y técnica. Generalmente es el izquierdo, que procesa la información de manera secuencial y lineal, forma la imagen del todo a partir de las partes y es el que se ocupa de analizar los detalles, piensa en palabras y en números, es decir contiene la capacidad para la matemática y para leer y escribir[362].

El hemisferio derecho: de pensamiento sistémico, holístico (global o integral), normalmente el derecho, procesa la información de manera global, partiendo del todo para entender las distintas partes que componen ese todo, es intuitivo en vez de lógico, piensa en imágenes y sentimientos. La aplicación práctica de la teoría sistémica la constituyen los mapas mentales (herramienta basada en la generación de ideas por asociación, comparando e integrando ideas, y por tanto la evidencia de que la palabra o concepto mantiene múltiples conexiones con otras ideas), importante en la presentación de diversas soluciones ante distintos obstáculos, de modo espontáneo y creativo, aunque ya se toman en cuenta las habilidades de este hemisferio para los cursos de arte, música y educación física.

Tabla 35. Modelo comparativo de pensamiento de ambos hemisferios.

	Hemisferio lógico (izquierdo)	Hemisferio holístico (derecho)
Modos de pensamiento	Lógico y analítico Abstracto Secuencial (de la parte al todo) Lineal Realista Verbal Temporal Simbólico Cuantitativo Lógico	Holístico e intuitivo Concreto Global (del todo a la parte) Aleatorio Fantástico No verbal Atemporal Literal Cualitativo Analógico
Habilidades asociadas	Escritura Símbolos Lenguaje Lectura Ortografía Oratoria Escucha Localización de hechos y detalles Asociaciones auditivas Procesa una cosa cada vez Sabe como hacer algo	Relaciones espaciales Formas y pautas Cálculos matemáticos Canto y música Sensibilidad al color Expresión artística Creatividad Visualización, mira la totalidad Emociones y sentimientos Procesa todo al mismo tiempo Descubre qué puede hacerse

---

[362] Pensamiento lineal vs. pensamiento sistémico. Los mapas mentales | Suite101.net

Comportamiento en el aula	Visualiza símbolos abstractos (letras, números) y no tiene problemas para comprender conceptos abstractos. Verbaliza sus ideas. Aprende de la parte al todo y absorbe rápidamente los detalles, hechos y reglas. Analiza la información paso a paso. Quiere entender los componentes uno a uno. Les gustan las cosas bien organizadas y que no se vaya por las ramas. Necesita orientación clara, por escrito y específica. Se siente incómodo con las actividades abiertas y poco estructuradas. Le preocupa el resultado final. Quiere verificar su trabajo y le parece importante no equivocarse. Lee el libro antes de ir a ver la película. Su tiempo de reacción promedio es 2".	Visualiza imágenes de objetos concretos pero no símbolos abstractos como letras o números. Piensa en imágenes, sonidos, sensaciones, pero no verbaliza esos pensamientos. Aprende del todo a la parte. Para entender las partes necesita partir de la imagen global. No analiza la información, la sintetiza. Es relacional, no le preocupan las partes en sí, sino saber como encajan y se relacionan unas con otras. Aprende mejor con actividades poco estructuradas, abiertas y creativas. Les preocupa más el proceso que el resultado final. No quiere verificar su trabajo, sabe el resultado final por intuición. Necesita imágenes, ve la película antes de leer el libro. Tiempo de reacción promedio: 3".

El pensamiento creativo

La creatividad (denominada también inventiva, pensamiento original o imaginación constructiva) es la capacidad de generar o crear nuevas asociaciones entre ideas y conceptos conocidos que dan lugar a soluciones originales. En el proceso de enfrentamiento y solución de problemas se puede utilizar el pensamiento divergente (creativo) para mirar desde diferentes perspectivas y encontrar más de una solución para un problema, o se puede usar el pensamiento convergente para encontrar una solución única, en una sola dirección o plano.

Un estilo de vida que fomente la **C.** contribuye al desarrollo de habilidades muy útiles en nuestra vida personal y profesional. Las características más importantes del pensamiento creativo son: La *fluidez, la flexibilidad, la originalidad y la elaboración* (v. creatividad, cap. 5).

La creatividad existe gracias a la imaginería mental, que es la que de hecho nos ofrece la posibilidad de generar / crear la imagen de cosas que no existen en la realidad. La generación de imágenes nuevas se produce por la combinación original de elementos conocidos, pero también por la generación de nuevas características que pueden llevar a concebir formas nunca vistas.

La imaginería mental es la actividad cognitiva que permite percibir algo en su ausencia. No es exclusivamente visual y nos permite crear imágenes, sonidos, olores y sensaciones en nuestra mente. También permite la transformación de imágenes por rotación mental. Por ejemplo, antes de realizar un cambio en las estanterías de los cuentos o libros en la habitación podemos anticipar el aspecto final que tendrá colocándolos mentalmente de varias maneras posibles a fin de elegir los "mejores" emplazamientos. Al considerar todas las posibilidades, la rotación mental nos evita tener que hacer la comprobación desplazando físicamente una y otra vez los libros y separadores.

Se trata de "ver" la imagen (forma, lugar, etc.) mentalmente. O cuando imaginamos la cara de alguien que físicamente no está presente. Gracias a esta capacidad, pueden ser creadas en nuestro interior formas existentes (caras, cuerpos humanos, cifras, palabras, objetos, animales) o imaginarios (monstruos, figuras abstractas), conocidas o desconocidas, inmóviles o en movimiento, en color o en blanco y negro. Igualmente, antes de realizar una acción compleja, podemos simular el encadenamiento de operaciones a fin de verificar que no hayamos olvidado o subestimado algunos datos. El ejemplo típico es el jugador de ajedrez, que para apreciar la conveniencia de los posibles movimientos que puede jugar, simula mentalmente el desplazamiento de sus propias piezas y las del adversario, ya que le está prohibido tocarlas físicamente.

En la vida cotidiana, nuestras capacidades de imaginería mental son requeridas en actividades como el pensamiento, el sueño, el razonamiento y la resolución de problemas, la anticipación de los acontecimientos, el reconocimiento de objetos que aparecen en orientaciones no habituales, la simulación de un itinerario, la comprensión de una descripción verbal, etc. Esta imaginación es posible gracias a las experiencias propias vividas en el día a día (es decir, caras de personas, objetos, sonidos, formas, sensaciones, olores, etc.), que se registran en nuestra memoria y se activan de nuevo en la memoria temporal cuando queremos recordar unos elementos determinados.

Según estas premisas, contemplamos dos estilos de aprendizaje/pedagogía en la tabla siguiente:

Tabla 36. Maneras que utilizan ambos hemisferios para transmitir o recibir información

FORMAS DE COMUNICACIÓN DE AMBOS HEMISFERIOS	
HEMISFERIO IZQUIERDo	HEMISFERIO DERECHO
Verbal. Secuencial, temporal, digital. Racional. Lógico, analítico. Pensamiento occidental.	Video espacial. Espacial, analógico, simultáneo. Intuitivo. Gestalt - sintético. Pensamiento - oriental.
Expresional. Por ideas. Verbal. Por lenguaje. Argumental. Simbólica. Percepción del lenguaje (hablado o escrito).	Perceptual. Por imágenes. No verbal -Viso-espacial. Por expresiones faciales. Estructural. Esquemática -Por modelos. Percepción ambiental (cosas y personas).
HEMISFERIO IZQUIERDO	HEMISFERIO DERECHO
• Responde a instrucciones verbales. • Resuelve los problemas, enfrentando secuencialmente cada parte del problema. • Hace juicios objetivos. • Observa diferencias. • Prefiere la conversación y la escritura. • Prefiere toda elección múltiple. • Controla sentimientos. • Procesa paso a paso, dato a dato en forma lineal y causal. • El pensamiento sigue una lógica explicita que brinde la posibilidad de tener conciencia acerca de las operaciones involucradas y los procesos que se desarrollan en nuestro cerebro.	• Responde a instrucciones no verbales. • Resuelve problemas con intuición, observando patrones y configuraciones. • Hace juicios subjetivos. • Observa similitudes. • Prefiere imágenes y dibujos. • Prefiere preguntas sin respuesta. • Es libre de expresar sentimientos. • Procesa holísticamente muchos datos a la vez, en forma simultanea no lineal, ni causal. • El pensamiento es intuitivo, sigue una lógica implícita que marcha al margen de la conciencia.

La identificación de los dos estilos de pensamiento puede ayudar a explicar por qué con educación universitaria zurdos hacen más. El psicólogo Stanley Coren define pensamiento "convergente" como "una aplicación bastante centrada de los conocimientos existentes y las reglas a la tarea de aislar una única respuesta correcta". "Divergente" de pensar, por el contrario, "se mueve hacia el exterior a partir del conocimiento convencional en asociación inexplorado". Puede haber un número desmesurado de genios zurdos ya que éstos son más propensos a involucrarse en el pensamiento divergente. En un experimento ideado para los pares de objetos comunes, como imaginar que un palo y una lata al mismo tiempo pueden ser una casa para pájaros, los zurdos, en promedio, se acercaron con casi un 30 por ciento más. Pero la tendencia hacia una mayor aptitud para el pensamiento divergente es válida sólo para los zurdos varones.

Tipos de dominancia y lateralidad

Siempre beneficia un desarrollo armónico de las diferentes áreas, potenciando el resto de funciones y capacidades individuales, que se asocian entre sí, y de este modo ampliar capacidades y habilidades, pues todas son potencialmente desarrollables, partiendo de los propios talentos naturales.

Las diferentes formas de expresión de lateralidad serían: diestra, zurda, manual, ocular, auditiva, podal, cruzada (mano-ojo contralateral o de deslateralización). Las dos primeras deben ser completas (de medio cuerpo completo), en este caso la proporción de diestros es del 90%, de zurdos el 9% y ambidextros el 1%. Las restantes (parciales), sería una preferencia de uso para algunas o todas las actividades motoras o sensoriales. El tartamudeo tiene relación con la zurdería, pero el ambidextrismo la tiene de forma más llamativa.

L. diestra. Es la dominancia hemisférica izquierda y correspondencia motor y sensorial completa del lado derecho del cuerpo. La presenta el 80-90% de la población; este porcentaje es el que engloba el promedio de todos los estudios e investigaciones.

L. zurda. Es la dominancia hemisférica derecha, con el predominio motor y sensorial del medio cuerpo izquierdo completo. Su origen puede ser genético o de desarrollo, en período prenatal, hacia el 3°-4°mes de gestación (v. zurdería y sexo).

Zurdería falsa (aparente). *Resulta un signo o síntoma que solapa alguna disfunción asociada.* Es aquella lateralidad no natural, disfunción frecuente en casos de *traumatismos cerebrales* mas o menos leves (con secuelas de focos irritativos corticales), o por *anoxias* o *deshidratación* pre o perinatales, o *lesiones* por el trabajo del parto, y factores estresantes durante la neurogenesis cerebral. Tales circunstancias afectan al hemisferio más débil (el izquierdo), generalmente. *La hipótesis: el sistema neurológico busca el camino funcional más libre, y en este caso sería el del hemisferio menos dañado, siendo en este caso el no dominante por naturaleza, y hacia la correspondencia manual contralareral, como alternativa, tomando la vía piramidal de la otra extremidad (en el caso motor-sensorial del brazo y mano contrarias), que tratamos en "casos".* Se presenta con aparente zurdera, es decir, no natural, y cursa con dificultades de aprendizaje, especialmente de la lecto-escritura, orientación y comprensión general[363]. Supone un problema importante para quien la padece (Fig. 28-29-32-33).

---

[363]   Llamada así al área de Wernicke (1980), interpretativa general.

L. indefinida. Es la falta de la definición en la lateralidad, tal como se observa normalmente en el niño pequeño, hasta aproximadamente los 4 (o 5 años como tarde), dependiendo del ejercicio para consolidarla.

L. mixta. Se designa a quien presenta una heterogeneidad en algunas partes del cuerpo; es el caso de diestros que utilizan una mano para el tenis, pero escriben con la otra.

L. contrariada. Es el resultado de una coacción para ejercer la lateralidad de una manera libre y espontánea. El niño ha invertido su tendencia natural en algún miembro de su cuerpo; de este tema se ha oído hablar frecuentemente en los adultos de hoy (o mayores); es el ejemplo del niño que siendo zurdo se le ha forzado a escribir con la derecha. La inversión de números y letras es uno de los síntomas más evidentes de la posibilidad de una lateralidad cruzada o contrariada. Se da como resultado de la resistencia personal o dirigida al uso natural de una dominancia, sea zurda o diestra. En estos casos se advierten, por ejemplo, desorientaciones espaciales y temporales, indecisiones y faltas de escucha.

Zurdería viciada. Los zurdos viciados, son aquellos niños predispuestos por causas familiares, y son candidatos a la adquisición de vicios posturales y de "mimo", en casa o en el parvulario. Con escasa autonomía motríz son proclives a imitar el uso de la mano del lado del adulto que se encuentre colocado frente a él, de modo que la mano derecha de aquél sirve de pauta para utilizar su izquierda; y si es muy frecuente esta situación, o prevalece a la de estar junto a él o detrás, se adapta por el uso a la zurdera manual, aunque su dominancia natural sea diestra. También aquellos, que desde muy pequeños tendieron a no lateralizarse por falta de trabajar este aspecto motriz y retrasaron la etapa, que se juntó con la de trabajos sobre papel, dando lugar a un equivocado/viciado agarre, a dishabilidades manuales y a automatismos en el mismo viciado sentido.

Lateralidad patológica. Una lateralidad (zurda o diestra) patológica, se da por el uso necesario de un miembro (izquierdo o derecho), por ejemplo, la incapacidad para usar la mano derecha, que bien pudiera ser por un accidente traumático o cerebro-vascular, por motivos de guerra o quirúrgicos o por enfermedad, que inhabilita medio cuerpo, o un miembro o la mano dominante, y por fuerza mayor no puede utilizar, como es el caso de una amputación; se impone en este caso la necesidad de habilitar la otra, para seguir con las actividades de la vida diaria. Si la situación fuera permanente (más de seis meses) se le atribuiría el nombre de "zurdera / destreza" patológica; el daño debiera durar al menos seis meses para esta denominación.

L. cruzada. Consiste en el "uso" de una mano y oído contralateral (ej. mano derecha y oído izquierdo) o viceversa. La lateralidad cruzada se debe más a una desorganización o deslateralización, generalmente. Los que tienen una lateralidad cruzada son valorables desde la lateralidad dominante auditiva o visual, y también aquí hay que considerar aspectos que inciden en una dominancia, o provisional o falsa, pasajera o circunstancial, que se reafirmaría si no se diagnostica lo antes posible. No se usa el mismo lado cortical sensorial ni motriz, lo que supone un trastorno. Se debe a una desorganización entre el cuerpo y el cerebro, es decir, a una deslateralización. Muchos han sido los estudios realizados al respecto, y dependiendo de las disciplinas que se lleven a cabo pueden ser de mayor o menor perjuicio cognitivo:

Desafortunadamente, la lateralidad cruzada es frecuente en nuestra población, y quien la padece no desarrolla las funciones perceptivo-manuales e intelectuales cualitativa o cuantitativamente respecto a sus necesidades circunstanciales. Es el resultado de un escaso desarrollo psicomotríz. Las guarderías y escuelas también escasean de aparatos de juego.

Sovak (1962), descubrió en un 61% de los niños sanos, deportistas de Antioquía, una lateralidad cruzada[364]. Chamberlain (1991), en un meta-análisis informó de 88 estudios: el examen de 100 poblaciones y 284.665 personas, con la incidencia global de zurdos del 7,78%. Una incidencia del 8,52% de hombres zurdos y 8,53% de mujeres zurdas. Es decir, que la incidencia de hombres zurdos daba un 27,4% mayor que las mujeres (v. también desarrollo del oído y lateralidad auditiva).

Ambidextrismo. Una persona ambidiestra (o ambidextra) cuando tiene la capacidad de usar, con la misma habilidad la mano izquierda o la derecha; o de forma más limitada, ambos pies. La palabra "ambidiestro" se deriva de las palabras latinas "ambi," (ambos) y "dext" ("cierto" o "derecho"). Significando "ambas diestras". Podemos citar dos tipos diferenciados de ambidiestros:

Quien se ha ejercitado para ser ambidextro. Unos pueden utilizar la mano derecha o izquierda independientemente de la situación en que se encuentren y otros utilizan con más fluidez la mano derecha para unas situaciones y la mano izquierda para otras diferentes, de manera que están condicionados a la acción que quieren realizar. En ambos casos se denominan igual. Los bebés y niños hasta el año y medio, deben utilizar ambas manos y adquirir una psicomotricidad completa, tras la que se especializa pronto un lado del cuerpo, a no ser que sea dirigido de algún modo. El grado de versatilidad con cada una de las manos, es generalmente el factor determinante para ser ambidiestro.

El ambidiestro prototipo es aquél que utiliza ambos hemisferios indistintamente para todas las tareas; éste domina todas las áreas cerebrales, pero no destaca en ninguna. Por lo tanto se puede plantear que, al no presentar ninguna tendencia en ningún

---

[364]   Chamberlain (1991) M.D. Journal of heredity: the inheritance of left handedness. SI:Sn, 1928.

pensamiento o comportamiento, el ambidiestro a menudo se encuentra con problemas de indecisión porque valora varios puntos de vista al mismo nivel. Por eso en cualquier elección se les plantea un dilema. Al no presentar ninguna inclinación hemisférica pueden acaecer episodios de inseguridad, indecisión e inconstancia. Pero hay alguna excepción: en el siglo XVIII, la artista española Mariana de Silva[365], era capaz de escribir y pintar con ambas manos de forma correcta, y Cole Porter, compositor (v. personajes zurdos), casos de elevada dotación o especialización.

¿Los ambidiestros están (o no) más especializados en un ámbito o en todos?. Pues, una cosa es ser ambidiestro (idéntico nivel de desarrollo en ambos hemisferios) y otra, su nivel de especialización. Puede haber ambidiestros especializados en todas las ramas del cerebro y ambidiestros que no, ya que el cerebro, mediante la neurogénesis, genera nuevas neuronas y sinapsis, que aumentan paulatinamente la capacidad cerebral. En síntesis, aunque les cueste más especializarse, cuando lo hagan estarán especializados en varios tipos de pensamiento lo que ocasionaría un aumento exponencial de la inteligencia. Ya que puede originarse una comunicación recíproca entre ambos hemisferios, se produce un círculo virtuoso y los hemisferios se mejoren entre sí. En fin, los ambidiestros pueden ser o muy deficientes o muy sobresalientes.

¿Puede presentar problemas el ambidextro?. Algunos neuropsicólogos, prefieren definirla como "lateralidad ambigua". Esta es una de las desventajas que implica ser ambidiestro. Por eso en cualquier elección se les plantea un dilema. Al no presentar ninguna inclinación hemisférica pueden acaecer episodios de inseguridad, indecisión y de inconstancia. Para aprender hay que orientarse, inclinarse hacia una opinión, o sea, seleccionar. Si los ambidiestros no son muy hábiles para ello, claramente presentarán graves problemas de aprendizaje.

La especialista Alina Rodríguez comenta que un porcentaje de la población que usa indistintamente ambos hemisferios tiene más posibilidad de padecer alteración psiquiátrica e hiperactividad (TDAH)[366], problemas de lenguaje (como la tartamudez) y bajo rendimiento escolar, además de una tendencia 14 veces más elevada a padecer problemas de conducta a los dieciséis años. En 2008, esta especialista descubrió que las mujeres que experimentaban acontecimientos estresantes o sufrían depresión durante el embarazo mostraban una mayor probabilidad de dar a luz a niños ambidextros, resultado que apoya la idea de que las experiencias de una mujer embarazada afectan al desarrollo cerebral del feto. Según concluye la Dra. Rodríguez "la lateralidad puede utilizarse, junto con otros marcadores,

---

[365]   Doval, Gregorio, El libro de los hechos insólitos, Madrid: Alianza Editorial, 2004, ISBN 8420657387, pág.310.

[366]   TDAH (Trastorno por Déficit de Atención con Hiperactividad): Trastorno cerebral en el que intervienen factores genéticos y ambientales. Se manifiesta como un aumento de la actividad física, impulsividad y dificultad para mantener la atención. El TDAH se asocia con frecuencia a otros trastornos, y sus consecuencias se aprecian en muchos ambientes.

para predecir la posibilidad de presentar problemas de comportamiento", lo que facilitaría a padres, profesores y clínicos intervenir tempranamente.

En otra comunicación científica se exponen los conocimientos actuales de dominancia cerebral y esquizofrenia y se discute el caso de un paciente que debuta con un síndrome negativo o tipo II de Crow[367] y una inversión en la preferencia manual-crural (pierna) de derecha a izquierda, la cual se extingue tras la instauración de tratamiento neuroléptico. Muchos especialistas afirman que esta condición acarrea graves problemas de aprendizaje. Por ejemplo, presentan dislexia y, a menudo confunden la izquierda con la derecha.

En 1.879, Crichton-Browne[368] sugirió que las manifestaciones psiquiátricas de la esquizofrenia, podrían estar relacionadas más bien con una disfunción de dominancias hemisféricas (izquierda-derecha). Esta hipótesis ejerció un papel poco importante en la psiquiatría hasta mediados de los setenta, cuando a través de estudios neuropsicológicos y posteriormente mediante hallazgos neuropatológicos, metabólicos, electroencefalográficos y de neuroimagen, se pudieron objetivar anomalías estructurales y funcionales en el hemisferio izquierdo, así como una disminución de la asimetría fisiológica cerebral. Desde entonces, varios autores han incorporado estos hallazgos en la etiopatogenia de la esquizofrenia, implicando una alteración en la proceso de lateralización cerebral.

Cuando un ambidiestro prototipo domina todas las áreas cerebrales, pero no destaca en ninguna, puede plantearse que al no presentar ninguna tendencia en ningún pensamiento o comportamiento, a menudo se encuentra con problemas de indecisión porque valora varios puntos de vista al mismo nivel, como si tuviera dos puntos de vista, y tiene que tomar un único punto de vista (una de las desventajas que implica ser ambidiestro). Por eso en cualquier elección se les plantea un dilema. Al no presentar ninguna inclinación hemisférica pueden acaecer episodios de inseguridad, indecisión y de inconstancia. Algunos neuropsicólogos, la definen como "lateralidad ambigua". Pueden presentar

---

[367] Esquizofrenia tipo I y tipo II. En 1980, el psiquiatra biológico ingles Timothy J. Crow propuso una clasificación de en dos tipos: 1) Tipo I caracterizada por: presencia preferente de síntomas positivos; evolución aguda; buena respuesta a los neurolépticos; sin anomalías estructurales en el TAC; sin síntomas cognitivos y exacerbación de los síntomas con las anfetaminas, 2) Tipo II caracterizada por: presencia preferente de síntomas negativos; evolución crónica; escasa respuesta a los neurolépticos; anomalías estructurales en el TAC; síntomas cognitivos y respuesta escasa a las anfetaminas.

[368] James Crichton-Browne (29/11/1840-31/01/1938), uno de los médico más famosos y respetados a finales del XIX y principios del XX en Gran Bretaña, natural de Edimburgo, descendiente de familia de científicos. Su pensamiento psiquiátrico mostró un notable equilibrio de intereses sociales, psicológicos y neurológicos. Su concepción de la base cerebral de trastorno psicótico fue, en muchos sentidos, profético. Fue considerado un experto en muchos aspectos de la medicina psicológica, la salud pública y la reforma social. *Destacó la importancia de la lateralización de la función cerebral en el desarrollo del lenguaje y deploró las modas relativas a ambidiestro.* Fue crítico de los sistemas de educación pública por su carácter repetitivo y enlazado a hecho, advirtiendo del agotamiento mental en los niños, que debieran vivir sanos y felices.

dislexia y suelen confundir la izquierda con la derecha. Aunque la posibilidad de presentar un gran CI es alta, lo cierto es que muchos ambidiestros tienen problemas de aprendizaje y conducta. Tampoco podemos hablar de ambidiestros en general, pues hay una enorme multiplicidad: los que lo son por genética, por ambiente, los que presentan una lateralidad cruzada, etc.

Antecedentes históricos y culturales de la lateralidad

Las investigaciones a lo largo de la historia han abierto paso a hallazgos posteriores en lo que se refiere al cerebro, su formación, su desarrollo y sus secretos, de forma que muchas enfermedades están viendo con esperanza un tratamiento adecuado y un abordaje mas temprano. Ese mismo conocimiento, de cara a las dominancias o a las disfunciones menores (que tratamos), también supone una base y puntos de partida más sólidos. Así, valorada la verdadera causa, podemos ser explícitos en el tratamiento y la recuperación funcional de los zurdos patológicos, así como de los falsos zurdos o de zurdos viciados.

Hay indicios suficientes de que los zurdos pueden ser, a veces, el resultado de diferentes factores: culturales, patológicos y genéticos, aunque éstos últimos pueden ser debidos a la falta de importancia de los procesos de aprendizaje dentro de la familia, por efectos (algunos) del estrés del nacimiento y su incidencia en la lateralidad, además de traumatismos que puedan sufrir, y el estado inmaduro del desarrollo fetal en prematuros o incidencias neonatales de origen respiratorio o circulatorio.

Una característica humana "diestro/a" mirando a la antigüedad

La antropología ha demostrado que se trata de un fenómeno existente desde tiempos remotos y de carácter universal (que trasciende más allá de razas, culturas o continentes), lo que llevó a pensar en su carácter hereditario (N. Geschwind), (Collins)[369]. La mayoría de los Neandertales eran diestros. Las primeras hipótesis atribuían la existencia de una mano diestra y otra zurda a hábitos adquiridos durante la infancia o a costumbres tradicionales (Geshwind), (Lorus)[370].

El Dr. Spenneman (1964) encontró artefactos, como huesos y un asta implantada, a partir del Neolítico, hace unos 7.000 años, que también muestran la evidencia de un predominio de la lateralidad derecha. Coran, S y Porac (1.977), localizan obras de arte[371] de hace al

---

[369]   R. L. Collins, Toward understanding the Inheritance of Asymmetry: the genes for right and left may be identical: Behavior Genetics 8, 1 (1978), 89.

[370]   J. Lorus y M. J. Milne, *Right Hand, Left Hand:* Scientific American 179 (1948), 46-49.

[371]   Coran, S y Porac, (1977).

menos 5.000 años, donde se muestra una incidencia del 7,4% de zurdos. Observando los dibujos de manos, hechos por los hombres de las cavernas, se notó que la gran mayoría de las manos diseñadas eran "la izquierda", lo que lleva a la conclusión que fueron diseñadas por la mano derecha. Aún en esa época ya había una tendencia mayor para que las personas fueran diestras en vez de zurdas [372]. En animales el porcentaje de zurdos y diestros era el mismo.

Se han hallado herramientas de piedra de 150-200.000 años (Conford, JM, 1980, Wood, B y Drake, R, 1992) en que se reconocen restos humanos, que se encuentran en el registro fósil, de unos 2,4 millones de años, en un momento en que también se descubren las primeras herramientas de piedra. Los patrones de desgaste de los dientes, y otras características, demuestran que son producidas por individuos diestros. Y entre los diferentes estudios realizados por los antropólogos sobre los pueblos que viven en los rincones más inaccesibles del planeta, ninguno menciona la existencia de un predominio zurdo en ninguna tribu; generalmente sólo se tiene en cuenta el aspecto motor de la manualidad.

En la Antigüedad y la Edad Media, los soldados ambidiestros que luchaban con las dos manos, eran apreciados por los gobernantes, que los tenían como guardias personales o como soldados de élite. También se creía que las personas zurdas o ambidiestras eran controladas por el diablo o entidades sobrenaturales, por lo que se obligaba a los niños a ejercitarse y escribir con la mano derecha.

Evaluación de la lateralidad

1- **Anamnesis**: herramienta fundamental, detallada encaminada a descubrir aspectos prenatales, perinatales y postnatales, antecedentes familiares y personales.
2- **Ejercicios y pautas**: Físicos de integración neuro-psico-motriz, exteroceptivos, propioceptivos y enteroceptivos (de movimiento, coordinación, de ritmo, escritos, verbales, visuales, auditivos y representativos). Libros de texto, pautas de caligrafía, tablas y láminas especiales creadas para ocasiones diversas, sopas de letras, puzles, vocalización, instrumentos musicales, objetos, dibujo, colores, formas y palabras de relación personificada. Los hemos clasificado por módulos tratables y especificados. En caso de desorden organizativo de estructuras o de falta de automatismos, la mente no se expresa bien y los esquemas perturbados son precisamente los que molestan emocionalmente a la hora de la recuperación; se debiera iniciar, en este caso, por los ejercicios básicos, teniendo en cuenta el factor estímulo.

---

[372]   Tema de monografias en lateralidad - Monografia AD.

Tabla 37. Esquema del estudio de la Lateralidad

ESQUEMA DEL ESTUDIO DE LA LATERALIDAD	
Sustrato	Organización corporal de los sistemas neuro-psico-fisiológico y biológico.
Desarrollo	Neurofisiología: Sistemas sensorio-motores (formación y desarrollo) Neurología: Áreas cerebrales y funciones.
Formas de presentación	Congénitas o adquiridas: neuro-psico-motricidad (completa, parcial, disfunción).
Aproximación científica	Genes/gestación/adquisición/lesiones/funciones/cognición/ asimetría.
Interdisciplinaridad	Sistemas diagnósticos/Prevención / Tratamiento coordinado.
Conclusión	Corporeidad / Globalidad / Diagnóstico / Escuela.

Tests de Dominancia Lateral. Los tests, de origen diverso (citamos algunos a continuación) son una pauta que cada profesional puede fácilmente agregar o cambiar, en función de las circunstancias, siempre que preserve la claridad de un diagnóstico cierto. Ponemos algunos de los que más se utilizan. Nuestra exploración comprende más aspectos, que efectuamos en función de los resultados de estos más básicos.

- Test de Rey[373] de lateralidad, percepción y memoria visual.
- Test de dominancia lateral de A. J. Harris. Es el más conocido y utilizado.

Dominancia manual. Algunas de las instrucciones dadas (sustituyendo la prueba de golpear con el martillo por la de apretar con un destornillador), son las siguientes:

Abrir la puerta.
Apretar un tornillo con un destornillador.
Lavarse los dientes.
Coger el peine y peinarse.
Cortar una hoja tijeras.
Lanzar una pelota contra la pared lo más fuerte posible.
Se anota D (derecha) o I (izquierda) según realicen cada tarea, sumando el total de D e Izquierda.

---

[373] La "figura-compleja" diseñada por el psicólogo suizo André Rey en 1941, de la Universidad de Geneve (Ginebra), luego standarizada por su asistente de investigación Paul-Alejandro Osterrieth en 1944. Valora la organización, memoria, percepción y planificación visual, y la capacidad visuconstructiva.

Tests de dominancia ocular:

-Mirar por un agujerito hecho en un papel o cartón (sin materiales), lo pueden hacer las mamás en casa, o intentando mirar por una mirilla, por un calidoscopio, observar como se enfoca con una cámara fotográfica, etc.

-Suele utilizar para test, el conejo Perret[374], sin ser decisivo, aporta.

Mirar por un calidoscopio.

Enfocar una cámara fotográfica.

Dominancia podal (de pies).

Patear una pelota.

Conducir una pelota.

Patear un gol.

Existen algunos Tests o pruebas complementarias que nos facilitan la posibilidad de determinar la parte del cuerpo que domina, aunque cada profesional utiliza los materiales que tiene a mano:

Test de Harris. Se realizan 10 acciones:

Lanzar una pelota.

Dar cuerda a un reloj.

Golpear con un martillo.

Cepillarse los dientes.

Peinarse.

Hacer girar el pomo de la puerta.

Tensar una goma.

Cortar con tijeras.

Cortar con cuchillo.

Escribir.

Test de Zazzo. Se realizan actividades: distribución de naipes: Con la mano: distribución de naipes, puntería, o patear la pelota.

El ojo: puntería.

El pie: arrastrar objeto / chutar la pelota.

Test de Bergea. Se realizan 5 movimientos de con mano, como: golpear un martillo, sacar clavos, peinarse, prueba de punteado de Mira Stambak.

---

[374]   Test De Pato y Conejo, tomado de J. Kramer, Linkshandigkeit,1961.

Se completa con 7 actividades bimanuales:

Desenroscar un tapón.
Volverlo a enroscar.
Encender una cerilla.
Prueba de recortes.
Hacer polvo dos terrones de azúcar.
Manipulación de bastoncillos.
Distribución de naipes.

La variantes que cada profesional adapta a las circunstancias, edad del niño y sus experiencias. Por ejemplo, a modo de juego puede:

Escuchar tras una puerta o ventana, en distinto lugar (oído).
Confeccionar un orificio en un papel, con él, para mirar a su través (ojo).
Saltar sobre un pie, mover un objeto de poco peso con el pie.
Apretarnos ambas manos (nos da idea de la que tiene más fuerza).
Y tantas pruebas como se tenga uno por uso, repitiéndolas de algún modo.

CAPÍTULO 8. LA ZURDERÍA

La exposición a altas dosis de testosterona, ligada al sexo y la plasticidad cerebral, enlentece el desarrollo neuronal en el hemisferio izquierdo favoreciendo la dominancia del derecho, y simultáneamente, afecta al desarrollo del sistema inmune dando lugar a la aparición posterior de trastornos en este sistema, al inhibir el desarrollo talámico simultáneo. Incide en la población masculina de zurdos con déficits del lenguaje y cognición, de ulterior requisita atención en el 80% de los casos. La inmadurez cerebral y los escáneres por ultrasonidos constituyen otro riesgo de zurdera. La genética no ha revelado un gen responsable en el uso de la mano izquierda, y se supone confluyan varios. La zurdería aparente o falsa supone una adaptación corporal a una alteración o daño neurológico, o de la neurogénesis cerebral, en la etapa prenatal, o por TCE en la infancia.

Introducción

La palabra "zurdo" parece ser de origen prerromano (del latín, soccus), una especie de pantufla empleada para mujeres y comediantes; de hecho "soccus" era el calzado que en el teatro romano antiguo llevaban los comediantes (suela de cuero atada con correas) y también las mujeres. Pero su etimología es atribuida a diferentes raíces; Se dice que puede tener su origen en el vasco, con los siguientes vocablos y significados: izquierda (ezker), avaro, agarrado (zuhur) e inflexible, pesado (zurrun). La palabra inglesa para designar al zurdo[375] (left-handed), también se usa para definir algo o a alguien torpe, desmañado, ambiguo o insincero.

Se llama zurdería o zurdera al predominio del hemisferio derecho sobre el izquierdo (entendiendo la zurdera natural o genética y completa), y se percibe por las funciones motoras y sensitivas. Por ende, la elección de mano no siempre responde a una dominancia hemisférica natural, sino que puede deberse a un trastorno de la motricidad concurriendo el lenguaje y a veces el carácter, que suelen tener causa común. También la perturbación pueden ser debida a ensayos destinados a provocar la aptitud diestra. Por lo tanto, la causa de esos inconvenientes es la reeducación y no la zurdera.

---

[375]   Asociación Internacional de Zurdos, con sede en Topeka, (Kansas), fundador: Dean Cambell.

La lateralización anatómica de la función cerebral se conoce a partir de la observación de Broca (1861) que describió lesiones hemisféricas asociadas con trastornos del lenguaje[376] y la evidencia de las asimetrías estructurales, porque las funcionales han sido ampliamente aceptadas (Galaburda et al, 1978; Binder et al, 1997). Más recientemente, la preferencia de la mano dominante se consideró como una manifestación de la dominancia cerebral, estrechamente relacionada con la asimetría anatómica (Sommer et al., 2001), teoría utilizada por muchos científicos. Estudios poblacionales han dado resultados de un 8-10%[377-378] de personas zurdas (Hardyck Petrinovich, 1977; McManus, 1991; Hugdahl y Davidson, 2003), con tasas ligeramente superiores en los hombres frente a mujeres.

Los zurdos naturales están presentes en todas las poblaciones del globo; en España se han calculado unos cuatro millones. El porcentaje de niños zurdos procedentes de nacimientos múltiples, los de gemelos por ejemplo, es mucho mayor [379]. También es más probable que sean zurdos los individuos de varios grupos con desórdenes neuronales, personas que padecen epilepsia[380], síndrome de Down [381], autismo [382], otras formas de retraso mental [383], dislexia, etcétera. Estadísticamente, el gemelo idéntico de un zurdo, tiene un 76% de probabilidades de ser zurdo, por causas en parte genéticas y en parte ambientales. Cuando menos en el 84% de los casos, se trata de hijos de diestros, y en el 12% de las parejas de gemelos idénticos, en que uno es diestro y el otro zurdo.

Nos sorprendemos que, con menos población se han reivindicado decisiones y oportunidades educativas de una mayoría que no perjudica a la sociedad, y se forma a los docentes para educar a escolares deficientes, y a comunicarse con niños de otras lenguas, creencias y culturas diferentes, pero no así para ayudar a los niños zurdos, sin que la Pediatría

---

[376] *Marc Dax* (en 1836), medico de un pueblo francés, presentó en la comunicación en un congreso de Montpelier, de las diferencias entre las dos mitades derecha e izquierda cerebrales. *Paul Broca* (en 1861), cirujano, presentó su hallazgo en la Sociedad Anatómica de París, tras la observación de pacientes hemisferectomizados (extirpación del HI), con afectación del lenguaje, y fue atribuído mundialmente y dado el nombre de área de Broca a la región cerebral responasable del lenguaje.

[377] Hardyck, C., & Petrinovich, L. F. (1977). "Left-handedness," Psychological Bulletin, 84, 385–404.

[378] Raymond, M.; Pontier, D.; Dufour, A.; and Pape, M. (1996). "Frequency-dependent maintenance of left-handedness in humans," Proceedings of the Royal Society of London, B, 263, 1627–1633.

[379] Para el caso de gemelos idénticos, véase Twinning Facts — National Organization of Mothers of Twins Clubs, Inc.. Accessed June 2006.

[380] Schachter, S. C.; Boulton, A.; Manoach, D.; O'Connor, M.; Weintraub, S.; Blume, H.; & Schomer D. L. (1995). "Handedness in patients with intractable epilepsy: Correlations with side of temporal lobectomy and gender," Journal of Epilepsy, 8, 190–192.

[381] Batheja, M., & McManus, I. C. (1985). "Handedness in the mentally handicapped," Developmental Medicine and Child Neurology, 27, 63–68.

[382] Cornish, K. M., & McManus, I. C. (1996). "Hand preference and hand skill in children with autism," Journal of Autism and Developmental Disorders, 26, 597–609.

[383] Grouios, G.; Sakadami, N.; Poderi, A.; & Alevriadou, A. (1999). "Excess of non-right handedness among individuals with intellectual disability: Experimental evidence and possible explanations," Journal of Intellectual Disability Research, 43, 306–313.

del País intervenga en este problema, como tampoco en los falsos zurdos. Convendría la implicación de las autoridades políticas, educativas, laborales y sanitarias.

Neutralizando el tabú histórico

Quizás por los oscuros antecedentes que han tenido que soportar los zurdos a lo largo de toda la geografía, que los asociaban con brujería y demoníacos, y toda serie de vejaciones. Y así lograron asociarse y romper con el oscurantismo pasado. En 1992 se creó el Club de los Zurdos para concienciar a la sociedad acerca de las ventajas y desventajas de ser zurdo. Celebran su fiesta el 13 de agosto "El Día Internacional del Zurdo". La celebración ha crecido con el tiempo, y en algunos países, como en Inglaterra (Left Handers have their Day), se llevan a cabo diversas actividades lúdicas.

Desde aquí enviamos un sentimiento de "alivio y ánimo" para el pensamiento de los zurdos, que lejos de sentirse ofendidos, pueden y deben sentirse seguros y mirar al futuro, y a la vida con perspectivas de oportunidades y alegría de mejoras personales, como personas responsables, para una sociedad más justa y de valores.

El punto medio entre forcejeo y abandono

Antes por forzar, y hoy por abandonar. El resultado es el mismo: queda el problema sin atender debidamente y pueden seguir hasta la edad adulta sin la debida atención, y con una sensación similar al fracaso, que a veces es aceptado por no pocos individuos de nuestra sociedad. El control y pauta en el desarrollo neuromotriz en las primeras etapas de la vida, es fundamental para que el sistema corporal físico y neurológico quede bien organizado, en la forma natural de lateralidad individual.

Hoy día pasan desapercibidas las necesidades concretas de los zurdos (y diestros), a veces con problemas de rendimiento escolar, aceptándolos. Frecuentemente hemos oído comentarios, como: "es que no da más de sí", "es zurdo porque todo lo coge con la mano izquierda", "dice la profesora que le cuesta la lengua", pero por lo demás es un niño muy listo. "Mira", "¡qué le vamos a hacer!", " Todos no servimos para lo mismo", etc. Y acaba así una conversación en la que se omiten conocimientos más profundos, aceptando lo establecido, sin examinar ni actuar individualmente sus potenciales.

No obstante, son motivo de vigilancia los accidentes que comprometan el funcionamiento cerebral en la primera etapa de la vida, de forma especial. Si se produce cualquier alteración de esta lateralidad funcional, en mayor o menor grado, resultan alteradas las dominancias neurofisiológicas y funcionales.

Cultura y zurdería

Hemos comentado en el capítulo anterior los antecedentes históricos sobre la lateralidad, que es de interés considerarlo previamente, así como después asociar las causas de la zurdería, más relacionadas con el devenir de los tiempos y el desarrollo.

Entre la gente del sur de Asia, Europa del este, y descendientes del Sudeste asiático, hay más zurdos que entre ningún otro grupo étnico del mundo, mientras que entre los descendientes de Europa occidental, Europa del norte, y África hay menos zurdos.

En el mundo islámico, una persona zurda es considerada sucia o impura. Este profundo estigma árabe contra las zurdas data del periodo pre-industrial, cuando el papel era extremadamente raro, en muchas zonas todavía lo es, y el agua era demasiado preciada para lavarse las manos[384]. Hasta el día de hoy, es tabú comer con la izquierda; el ofrecer un apretón de manos o saludar con la izquierda puede considerarse un insulto grave. De algún modo, debido a este tabú, en algunos países árabes los zurdos no son bien vistos.

En Oriente Medio con la mano izquierda de sostiene el papel higiénico. Los beduinos colocan a la mujer a la parte izquierda de la tienda, dejando al hombre la derecha, al considerarlo más importante. En Japón, el hecho de que una mujer fuera zurda era causa suficiente de divorcio. Algunas tribus africanas no permiten que sus mujeres cocinen con la mano izquierda por miedo a la magia negra. Las mujeres maoríes ondean sus prendas matrimoniales con la mano derecha, porque la izquierda las podría profanar. Los incas del Perú lo consideraban señal de buena suerte.

☞] Resulta preciso aclarar que el hecho de ser zurdo (realidad fisiológica de expresión corporal), no es una disfunción. Conviene persuadirse con una certera exploración, y luego convencerse de que su pensamiento es distinto, así la educación ha de ser contemplada desde otros parámetros (para hemisferio derecho), aunque se debe potenciar el lenguaje. Es decir, que al igual que los diestros, considerar los aspectos concretos de mejora o excelencia, junto con la dotación de talentos individuales, para buscar su futuro adecuado, con todas las posibilidades de éxito.

---

[384] Como una mano es necesaria para limpiarse después de defecar, y como es imposible limpiarla concienzudamente, la mano usada para esta tarea era la izquierda, y juzgaban no apto usarla para nada más, especialmente si se tiene en cuenta que muchos árabes comen sin cubiertos, pizcando directamente con los dedos de la mano derecha, de ollas o fuentes comunales, manteniendo la mano izquierda oculta durante la comida y sin auxiliarse con ella en ningún caso (Wikipedia).

Zurdería y lenguaje

El hemisferio cerebral izquierdo es dominante para el lenguaje, en diestros y zurdos, también para una parte importante de la música, como forma de lenguaje, aunque en esta habilidad está repartido con el Hemisferio Derecho (v. "lenguaje y música"). Existen ejemplos de músicos con lesiones del HD, lo que producía en éstos grandes disturbios en su expresión verbal, no obstante capaces de cantar con una agudeza asombrosa (presentamos un apartado de personajes zurdos, entre ellos músicos).

El 30% de los individuos zurdos tienen anomalías del HI o dominancia del hemisferio derecho (HD)[385]. Y como los zurdos suponen el 8-10% de la población, con una mayor incidencia en hombres que en mujeres[386], se comprende el requerimiento de potenciación de algunas áreas del lenguaje, no cubiertas (el 80%) en ellos[387], habilitando la mano derecha con ejercicios sensoriales y motores para estimular la zona del lenguaje (córtex cerebral izquierdo), mediante variadas tácticas instrumentales (que bien pudiera ser un instrumento musical, en que se movieran los dedos de la mano derecha), que frecuentemente se encuentran al alcance del niño y sus propias inclinaciones personales, de este modo conseguimos los objetivos de desarrollo de áreas del lenguaje más débiles.

El Dr. Marc Dax en 1836 [388], y recientes investigadores, han observado a muchos pacientes con lesiones cerebrales del H. Izquierdo que sufrían una pérdida de lenguaje hablado y escrito. Y pacientes zurdos con lesiones del HD (su hemisferio dominante), que pierden el lenguaje hablado y escrito, no pueden dormir y carecen de percepción espacial, y también es sabido que el dormir y la percepción espacial son secuencias de los pensamientos dominados por imágenes visuales.

Debido a la mayor incidencia del lenguaje atípico en pacientes neurológicos zurdos, se ha asociado la alteración del lenguaje del hemisferio derecho con los zurdos, y las lesiones

[385]   Geschwind N, Galaburda AM. Cerebral lateralization Cambridge: MIT Press, 1987, pp 67-79.

[386]   *Gilbert AN, Wysocki CJ*. Hand preference and age in the United States. *Neuropsychologia* 1992; 30: 601-608. MEDLINE (Preferencia manual y edad en los EEUU).

[387]   *La lateralidad hemisférica y dominio del lenguaje en los seres humanos sanos*. Knecht S, Drager B, Deppe M et al. Handedness and hemispheric language dominance in healthy humans. *Brain* 2000; 123: 2512-2518. Article MEDLINE. Knecht S, B Dräger, M Deppe, L Bobe, H Lohmann, A Floel, EB Ringelstein, H. Henningsen. Fuente: Departamento de Neurología de la Universidad de Münster, Alemania.

[388]   Marc Dax (1771-1837) fue un neurólogo francés, acreditado por descubrir el vínculo entre el daño neurológico en el hemisferio izquierdo, hemiplejia del lado derecho, y una pérdida de la capacidad de producir el lenguaje (afasia). Presentó su descubrimiento, basado en las observaciones de tres pacientes en Montpellier, en la Academia Francesa de las Ciencias y se publicaró en 1836, y las lesiones de la mitad izquierda del encéfalo coincidente con el olvido de los signos de pensamiento. Murió un año después, y por lo tanto su descubrimiento permanecido en la oscuridad. Sucedió 25 años antes de que Paul Broca, describiera el área de la palabra.

cerebrales del hemisferio dominante en los zurdos (el HD) causa deterioro del lenguaje oral y escrito. Para aclarar la relación entre la lateralidad y dominio del lenguaje en sujetos sanos, se midió directamente por lateralización funcional sonografía Doppler transcraneal en 326 individuos sanos utilizando una tarea de lenguaje oral. Estos resultados demuestran claramente que la relación entre el uso de las manos y el dominio del lenguaje es un fenómeno natural [389].

La teoría de la Zurdera por traumatismo o lesiones, contempla datos como que los zurdos con historias clínicas de daños neurológicos precoces[390] presentan una probabilidad tres veces más alta de dominancia cerebral derecha. Ha quedado claro que el HD no suple las funciones del HI., luego precisarían una clara rehabilitación y tratamiento del área lenguaje[391].

Relación entre el uso de la mano izquierda y el lenguaje

Vemos que en el 90 y el 95 % de los casos, el lenguaje se asienta anatomofuncionalmente en el hemisferio izquierdo. El sustrato neuronal de la especialización del hemisferio izquierdo para la función lingüística está presente desde el nacimiento. Se concede que en un 7% de los casos pueda ser ejercido el gobierno lingüístico por el H. D. Los casos de dominancia lingüística no izquierda han sido atribuidos mas bien a producto de lesiones o inmadurez en el lado izquierdo, no a capacidad lingüística diestra. "La exactitud de respuesta a estímulos verbales (con procesamiento analítico del HI), es mayor sobre el hemicampo perceptivo derecho": Broca 1881, S. Torey (mano-ojo-pie) 1915-1940, Davis A.E. & Wada J. A (1949)[392], Mortiner Mishkin and D.Forgay 1952[393], J, Baptiste Bouillaud 1865[394].

---

[389]   *La lateralidad hemisférica y dominio del lenguaje en los seres humanos sanos* (traducido), *autores: S. Knecht,* (Departamento de Neurología de la Universidad de Münster), B. Dräger, M. Deppe, L. Bobe, H. Lohmann, A. Flöel, E.-B. Ringelstein, y Henningsen.

[390]   BGG: «Este es el ámbito de actuación mayoritario (en falsas zurderías), mostrado en algún caso en el último capítulo, en que lesiones o patologías se expresan con zurdería y distintos trastornos cognitivos, ejecutivos y psicológicos, con importantes problemas escolares».

[391]   Hécaen y Ajuriaguerra, 1963; Harris, 1980

[392]   Davis AE, Wada JA. Lateralización de dominio del habla mediante el análisis espectral de los potenciales evocados J Neurol Neurosurg Psiquiatría 1977 Jan, 40 (1). J. Wada. Un nuevo métodopara la determinación de la dominancia hemisférica cerebral del habla. Un informe preliminar de la inyección intra-carótida amital de sodio en el hombre. Igaku a Seibutsugaki, Tokio, 1949, 14, 221-222. Wada, J. (1997). Temporada Juvenil Revisited. Cerebro y Cognición, 33, 7-10.

[393]   *Mishkin, M. y Forgays, DG Word* "reconocimiento como una función del locus retinal". J. Exp. Psychol 43:. 43-48, 1952.

[394]   Jean-Baptiste Bouillaud (1796-1881) Internista francés. Es considerado como el vínculo entre Franz Joseph Gall (1758-1828) y Pierre Paul Broca (1824-1880). Recibió parte de su formación clínica de *Gall,* y fue miembro fundador de la Sociedad Phrénologique que se organizó en París tres años después de la muerte de Gall. En su publicación de 1825 argumentó sobre la base de la evidencia clínica de que la pérdida de expresión corresponde a una lesión de los lóbulos del cerebro, y que sus resultados confirman la opinión de Gall en la sede del órgano del lenguaje articulado.

En zurdos verdaderos o ambidextros, sigue rigiendo un predominio unilateral lingüístico del orden del 88% de los casos[395]sobre el bilateral (12%). El control bilateral hemisférico es una excepción que no alcanza al 2%; así y todo se sospecha que la bilateralidad pueda deberse a una indecisión que a un funcionalismo bilateral.

Estímulos considerados "no verbales" (procesamiento sintético del HD) ofrecen mayor respuesta en el hemicampo perceptivo izquierdo, o menor igualdad. Se destaca el papel del hemisferio derecho sobre atributos configurativos y emocionales de caras. Así, y utilizando una expresión sinecdótica, diríamos que el hemisferio izquierdo verá mejor con el ojo derecho, oirá mejor con el oído derecho y sentirá / moverá mejor las extremidades derechas. En personas diestras, el flujo sanguíneo sobre las regiones rolándicas son diferentes al mover una u otra mano.

La escritura no mejora si usamos simultaneamos para escribir (escribir con las dos), pero mejora si existe una buena coordinación sensorio-motriz entrambas. Y desde una correcta lateralización, la agudeza visual o auditiva aumenta si utilizamos ambos ojos o ambos oídos, porque la dominancia presupone organización por una distribución de funciones acoplada.

Existen muchos trabajos que relacionan la preferencia manual, como indicadora de la lateralización cerebral de funciones en relación con los problemas de lectura, porque existe una relación directa entra la preferencia manual, la lateralización cerebral del lenguaje y el rendimiento lector, concretamente con la comprensión lectora. En todos los estudios realizados en escuelas de 2°,3°, y 4° de EGB (o equivalentes de otros países, resulta que los niños zurdos presentan menor comprensión y mayor cifra en trabajos de precisión lectora de oraciones, que se explica por la lateralización en un mismo hemisferio de las funciones del lenguaje y las funciones motrices.

Zurdería y dislexia

La existencia de una alteración en la organización funcional cerebral, como sustrato de la dislexia[396] infantil, ha sido planteada por diversas teorías, a partir de las postuladas por Samuel Orton [397], acerca de la relación entre dominancia cerebral y lateralidad periférica (v. capítulo "Problemas"-Dislexia).

---

[395]   Armando Estévez González. Tesis doctoral. Universidad de Barcelona 1991.
[396]   Lateralidad manual, disfunción cerebral y dislexia: Dra. Amanda Céspedes C.1; Psic. Jaime Berneosolo B.2; Psic. Luis Bravo V.3; Sr. Artuio Pinto G.4,
[397]   Samuel Torrey Orton, neurólogo estadounidense, entre 1925 y 1948 esculpió la evolución del estudio de la dislexia (Orton, 1925, 1930. Docente e Investigador Departamento de Educación Especial (Facultad de Educacion, Universidad Docente) e Investigador del Departamento de Educación (Universidad Católica de Chile)- Investigación llevada a cabo con ayuda de la Dirección de Investigación de la Universidad Católica de Chile (DIUC) y del Consejo Superior de Ciencias (COVICYT)

El carácter familiar disléxico se ha establecido en algunos estudios, llegando a concretar que se hallaron antecedentes disléxicos en un 77% - 79% de los casos de dislexia. Y se llega a revelar el ligámen de la dislexia a un "locus del cromosoma 15".

Sin embargo, recientemente, el origen disgenésico de la dislexia ha vuelto a cobrar relevancia, con los hallazgos de Galaburda, Gaschwind[398] y otros, respecto a anormalidades citoarquitectónicas corticales cerebrales, zurdera y dislexia[399]. El criterio más común es que es un trastorno del desarrollo, y que afecta a individuos con un cociente intelectual normal, pero con dificultades para leer y escribir. El 94% de los zurdos, aproximadamente, presentan dificultades de aprendizaje, sobre todo dislexia, mientras que los que no lo son muestran idénticas dificultades un porcentaje de un 1%.

Tabla 38. Porcentaje de zurdos en la población adulta. Se advierte una prevalencia de zurdos manuales (9-10%), no siempre coincidiendo con la mano que escribe. Enn la vista y oído aumenta esta proporción considerablemente. Esta población presentaba una lateralidad cruzada, en distintas partes del cuerpo. Se evidencia faltas de desarrollo psicomotriz en la primera infancia y refuerzo de la segunda. Referencia: estudios de K. J. Saudino y I.C. Mc. Manus (1998).

	Manos	Escritura	Pies	Vista	Oído
Hombres	10,03	9,92	20,45	28,87	40,89
Mujeres	7,96	9,18	13,83	29,17	29,67

Coincidencias entre dislexia y zurdería falsa, patológica o adquirida

Las dificultades individuales en la manualidad surgen independientes del genotipo, y se asocian mas a factores de índole socio-cultural (zurdos contrariados, por ejemplo) y factores adversos ambientales tempranos, pre y perinatales, que pueden afectar al desarrollo cerebral[400].

- Ambos suelen estar zurdos.
- Alteraciones de lateralización, con trastornos perceptivos, visuespaciales y del lenguaje.

y presentado por la Dra. Amanda Céspedes (trabajo de incorporación a la Sociedad Chilena de Psiquiatría, Neurología y Neurocirugía, diciembre 1.985).

[398] (A).Psicólogo, Docente e Investigador Departamento Educacion Especial, Universidad Catolica de Chile. (B) Psicólogo. Director del Departamento de Educacion cerebral.

[399] (A) Galaburda A.M. and Kemper T.L.Cytoquitectonic abnormalities in developmental dyslexia: a case study. Ann Neurol 1979; 6: 94-100. (B) Galaburda: *La dyslexia et le developpement du cerveau. La Recherche. 1985; 16: 762-769.*

[400] (A) Annett M.: The right-shift theory of handednes and developmental language problems. Bull Orton Soc 1981; 31: 103-121. (B) Coren S. and Forac C.: Birth factors and laterality: effects of birth order, parental age and birth stress on four indices of lateral preference. Behav Genet 1980; 10: 123-138.

- Defectuosa motricidad (coordinación visomotora, y psicomotriz).
- Torpeza en movimientos gráficos, difícil esquema corporal.
- Percepción espacial limitada (confusión izquierda/derecha, arriba/abajo).
- El zurdo y el disléxico, suelen tener un hermano o familiar disléxico o zurdo, sin pruebas científicas clínicas previas.

En esta perspectiva se sitúan los numerosos estudios sobre zurdera, entre los cuales cabe destacar a Satz y su descripción de un síndrome de Zurdería Patológica en niños y adultos [401] y a Norman Geschwind, o Peter Behan, quienes descubrieron gran relación entre los trastornos del aprendizaje y trastornos inmunológicos en individuos zurdos, 3 veces más frecuentes que en diestros, como la migraña, 2 veces más frecuente, y los trastornos específicos del aprendizaje, que se dan en el 10% de zurdos y en 2% de diestros[402]. Los zurdos pueden presentar tartamudez (pero más los ambidiestros), autismo o la dislexia, dolencias intestinales y tiroideas, atribuido a las relaciones entre cerebro, sistema inmunitario y diversas hormonas en período gestacional. Entre escolares la frecuencia de zurdera es significativamente mayor en disléxicos que en niños que leen normalmente: 19% de varones y 15% de niñas zurdas en un grupo de disléxicos mayores de 8 años, mientras que en lectores normales la frecuencia de zurdería fue13,6% en varones y 5,5% en niñas [403].

Zurdería y sexo

Suchenwirth (1972)[404], ve en el sexo, un condicionante. Zurdería atribuible a diferencia sexual[405]. En los estudios de investigación, los varones se manifiestan con mayor habilidad para análisis espacial, en un en un 75%, y las mujeres superan al 100% en percepción y en capacidades verbales. El cálculo al 50% en una habilidad diferente cada uno, igual que en habilidades motoras.

Relación entre lateralidad cerebral motora y esquizofrenia

En las dos últimas décadas diversos autores han relacionado el proceso de la lateralización cerebral y la esquizofrenia[406], dado que plantean cuestiones similares: *poseen un componente*

---

[401]   (A) Satz P.: Pathological left-handedness: an explanatory note. Cortex. 1972; 8: 121435, (B) Satz P., Orsini Dl, Saslow W. and Henry R.: The pathological left-handedness syndrome. Brain and Cognition. 1986; 4: 2746.

[402]   Geschwmd N. and Behan P.: Left-handedness: association with immune disease, migraine and developmental learning disorder. Proc Natl Acad Sci (USA). 1982; 79: 5097-5100.

[403]   Peters J.E., Romine J.S. and Dykmon RA.: A special neurological examination of children with learning disabilities. Develop Med Child Neurol 1978; 17: 63-78.

[404]   Richard M. A Suchenwirth: Taschenbuch der klinischen Neurologie, (Manual de neurología clínica).

[405]   Kandel y otros, 2000, pag. 1143.

[406]   Según la investigación que publica la revista estadounidense Molecular Psychiatry, los portadores del gen LRRTM1 tienen más riesgo de padecer esquizofrenia, enfermedad frecuentemente vinculada a desequilibrios poco habituales de las funciones del cerebro. Estudio "Nature: LRRTM1 on chromosome 2p12 is a maternally suppressed gene that is associated paternally with handedness and schizophrenia// Molecular Psychiatry (2007) 2, 1129–1139; doi:10.1038/sj.mp.4002053;

genético no precisado, y en ambas se ha observado una posible influencia de daño perinatal y la variable sexo también es importante en ambas[407], la esquizofrenia con añadidas anomalías en la lateralidad.

El LRRTM1, es el primer gen descubierto en relación al uso de las manos, que caracteriza a los zurdos, pero sobretodo la esquizofrenia. Se perfila como la clave de la zurdera y/o esquizofrenia (v. zurdería y genética). No es el único gen que interfiere, y probablemente saldrán más en el futuro. En la comunicación científica (de la que citamos parte del resumen), se exponen los conocimientos actuales de dominancia cerebral y esquizofrenia y se discute el caso de un paciente que debuta con un síndrome negativo tipo II de Crow[408] y una inversión en la preferencia manual-crural (pierna) de derecha a izquierda, la cual se extingue tras la instauración de tratamiento neuroléptico.

Causas de la zurdería

Hipótesis de las causas. La zurdería puede ser el resultado de diferentes factores, entre ellos genéticos, culturales y patológicos; estrés del nacimiento y su incidencia en la lateralidad, además de traumatismos que puedan sufrir, y el estado inmaduro del desarrollo fetal en prematuros o incidencias neonatales de origen respiratorio o circulatorio. Pero va cobrando fuerza la hipótesis de la influencia de la testosterona, con influencia inmunológica y como factor de menor desarrollo (debilidad) del HI. Pero asegurar una zurdera genética, podría ser determinante con el cariotipo, gracias al avance de los estudios genéticos, para trabajar específicamente las disfunciones en este sentido. La familia tendrá que valorar más los procesos de aprendizaje, informándose.

El neurodesarrollo. Se han publicado anormalidades en la estructura cerebral de la esquizofrenia. Las alteraciones más ampliamente estudiadas implican a la corteza cerebral, pero también se han descrito efectos sobre el hipocampo (muchos estudios han encontrado reducciones en el tamaño del hipocampo en sujetos esquizofrénicos)[409]. Líneas de evidencia implican cambios en la organización sináptica y en la conectividad. Anthony Grace[410]y

---

published online 31 July 2007. Científicos de la Universidad de Oxford- Dr. Clyde Francks (director de la Invesigación): Gen LRRTM1, importante para analizar la asimetría y muchas enfermedades psiquiatras.

[407]   Mª José Martínez Herrera*; Lorena García Fernández**; Antonio Germán Alcántara Lapaz***. * Hospital General Universitario de Murcia (España) ** Unidad de Salud Mental de Toscar, Elx, Alacant (España) *** Médico Psiquiatra USM Toscar.

[408]   Tipologia de Crow (1985): Aspectos clínicos de las esquizofrenias. Tipo I: sintomatología positiva, mejor ajuste premórbido, mejor respuesta, sin daño, proceso neuroquímico- Tipo II: sintomatología negativa, peor ajuste premórbido, peor pronóstico, alteraciones cognitivas, alteraciones estructurales cerebrales (lóbulo temporal).

[409]   Harrison PJ (2004). «The hippocampus in schizophrenia: a review of the neuropathological evidence and its pathophysiological implications». Psychopharmacology (Berl.) 174: pp. 151–62.

[410]   Goto Y, Grace AA (2008). «Limbic and cortical information processing in the nucleus accumbens». Trends Neurosci 31.

colaboradores han sugerido (basándose en trabajos experimentales con animales), que la disfunción del hipocampo podría producir una alteración de la liberación de dopamina en los ganglios basales y por ello afectar indirectamente la integración de información en la corteza prefrontal. Otros han sugerido que la disfunción del hipocampo podría explicar los problemas en la memoria a largo plazo, que frecuentemente se observan en los esquizofrénicos[411].

Las alteraciones en el riego cerebral o metabólicas del feto generan zurdería (porque el HI se afecta fácilmente; en el apartado siguiente vemos la vulnerabilidad del HI). También cerebros inmaduros en partos prematuros (entre 33 y 36 semanas de gestación), que por circunstancias prenatales adversas hayan sufrido alguna lesión o no haya desarrollado éste área adecuadamente.

Vulnerabilidad del hemisferio izquierdo y testosterona

En primer lugar informamos de que el Hemisferio Izquierdo es más sensible ante noxas (daños) isquémicas durante el desarrollo prenatal debido a una menor vascularización. Dicha susceptibilidad podría facilitar lesiones isquémicas focales o difusas dando lugar a una alteración en la lateralidad manual, facilitando su conversión hacia la zurdera e incluso si el hemisferio derecho también se encontrara dañado podría dificultar la preferencia manual diestra.

Preferencia Manual, trastornos del Sistema Inmunológico y Dislexia

Los científicos N. Geschwind[412] y Behan P. (1982; 1984) elaboraron una hipótesis que postula un agente patológico común causante de la dislexia, de la preferencia manual izquierda y, en alguna medida, de las enfermedades de tipo inmunológico. Tras una extensa revisión, los autores señalan tres grupos de evidencias que fundamentan la relación entre esos tres factores:

- Una elevada presencia de sujetos zurdos entre las personas con enfermedades de tipo inmunológico y entre los sujetos con alteraciones en la lectura. Además, la constatación de una elevada proporción de sujetos disléxicos que sufren de enfermedades de tipo inmune.
- El desarrollo ontogenético asimétrico de los hemisferios cerebrales, con un desarrollo posterior del hemisferio izquierdo.
- El enlentecimiento producido por la testosterona sobre el desarrollo del hemisferio cerebral izquierdo.

---

[411] Boyer P, Phillips JL, Rousseau FL, Ilivitsky S (2007). «Hippocampal abnormalities and memory deficits: new evidence of a strong pathophysiological link in schizophrenia» *Brain Res Rev* 54: p 92.

[412] Norman Geschwind (8/01/1926-4/11/1984), Neurólogo americano, explorador de la conducta. Síndrome de Geschwind, de personalidad: sexualidad alterada, asociado a epilepsia del lóbulo temporal, en el hemisferio izquierdo.

La asociación sugerida por estos autores plantea que la disfunción del sistema inmune, la preferencia manual izquierda y la dislexia, están causadas por la exposición a una actividad anormalmente elevada de testosterona en la vida fetal y/o a una elevada sensibilidad a la testosterona durante este periodo. Obviamente, los efectos que produzca la testosterona serán mayores en los varones que en las mujeres, dado que los testículos fetales adquieren entre la séptima y octava semana de gestación la capacidad de secretar esta hormona masculina.

La hipótesis de estos autores propone que la testosterona enlentece el desarrollo neuronal en el hemisferio izquierdo favoreciendo la dominancia del derecho, y simultáneamente, afecta al desarrollo del sistema inmune (Norman Geschwind y Albert Galaburda[413]-1987), dando lugar a la aparición posterior de trastornos en este sistema. Y que la presencia de testosterona en el desarrollo fetal disminuiría el perfeccionamiento del hemisferio izquierdo, favoreciendo el desarrollo del hemisferio derecho. Y es porque la acción inhibidora que esta hormona masculina ejerce mayormente en el hemisferio izquierdo, significando que el hemisferio derecho crece más rápidamente, lo que altera la organización cerebral, y en algunas personas una dominancia de la mano izquierda. Otra teoría dice que la exposición a altas dosis de testosterona antes del nacimiento puede inducir a la zurdera.

Los autores postulan que durante la vida intrauterina, la testosterona retrasa selectivamente la migración neuronal y su ensamblaje en el hemisferio izquierdo, especialmente en el *Giro Temporal Superior* (área principal de percepción auditiva – Fig. 29). *Este efecto tendría dos consecuencias: 1)* Ciertas áreas del hemisferio izquierdo se verán retrasadas en su desarrollo, resultando una dominancia del hemisferio derecho. 2) Como resultado de este cambio en la dominancia cerebral, la preferencia manual, biológicamente programada en la mayoría de la población en el hemisferio izquierdo, pasa a ser controlada por el hemisferio derecho. Estudios mas recientes sugieren una interesante correlación entre lateralidad y sistema inmunológico.

Además, durante la vida fetal, el sistema inmune está también desarrollándose, y hay estudios que apoyan la hipótesis de que el timo fetal controla el desarrollo de los linfocitos, responsables del reconocimiento de los anticuerpos y de prevenir la autoinmunidad. La testosterona tiene un importante efecto inhibidor en el timo, en la vida intrauterina y después del nacimiento. Por lo que, junto al efecto de la testosterona sobre el desarrollo del hemisferio izquierdo, se produciría otro sobre la maduración del sistema inmune al inhibir el desarrollo talámico. También se puede relacionar con la mayor incidencia de anomalías de lenguaje en los varones (Behan 1982). La abundancia de testosterona, mucho mayor en

---

[413] Norman Geschw y Albert Galaburda propusieron que la plasticidad cerebral puede modificar significativamente la asimetría en una fase temprana de la vida y derivar en patrones anómalos de organización hemisférica. Un factor fundamental de esta teoría es la acción hormonal masculina ligada al sexo, la testosterona, en la alteración de la organización cerebral durante el desarrollo. En cinco de entre ocho enfermedades inmunológicas, el número de zurdos era mayor que en los de la población general.

hombres que en mujeres, explica la mayoría de hombres zurdos, pues lo fetos masculinos están sometidos a la influencia de mayor cantidad de esta hormona masculina.

La preferencia de mano está asociada con los niveles de testosterona y el polimorfismo del gen del receptor de andrógenos[414]. La exposición del sistema nervioso central a los andrógenos durante el período inicial del desarrollo desempeña un papel en el establecimiento de una preferencia de mano en los hombres. Un nuevo mapa genético basado en niños con dislexia aclara la relación entre el uso preferente de una de las manos y trastornos del lenguaje. La exposición a altas dosis de testosterona antes del nacimiento puede inducir a la zurdera.

La Testosterona, tiene un importante efecto inhibidor en el timo. Otro efecto de la hormona Testosterona, es (mayor en hombres que en mujeres) es la mayor incidencia de zurdos y deficientes de lenguaje y cognición en la población masculina [415].

Otros descubrimientos. En otro estudio, la neurocientífica Sandra Witelson (1999)[416] y la investigadora Debra Kigar, encontraron que los zurdos tienen una región del cuerpo calloso posterior más grande que los diestros. También han encontrado que es más grande en los hombres homosexuales que en los heterosexuales. Y se han descrito los efectos alteradores de la asimetría cerebral en experimentos con ratones, debido al estrés y a la influencia de corticosteroides y hormonas sexuales [417].

Los fórceps y traumatismos infantiles

Los traumatismos craneoencefálicos (TCE) provocados por los fórceps, como maniobra perinatal pueden ser una causa de traumatismo en el córtex del recién nacido, dañando las áreas parieto-temporales, con alteraciones de organizaciones funcionales cerebrales,

---

[414]   Hampson E, Sankar JS., coordinador del Centro de Genética Humana Wellcome Trust de la Universidad de Oxford (Reino Unido). Es debido a que el gen AR se encuentra en el cromosoma X, que proporciona un puente potencial de las teorías genéticas de lateralidad, de la existencia de un locus ligado a X importante en el establecimiento de preferencia de mano. *Neuropsychologia. 2012 Jul; 50 (8): 2018-25 Epub 9 de mayo 2012.*

[415]   Reed WL, Clark ME, Parker PG, Raouf SA, Arguedas N, Monk DS, Snajdr E, Nolan V, Ketterson ED (May 2006). «Physiological effects on demography: a long-term experimental study of testosterone's effects on fitness». Am. Nat. 167 (5): pp. 667–83. doi:10.1086/503054. PMID (PubMed Unique Identifier) 16671011. Resumen divulgativo – ScienceDaily.

[416]   Sandra Witelson, directora de un equipo de neurocientíficos, descubrió en el cerebro de Einstein: 1) el lóbulo parietal inferior es un 15% mayor de lo normal, lo que *pudo servirle para albergar un mayor número de neuronas y, por tanto, de conexiones nerviosas en esta zona.* Su equipo asegura no haber visto nada igual en los cerebros que han estudiado hasta ahora. 2) La Cisura de Silvio es inexistente, así que la región parietal inferior no está separada por esta cisura como lo está en el resto de cerebros que el grupo de Canadá ha analizado. El patólogo Tomas Harvey de 86 años conservaba el cerebro en su casa, en un frasco con fragmentos del tejido, y el fax que envió a la Universidad de McMaster (Hamilton, Ontario, Canadá), ofreciéndolo para su estudio, fue aceptado porla Dra. Witelson, directora de ese centro, que tiene un banco de 100 cerebros normales, lo comparó y su trabajo lo publicó "The Lancet", firmado por Sandra Witelson, Debra Kigar y el Dr. Harvey.

[417]   Bradshaw y Rogers, 1993, pag.143 y sigs.

como deslateralización; y en caso de ventosa, occipitales. En la infancia son frecuentes los traumatismos, igualmente sin seguimiento clínico posterior, cuyas secuelas se evidencian en la segunda infancia o la adolescencia, cuando el nivel de exigencia escolar es mayor, viéndose abocados al fracaso escolar, sin la intervención adecuada.

Los ultrasonidos en el feto y el factor inmunológico de los zurdos

Una idea popular es que los escáneres por ultrasonidos pueden afectar al cerebro del niño no nacido, causando que en mayor número desarrollen una personalidad zurda en comparación a los que no reciben ultrasonidos. Estas frecuencias se emplean para detectar posibles anomalías (ecografía fetal, fisioterapia, ultrasonoterapia). Un autor dice: "…encontramos una posible asociación entre la ultrasonografía de rutina in útero y la preferencia subsecuente por una mano que no es la derecha en niños de primaria".

Zurdería y genética

Recordamos que el hipocampo, tratado en el apartado de "Sistema Límbico" (fig. 3), es un área relacionada con varias regiones de la corteza cerebral, por lo que se considera un sistema, que se ubica al interior del lóbulo temporal y se asocia a la llamada memoria episódica y a la memoria espacial. Sin embargo, este aspecto de relevancia en la Lateralidad, también depende, como citamos, de otras estructuras nerviosas. Así, el lóbulo parietal parece ser importante en relación al conocimiento espacial, tipo de memoria que parece estar presente en diferentes áreas de la corteza de ese lóbulo, en cada una de las cuales puede tener un tipo de representación diferente. La investigación con ratones ha permitido entender algunos procesos cognitivos como el aprendizaje y la memoria, y la codificación de la memora espacial en el hipocampo.

Como los zurdos se correlacionan con la asimetría cerebral y es una característica "izquierda-derecha", los genes implicados en el desarrollo de la asimetría izquierda-derecha se han considerado como genes candidatos. En análisis de genes candidatos de las familias nucleares de padres diestros con niños zurdos. Se identificó en la NODAL y DNAHC13 regiones candidatas en el cromosoma 10[418].

Chamberlain [419], en 1928, dice que la lateralidad de los padres determina de modo relativo la de sus hijos: el porcentaje de niños zurdos nacidos de dos padres zurdos se elevaba al 46 %; este porcentaje bajaba al 17 % cuando solo uno de los padres era zurdo y caía al 2 % cuando los dos padres eran diestros. Dos décadas después (Rife, 1940 y 1951), se efectuaron estudios partiendo de una muestra de más de 700 familias, dando porcentajes parecidos: 92,4 % de niños diestros en hijos de padres diestros; 80,5 % de padres de lateralidad opuesta y 45,5 % de padres zurdos

---

[418]   *European Journal of Human Genetics 10*, 623-630 doi:10.1038/sj.ejhg.5200851.
[419]   Harry David "H.D." Chamberlain (Scipio, 1886- 11/04/1967, Ovid, NY.

encontró que el 50% de los niños eran zurdos cuando los dos progenitores eran zurdos; el 16,7% si sólo lo era un progenitor; y el 6,3% si ninguno de los dos progenitores eran zurdos.

De los estudios e investigaciones incesantes e internacionales, con resultados en la misma línea se deduce que la heredabilidad de la preferencia de mano (izquierda / derecha) se ha estimado en un 25%, lo que significa que el ambiente tiene una fuerte contribución en la elección observada en el uso de las manos en comparación con otros rasgos [420]. Como carácter genético no es muy abundante (Sarah E. Medland et al., 2006) [421]; solo a modo de comparación, diremos que el autismo tiene una heredabilidad del 90% - 80%, y la dislexia 40-70%, y esto se refleja en el hecho de que el 85-90% de las personas son diestras y no hay poblaciones conocidas en el mundo en el que los zurdos sean mayoría.

La distribución funcional asimétrica de los centros de control corticales ha conducido a proponer la hipótesis de que refleja una especialización de la circunvolución angular izquierda para el almacenamiento de secuencias de movimiento y de la escritura cursiva (con alguna posible ampliación en el giro supramarginal), y del hemisferio derecho la programación del motor de la salida motora de la escritura [422]. Es la lateralidad la consecuencia de la asimetría cerebral, atributo humano, como característica importante, que pone en juego la dominancia o especialización hemisférica para ejercer ciertas funciones; el izquierdo normalmente controla el habla y el lenguaje, y el lado derecho las emociones. Pero consideraremos algunas peculiaridades que esclarecen la elección de uso de la mano izquierda (de niños no zurdos), cuyo origen en lesiones cerebrales que afectaron al córtex, nada tiene que ver con la genética, como tampoco los procesos lesivos acaecidos durante el desarrollo prenatal, pero que pueden presentar una zurdería de uso, siempre acompañada de otros trastornos en los aprendizajes.

Annett y Collins R.L. (1970), indican que los factores genéticos juegan un papel, pero no permite afirmar que intervengan solos. Annet, en 1974, propone el "Modelo con un gen" de desplazamiento hacia la derecha (gd+) de la destreza manual; como predominio del hemisferio izquierdo:

- Los que lo poseen serían diestros.
- Los demás se distribuirían al azar entre diestros y zurdos, según el entorno, ("la teoría de Annett"). Que la lateralidad resulta de la acción de un gen que tiene dos alelos diferentes, uno dominante para el alelo derecho (D) y el otro recesivo para el lado izquierdo (g). El niño que hereda el alelo (D) de cada padre llega a ser diestro así como el

---

[420]   William Brandler, De Oxford: *PCSK6 se asocia con zurdería en las personas con dislexia.* (2010) TS Scerri, WM Brandler, S Paracchini, AP Morris, SM Ring, JB Talcott, J Stein, Mónaco AP. Hum Mol Genet. 9/nov. PMID: 21051773.

[421]   La Dra. Sarah Medland es Miembro de Future ARC trabaja en las áreas de población y la genética cuantitativa en el Laboratorio de Genética Epidemiología, QIMR. Trabaja principalmente en psicopatología (conductas de uso de drogas y Déficit de Atención / Hiperactividad) y la biometría, con niños y adolescentes Completó la licenciatura en Psicología en la Universidad de Queensland (UQ) en 2001 (con honores). Doctorado (2006) en Epidemiología Genética.

[422]   McKeever WF. Universidad de Toledo, Ohio, EE.U. Lateralidad. 2004 Apr. (PMID: 15382715).

que tiene el genotipo (Dg) y el zurdo tendría el genotipo (gg). La teoría de Annet atribuye las alteraciones de lateralidad (zurdería) a otros factores:

- Los prenatales y algunas patologías (enfermedades de la madre o drogas que afectan al desarrollo del hemisferio izquierdo).
- Presiones sociales (cambio de manualidad para la escritura).
- Adopciones.
- De carácter familiar?: En 1981. Porac y Coren establecieron una mayor relación entre la lateralidad materna y la filial que entre ésta y la paterna.
  o Estudios citados por Springer y Deutsch (2001)[423] concluyen que siendo diestros ambos padres, tienden a generar un 2% de hijos zurdos; entre los padres zurdos y diestros un 17% de hijos son zurdos, y cuando los padres son ambos zurdos, la oportunidad de que los hijos lo sean, es del 46%. En la población general, un 10% son zurdos. En el caso de gemelos ese porcentaje se dobla: un 20% de ellos son zurdos, con mayor incidencia de problemas neurológicos, tal vez causado por el pequeño espacio en el útero[424].

Universidad de Oxford (Reino Unido), (31/07/2007): **Uso mano izquierda - asimetría cerebral - esquizofrenia.** El Dr. Clyde Francks[425] y su equipo (31/07/2007), del Departamento de Genética Humana de la Universidad de Oxford (Reino Unido), descubrieron el gen "LRRTM1",. *Nature: LRRTM1 on chromosome 2p12 is a maternally suppressed gene that is associated paternally with handedness and schizophrenia.* Por eso los investigadores no se sorprendieron cuando encontraron un gen de la destreza, que denominaron **LRRTM1**[426]: NX_Q86UE6LRRTM1 también mostró un posible efecto en el riesgo de desarrollar esquizofrenia, porque en el cromosoma 2p12, se asocia con esta enfermedad, que afecta a una de cada 100 personas en todo el mundo, y produce problemas de percepción y alteraciones graves de conducta. Explicaban que puede desempeñar un papel en el desarrollo de las estructuras del prosencéfalo (Figs.14-2-3) específicas, al influir en la diferenciación neuronal y conectividad, con un posible papel en el tráfico intracelular dentro de los axones.

Afirman que *este gen modifica el desarrollo de la asimetría funcional de la cognición humana, el comportamiento y las emociones en el cerebro, produciendo una inversión de la dominancia en la lateralidad en los individuos que lo poseen* (el 20% de la población).

[423]   Springer, S.P. y Deutsch, G.. Cerebro Izquierdo, Cerebro Derecho. Ariel. 2001.

[424]   Springer S. Y, S: Time monografías en lateralidad- Monografía AD. Cerebro izquierdo, cerebro derecho. 1991. Barcelona: Gedisa

[425]   Clyde Francks, especialista en genética de la Universidad de Oxford e investigador del *Wellcome Trust Centre* para genética humana. Director de la investigación.

[426]   "LRRTM1 en 2p12 es un gen del cromosoma materno suprimida que está asociado paternalmente con lateralidad y esquizofrenia". Nature: LRRTM1 on chromosome 2p12 is a maternally suppressed gene that is associated paternally with handedness and schizophrenia. El estudio de investigación ha involucrado alrededor de 40 científicos de 20 centros distintos en diversas zonas del mundo, llevado a cabo por la Universidad de Oxford, ha revelado un gen al que se ha llamado LRRTM1 (Leucine-rich repeat transmembrane neuronal protein 1: Repeticiones ricas en leucina proteína transmembrana neuronal 1); es una proteasa que escinde el eje izquierda-derecha determinación de proteína NODAL.

Fuerte relación entre una variante de un gen llamado "PCSK6" y habilidad manual en relación a niños con dificultades de lectura. El profesor Tony Monaco[427,] líder del grupo que hizo este descubrimiento, comenta: "A pesar de la conocida función biológica de PCSK6, este es el primer estudio que le implica en el uso de las manos. El hecho de que esta asociación también parece ser evidente en las personas con dislexia ofrece una pista interesante para explorar si existe un vínculo entre la zurdera y la relación con los trastornos del lenguaje ".

El producto proteico del gen PCSK6 interactúa con otra proteína llamada NODAL. Experimentos previos han demostrado que NODAL juega un papel clave en el establecimiento de asimetría izquierda-derecha al principio del desarrollo embrionario. Esto sugiere que las variantes genéticas de PCSK6 pueden tener un efecto sobre el patrón inicial izquierda-derecha del embrión, que a su vez influye en el desarrollo de la asimetría del cerebro, y por lo tanto lateralidad.

La sordera impide una construcción natural del lenguaje y explica el predominio de zurdos entre sordos de nacimiento (zurdería patológica, como síntoma concomitante).

- Antecedentes disléxicos familiares: En 77-79 % (locus del cromosoma 15).
- Natural contralateralidad motriz: Petit (1.710), Cirujano francés.
- Lateralidad cruzada: El 60 % de niños sanos (Sovak).
- Son ambidextros: El 100% de los sordomudos.
- Lateralidad manual diestra: Correspondiente con lenguaje.
- Las irritaciones o focos (neuronales) del córtex pueden llevar a una zurdería.

La zurdera, resultado de varios factores, no identificado el único gen. Hay indicios de que los zurdos pueden ser a veces el resultado de diferentes factores: culturales, patológicos y genéticos, aunque éstos últimos pueden ser debidos a la falta de importancia de los procesos de aprendizaje dentro de la familia, algunos por el estrés del nacimiento y su incidencia en la lateralidad, además de traumatismos que puedan sufrir y la inmadurez del desarrollo fetal en prematuros o incidencias neonatales de origen respiratorio o circulatorio.

En 1996, el genetista Amar Klar[428] sugirió que un único gen hacía que una persona fuera diestra, y aseguraba, en que el 80% de la población expresaba este gen y los que no lo hacían tenían las mismas posibilidades de ser diestros o zurdos. "Por el momento este gen huidizo

---

[427] *Anthony P. "Tony" Monaco* (born October 10, 1959), líder del estudio GWAS, Centro Wellcome Trust de Genética Humana de la Universidad de Oxford, Drive Roosevelt, Oxford OX3 7BN, Reino Unido. Decimotercer Presidente de la Universidad de Tufts el 1 de agosto de 2011. Un genetista distinguido, había servido como el Pro-Rector de Planificación y Recursos de la Universidad de Oxford desde 2007. Presidente Mónaco es un líder consumado, científico y docente.

[428] El Dr. Amar J. S. Klar (1/04/1947, Lyallpur, Punjab, India), Ph.D. Jefe de la Sección de Genética del Desarrollo, Investigador Principal. Bacteriólogo y Genetista, Investigador Principal, Sección de Genética del Desarrollo, regulación génica y cromosómica Laboratorio de Biología, Centro de Investigación del Cáncer y Jefe de la Sección de Genética del Desarrollo. Instituto Nacional del Cáncer, Institutos Nacionales de Salud, Frederick, MD, EE.UU.

no ha sido aún identificado, aunque muchos expertos no creen que el predominio de una mano sobre la otra sea una cuestión "tan simple". Cuando el gen está activo, determina la persona diestra. El 20 % lo tendría apagado (zurdos)". En el 2000 planteaba que la mayoría de las personas tienen un gen dominante específico que hace que sean diestras. Pero, según esta teoría, cerca del 20% de la gente carece del gen diestro, y los que no lo tienen, conservan un 50% de posibilidades de ser diestro o zurdo. Explica: "algo que deja perplejos a los genetistas: ¿cómo pueden los gemelos que tienen la misma composición genética usar manos diferentes, como sucede en el 18% de los casos?". El Dr. Klar cree que a estos gemelos les falta el gen diestro y cada uno de ellos tiene las mismas probabilidades de ser diestro o zurdo. Nos lo confirma en el 2012.

El que una persona tenga o no este gen es una función de la genética convencional, igual que el color de los ojos. Suponiendo que el gen exista, todavía tiene que ser identificado. Klar pretende hacer pruebas genéticas a 100 familias para intentar aislar un gen diestro. El que una persona tenga o no tenga este gen es una función de la genética convencional, igual que el color de los ojos. Suponiendo que el gen exista, todavía tiene que ser identificado.

Estrés de nacimiento

Condiciones extremas (estrés ambiental y psicológica de la madre) crean la hipoxia del hemisferio izquierdo, más sensible que el derecho en el embrión. Dicha inhibición del hemisferio izquierdo, lleva al hecho de que sólo este (y no la mano dominante), se desplaza, y el embrión se convierte en zurdo con el dominio del cerebro derecho. El alto porcentaje de zurdos entre los gemelos y los bebés prematuros (que no puede atribuirse a las lesiones mecánicas del cerebro en el útero o durante el nacimiento) confirma la hipótesis de la hipoxia fetal. Lesiones en un hemisferio cerebral del bebé, durante el embarazo o los primeros meses de vida, pueden inducir a que uno de ellos se desarrolle más, en el caso que sea el hemisferio izquierdo el lesionado, supuestamente se desarrollará zurdera. Se conoce también que los gemelos desarrollan un lado dominante, como un espejo. Se han visto casos donde uno de los gemelos no logra desarrollarse a punto y este es absorbido por el otro.

Disminución de la supervivencia de los zurdos

La teoría de "los Marcadores Infrecuentes", de *Alan Sealerman*[429], aunque no explique la zurdería describe una asociación entre varias condiciones particulares, como algún marcador infrecuente, y ciertos problemas psicológicos comentar fuente)[430]. En concreto, la posibilidad de que un zurdo padezca alguna lesión neurológica que afecte a su habilidad manual es casi

---

[429]   El Dr. Alan Searleman, Profesor de Psicología de la Universidad de St. Lawrence: Métodos de investigación, Sensación y Percepción.
[430]   Real Academia de Medicina (1994) Tomo CXI cuaderno segundo, sesiones cientoficas.

41 veces superior a lo que lo es para un diestro [431]. Los estudios [432] han demostrado que el porcentaje de la población de los zurdos disminuye de manera constante la esperanza de vida, de modo que son menos representados en los grupos de mayor edad, al reducir la longevidad, otros estudios recientes han demostrado que los zurdos no son en realidad más susceptibles a los trastornos físicos o psicológicos que los diestros.

Algunos de los riesgos elevados son:

- Factores ambientales que elevan su susceptibilidad para los accidentes (tienen el 89% más siniestralidad en accidentes laborales, domésticos, deportivos, de manipulación y de conducción de vehículos que los que no lo son).
- Que el ser zurdo puede ser un marcador para la neuropatía de nacimiento y estrés laboral, retraso en el desarrollo e irregularidades y deficiencias en el sistema inmunológico debido al ambiente intrauterino hormonal.
- También se presentan algunos factores estadísticos y psicológicos que pueden causar que los zurdos a sean selectivamente asociados con la mortalidad anterior, en mayor proporción que el factor sexo.
- **Coren S.**[433], en datos de 1989 informaron que sugerían que los zurdos eran 1,89 veces más propensos a sufrir lesiones que requirieron atención médica [434].

Nos despistan los CI?

El estado de deslateralización en un niño de elevado cociente intelectual (CI), puede velar el problema, al parecer "zurdo verdadero", ya que en el curso escolar todo le va relativamente bien. Tampoco en este caso se ha tenido en cuenta la correlación cociente intelectual (CI) y rendimiento o resultados personales, porque tampoco se detecta ninguna alarma en este niño, debido a su "satisfactorio" rendimiento. Su comportamiento, por otra parte, puede ser aplicable a otras causas, como pudiera suceder de estar diestro. En tal caso, sucedería que este niño o niña, con talentos extraordinarios, no desarrollaría sus propias capacidades, que fueran extraordinariamente elevadas, pasando inadvertido y dejando de ser excepcional en algún sentido, para el que fuera dotado.

---

[431]   Sr. Oscar Valtueña Borque 12-abril 1994.

[432]   Dres. Coren S, Halpern DF, del Departamento de Psicología de la Universidad de British Columbia, Vancouver, Canadá. *Psychol Bull. 1991 Jan;109(1):90-106.*

[433]   Coren S.. Am J Public Health. 1989 Aug;79(8):1040-1." Ser zurdo y accidentes relacionados con el riesgo de lesiones"// Are fingerprints a genetic marker for handedness? "¿Son huellas de un marcador genético para uso de las manos?", Behav Genet. 1994 Mar;24(2):141-8. PMID: 8024530// Age and handedness: patterns of change in the population and sex differences become visible with increased statistical power ("La edad y el uso de las manos: los patrones de cambio en la población y las diferencias de género se hacen visibles con mayor poder estadístico").

[434]   Hicks RA, Pass K, Freeman H, Bautista J, Johnson C. Department of Psychology, San Jose State University, CA 95192-0189.

Es por este motivo que los problemas de comportamiento escolar o educacional, conviene analizarlos, a fin de detectar y diagnosticar la verdadera etiología, que pudiera ser psicógena, de origen escolar o funcional. En éste último caso, el tratamiento respondería a la clínica, y se ha de atender a la globalidad distorsionada, tratando de reorganizar aspectos encadenados del sistema, desde donde éste se quedó bloqueado. De este modo desaparece el problema escolar, al responder a la causa. El control y pauta en el desarrollo neuromotriz es fundamental para que el sistema corporal (físico y neurológico) quede bien organizado; no obstante, deben controlarse los traumatismos, que pueden comprometer el funcionamiento y la dominancia cerebral.

Personajes Zurdos

Es un hecho científico que las personas zurdas piensan de manera más emocional que lógica y sus capacidades para la política, la pintura o la música, pueden llegar a ser excepcionales. Los zurdos pueden estar más acostumbrados a la reflexión divergente y ser más creativos, siempre pueden descubrir nuevas cosas en los conocimientos elementales al ser más imaginativos. El lenguaje, a pesar de la localización hemisférica izquierda, tiene otros aspectos que le sirven de complemento en el HD. Gracias a esta combinación se completan funciones.

Introducción

Damos paso a una petición curiosa, que también responde a supuestas teorías sobre la inteligencia de los zurdos o diestros de referencia. *El listado presentado es una muestra reducida de personajes considerados zurdos, ilustres, afamados o de renombre.* Muchos de los datos (extraídos de la red), han sido estudiados detenidamente, y se refieren a personajes que en la historia se han conocido como zurdos, más bien que utilizaban la mano izquierda para escribir o firmar. La mayoría de los datos son fehacientes, manifestados por los propios interesados, en ocasiones a través de coetáneos. No obstante echaremos a faltar una constancia clara de estos aspectos, en las biografías, a causa del desprestigio que pudiera conllevar esta condición, en algún ámbito social de su tiempo, aunque en otros casos han quedado las evidencias o testigos.

Dicho esto, observaremos cómo *sus capacidades*, la *modalidad de pensamiento específica* (Tablas: 29-30-31-33), y las características del hemisferio derecho, en los zurdos. Los que han sabido aplicarlas a sus profesiones, sacando rentabilidad de todas ellas, les ha proporcionado el éxito. La *imaginación* de los grandes escritores y pintores; la *estrategia en la guerra*, como en la paz de los líderes serían habilidades a tener en cuenta.

Es un hecho científico que las personas zurdas piensan de manera más emocional que lógica, por lo general. Damasio[435], en su estudio científico comenta cómo la emotividad y los genes también son protagonistas del discurso político. Se trata de los genes MAOA y 5-HTT, ambos relacionados con la estimulación de un neurotransmisor cerebral (la serotonina) que genera bienestar, sociabilidad y confianza. Otros investigadores [436] revelan que, si bien la inteligencia y la razón son necesarias, la visión estrictamente racionalista es incorrecta, lo que demuestra que las emociones y los genes son dos actores importantes en el hacer política.

Los zurdos desarrollan más el hemisferio contralateral correspondiente, el hemisferio derecho [437], que el uso de la mano izquierda ha potenciado de un personaje zurdo (aparente, por lo menos), pero que así constan en la historia escrita, sin que signifique el número de ellos o tendencia social. Bien podrían tratarse de dislexia, en algún caso, o de lateralidad cruzada, pero como indicamos antes, faltan datos ciertos y se conocen como zurdera con el paso del tiempo, por el uso de la mano izquierda (o pierna izquierda en los casos de futbolistas)[438].

Amar Klar, citado genetista, dice que las personas zurdas "tienen un alcance más amplio de pensamiento", y señala el número desproporcionadamente alto de Premios Nobel ganadores, escritores y pintores que son zurdos. El HI maneja el lenguaje, pero uno de cada 10 zurdos manejan ambos hemisferios para el lenguaje, y el resto lo hace con su dominante, el hemisferio derecho. Un espacio mayor dedicado al lenguaje puede dar las habilidades mejoradas de comunicación, como se ve en Reagan, Clinton, y Obama, y sugiere que el zurdo y el ambidiestro son capaces de un razonamiento más complejo. No obstante no se da en otros países, solo 2 británicos de la postguerra primeros ministros han sido zurdos (*David Cameron* y *James Callaghan*).

---

[435]   *James H. Fowler, Christopher T. Dawes y Laura A. Baker* (investigadores de la Universidad de California). El trabajo de estos científicos (publicado recientemente en la revista *American Political Science Review*, reveló que las personas portadoras de una modalidad del gen MAOA (monoamino oxidasa A) y del 5-HTT tienen más actividad social y tienden a implicarse políticamente mucho más que aquellos individuos que no portan esa variante del gen.

[436]   *Antonio Damasio, Robert Entman, el premio Nobel de Economía Kahneman, Daniel Goleman*, en España, el equipo de "el cervell recuperat" de la Universidad Autónoma de Barcelona, han puesto en evidencia que la visión estrictamente racionalista de la política es incorrecta.

[437]   François de la Boe, Sylvius, anatomista francés (1614-1672), (Cisura de). En el siglo XV hubo otro anatomista del mismo nombre, Sylvius (Jacques Du Bois, que describió el huesecillo lenticular).

[438]   François Pourfour du Petit (24 junio 1664-18 junio 1741) anatomista, oftalmólogo y cirujano. Como médico militar, cuenta de que había una correlación sorprendente entre heridas en la cabeza de los soldados y efectos contralaterales motores, que documentó ya en 1710, en un tratado llamado *Lettres d'un des medecin Hopitaux du roi des un autre medecin de amis sesiones*. (Cartas del Hospital de Medicina del rey de otro médico de los amigos de Sesiones).

Estos éxitos pueden servir de alivio y ánimo para el pensamiento de los zurdos[439], que lejos de sentirse ofendidos por ancestrales opiniones de brujería y oscuridades, pueden y deben sentirse seguros (habiendo confirmado neurológicamente su zurdería) para mirar su futuro y la vida con perspectivas de oportunidades y alegría de mejoras personales, como personas responsables, para una sociedad más justa y de valores.

Reproducimos en esta ocasión la anécdota, también curiosa, de un general vietnamita (que también era zurdo)[440] a un periodista[441], en la que va enumerando personajes que ejercieron como mandatarios o reyes, actores o pistoleros, héroes, músicos, científicos y artistas conocidos.

> Explica: *"Ya los zurdos (llamados southpaws en inglés) eran presa favorita para los inquisidores, pues consideraban que tenían antecedentes brujiles, y muchos zurdos fueron quemados también en la Edad Media. Entre los presidentes gringos, varios de ellos escribían con la mano izquierda. James Garfield, quien murió a causa de "malpraxis médica" y no como consecuencia de la bala que recibió en un atentado, Herbert Hoover, Harry Truman (quien fue el compasivo chele que dejó caer dos explosivos sobre Hiroshima y Nagasaki), Gerald Ford (bajo su mandato, los gringos aprendieron a ahorrar combustible por primera vez en la vida), el ex cowboy barato Ronald Reagan, George Bush padre y el alborotado Bill Clinton todos firmaban con la manito izquierda. En la historia gringa, el genial Benjamín Franklin (quien además de ser gran estadista era un multifacético sabio que inventó los lentes bifocales), el general confederado N.B.Forrest (quien se vio en serios aprietos en la Guerra Civil gringa), Albert Henry De Salvo (más tristemente conocido como el estrangulador de Boston), el pistolero Billy the Kid y el asaltante de bancos John Dillinger fueron también zurdos".*

Entre políticos y estadistas

Todos ellos firmaban / firman con la mano izquierda. Como arranque a esta apartado conviene precisar que omitimos datos de algunos presidentes de los EEUU, por lo dudosos, a causa de que los maestros se esforzaban en suprimirlo en sus estudiantes (como sucedió en la mayoría de países), al ser considerada la zurdería una discapacidad, durante los siglos XVIII y XIX, y también faltan referencias concretas. Como es el caso de *Ronald Reagan*, que siendo de dominancia zurda fue forzado por sus maestros y padres para cambiarla, y faltan fotos y

---

439   Los zurdos celebran su fiesta el 13 de agosto, "El Día Internacional del Zurdo", instituido en 1992 por el Club de los Zurdos para celebrar el ser zurdo y concienciar al público acerca de las ventajas y desventajas de ser zurdo.

440   http://www.grupoese.com.ni/2000/bn/12/19/crrMM1219.htm

441   Cecilia Ruiz de Ríos: Narradora de cuento, Historiadora, Periodista empírica, Traductora y Profesora de idiomas, aprendiz de chef, militar en retiro y veterana de guerra. Nació en Managua (4/10/1960). Estudió en Nicaragua y Francia. Ha publicado apéndices educativos de Historia y de Reinas Célebres.

datos, y estaría en la categoría de presidentes ambidiestro (todas las fotografías históricas de la firma de tratados de Reagan muestran la firma con su mano derecha. Igualmente en el caso de *Harry Truman*, de acuerdo con el biógrafo David McCullough. A partir de 2012, cinco de los últimos siete presidentes de los EEUU (seis de los últimos 12), dato estadísticamente significativo, y probablemente significa algo"[442] Contando ya a Truman. En las elecciones de 1992, los tres principales candidatos – G. HW Bush, B. Clinton y Ross Perot - *eran zurdos*.

Alejandro Magno (Alejandro III de Macedonia), "el conquistador macedonio", más conocido como Alejandro Magno. (Pella, 21 de julio de 356 a. C.- Babilonia, 10 ó 13 de junio, de 323 a. C.), fue rey de Macedonia desde 336 a. C. hasta su muerte, en el palacio de Nabucodonosor II de Babilonia. En su reinado de 13 años, cambió por completo la estructura política y cultural de la zona al conquistar el Imperio Aqueménida[443] y dar inicio a una época de extraordinario progreso e intercambio cultural, en la que lo griego se expandió por los ámbitos mediterráneo y oriente próximo Es el llamado Período Helenístico (323-30 a. C.) Tanto es así, que sus hazañas le han convertido en un mito y, en algún momento casi una figura divina, posiblemente por la profunda religiosidad que manifestó a lo largo de su vida. *En algún cuadro posa alzando la espada con la mano izquierda.*

Barack Obama, (Honolulu, Hawái, 4/08/1961). Es el 44° y actual Presidente electo de los EEUU de América. Además, y el 5° legislador afroamericano en el Senado de los Estados Unidos, 3° desde la era de reconstrucción. También fue el primer candidato afroamericano del Partido Demócrata y es el primero en ejercer la Presidencia. Tomó posesión del cargo en enero del 2009 y en octubre del mismo año le fue concedido el Premio Nobel de la Paz por sus esfuerzos diplomáticos en pro del desarme nuclear, la consecución de un proceso de paz en Oriente Medio y el fomento de la lucha contra el cambio climático. El 4 de abril de 2011 anunció el inicio de su campaña de reelección presidencial para el 2012. En una rueda de prensa (1 de mayo de 2011), declaró que un grupo de las fuerzas especiales del ejército estadounidense mató a Osama bin Laden en Pakistán. *Se le ve firmando con la mano izquierda en muchas ocasiones, por ejemplo en el 2009, ordenando cerrar Guantánamo.*

Benjamin Franklin (Boston, 17/01/1706 - Filadelfia, 17/04/1790) fue un político, científico e inventor estadounidense, uno de los Padres Fundadores de Los EEUU. Además del pararrayos, inventó también el llamado "horno de Franklin" o chimenea de Pensilvania (1744), metálico y más seguro que las tradicionales chimeneas; las lentes bifocales, para

---

[442]   Daniel Geschwind (2008), profesor de genética de la UCLA (Universidad de California, Los Ángeles),

[443]   El Imperio Aqueménida o Imperio Persa, es el nombre dado al primer y más extenso imperio de los persas, el cual se extendió por los territorios de los actuales estados de Irán, Irak, Turkmenistán, Afganistán, Uzbekistán, Turquía, Chipre, Siria, Líbano, Israel y Egipto. Su expansión territorial comenzó, durante el reinado de **Ciro II** (559-530 a. C.) Datos de Wikipedia.

su propio uso; un humidificador para estufas y chimeneas; uno de los primeros catéteres urinarios flexibles, para tratar los cálculos urinarios de su hermano John; el cuentakilómetros, en su etapa de trabajo en la Oficina Postal; las aletas de nadador, la armónica de cristal, etc.. Estudió las corrientes oceánicas calientes de la costa Este de Norteamérica, siendo el primero en describir la Corriente del Golfo. Su primera incursión política fue en 1736, participando en el proceso de independencia de los EEUU. Representó en Londres los intereses de Pensilvania. Fue elegido Presidente de la Sociedad para Promover la Abolición de la Esclavitud. *Es difícil encontrar una fotografía cogiendo un bolígrafo, pero sí un puro o un bastón, con la mano izquierda. No obstante, en un dibujo en que se muestran Benjamin Franklin y otros trabajando en las negociaciones de paz de París, se le ve con la pluma en la mano izquierda.*

Benjamín Netanyahu (apodado Bibi), ex mandatario israelí, nacido el 21/10/1949 en Tel Aviv. Criado y educado en Jerusalén, creció en Cheltenham, Pennsylvania, y se graduó en la Escuela Superior de Cheltenham (Condado británico). Posee el título de Arquitectura por el Instituto Tecnológico de Massachusetts (MIT) y un máster en administración. Luchó en la Guerra de Yom Kipur en 1973 y logró el rango de capitán. Fue primer ministro del partido conservador Likud (1996-1999). Como ministro de finanzas, puso en marcha un plan económico claro y agresivo para reactivar la economía israelí y recuperar la recesión causada por la Intifada de Al-Aqsa. Tuvo éxito en la mayoría de sus reformas, incluida la del sistema bancario. *Se le puede ver en escasas fotografías como primer ministro israelí, por ejemplo cuando asiste a la reunión semanal del gabinete en Jerusalén el domingo 9/13/2010, con el folio al lado derecho y dirigiendo la mano izquierda a la pluma; en otro momento (durante una sesión en la Knesset), el Parlamento israelí, a la que asiste para votar sobre el presupuesto de 2011, en Jerusalén, 29/12/ 2010, en que se le ve en la fotografía sujetando bolígrafo y papeles con la mano izquierda (el bolígrafo se suele coger o sujetar con la mano con que se escribe).*

Bill Clinton. (William Jefferson "Bill" Clinton)(1993-2001), (n.19/08/1946), en Hope, Arkansas. Fue el 42° Presidente de los EE.UU. en los periodos de 1993-1997 y 1997-2001, siendo el 3° Presidente más joven de la nación. Antes fue gobernador del estado de Arkansas entre los años 1983 y 1992. Al final de su presidencia, Clinton y su administración dejaban la Casa Blanca con un superávit de 559.000 millones de dólares y una aprobación de su gestión del 66%, la más alta para un presidente de Estados Unidos desde la Segunda Guerra Mundial. Toca el saxofón. *A Clinton se le ha visto escribir con la mano izquierda en un muro de pared en una hoja informativa Presidencial* (http://clinton2.nara.gov/WH/kids/images/bc-jeans.jpg).

Bush (*George Herbert Walker Bush*), (n. Milton, Massachusetts, 12 /06/1924), cuadragésimo primer presidente de los EEUU (1989-1993). Fue piloto de combate en la Armada de los EEUU, durante la Segunda Guera Mundial (1939-1945), volando en 58 misiones. Director de la CIA (1976-1977). Vicepresidente de los Estados Unidos en la administración de Ronald Reagan (1981-1989). Es uno de los miembros principales del Grupo Bilderberg junto con David

Rockefeller y Henry Kissinger. *Aunque es zurdo se vio obligado a usar su mano derecha, del mismo modo que Ronald Reagan.*

Cameron (*David William Donald Cameron*), n. Londres, 9/10/1966, primer ministro británico (desde el 11 de mayo del 2010), el primer gobierno de coalición en el Reino Unido desde la Segunda Guerra Mundial. Estudió Filosofía, Política y Economía en la Universidad de Oxford, con los mejores resultados de su promoción. *Muestra su zurdera sin obstáculos, y se le ve en firmas, incluso en público.*

Carlomagno (Carlos I el Grande), el conquistador macedonio, unificador de las Galias, Monarca germánico que restauró el Imperio en Europa occidental. (Aquisgrán -Colonia, de Renania del Norte-Westfalia, 2/04/742- 28/01/814), hijo del rey franco Pipino el Breve, y Murió en Aix-la-Chapelle, a los 72 años de edad, tras 47 de su reinado). En el 754 acompaña a su padre en diversas campañas militares y conquistas y en la invasión de Italia en apoyo del papa Esteban II frente a los lombardos. El papa Adriano I solicita su ayuda frente a los lombardos (772) y en el año 774 derrota a Desiderio y se convierte en rey de los lombardos. El papa Adriano I le declara protector de Roma. Un año después Inicia la campaña para conquistar y cristianizar a los sajones. En el 778 combate a los musulmanes en la península Ibérica. En el 796 conquista el territorio ávaro[444]. En el 800 el papa León III le corona (en Roma) emperador de Roma. A su muerte (814) es enterrado en la catedral de Aquisgrán (donde falleció). *Fue el rey más influyente de Europa durante la edad media. Fue "un gigante del mundo del arte, las ciencias y las letras". El cuadro "A la muerte de Roldán", le muestra con la espada en la mano izquierda.*

Fidel Castro (Fidel Alejandro Castro Ruz) (Birán, Holguín, 13 de agosto de 1926, entre los políticos de fama mundial, revolucionario y estadista cubano. Primer Ministro de Cuba (1959-1976) y Presidente (1976-2008). Comandante en Jefe de las Fuerzas Armadas Revolucionarias (1956-2008) Primer Secretario del Partido Comunista (1965-2011). Diputado de la Asamblea Nacional del Poder Popular (desde 1976). Abogado, Doctor en Derecho Civil y licenciado en Derecho Diplomático. *Prefiere la izquierda también para escribir.*

---

[444]   El nombre Ávar apareció a entre lo s siglos V y VI, por las escenas históricas. Su origen no está claro; Según la investigación del historiador András Rona-Tas (húngaros y Europa en la Edad Media), los ávaros étnicos se formaron en el centro de Asia en la época clásica a través de una fusión de varios elementos tribales. Rona-Tas sugiere que la turca Oghurs (lengua separada de la turca, conocida como Avar turco, para diferenciarlo de la del Norte del Caúcaso ávaro, hablado por los modernos) emigraron a la estepa kazaja, tal vez hacia el sur para habitar las tierras abandonadas por los hunos. Abarca vastas zonas de Europa Central Oriental. El imperio Avar persistió hasta el siglo IX, abarcando gran parte de la llanura de Paponia (centro neurálgico del estado ávaro). Los ávaroos de Eurasia o ávaros Antiguo, era una confederación nómada bien organizada, gobernados por un Kan, rodeado de un séquito muy unido de guerreros nómadas, característica turca de grupos.

Gerald Ford (n. 14/07/1913 † 26/12/2006), actor y militar, fue el trigésimo octavo presidente de los Estados Unidos, perteneciendo al Partido Republicano. Bajo su mandato, los americanos aprendieron a ahorrar combustible por primera vez en la vida. *Se le puede ver en 1974 firmando con la mano izquierda un documento conjunto con el líder soviético (L. Breznev) y en otras ocasiones, aunque más joven, se le ve enfocar un visor con el ojo derecho.*

Harry S. Truman (8/05/1884 - EEUU, 26/12/ 1972**),** (Lamar, Estados Unidos, 8 de mayo de 1884 – Kansas City, Estados Unidos, 26 de diciembre de 1972) 33° presidente de los EEUU, desde 1945 hasta 1953. De padre agricultor, no asistió a primaria hasta los 8 años. De niño tenía interés por la música, la lectura y la historia, por influencia de su madre. Se graduó y trabajó en algunos oficios locales. En 1940, fue elegido como el 97.º Gran Maestre de los Masones de Misuri. En 1945, fue nombrado 33.º Soberano y Gran Inspector General y un miembro honorario del consejo supremo en Washington D.C. y en 1959, fue galardonado con el premio de los 50 años, el único presidente de los EEUU en llegar a ese aniversario. Odiaba a los judíos (un amigo lo era) y despreciaba a los negros, pero eliminó la segregación racial en el ejército. También le afamó el dejar caer dos explosivos sobre Hiroshima y Nagasaki (1939-45). Se estima que al final de 1945, las bombas habían matado a 350.000 personas en Hiroshima y 270.000 en Nagasaki. («Frequently Asked Questions». Radiation Effects Research Foundation). *El examen de agudeza visual cuando fue a alistarse le dio inaceptable en el ojo derecho, lo que presupone una lateralidad cruzada o una zurdera* [445]*, ésta última supuestamente corregida.*

Hugo Chávez Frías, *otro zurdo contemporáneo.* (n. Sabaneta, Barinas, 28/07/1954), Presidente de la República Bolivariana de Venezuela, militar (ingresó en el Ejército Nacional en 1971, partido político: PSUV (Partido Socialista Unido de Venezuela), desde 2007. Predica la doctrina del eterno enfrentamiento entre pobres y ricos, de un izquierdismo personalizado, y tiene a la sociedad dividida en dos, capaz de despertar odio y amor en la misma proporción. Su lucha contra el cáncer de colon, negado por el gobierno mientras pudo, sale y entra del hospital con bastante frecuencia, hasta que salió del país para tratarse en Cuba, sin apartarle de su autocracia, tan criticada, con aspiraciones de gobernar hasta el 2031. En 2010 es condecorado con la medalla de la llamada alianza atlántica del Sur (SATO) por su "contribución a la mejora de la justicia social" en su país. *Escribe con la mano izquierda.*

Isabel II de Inglaterra, *Elizabeth Alexandra Mary Windsor* (Su Alteza Real la Princesa Elizabeth Alexandra Mary de York), *(n: Mayfair, Londres, 21/04/ 1926) es la actual soberana del Reino Unido y la máxima* autoridad de la Mancomunidad de Naciones y de la Iglesia de Inglaterra. Educada en casa. Su padre Jorge VI reinó desde 1936 tras la abdicación de su hermano Eduardo VIII. Ella llevó a cabo funciones públicas durante la Segunda Guerra Mundial, en

---

[445]   McCullough, David. "Truman". p47 "Naturalmente zurdo, sus maestros le enseñaron a utilizar la mano derecha".

el Servicio Territorial Auxiliar. A la muerte de su padre (1952) se convirtió en jefa y reina de los siete países independientes pertenecientes a la misma. Coronada en 1953 (la primera en televisarse) y el 2º reinado más largo de la historia británica. Casada con el duque de Edimburgo, tuvo 4 hijos. Su especulada fortuna personal, en 2010, tenía un valor neto de alrededor de US$ 450 millones, mas propiedades y castillos. *Como Victoria, Jorge II, Jorhe IV y Eduardo III, son perfectos ejemplares de regios zurdos.*

Jorge II (Jorge II de Gran Bretaña y Hannover), Rey de Gran Bretaña e Irlanda y elector de Hannover (10/11/1683 - 25/10/1760) fue rey de Gran Bretaña y de Irlanda, duque de Brunswick-Luneburgo (en Hannover), fue el segundo soberano de la Casa de Hannover y el último monarca británico que dirigió personalmente sus tropas en una batalla (en Dettingen en 1743). Asimismo, el último soberano inglés nacido fuera de G. Bretaña. *Fue zurdo.*

Jorge IV (Jorge Augusto Federico), del Reino Unido (n. Palacio de St. James, Londres 12/08/1762- m. Castillo de Windsor, Berkshire, 26/06/1830). Primogénito, el mayor de 15 hermanos. Jorge IV fue un monarca que interfirió en numerosas ocasiones en la política (especialmente en el asunto de la Emancipación Católica). Recordado como un príncipe y monarca extravagante y zángano. Al momento de su muerte se asegura que tenía en su poder 7.000 sobres con mechones de cabellos de cada una de las tantas damas, que guardaba como trofeos. Fue el responsable de la construcción del Pabellón Real (Royal Pavilion) en Brighton. *También zurdo.*

Juana de Arco, La doncella de Orleans, *heroína de la guerra de los Cien Años.* (6 /01/1412 – 30/05/1431). Patrona de Francia. Hija de campesinos y nacida en Francia, impulsada por una voz divina, según decía, promovió el reconocimiento del rey Carlos VII como soberano legal. Luchó en la guerra de los Cien Años, y en 1429 *obligó a los ingleses a levantar el sitio de Orleans e hizo coronar a Carlos en Reims,* por lo que *fue venerada como salvadora de Francia.* En 1430 fue hecha prisionera por los borgoñones, aliados de los ingleses, y a cambio de una fuerte suma de dinero fue entregada a éstos. Abandonada por la Corte francesa, fue juzgada en Ruán por un tribunal presidido por el obispo de Beauvais y, *acusada de herejía y brujería (por el agravante de ser zurda, para los oscurantistas de la época), la condenaron a morir en la hoguera. Una revisión del proceso en 1456, proclamó su inocencia. Fue beatificada en 1909 y canonizada en 1920.*

Julio César (Cayo Julio Cesar), n.12-13/07/100 a. C. Roma, República Romana) (m. 15/03/44 a. C.) *fue un líder militar y político de la era tardorrepublicana.* En su gobierno, la República prosperó, pero aún así, algunos senadores le vieron como un tirano que ambicionaba restaurar la monarquía, y un grupo de ellos formado por unos de sus hombres de confianza, como Bruto y Casio y antiguos lugartenientes como Trebonio y Décimo Bruto, urdieron una conspiración para eliminarlo, culminada cuando éstos le asesinaron en el

Senado, en los idus[446] de marzo (año 44 a.C.). *César destacó como orador y escritor.* Redactó: un tratado de astronomía, otro de la religión republicana romana, y un estudio sobre el latín, ninguno de los cuales ha sobrevivido hasta nuestros días. Las únicas obras que se conservan son sus Comentarios de la Guerra de las Galias y sus Comentarios de la Guerra Civil. *Monarca zurdo, como Tiberio.*

Luis XVI, rey de Francia (Versalles, Francia, 1754-París, 1793) Hombre de buenas intenciones pero *débil de carácter, poco interesado en los asuntos políticos,* se dejó influenciar por la reina y por una camarilla de cortesanos. Era llamado *"el Pusilánime"* Durante su reinado tuvo lugar la toma de la Bastilla, el 4 de julio de 1789, suspendido del trono, y tras reanudarlo fue suspendido definitivamente en 1792, tras el asalto a las Tullerías y juzgado por el delito de traición, condenado a morir en la guillotina. *El pusilánime soberano francés también fue zurdo.*

Napoleón Bonaparte (Napoleón I, Emperador de Francia, Rey de Italia, Protector de la Confederación del Rin), nació en la isla de Córcega en 1769. *Logró controlar casi toda Europa a través de importantes campañas bélicas* donde comandó a su ejército bajo el mando de su brazo izquierdo. Su carrera militar en la especialidad de artillería, destacó en varios sucesos de la Revolución Francesa, como la reconquista del puerto de Tolón en 1793, hecho que le permitió ascender a general de brigada. Aprovechando su gran popularidad en Francia dio el golpe de estado del 18 de Brumario del año VIII de la Revolución (9/11/1799), para instaurar un triunvirato formado por Sièyes, Ducos y él mismo. Se proclamó primer cónsul, cargo que le permitía gobernar durante diez años. En 1804, se convirtió en Emperador y buscó tener el control de toda Europa, invadiendo muchos países, con grandes victorias (también fracasos, como sus campañas en Rusia y España). Fue derrotado por la Séptima Coalición, encabezada por Inglaterra. Después de la batalla de Waterloo, y capturado por los ingleses en 1815, lo llevaron a la isla Santa Elena (Océano Atlántico), donde murió en 1821. *Josefina de Beauharnais, su primera esposa, también era zurda. Como mérito escolar, Napoleón era aficionado a las matemáticas.*

Tiberio (Tiberio Julio César Augusto) nació con el nombre de Tiberio Claudio Nerón, Emperador del Imperio Romano, (16/11/42 a. C, Roma - 16/03/37, Miseno). Antes que emperador fue un excelente militar que luchó y ganó territorios para el principado de Augusto primero, y para el Imperio después. Puede que no hubiera pasado a la posteridad con el protagonismo con que lo hizo a no ser por, entre otras razones ganadas a pulso, ser el dueño del Imperio Romano en la época en que será ejecutado Jesús de Nazareth en la cruz.

---

[446] En el calendario romano, los *idus de marzo* correspondían al 15º día del mes de *Martius*. Los *idus* eran días de buenos augurios que tenían lugar los días 15 de marzo, mayo, julio, y octubre, además del 13º día del resto de los meses del año. Según el escritor griego Plutarco, César había sido advertido del peligro por un vidente, desestimando su advertencia.

También contribuyó a ser conocido por su morbosa conducta sobre todo tras su retiro en la isla de Capri. El escándalo llegó a alcanzar cotas demasiado peligrosas incluso para la época, y a pesar de la lejanía de Tiberio de Roma, *hasta la ciudad llegaban las noticias terribles del viejo decrépito y asesino. El déspota, murió rodeado de riquezas que había atesorado durante su reinado, con su vida de crápula* que, quizá hiperbólicamente, tan bien describió el historiador Suetonio. *Fue zurdo.*

Yupanqui (*El monarca inca "Lloque" Yupanqui*)-(*Lluq'i Yupanki*), (1197-1246, aproximado), según Sarmiento Gamboa (1572), nació en 654 y reinó entre 675 y 786, es decir, durante 111 años. Fue el tercer inca Sapa (inca de Sapa: "El Grade inca"). Lloque significa *"el zurdo pretencioso"* (en quechua: *zurdo memorable*)[447], también conocido como Apu ("Divinidad"), Inka Qhapaq ("inca fuerte"), o simplemente Sapa ("El Gran"), era el jefe del Reino de Cusco, y más tarde el Emperador del imperio incaico (el Imperio de Inka), el más grande en América precolombiana. Fue "*temido y respetado por los suyos* (le volvían las espaldas por no osar mirarle a la cara; y cuando escupía, ponían su saliva en "vasitos de oro y plata"). Alistó un ejército de 10,000 soldados y obtuvo la obediencia de 4 tribus. Hacia oriente sometió a la Cordillera Nevada; a su regreso es recibido triunfalmente en el Cuzco. Murió en el *Inticancha* (Dpto. de Nicasio, Provincia de Lampa, Perú), según Cabello Balboa (1586) reinó entre 1083 y 1161 (78 años) [448]. La victoria sobre los huallas [449] le permitió entablar alianzas políticas con otros curacas de alrededores. *Así nació la confederación cuzqueña*, de la que los incas era el grupo más poderoso. Fue zurdo. *muchos lingüistas fluidos en la lengua de Quechua natal, comúnmente traducen Lloque Yupanqui como "El Zurdo Inolvidable". Entre incas llamaron a los zurdos (y ahora se llaman entre los pueblos indígenas de los Andes lloq'e, que tiene el valor positivo).*

Notables en la ciencia, pensadores e inventores

Albert Einstein ¿zurdo adiestrado? (Ulm, Wurtemberg, Imperio alemán, 14/03/1879-18/04/1955, Priceton, Nueva Jersey, EEUU), con residencia en Alemania (1879-96, 1914-33), Italia, Suiza (1901-1955) y EEUU (1940-55). Inventor físico, Premio Nobel de Física (1921), Medalla Copley [450](1925), y la 'Franklin Medal' del Instituto Franklin en 1935. *Se ha dicho que era zurdo este genial famoso, pero nunca funcionó como tal. Existe una fotografía*

---

[447]   Los pueblos indígenas de los Andes consideran que los zurdos poseen capacidades espirituales especiales, incluso la magia y curación.

[448]   Del relato transcrito por Pedro Sarmiento de Gamboa en 1572, siguiendo la cronología de la capac-cuna (la lista de los incas) de Cabello Valboa (1586).

[449]   Los Huallas (por relatos del mismo Sarmiento de Gamboa, se conocen como alfareros, sacrificadores de llamas, los primeros pobladores de la urbe sagrada. Junto a ellos y a la "fuente de agua salobre para hacer sal" se situaron las tierras más fértiles: los Poques y los Lares.

[450]   La medalla Copley, otorgada por la Real Sociedad de Londres a la persona con el mayor reconocimiento al trabajo científico por sus logros sobresalientes en ciencias físicas o biológicas.

tomada en compañía de un sabio Oppenheimer[451], en que **E.** *se muestra escribiendo con la mano derecha, como lo hacía habitualmente, y también tocaba el violín para diestros (le apasionaba tocar este instrumento).* Cabe destacar que en la Alemania en que creció se aborrecía la imperfección, ambiente que abarcaba las aulas, donde tomaban medidas para convertir a los alumnos zurdos en diestros, *y muchos investigadores actuales piensan que fuera uno de esos alumnos zurdos.* Sus publicaciones científicas más sobresalientes fueron: Teoría Especial de Relatividad (1905), por la que es más conocido, Teoría General de Relatividad (1916), investigaciones en la Teoría del Movimiento Browniano (1926), y La Evolución de la Física (1934). Es probablemente el científico más conocido del siglo XX. *La Medalla Albert Einstein* es un premio entregado por la Sociedad *que lleva su nombre,* en Berna (primera edición en 1979), el premio es entregado a personas que "han brindado servicios" en conexión con Albert Einstein, y es anual. A su muerte fue incinerado, pero conservaron su cerebro en un frasco de cristal, todavía en posesión del doctor Harve, a la espera de encontrar un hallazgo (ya realizado) científico explicativo del motivo de su genialidad.

Aristóteles, el filósofo de la Antigua Grecia, nace en Estagira (norte de Grecia), hoy Stavró, en el año 384 a.C., y murió el 322 a.C., a los 62 años de edad. en una pequeña localidad macedonia cercana al monte. Se dedicó a la física, la astronomía, la meteorología, la ética en sus comienzos, y también las artes, la política, la botánica, entre muchas otras ciencias sentando las bases para la ciencia moderna. Su filosofía han influido notablemente a las generaciones posteriores, y fue, junto a Platón y Sócrates, uno de los pensadores más destacados de la antigua filosofía griega y *posiblemente el más influyente en el conjunto de toda la historia de la filosofía, muy importante* sobre toda la cultura occidental. Acusado de ateísmo, Aristóteles tuvo que exilarse y se refugió en Calcis, donde moriría al año siguiente. Una de las diferencias de criterio con la Iglesia (S. Agustín) es esencialmente la naturaleza de la felicidad, para Aristóteles como fin (la felicidad en sí misma), y para el santo como medio para llegar a Dios. *La filosofía de este personaje zurdo ha influido en las generaciones posteriores, transcribiendo sus conocimientos y la brillantez de su oratoria, desde su mano izquierda[452].*

Augusto Piccard (Basilea, Suiza, 1884-Lausana, id., 1962) Físico suizo. Se dedicó inicialmente al estudio de los rayos cósmicos y de los estratos ionizados de la alta atmósfera, y en 1925 *proyectó un aeróstato dotado de una cabina esférica presurizada, superó los 16.900 m de altitud en 1932.* Auguste se dedicó al estudio de las profundidades marinas, y proyectó, con M. Cosyns, *un batiscafo,* el FNRS II, que efectuó la primera inmersión autónoma en 1948, frente

---

[451] *Julius Robert Oppenheimer* (22 de abril de 1904–18 de febrero de 1967) fue un físico estadounidense y el director científico del proyecto Manhattan (nombre en clave de un proyecto de investigación llevado a cabo durante la 2ª Gerra Mundial, por los EEUU, con parcial ayuda del Reino Unido y Canadá, con objetivo del desarrollo de la 1ª bomba atómica). El Distrito de Ingeniería de Manhattan (situado en el actual Laboratorio Nacional de lLos Álamos) fue el centro más importante de los numerosos que participaron y fue construido bajo su dirección. El padre de la bomba atómica murió con cáncer de garganta (fumador).

[452] Escrito por Cecilia Ruíz de Ríos, Nicaragüense, Dra. En Historia, Periodista, Licenciada en idiomas (francés, inglés) y musicología, Traductora y Profesora de idiomas, Narradora de cuentos.

a la costa de Cabo Verde. Una nueva versión del sumergible, denominada FNRS III, alcanzó, en 1954, la profundidad de 4.050 m, en un punto próximo a Dakar, con G. Houot y P. Willon a bordo. *Fabricó después el Trieste (1953), el nuevo "batiscafo" (su inventor), con el que realizó decenas de inmersiones en el Mediterráneo. Fue zurdo.*

Henry Ford, estadounidense *(30/VII/1863–7/IV/1947). Empresario y Pionero.* Fue el fundador de la compañía multinacional "Ford Motor Company y padre de las cadenas de producción modernas utilizadas para la producción en masa. *Prototipo moderno. Se dio cuenta de que había necesidad de una manera más eficiente para producir en masa vehículos con el fin de bajar el precio. Miró a otras industrias y encontró cuatro principios que favorezcan sus objetivos: las piezas intercambiables, de flujo continuo, la división del trabajo y la reducción de esfuerzo en vano.. Ford poner estos principios en juego poco a poco más de cinco años, el ajuste y la prueba sobre la marcha. En 1913, se reunieron en la primera línea de ensamblaje en movimiento utilizado para fabricación a gran escala. Fue zurdo.*

Empresarios

Bill Gates *(William Henry Gates III)*, nacido en Seattle, Washington (28/10/1955). *El fundador de Microsoft, "Bill Gates: Chairman, Microsoft Corp.(en inglés)", filántropo estadounidense,* creó la empresa el 4 de abril de 1975, siendo aún alumno en la Universidad de Harvard. Al comenzar el tercer milenio, el sistema operativo *Microsoft Windows* (en todas sus versiones) se utiliza en la mayor parte de ordenadores personales del planeta. *Su fortuna es la segunda mundial*; en 1994, adquirió un manuscrito de Leonardo da Vinci por 30 millones de dólares, por poner un ejemplo. Abandona Microsoft para dedicarse a la Fundación durante dos años (16 de junio del 2006- 27de junio del 2008), fecha en que cede el control de la empresa a Steve Ballmer, con una fortuna anual de 14,5 mil millones de dólares, el número 46 de las personas más ricas del mundo. *La Fundación Bill y Melinda Gates (su esposa)(B&MGF o la Fundación Gates) es la fundación privada de caridad mundial más grande. Es considerado el hombre zurdo más rico del mundo. Según un estudio del Departamento de Investigación de Economía Estatal de EEUU, los zurdos ganan más dinero que la mayoría de la gente. Puede ser debido a una de las características citadas, el pensamiento divergente, siendo además más creativos, descubriendo nuevas cosas en los conocimientos elementales.*

Músicos zurdos

Preámbulo

Los músicos zurdos "más hábiles para los deportes y las artes, son más aptos para seguir ritmos, percibir el color de las escalas y acordes, memoria auditiva, creación de frases melódicas y progresiones armónicas". "los diestros tienen más facilidad para la teoría, la nomenclatura de los diferentes signos musicales, memoria visual, razonamiento de la distancia entre las notas de una escala, asociación del lugar donde se encuentra la nota en el instrumento y en el pentagrama". Esto no significa que ambos no pueden alcanzar la habilidad, destreza y virtud del otro, sino subrayar la diferentes fortalezas que poseen para lograr alcanzar sus metas artísticas. "la música no está localizada en un hemisferio cerebral, sino en ambos, tomando cada uno parte de sus funciones", pero aspectos muy concretos reflejan la diferencia de pensar y sentir (v. música y cerebro).

Para el filósofo y psicolingüista estadounidense *Jerry Alan Fodor* (Born 1935), existirían mecanismos modulares distintos y específicos para procesar los tonos (melodía, y ritmo), o sea la organización temporal. Pero los genetistas de la conducta reconocen el papel tan importante que los factores educativos, familiares y ambientales tienen en este dominio. R. Plomin[453], uno de sus representantes más destacados, insiste además en que "la genética de la conducta proporciona la mejor evidencia disponible sobre la importancia del ambiente a la hora de explicar las diferencias individuales", porque el medio es capaz de cambiar el fenotipo de la herencia en la inmensa mayoría de los casos. Por ejemplo, la inteligencia se hereda en capacidad, pero sus manifestaciones dependen del medio, en buena parte, como su cultivo y la cultura, que si no se desarrolla, no llega a niveles superiores. Como diría el biólogo Günter: " la herencia predestina, y el ambiente realiza". Entre los factores ambientales se cuentan: la higiene, la alimentación, los cuidados médicos, los ejercicios, las costumbres, el clima espiritual del hogar, el medio social, la educación, etc. (v. genética y música).

Se sabe también que los músicos que comenzaron su entrenamiento antes de los 7 años, tienen mayor la comunicación de las *áreas premotoras suplementarias*. La mitad anterior del cuerpo calloso es significativamente mayor que en los que no se dedicaron a ella. Y la iniciación musical antes de los tres años supone un privilegio en el desarrollo cerebral, potenciando todos los aprendizajes. *La región dedicada a la mano* (en la profundidad del surco central) es mayor en músicos que utilizan un teclado, que en los que no son músicos. Y en músicos de cuerda está más desarrollada la región en el hemisferio derecho en relación con la utilización de los dedos de la mano izquierda. Hay zurdos que tocan la guitarra como zurdos con las cuerdas invertidas, pero otros usan la de diestros, sin cambiarlas, pero de todas formas el ejercicio bimanual mejora las áreas del lenguaje y otras, por asociación. En el caso de los guitarristas, algunos de ellos usan la guitarra de diestros, solo con alguna dificultad para los digitales de la derecha, lo que a su vez les favorecería el desarrollo de áreas del HI (lenguaje).

Atahualpa Yupanqui (*su verdadero nombre: Héctor Roberto Chavero*) (n. Pergamino, 31/01/1908 - 23/05/1992 Nimes, Francia). Cantautor, guitarrista y escritor argentino, considerado el músico

---

453   El profesor Robert Plomin, Instituto de Psiquiatría de Londres, es doctor e investigador en Genética, con muchos premios de investigación por sus logros en la Asociación de genética de la conducta (2002), la Sociedad para la Investigación en Desarrollo Infantil (2005), y la Sociedad Americana de Psicología (2005).

de folclore argentino mas importante. De padres criollos, a los seis años empezó a estudiar violín y enseguida guitarra. En 1917 su familia se traslada a Tucumán (comenta de nuevos paisajes, melodías y misterios y cantará luego a "mi Tucumán querido"). Compuso a los 19 años "Camino del indio" y "El payador perseguido"(afiliado al partido comunista). *Sedujo con los sonidos emitidos en su guitarra al más entrañable estilo zurdo.*

Beethoven (*Ludwig van Beethoven*) fue un magnifico pianista, creador de obras tan importantes como la "Novena Sinfonía" o la "Quinta Sinfonía". Por estas grandes composiciones, él será recordado como uno de los *personajes zurdos* más importantes de la historia. Ludwig van Beethoven fue bautizado el 17 de Diciembre de 1770, en Bonn. El mayor de siete hermanos, mostró interés hacia la música, y su padre Johann lo instruyó en los fundamentos de este arte. El niño manifestaba el don de la música, y su padre pensó entonces en poder lograr un "niño prodigio", un nuevo Mozart. El 26 de Marzo de 1778, a la edad de 7 años, Beethoven hizo su primera actuación en público en Colonia, aprendía rápidamente, especialmente órgano y composición guiado por músicos experimentados como Gottlob Neefe. Neefe fue muy importante para la instrucción de Beethoven, que reconoció el nivel excepcional del genio de Beethoven inmediatamente. Hizo conocer al niño las obras de los mas importantes pensadores, antiguos y contemporáneos. En 1782, a la edad de 11 años, Beethoven publicó su primera composición: "9 Variaciones sobre una Marcha de Erns Christoph Dressler" (WoO 63). La genialidad tiene relación con su condición de zurdo, porque los que utilizan su mano izquierda con más asiduidad, como hemos comentado anteriormente. *La razón científica es que hay más actividad creativa en el hemisferio derecho del cerebro,.*

Billy Corgan (William Patrick Corgan, Jr.), (n. 17/03/1967 en Elk Grove Village Illinois-EEUU)), de Músico, Compositor, Productor discográfico (Rock alternativo), Voz, Guitarra, Bajo, Teclado. Es internacionalmente conocido por ser el vocalista y guitarrista principal del grupo musical "*The Smashing Pumpkins. Corgan es zurdo para escribir y la mayoría de tareas, sin embargo, toca la guitarra como un diestro. Esto se debe a que al momento de comprar su primera guitarra, le preguntó al vendedor de la tienda de música cuál era la guitarra más común para empezar, y por ello se llevó una para diestros, con la que aprendió a tocar y se familiarizó.*

Bob Dylan (nombre de pila *Robert Allen Zimmerman*), (n. Duluth, Minnesota, EEUU, 24/05/1941), es músico, cantante y poeta. Ha sido, durante cinco décadas, una de las mayores figuras en la música popular, siendo considerado uno de los compositores y músicos más influyentes y prolíficos del siglo XX. Premio Príncipe de Asturias de las Artes 2007. *Se las tuvo que ingeniar para tocar con una guitarra de zurdos.*

Cole Porter (Perú, 1893 - Santa Mónica, 1964) Compositor y cantautor norteamericano. Nieto de un millonario, compuso su primer tema a los once años; asistió más tarde a la Universidad de Yale para cursar sus estudios, y allí prosiguió componiendo en ocasiones excepcionales. En el año 1916 estrenó su primer *show*, *See American First*, y poco más tarde contrajo matrimonio. Continuó componiendo a lo largo de los años veinte, aunque sólo obtuvo algún éxito con el tema *Let´s Do It*, en el año 1928. Este tema marcaría un punto de inflexión en su carrera, porque a partir de ese año comenzó a escribir temas para los musicales de Broadway y se convirtió en el mayor representante de una de las mejores épocas de la historia del musical norteamericano. Es el gran compositor de canción y opereta. Autor de vasta producción, entre la que destacan algunos títulos que conquistaron un sonoro éxito en su estreno en Broadway: *La alegre divorciada*, *Kiss Me Kate* o *Jubilee.* No menos fama consiguieron algunas de sus canciones, como *Night and Day* -que más tarde daría título a una biografía fílmica del propio Porter, protagonizada por Cary Grant-, *Don't Fence Me In*, *My Heart Belongs to Daddy* o *Begin the Beguine*. A finales de los años treinta sufrió un accidente por el que perdió la movilidad en las dos piernas; aun así, continuó trabajando hasta 1958, en que se retiró por la amputación de su pierna derecha. *Utiliza su mano izquierda para escribir partituras (para el piano se utilizan ambas manos).*

Chuck Mangione (*el gran trompetista*) Nació y creció en Rochester, Nueva York (n. 29/11/ 1940), músico y compositor de éxito internacional con su sencillo de jazz-pop. Ha logrado el éxito internacional con su sencillo de jazz-pop "Feels So Good", en 1977. Ha lanzado más de 30 discos desde la década de los 60's hasta la fecha. Su instrumento principal es el fiscorno[454] (o fliscorno), el cual, por su similitud tonal y física con la trompeta, suele ser confundido. Fue director del Eastman Jazz ensamble de 1968 hasta 1969, y en 1970 regresó a grabar el álbum Friéndose and Love, grabado en concierto con la Rochester Philharmonic Orchestra y numerosos músicos invitados. Su cuarteto con el saxofonista Gerry Niewood fue un concierto de los más memorables y grabado en disco a principios de los años 1970. Su canción *Chase the Clouds Away* fue utilizada durante los Juegos Olímpicos de 1976 y el tema Give It All You Got fue el tema de los Juegos Olímpicos de Invierno en 1980, en Lake Placid, Nueva York. *El gran trompetista es zurdo.*

Dick Dale (Richard Anthony Monsour) (n. 4 /05/1937, Boston, Massachusetts, EEUU.) (guitarrista) La guitarra acoplada para zurdos. Es un pionero del surf rock junto a The Ventures, y líder de la banda Dick Dale & The Del-Tones. Es conocido como el "Rey de la guitarra surfera", y está considerado como uno de los 100 mejores guitarristas de todos los tiempos por la revista Rolling Stones. Ha grabado 12 álbumes hasta la fecha, siendo el primero *Surfers Choice*, de 1962, que incluye la popular canción: *Misirlou*, su canción más conocida, estando incluida en la banda sonora de la película Pulp Fiction de Quentin Tarantino de 1994. El reverb de su canción *"Misirlou"* es una gran influencia para prácticamente todos

---

[454]   Se traduce del alemán "Flügelhorn "al inglés, como "wing horn" ("cuerno de ala"). Una etimología del fliscornio, posible es que el instrumento fue usado sobre el campo de batalla para convocar las alas (flancos) de un ejército en la batalla.

los músicos de Surf. (Ref.: Wikipedia). *Se le puede ver tocar la guitarra asiendo el mango con la derecha, como buen zurdo.*

Emmanuel Bach (*Carl Philipp Emanuel Bach-1714-1788*), compositor alemán (*tercer hijo del célebre Johann Sebastian Bach*) una de las figuras más influyentes y populares de su época. Bach. Nació en Weimar y recibió de su padre la educación musical. Estudió filosofía y derecho en las universidades de Leipzig y Frankfurt-an-der-Oder antes de dedicarse exclusivamente a la música. Entre 1740 y 1768 fue cimbalista (clavecinista) en la corte de Federico II, rey de Prusia, y más tarde director musical de las cinco iglesias más importantes de Hamburgo. Fue uno de los compositores representativos del "empfindsamer Stil" (*estilo galante, expresivo sentimental alemán con el relieve de contrastes emocionales y anticipó rasgos representativos del estilo clásico, en la década de 1720-1730, remplazando a la música barroca*). Las características típicas incluyen ritmos Lombard, la formación de derivados y Seufzermelodik. Su Ensayo sobre el verdadero arte de tocar instrumentos de tecla (dos volúmenes, 1753-1762) es un importante tratado que nos muestra la técnica y forma de tocar durante el periodo barroco (la obra de Bach es extensa e incluye 210 piezas para clave, 52 conciertos, varios oratorios, pasiones y cantatas religiosas). *Fue zurdo.*

Glen Campbell (Glen Wesley Campbell), (22 de abril de 1936, Billstown, Arkansas, EEUU). Uno de los cantantes pop y country americanos más famosos, representativo de las épocas 1960 y 1970 durante las cuales adquirió la estatura de leyenda, pese a solo haber colocado pocos éxitos en la radio local y a nivel internacional. Fue el autor del tema del filme True Grit que llevo el mismo nombre, dicho filme le mereció un Oscar a John Wayne, el tema, también fue nominado al premio de la Academia. Su éxito, *By The Time I Get To Phoenix (Cuando llegue a Phoenix)*, lo colocaría dentro de los clásicos de la música Pop, americana. Ganador del Premio Grammy en varias ocasiones, siendo el único en haber ganado dicho premio en dos categorías distintas (*Country y Pop*) de manera simultanea. Fue inducido al Salón de la Fama de la Música Country en el año 2005. Fascinó con "Rhinestone Cowboy" (1975). Cerca de los 90 álbumes discográficos. *Quien fascinata a muchos con su Rhinestone Cowboy, era zurdo.*

Jimmy Hendrix (James Marshall Hendrix), también conocido como Johnny Allen Hendrix, (n. en Seattle, Estados Unidos, 27/11/1942). Guitarrista en la historia del rock., cantante y compositor. Se interesó por la música y el dibujo, influencia de los artistas de la época. Autodidacta, *la incapacidad de Jimmy para leer música le hizo aún más difícil concentrarse en la música que escuchaba.* En verano de 1958 compró una guitarra acústica de segunda mano por 5 dólares, y al poco tiempo se unió a la banda "The Velvetones", solo por 3 meses, para seguir sus propios intereses. Su primer single "Hey Joe" (1967), ya con el nombre de Jimi, pasó al puesto nº 8 de las listas del Reino Unido, y enseguida lanzó uno de los álbumes más populares de todos los tiempos, con temas como "Purple Haze", "The Wind Cries Mary",

"Foxey Lady", "Fuego", entre otros. A pesar del éxito en Gran Bretaña, en 1968 volvió a los EEUU, con estudio propio de grabación y crecimiento musical y emocional. Ampliamente reconocido como uno de los músicos más creativos e influyentes del siglo 20, fue pionero en las posibilidades de la guitarra eléctrica. Es notable el hecho de que no pudiera leer ni escribir música, con el meteórico ascenso en la música, que Jimi llevó a cabo en tan sólo cuatro años. Muere (18/09/1970, Londres, Inglaterra), a los 27 años). *Se las tuvo que ingeniar para tocar la guitarra de diestros, adecuó su guitarra para la mano izquierda, con el mango a la derecha. Desde 1992 forma parte del Hall de la Fama del Rock and Roll gracias a las habilidades que tuvo con su mano izquierda.*

Judy Garland, (n.: 10/06/1922, Frances Ethel Gumm, Minnesota, EE.UU – m.: 22/06/1969, Chelsea, Londres, Inglaterra, Reino Unido, por accidental sobredosis de barbitúricos). Una de las más brillantes estrellas de cine de la era dorada de Hollywood, era un personaje querido, cuya calidez y el espíritu, junto con su rica y exuberante voz, mantuvo a los amantes del teatro entretenidos con una serie de musicales muy agradable. En 1939, *Judy se disparó de inmediato a la fama con El mago de Oz (1939)*, en la que interpretaba a Dorothy, una niña huérfana que viven en una granja en las llanuras secas de Kansas que se llevaron volando en el mágico mundo de Oz en el otro extremo del arco iris. Su actuación conmovedora y la entrega de su dulce canción de la firma 'Over The Rainbow "Judy ganó una estatuilla Oscar especial de menores el 29 de febrero de 1940 para la Mejor Actuación por un Actor Juvenil. *Era zurda.*

Kurt Cobain, *Kurt Donald Cobain* (Aberdeen, estado de Washington, (20/02/1967 - Seattle, estado de Washington- 04/05/1994, Washington), fue el cantante, compositor y guitarrista, creador del grupo Nirvana (sonido de Seattle, subgénero del rok). Durante su vida *luchó contra la depresión, la bronquitis crónica y contra un intenso dolor físico debido a una condición estomacal crónica que jamás fue diagnosticada, sin encontrar la causa, lo que le afectó emocionalmente. Los médicos le* aseguraron que pudo ser el resultado de una escoliosis que sufrió en su niñez, o tenía relación con el estrés producido por las giras y eventos a los que la banda asistía. Cobain se automedicó con heroína, pese a que no fue la razón principal que provocó el uso de la droga (su primer contacto con las drogas fue a finales de 1990). Como falleció a los 27 años, algunas personas lo consideran «miembro» del Club 27 (grupo de músicos fallecidos a los 27 años de edad, como Robert Johnson, Brian Jones, Jimi Hendrix, Jim Morrison, Janis Joplin, Amy Winehouse. *Este zurdo, que situaba el mango de la guitarra a su derecha, se suicidó con un tiro en la sien.*

Maurice Ravel, *Joseph Maurice Ravel (Ciboure, Labort, 7/03/1875– París, 28/12/1937)*, fue un compositor y pianista francés del siglo XX. Su obra muestra de audaz estilo neoclásico, fruto de una compleja herencia y de hallazgos musicales que revolucionaron la música para piano y orquesta, como *Bolero*[455] y *Schérézade*[456], *y concierto para la mano izquierda*. Reconocido maestro de la orquestación y meticuloso artista, cultivó la perfección formal, sin dejar de ser al mismo tiempo profundamente humano y expresivo. De 1929 a 1931 creó sus dos últimas obras maestras, compuestas en el mismo tiempo y estrenadas con pocos días de diferencia (enero de 1932), los dos conciertos para piano y orquesta: *Concierto para la mano izquierda* (composición grandiosa bañada de una oscura luz y teñida de fatalidad) y *Concierto en sol*, en que el lento movimiento es una de las más íntimas meditaciones musicales del compositor. La gran ópera Jeanne d'Arc (Juana de Arco) sobre la novela de Joseph Delteil [457]; *pero como decíamos anteriormente, debía tratarse de una lesión del HD que le producía gran incapacidad para el lenguaje hablado y escrito, sin merma de sus facultades intelectuales. Ravel, desde el verano de 1933 presentó los síntomas de una enfermedad neurológica, sin poder escribir ni tocar ni una sola nota; podría ser la causa un traumatismo craneal sufrido por un accidente como víctima de un taxi, en octubre del 1932. El accidente[458] solo precipitó la sintomatología, porque el desorden ya lo tenía hacía años (tesis discutida de enfermedad de Pick [459]),* «Nunca terminaré mi *Jeanne d'Arc, esta ópera está allí, en mi cabeza, la oigo pero no la escribiré jamás, se acabó, ya no puedo escribir mi música.»* (Ravel, noviembre de 1933) [460]. *Este compositor y pianista francés era zurdo.*

Natalie Cole.- Posee ocho Grammys, ocho álbumes de oro, y tres álbumes de platino. La carrera de Cole, comenzó con el reconocimiento de la industria y respeto de la crítica, y de ser hija del gran Nat "King" Cole. Su primer éxito se debió al tema "This Will Be", que fue publicado el 30 de junio de 1975. Al año siguiente, Cole gana un Grammy como Mejor Interpretación Vocal Femenina de R&B por "This Will Be", y otro como Mejor Artista Revelación. También fue nominada como Mejor Interpretación Vocal Pop. Desde este momento fueron muchos los singles nº 1 de las listas de R & B: "Inseparable," "Sophisticated Lady (She's a Different

---

[455]   "Bolero": La célebre bailarina y coreógrafa Ida Rubinstein le había encargado en 1927 un «ballet de carácter español» para el cual el músico adoptó una antigua danza andaluza: el bolero. La obra, que apuesta por durar alrededor de un cuarto de hora con sólo dos fue estrenada el 22 de noviembre de 1928, él mismo quedó impresionado por el éxito de esta partitura que consideraba sobre todo como una experiencia «llena de música».

[456]   Shéhérazade, obertura de Ravel, es una obra escrita en 1898 para orquesta, no publicada, que pretende ser la obertura de una ópera del mismo nombre. Fue estrenada en un concierto de la Société Nationale el 27 de mayo de 1899, dirigida por el compositor.

[457]   La *Jeanne d'Arc* de Delteil obtuvo el obtint le Prix Fémina (premio literario francés, creado en 1904) en 1925, mas puso punto final a la colaboración de Delteil al movimiento surrealista.

[458]   Cita del comentario de Ravel: «Sólo bastó este estúpido accidente para deshacerme durante tres meses. Sólo desde hace algunos días que pude volverme a poner a trabajar, y con bastante dificultad.» (Carta a Alfred Perrin, febrero de 1933, en: Orenstein A, *Lettres, écrits et entretiens*, 1989, carta 328).

[459]   Enfermedad degenerativa poco frecuente: disfunción de lóbulos temporal y frontal. Las personas que padecen la enfermedad de Pick tienen sustancias anormales (llamadas cuerpos de Pick y células de Pick) dentro de las neuronas en las áreas dañadas del cerebro. Estos cuerpos y células de Pick contienen una forma anormal de una proteína llamada tau, que se encuentra en todas las neuronas. Sin embargo, algunas personas con la enfermedad de Pick tienen una cantidad o tipo anormal de esta proteína.

[460]   Citado por Valentine Hugo en la *Revue musicale*, enero de 1952.

Lady)," "I've Got Love on My Mind," o "Our Love", por mencionar alguno. Jackson, Yancy y Barge ganaron un Grammy por "Sophisticated Lady". Cole fue galardonada por casi todos las emisoras y televisiones musicales de Estados Unidos y su vida se llevó a la pantalla pequeña y al teatro. El abuso de ciertas sustancias le llevaron a una temporada baja de éxitos y contratos. En 1983, ingresa en la clínica de rehabilitación Hazelden en Minneapolis. En 1996, álbum "Stardust" graba otro dueto con su padre. Este tema "When I Fall in Love" ganó un Grammy en 1997. A finales del 2000 aparece en las portadas de las prestigiosas revistas Jet Magazine y People Magazine. *La hija del "inmortal" Nat King Cole, es zurda.*

Paganini (*Niccolò Paganini Bocciardo*), (Génova, 17/10/1782-Niza, 28/05/1840, a los 57 años). Violinista, guitarrista y compositor italiano. Niño prodigio, antes de cumplir los catorce años dominaba ya todos los secretos del violín, al extremo de que sus profesores reconocían no tener nada más que enseñarle. La gira que emprendió en 1828 por ciudades como Viena, Praga, Varsovia y Berlín lo consagró como el mejor violinista de su tiempo, capaz de extraer al instrumento músico sonidos y efectos inconcebibles. Su estilo brillante y, en ocasiones, efectista, desarrolló de manera considerable las posibilidades técnicas del violín, explorando diversos recursos como las triples cuerdas, glissandi (adorno musical de pasar rápidamente de un sonido a otro, agudo o grave, haciendo sonar los intermedios), pizzicati (técnica de pellizcar las cuerdas con la yema de los dedos) y arpegios, explotados en sus propias composiciones en las que destacan los Veinticuatro caprichos para violín solo Op. 1 (1818), seis conciertos para violín y orquesta, nueve Cuartetos para guitarra y arcos (1806-1816) y piezas como *La danza de las brujas (1813)* y *Tarantella (1830). El genial violinista, que nadie pudo igualar algunas de sus actuaciones, era zurdo*

Paul McCartney (*Sir Paul McCartney*), ex Beatle (ahora investido par británico), MBE (Liverpool, Inglaterra, 18/06/1942), actualmente es empresario y multiinstrumentista, cantante, compositor, productor musical y activista pro-derechos de los animales. y pintor. Es el compositor de mayor éxito comercial en la historia popular, de acuerdo con el Libro Guinnes de los récords (Guinness World Records Launches 2009 Edition). Ganó fama mundial como miembro de The Beatles, junto a John Lennon, George Harrison y Ringo Starr. Ha compuesto bandas sonoras para películas, música clásica y electrónica, dio a conocer un amplio catálogo de canciones como artista en solitario, y ha participado en proyectos para ayudar a organizaciones benéficas internacionales. Asimismo, fue el encargado de cerrar la Ceremonia de apertura de los Juegos Olímpicos de Londres 2012, interpretando su canción «Hey Jude»[461] (rock, autores Lennon-McCartney). *Es Zurdo. Cogió su guitarra de diestros (al principio) invirtiendo las cuerdas y luego se mandó a hacer una para zurdos que ha inspirado a otros intérpretes convirtiéndose poco después en uno de los músicos más importantes de la historia.*

---

[461] Cita tomada de Wikipedia.

Paul Simon (Paul Frederic Simon), Estados Unidos (n. 13/10/1941, en Newark, Nueva Jersey) Renombrado compositor musical, cantante, productor, actor y cantautor norteamericano de origen judío. Sus géneros: Folk Rock Folk rock World. Se graduó en el Queens College y estudió durante un breve periodo en la escuela de derecho de Brooklyn. Durante su distinguida carrera, Paul Simon ha recibido numerosos honores y premios, entre ellos 12 premios Grammy. En 2003 se le otorgó el premio Lifetime Achievement Grammy por su trabajo como medio de el dúo Simon and Garfunkel. Es miembro del Salón de la Fama de Compositores, un destinatario de su Premio Johnny Mercer y se encuentra en Roll Hall del Rock 'n de la fama como miembro de Simon y Garfunkel y como artista en solitario. Su canción "Mrs. Robinson" de la película "El graduado" fue nombrada entre las diez primeras de las 100 del American Film Institute Years 100 Songs. *Este cantautor es zurdo.*

Ringo Starr (Richard Henry Parkin Starkey Jr), MBE-Orden del imperio Británico-. Y en la 2ª línea: Liverpool, 7/07/1940, más conocido como Ringo Starr, es un músico (cantante y compositor) y actor británico, reconocido por haber sido el baterista de The Beatles. Le llaman así porque siempre usa anillos, aunque en una entrevista dijo: "Lo elegí porque es nombre de perro y los perros me agradan". El 28 de junio, Ringo anuncia a través de su sitio web su primera visita a Latinoamérica como continuación de la undécima gira que se encuentra desarrollando por Europa con su All-Starr Band. Presentaciones en México, Chile, Argentina y Brasil, para el mes de noviembre de 2011. Ringo es Miembro del Imperio Británico. *Desarrolló una manera de tocar la batería muy particular gracias a su zurdera.*

Seal, cantante y compositor británico. Su verdadero nombre *Sealhenry Olumide Samuel*, en otras biografías aseguran ser su verdadero nombre a Seal Henry Olumide Olusegum (n. 19/02/1963- Paddington, Londres), de padres nigerianos y brasileños. Su primera intervención musical fue cantando *"I can see clearly now"*. Dejó su casa adoptiva a los 15 años. Sigue estudios en arquitectura y canta en paralelo en algunos bares locales. Supo "buscarse la vida" en los empleos más variopintos. Al final, se unió a una banda de funk inglesa, con la que inició una gira por Japón (1986), donde se unió a un grupo de blues tailandés. Viajó por la India para empaparse de su sabiduría y cultura. De vuelta en Inglaterra, con un famoso productor de música techno: Adán *"Adamski"* registra "Killer" un hit al año, con *Crazy* (uno de los singles extracto del álbum), es gran éxito y vende más de a tres millones de ejemplares del álbum. Gran éxito de su canción *"Kiss from tiene a Rosa"* (*"Beso de una Rosa"*), de la banda original de la película Batman Forever (1995), que le dio tres premios Grammy. Voz, guitarra y guitarra baja. *Su guitarra está adecuada para zurdo, con mango a la derecha.*

Sergei Rachmaninoff (Serguéy Vasílievich Rachmaninov)(Сергей Васильевич Рахманинов), (Semiónovo Novgorod, Rusia 01/04/1873 - 28/03/1943 Beverly Hills, Los Ángeles, EE.UU). Destacado pianista, compositor y director de orquesta ruso, uno de los últimos grandes compositores romanticistas de la música clásica Europea, actualmente considerado uno de los pianistas más influyentes del siglo XX. Sus primeras lecciones de música las recibió de su madre. A los nueve años comenzó sus estudios en el conservatorio de San Petersburgo y los terminó en 1892 en Moscú. En 1917, después de la revolución rusa, vivió en París (Francia), Suiza y a partir de 1935 se instaló en Estados Unidos. Algunas obras más importantes: Primer concierto para piano y orquesta (1891), Preludio en do sostenido menor, Op. 3 n°2 (1892), durante su vida fue su obra más conocida, Trío elegíaco (1893). Inmortalizado en la película «Shine» (1996), Preludio en si bemol mayor, Op. 23, n° 2, Preludio en re mayor, Op. 23, n° 4, la isla de los muertos, Op. 29 (poema sinfónico). Su música de cámara incluye dos tríos de piano, los cuales fueron llamados Trío Elègiaque y Sonata Cello. En éste tipo de música el piano tiende a ser percibido por algo que domina la totalidad. Completó tres óperas: Aleko, The Miserly Knight y Francesca da Rimini. Dejó sin terminar Monna Vanna, empezada en 1907, que vio su primera presentación en 1984. *Este pianista que tuvo que huir de su país al triunfar la Revolución de octubre, era zurdo y murió de cáncer.*

Vicki Carr (n. El Paso, Texas, EEUU, 19 de julio de 1941), cantante y actriz estadounidense. Desciende de una familia mexicana que la bautizó como Florencia Vicenta de Casillas Martínez Cardona. Después de adoptar el seudónimo "Vikki Carr", la cantante firmó un contrato con Liberty Records en 1962. Sus canciones han tenido gran éxito en Estados Unidos, Europa y América Latina. Sus numerosos éxitos en español incluyen singles como: Total Discúlpame Déjame Hay otro en tu lugar, Esos hombres Mala suerte y Cosas del amor. En 2008 hizo una aparición en los Grammy Latinos en el Toyota Center de Texas e interpretó el tema "Cosas del Amor". Su nombre se encuentra registrado en el Paseo de la Fama de Hollywood, y es respetada como artista musical y filántropa, incluidos los grupos y asociaciones: la Asociación para la Distrofia Muscular, la Asociación Pulmonar de EE. UU., United Way of America y el Hospital St. Jude de Investigación Infantil. Durante 22 años ha realizado conciertos a beneficio de apoyo a la escuela secundaria Holy Cross High School en San Antonio (Texas). En 1971 estableció la fundación de becas Vikki Carr Scholarship Foundation, dedicada a ofrecer becas estudiantiles a muchachos latinos en los estados de California y Texas, que hasta hoy se han contado más de 280 becados, por un coste de un cuarto de millón de dólares estadounidenses. *Es zurda.*

Escritores zurdos

H.G. Wells (*Herbert George Wells*), (Bromley, Kent 21/09/1866 - 13/08/1946, Londres) Fue un escritor, novelista, historiador y filósofo británico. Es famoso por sus novelas de ciencia ficción y es considerado junto a Julio Verne uno de los precursores de este género. Por sus escritos relacionados con la ciencia, en 1970 se decidió en su honor llamarle H. G. Wells a un astroblema[462] (cráter de impacto lunar) ubicado en el lado oscuro de la Luna. Fue zurdo.

---

[462] Un astroblema en Europa (dato añadido) El Astroblema de Rochechouart-Chassenon, o cráter Rochechouart es un cráter de impacto localizado en Francia. El diámetro del cráter es objeto de debate, pero se cree que debe tener unos 21-23 Km, con una edad estimada de 214±8 millones de años (Triásico superior).

Helen Hooven Santmyer, fue *una escritora zurda*, novelista americana (1895 Cincinnati, Ohio - Xenia, Ohio1986). Tardó casi noventa años en publicar el libro de sus sueños. Cuando lo hizo, ni siquiera estaba preparada para la gran respuesta del público.. En 1918, en la Universidad de Wellesley, participó activamente en la lucha por los derechos de las mujeres. Cuando regresó a los Estados Unidos de América con su primer libro publicado *"Gran Depresión"*, encontró la fama que esperaba; trataba de la grave *crisis económica mundial en la década de 1.930. Tenía 88 años cuando su obra más famosa Damas del Club fue publicado y fue un best-seller en 1984. También escribió las hierbas y manzanas, Ciudad de Ohio y la feroz disputa. Recibió la mayor parte de su fama a finales de la vida y murió el 21 de febrero de 1986 en Xenia, Ohio, a los 90 años* En 1986, después de haber cumplido sus sueños de infancia de convertirse en un escritor como Louisa May Alcott, Helen Hooven Santmyer murió en Xenia. La novela se publicó póstumamente en 1988 - *Verano de despedida. Fue incluida en el Salón de las Mujeres Famosas de Ohio, en 1996.*

Jessamyn West, Mary Jessamyn West (18/07/1902 – 23/02/1984) un cuáquero (Sociedad Religiosa de los Amigos. Originalmente de Indiana), quien escribió numerosos cuentos y novelas, sobre todo la gran prueba (1945). Ayudó a fundar la Sociedad de Palmer, en 1921. Este movimiento se centró en la experiencia de los individuos propios de Cristo, dirigida por más de 50 predicadores itinerantes conocido como el Valiant sesenta, i Bet Bowen (Elizabeth Dorothea Cole Bowen) (Nacida en Dublín 7/06/1899, Dublin, Ire - murió 22 de febrero 1973, London, Eng) Novelista británica y escritora de cuentos(1899-1973). Estudió en el London County Council Escuela de Arte. La escritora británica se refirió al esfuerzo de la voluntad individual por realizarse en un mundo extraño y hostil. *Se la considera una gran novelista inglesa, zurda, del siglo 20.*

Lewis Carroll. Nació el 27 de enero de 1832 en Daresbury, Cheshire (Inglaterra falleció el 14 de enero de 1898 en Guilford (Surrey). Hijo de un pastor protestante, fue el mayor de 11 hijos: cuatro varones y siete niñas, *todos ellos tartamudos*. A partir de 1855 escribe, ya bajo el nombre de Lewis Carroll, poemas para el The Train. Publica una colección de poesías con el título de *Phantasmagoria and Other Poems* en 1869, y otro poema largo, *The Hunting of the Snark (La Caza del Snark) en 1876. Con su verdadero nombre, Dodgson, publica numerosas obras de matemáticas y un tratado de lógica del que solamente llegará a publicar la primera parte en 1896. En 1865 publicó una de sus obras más conocidas: Alicia en el país de las maravillas. Después escribiría, La caza del Snark (1876), y una novela, Silvia y Bruno (1889-1893). En 1861 fue ordenado diácono de la Iglesia de Inglaterra. Su tartamudez y sus dudas doctrinales no fueron los únicos obstáculos que le impidieron entrar al sacerdocio. Le encantaban los niños, para los que escribió miles de cartas, que a su muerte fueron recopiladas con el título de Cartas de Lewis Carroll (1979) Además de dedicarse a escribir, este zurdo tuvo una gran afición por la fotografía.*

Mark Twain *(Samuel Langhorne Clemens)*, conocido por el seudónimo de Mark Twain (Florida, Missouri, 30/11/1835 – Redding, Connecticut, 21/04/1910), fue un popular escritor y humorista estadounidense. Samuel Clemens nació en la pequeña aldea de Florida, en Missouri, donde sus padres habían emigrado. A los cuatro años, su familia se trasladó a la cercana Hannibal (Missouri), puerto fluvial en el río Mississippi y allí realizó sus primeros estudios. Ésta ciudad le sirvió de inspiración para el ficticio pueblo de San Petersburgo en Las aventuras de Tom Sawyer (1876), y Las aventuras de Huckleberry Finn (1884). *Se vanagloriaba de su zurdería. Todo lo escribió con su mano izquierda.*

Thomas Carlyle (4 de diciembre de 1795 - 5 de febrero de 1881) fue un pensador, historiador, crítico social y ensayista británico. Nació en Ecclefechan, Escocia. Estudió teología en la Universidad de Edimburgo y se dedicó a la enseñanza de las matemáticas. Después viajó a Edimburgo en 1818, donde empezó a estudiar leyes y escribió diversos artículos. Su autobiografía, obra de carácter filosófico, "Sartor Resartus" (*El sastre sastreado*), se publicó entre 1833 y 1834, donde comenta la falsedad de las riquezas materiales, detallando su crisis personal y su idealismo espiritual, perfilándose como un crítico social, preocupado por las condiciones de vida de los trabajadores británicos. En Londres escribió el exitoso *Historia de la Revolución francesa* (1837), un estudio histórico basado en la opresión de indigentes. Luego publicó conferencias entre las que destaca Los héroes (1841), donde sostiene que el avance de la civilización se debe a los hechos de los héroes. Pasado y presente (1843). Su concepto de la historia queda reflejado en obras como *Cartas y discursos de Oliver Cromwell* (1845) e Historia de Federico II de Prusia, que consta de 10 volúmenes escritos entre 1858 y 1865. Produjo también una autobiografía titulada *Recuerdos*, que se publicó en 1881. *Zurdo patológico: cambió el uso de mano a la izquierda, tras sufrir un accidente.*

Artistas (actores o comediantes)

Los intuitivos zurdos artistas abundan en el mundo del espectáculo, la música y el arte.

Amitabh Bachchan (Amitabh Harivansh Srivastav), nace el 11/10/1942, en Allahabad, Uttar Pradesh, India. Actor, presentador de televisión y productor indio del llamado Bollywood. También político, de 1984 a 1987, para ayudar a un amigo de la familia. En 1988, Bachchan regresó al cine con *Shahenshah*, que fue éxito en taquilla, en parte por toda la publicidad que se le había dado. *Es zurdo.*

Anthony Perkins (4/IV/1932 – 12/11/1992) fue un actor estadounidense cuyo trabajo más conocido fue su papel como el asesino en serie Norman Bates en la película *Psicosis* ((el "Norman Bates" de "Sicosis") de Alfred Hitchcock (1960). En su vida personal, en 1973 se casó con Berinthia "Berry" Berenson Perkins, fotógrafa (que murió en los ataques del 11-S, como pasajera del vuelo 11 de American Airlines; con ella tuvo dos hijos (fue bisexual: tuvo numerosos noviazgos con hombres antes de casarse y después, en su madurez confesó ser homosexual). Unas 60 filmografías, las más conocidas: The Actress (1953), On the Beach (1959), The Trial (El Proceso) (1962), Ten Days Wonder (1971), Les Misérables (1978), Psicosis II (1983), Psicosis III (1986) y Ghost Writer (1990). *Este actor zurdo muere a los 60 años, por neumonía (por SIDA), en 1992.*

Ben Stiller, *Benjamin Edward* Stiller (30/11/65, Nueva York), es un actor, cómico, productor y director de cine estadounidense, *ganador de un Emmy.* Es conocido por sus papeles en *There's Something About Mary, Zoolander, Los Tenenbaums: una familia de genios, Y entonces llegó ella, Los padres de ella, Los padres de él, Ahora los padres son ellos, Noche en el museo o Noche en el museo.* Hizo 55 papeles desde 1987 hata 2011 *(Tower Heist, en el papel* de Josh Kovacs). *Ben Stiller es zurdo*

Carol Burnett (Carol Burnett Creighton) (n. 26/04/1933), actriz, comediante, cantante, bailarina y escritora. Después de convertirse en un éxito en Broadway, hizo su debut en la televisión. Después de exitosas actuaciones en The Garry Moore Show, Carol se mudó a Los Ángeles y comenzó una carrera de once años en The Carol Burnett Show, que se emitió en la CBS de televisión desde 1967 hasta 1978. Con raíces en el vodevil, The Carol Burnett Show fue un espectáculo de variedades que combinan sketches de comedia, canto y danza. Los sketches de comedia incluye parodias de películas y piezas de carácter (*Wikipedia*). Creó muchos personajes entrañables en la televisión de la serie. *Carol es zurda.*

Cary Grant (Archibald Alexander Leach), n. 18/01/1904 (Bristol, Inglaterra)– m. 29/11/1986, en Davenport, EEUU, fue un actor británico nacionalizado estadounidense. Entra en *music hall, abandonando el colegio a los 14 años,* afectado emocionalmente por enfermedad de su madre. Uno de los mejores intérpretes de la historia del cine y paradigma del estrellato fílmico en la época dorada de Hollywood. Se convirtió en uno de los actores favoritos del público por su capacidad de empatía, cautivadora presencia y versátil talento interpretativo en comedias, dramas, películas de intriga, suspense o aventuras, seduciendo a grandes directores como Alfred Hitchcock, Howard Hawks o Stanley Donen. Trabajó en unas 70 películas, entre ellas: 1932: *Madame Butterfly,* 1933: *Alicia en el país de las maravillas (Alice in Wonderland),* 1935, *Bringing Up Baby,* 1938, *Serenata nostálgica (Penny Serenade),* 1944, *Encadenados,* 957: *Orgullo y pasión,* 1959: *Muerte en los talones,* 1963, *Charada,* de Stanley Donen. Murió a los 82 años. por embolia cerebral, en el hospital de San Lucas (ya tenía historia de derrame cerebral en 1984. *Cogía su pipa con la mano izquierda.*

Charles Chaplin (Sir Charles Spencer Chaplin), "Charlot" (Londres, 16/04/1889 – Vevey, 25/12/1977) fue un actor de cine mudo más famoso de la historia, cómico, compositor, productor y director. Sus padres eran cantantes y actores de variedades, de origen judío: Charlie era un experto actor infantil. Llegó a Hollywood en la primavera de 1913, El 2 de febrero de 1914 se estrenaba su primera película, Making a Living.. Su primera obra maestra, en la que cinceló su estilo tragicómico, crítico y sutilmente conmovedor fue: The Kid (El chico). En 1952 rodó en Londres Limelight (Candilejas), magnífica y sentimental rememoración de sus días de cómico ambulante, y dos años más tarde recibió el Premio Internacional de la Paz. Su salud se deterioró en sus últimos años con la *aparición de linfoma óseo y una fractura de cadera*. Murió en infección pulmonar en Los Ángeles. se destacó en cine desde principios de la década de 1910 hasta los años 1950. Filmó alrededor de noventa películas, entre ellas Kid Auto Races at Venice (1914), La quimera del oro (1925), Luces de la ciudad (1931), Tiempos modernos (1936) y El gran dictador (1940). Entre las últimas actuaciones están La condesa de Hong Kong y Un rey en Nueva York. En 1972 se le otorgó el premio Óscar Honorífico y en 1975 fue nombrado Sir por la reina Isabel II. Casado en cuatro ocasiones, falleció en Vevey, Suiza, el 25 de diciembre de 1977. *Él mismo cuenta en su autobiografía que era zurdo y disléxico. En sus interpretaciones en películas como "Luces en la ciudad", o sobretodo en "El Gran Dictador", a cualquier observación sobre ese hecho, él le añadía un chiste contra los diestros.*

George Burns, (Nueva York, 20 de enero de 1896 — Beverly Hills, California, 9 de marzo de 1996). Noveno de 12 hijos, fue un cómico y actor estadounidense. Su amplia carrera incluye participaciones en teatro, cine, radio y televisión. Burns comenzó en el mundo del cine en los años 30, con películas como "Ondas musicales" (1932); "Casa internacional" (1933); "Viaje de placer" (1934); "The Big Broadcast of 1936" (1935); "The Big Broadcast of 1937" (1936); "Señorita en desgracia" (1937) o "College Swing" (1938), donde Bob Hope hacía una de sus primeras apariciones en el cine. Su última película es "Muerte en las ondas" (1994) ya con 98 años de edad. Tras casi 75 años de carrera, su muerte natural sucedió a los 49 días de celebrar su centenario. *Se le recuerda físicamente por sus cejas arqueadas y el puro con el que siempre aparecía en escena y en familia, en su mano izquierda.*

Chuck Connors, *Kevin Joseph Connors* (10/04/1921-10/11/1992) EEUU. *Fue un actor estadounidense y jugador profesional de baloncesto y béisbol zurdo.* A principios de 1950 comenzó en pequeños papeles en películas y algunos protagónicos en películas clase B. Se convirtió en una estrella de películas de acción y westerns en los 60s, gracias a su éxito en la TV, principalmente con la serie El Hombre del Rifle *(siempre en sobre su hombro y la mano izquierda)*. Nueve películas: 1989: Experimento en el desierto, 1987: Ninjas Asesinos, 1986: Balboa, 1982: ¿donde esta el piloto? 2, 1970: El capitán Nemo y la ciudad sumergida. 1963: Flipper 1. Viejpp gruñón y The end. *Se afeita con la izquierda.*

Dan Aykroyd (Daniel Edward Aykroyd) (n.1/07/1952), escritor, actor, cómico y guionista de cine. Llegó a estudiar en la Carleton University psicología, ciencias políticas y sociología criminal. Empezó realizando giras cómicas por Canadá, y en 1975 llamó la atención con un número original y controvertido. Su salto a la fama se produjo gracias al programa *Saturday Night Live*. Pasó al cine y se relacionó con la comedia. Varios éxitos de diversa índole, como *Los cazafantasmas,* película de la que además fue el co-guionista con otro de los protagonistas Harold Ramis. Demostró su talento en el drama con *Paseando a Miss Daisy.* Ha grabado al menos tres discos de blues. También ha participado en diversas campañas de beneficencia. Es uno de los personajes cómicos más vibrantes de la década de los 70 y 80. *Fumador zurdo, cogía el cigarro con su mano izquierda.*

Eddie Albert (Edward Albert Heimberger) (n.22/04/1906-m: 26/05/2005). Estadounidense, además de amante de la jardinería orgánica, humanitarista, activista y veterano de la Segunda Guerra Mundial. Actor de carácter, Cineasta y militar, también fue activista. Sufrió de Alzheimer en sus últimos años, y a pesar de todo se mantuvo activo hasta poco antes de morir. *Fue zurdo.*

Hans Conreid, *Hans Georg Conried, Jr.* (15 de abril de 1917 – 5 de enero de 1982) fue un humorista, actor de carácter y actor de voz de nacionalidad estadounidense. Conried trabajó en la radio antes de debutar en el cine en 1939, siendo también miembro de la Compañía del Teatro Mercury de Orson Welles, y en septiembre de 1944 se alistó en el Ejército de los Estados Unidos como consecuencia de la Segunda Guerra Mundial. Conried actuó de manera regular en numerosos shows radiofónicos en las décadas de 1940 y 1950, destacando de entre ellos el George Burns & Gracie Allen Show, en el cual hacía el papel de un psiquiatra a quien Burns consultaba habitualmente buscando ayuda en su relación con la atolondrada Allen. El año más destacado de la carrera de Conried fue 1953, debutando como actor teatral en el circuito de Broadway con la obra Can-Can, y participando en seis largometrajes, entre ellos, The Twonky y The 5,000 Fingers of Dr. T. Permaneció activo hasta su súbita muerte por una enfermedad cardiovascular, pocos días antes de su 40ª aniversario de boda. Su cuerpo fue donado para investigación médica. *Fue zurdo.*

James Cromwell, *James Oliver Cromwell* (n. 27 de enero de 1940 en Los Ángeles) es un actor estadounidense. Hijo adoptivo de dos actores, recibió parte de su educación en el Middlebury College y en el Carnegie Institute of Technology. Finalmente, al llegar a la Carnegie Mellon University decidió seguir los pasos de sus padres y optó por estudiar interpretación. Interpretó todas las obras de Shakesperare. Ha sido el actor nominado a los Oscars más alto en la historia de la Academia (2,01m). En el año 1974 dio el salto a la televisión, en *All in the family* donde interpretaba el papel de Stretch Cunningham, y pronto como protagonista en "*Hot L Baltimore*", donde encarnaba a Bill Lewis, y no seria hasta el año 1976 cuando participaría en su primera película como actor profesional, *Un cadáver a los postres. Es un zurdo con muy extensa filmografía.*

Keith Carradine (*Keith Ian Carradine*) (n. San Mateo, California, EEUU-1949) es actor y cantante - compositor. Sus trabajos más destacados en cine han sido: Los duelistas (1977), de Ridley Scott; La pequeña (1978), de Louis Malle; Los modernos (1988), de Alan Rudolph;

Heredarás la tierra (1997), de Jocelyn Moorhouse, entre otros. Óscar a la mejor canción original en el año 1975 por la película Nashville. Ha protagonizado más de 40 películas y más de 20 telefilms. *Es zurdo.*

Matt Groening. *El creador de Los Simpson es zurdo y a su imagen y semejanza creó a tres de los protagonistas de su serie: Bart, Montgomery Burns y Flanders. El trío decidió crear en un episodio la tienda Zurdorium.*

Marilyn Monroe es una de las actrices más famosas en la historia de Hollywood, así como uno de los principales símbolos sexuales del siglo XX. Nace en Los Ángeles el 1 de junio de 1926. En 1948 Debuta como actriz secundaria en *Ladies of the chorus* y en *Amor en conserva*. En 1952 realiza uno de sus mejores trabajos en *Niebla en el alma*, de Roy Ward Baker. Rueda con Howard Hawks *Me siento rejuvenecer*, la primera de sus populares comedias. En 1953 triunfa mundialmente con *Niágara*, de Henry Hathaway y nuevas comedias: la musical *Los caballeros las prefieren rubias*, de Howard Hawks, y *Cómo casarse con un millonario*, de Jean Negulesco en 1962 recibe uno de los Globos de Oro por *Vidas rebeldes*. Muere en Los Ángeles el 5 de agosto. Muere por suicidio el 5 de agosto de 1962, a causa de una sobredosis de barbitúricos en su casa de Brentwood, California. *La bella Marilyn también utilizaba preferentemente su mano izquierda.*

Marcel Mangel, mejor conocido como *Marcel Marceau, (Estrasburgo, 22 de marzo de 1923 – Cahors,22 de septiembre de 2007)* fue un mimo y actor francés. Comenzó su carrera como mimo en Alemania, actuando para las tropas francesas de ocupación, después de la Segunda Guerra Mundial. Tras esa incursión en el arte dramático decidió estudiar esta disciplina en el Teatro Sarah Bernhardt de París. Fue el creador del personaje "Bip" (1947), el payaso que tenía la cara pintada de blanco y llevaba unos pantalones muy anchos y una camisa de rayas, tocado de una chistera muy vieja de la cual salía una flor roja (que representaba la fragilidad de la vida) y que se convirtió en su *álter ego,* similar al *"vagabundo"* de Chaplin.. Ha sido considerado el mejor mimo del mundo.[Wikipediaa]. El estilo de la pantomima de Marceau no ha tenido par, sus ejercicios silenciosos que incluyen las clásicas representaciones de *la caja, caminando en contra del viento, el hacedor de máscaras, en el parque* y sátiras de todo tipo, desde escultores a matadores, han sido descritas como geniales. Respecto al avance de la edad su pieza *"Joven, maduro, anciano y muerte",* un crítico ha dicho que *"logra en menos de dos minutos lo que la mayoría de los novelistas no logran en volúmenes".* Murió a los 84 años, de muerte natural, durante la noche, mientras dormía. *El mimo francés era zurdo.*

Matthew Broderick, (Nueva York; 21/03/1962), hijo de la escritora y directora teatral Patricia Broderick y del actor James Broderick, Desde niño y tras estudiar en la Walden School de Nueva York, Matthew se vio inmerso en el mundo de la cultura y la interpretación, debutando en su adolescencia en Broadway, en donde interpretó diversas obras escritas por

Neil Simon. Por su interpretación en una de ellas, *"Brighton Beach Memoirs"*, logró el premio Tony en 1983. Ese mismo año inició su carrera en el cine, protagonizando las películas: *"Hola, Mr. Dugan"*, y *"Juegos de guerra"*, un thriller de éxito que le dió la popularidad internacional. Durante toda la década de los 80 fue uno de los rostros más conocidos de Hollywood, en especial al protagonizar la comedia *"Todo en un día"* (1986). En este film, por el que recibió una nominación al Globo de Oro. Matthew quedó libre de cargos, teniendo que pagar una multa. Al margen de este lamentable hecho, su carrera prosiguió con éxito durante el decenio, con títulos como *"Lady Halcón"* (1985), *"Negocios de familia"* (1989) y *"Tiempos de gloria"* (1989), film ambientado en la guerra civil estadounidense. *Es zurdo.*

Mickey Rourke, *Philip André,* nació en Nueva York, en 1956. De joven ya quería ser boxeador, pero no conseguía destacar en esta disciplina, por lo que acabó estudiando interpretación, pero le desfiguró el rostro. A mediados de los ochenta, Rourke vivió una época de esplendor, con el papel de inspector de policía empeñado en acabar con la mafia en *Manhattan Sur*, que decayó por excesos y abuso de drogas, hasta el punto de querer suicidarse, según confiesa en una entrevista (2009), y acudió a una iglesia católica buscando ayuda, donde un sacerdote, explica, le sacó del atolladero. Atribuye su agresivo comportamiento y adicción a las drogas al maltrato físico de su padrastro (que le golpeaba en la cabeza porque le apetecía, igual que con su madre, la esposa de aquél). El actor protagoniza *"El luchador"*, gran vencedora de la última "Mostra". Fue una de las grandes estrellas del Hollywood de los ochenta. Su trabajo ha sido unánimemente alabado. Pero Rourke no es un invento reciente, algunas de sus más destacadas películas e interpretaciones, son: *"Nueve semanas y media"* y *"El Corazón del Angel"*. Tiene realizadas unas 73 películas. Con *"El luchador"* (2009) gana el globo de oro al mejor actor. *Sin City (Ciudad del pecado)* (2006), es la película que le ha cambiado la vida, en la que el actor sobresale en un elenco de auténtico lujo. *Es zurdo.*

Olivia Mary de Havilland, (n. Tokio, Japón; 1 de julio de 1916) es una actriz estadounidense ganadora de dos premios Óscar, y una de las estrellas de Hollywood más admiradas de la década de 1940. La inolvidable en "Lo que El Viento se llevó". Es una de las estrellas de Hollywood más admiradas de la década de 1940. estadounidense de origen británico ganadora de dos premios Óscar, y una de las estrellas de Hollywood más admiradas de la década de 1940. La hija primogénita de padres británicos, Walter de Havilland, abogado que ejercía en Japón, y Lillian Fontaine, actriz. A causa de una salud debilitada, y tras la separación de sus padres, se traslada con su madre y su hermana a los Estados Unidos, a California, donde cursó sus estudios. Cinco premios a la mejor actriz con *La heredera (1949)*, *Nido de víboras (1948)*, *Vida íntima de Julia Norris (1946)*, *Si no amaneciera (1941)* y *Lo que el viento se llevó* (1939), entre sus más de 28 filmaciones. *También es zurda.*

Peter Fonda, Peter Fonda, nacido el 23 de febrero de 1940, en Nueva York, es un actor estadounidense, hijo de Henry Fonda, hermano de Jane Fonda y padre de Bridget Fonda, siendo todos ellos también actores. No sólo ha destacado por sus actuaciones, sino que también ha tenido participación en algunas películas como guionista, productor y director. Su acceso a la fama se produjo debido a su actuación en el filme *Easy Rider*, película en la que, además, colaboró en el guion, por lo que fue nominado al Oscar al Mejor Guion, y en la producción. Como director: *1971: The Hired Hand, 1973: Idaho Transfer y 1979: Wanda Nevada*. Premio *Globo de Oro* al mejor actor de reparto de serie, miniserie o telefilme por *The Passion of Ayn Rand* (2000). Nominado al Oscar al Mejor Guion adaptado por *Easy Rider* (1969). Nominado al Oscar al Mejor Actor por *Ulee's Gold* (1997). *Globo de Oro* al mejor actor dramático por *Ulee's Gold* (1998). *Era zurdo.*

Rex Harrison, *Sir Reginald Carey Harrison*, (n. Huyton (Knowsley), 5 /03/1908 - m. 2/06/1990), fue un actor de teatro y cine británico. Nació en paraje que entonces formaba parte de Lancashire, cerca de Liverpool. Se educó en el Liverpool College. Su primera aparición en un escenario se produjo en 1924, con 16 años de edad, en Liverpool. Su carrera se vio interrumpida por la Segunda Guerra Mundial, durante la cual sirvió en la Royal Air Force con el grado de teniente primero. Apareció en diversos escenarios de Inglaterra, y en Broadway. Su mayor éxito interpretativo en el cine fue como el profesor Henry Higgins en la película *My Fair Lady*, adaptación del musical basado en la obra de Bernard Shaw, *Pygmalion*, donde compartía pantalla junto a Audrey Hepburn. Estuvo casado 6 veces. El 25 de julio de 1989, fue nombrado Caballero por la reina Isabel II de Inglaterra en el Palacio de Buckingham, mientras una orquesta interpretaba la música de las canciones de *My Fair Lady*. Después de retirarse del cine, continuó su trabajo en Broadway hasta el final de su vida, en 1990, en que se le diagnosticó un cáncer de páncreas del que murió apenas tres semanas más tarde. Tiene dos estrellas en el Paseo de la fama de Hollywood: una en Hollywood Boulevard por su contribución al mundo del cine y otra por su contribución a la industria televisiva. *"El incomparable en My Fair Lady"* era zurdo.

Robert De Niro, *Robert Mario De Niro Jr.* (n. Nueva York, Estados Unidos, 17 de agosto de 1943) actor, director y productor italo-estadounidense. Es ampliamente conocido por sus papeles de gángster y de personajes conflictivos y turbulentos, destacando sus múltiples colaboraciones con el director Martin Scorsese y por sus primeros trabajos con el director Brian De Palma. A interpretado personajes de toda clase de géneros, así como de terror, drama, e incluso de comedia. Entre sus interpretaciones más importantes se encuentran: el joven capo de la mafia siciliana, Vito Corleone, en *El Padrino II*; Travis Bickle, un perturbado taxista en *Taxi Driver*; el soldado Michael Vronsky en *The Deer Hunter*; el boxeador Jake La Motta en *Toro salvaje*; David *Noodles* Aaronson en *Érase una vez en América*; el mafioso Jimmy Conway, en *Goodfellas*; un paciente catatónico en *Despertares*; Max Cady, un peligroso ex-convicto en *El Cabo del Miedo*; Sam "Ace" Rothstein, el jefe de un casino de la mafia, en *Casino* o la interpretación de Al Capone en el film de Brian de Palma: Los intocables. Unas 90 películas. Como director: (1993) *Una historia del Bronx* y (2006) *El buen pastor*. Oscars:

(1974) El padrino, (1976) Taxi Driver, (1978) The Deer Hunter, (1980) Toro Salvaje, (1990) Despertares y (1991) Cape Fear. Globos de Oro: *Taxi Driver, New York-New York, The Deer Hunter, Toro Salvaje, Huida a media noche, Cape Fear, Analízate, Los padres de ella* y Premio Honorífico por Cecil B. *DeMille*, que salió ganador. Otros premios: Bafta (5) y del Sindicato de Actores. 1, en 1996 (Mejor reparto en *Marvin's Room*). *Es zurdo.*

Rock Hudson, de nombre real **Roy Harold Scherer, Jr.** (17/11/1925 – 2/10/1985) Fue un actor de cine estadounidense famoso por sus papeles de galán del cine clásico moderno estadounidense. Hudson tuvo la connotación de haber sido uno de los primeros casos publicitados de sida en los Estados Unidos, a principios de la década de los 80. Durante la II Guerra Mundial, se alistó en la Marina de los Estados Unidos y finalizada ésta se trasladó a Los Ángeles, donde trabajó en diversos oficios (cartero, camionero, taxista), alternando estos trabajos con numerosos ´castings´. A fines de la década de 1940 consigue aparecer, logrando un contrato con Estudios Universal en 1949. A raíz del éxito de *Confidencias a medianoche* (1959) de Michael Gordon, donde compartía pantalla con Doris Day, protagonizó varias comedias entre las que destacan *Pijama para dos* (1961) de Delbert Mann y *Su juego favorito* (1963) de Howard Hawks. En la década de 1970 tuvo su propia serie en televisión, *McMillan y esposa*, y en 1980 rodó *El espejo roto* junto a su amiga Elizabeth Taylor. *Este zurdo murió de Sida en Beverly Hills, California.*

Steve McQueen (*Terrence Steve McQueen*), (1930-1980). Gran estrella del cine de los 60 y 70 Nació en Slater, Missouri (Estados Unidos). Tras ser abandonado por su padre se trasladó con su madre a California. Muy rebelde en su niñez, fue enviado a un internado del que terminó escapándose. En su adolescencia intentó ganarse la vida ocupando diferentes puestos de trabajo como leñador o marino. A los 17 años se alistó al ejército (su padre había sido aviador) en la marina. A los 20 años se dio cuenta de que ser marine no era lo suyo y volvió a deambular por diferentes oficios. Trabajó de camarero y estibador entre otras faenas, hasta que descubrió su afición por la interpretación al unirse en Nueva York al Neighborhood Playhouse y recibir clases de Uta Hagen y Herbert Berghof. Tenía 22 años cuando se matriculó en la escuela y 25 cuando debutó en Broadway gracias a la sustitución de Ben Gazzara en la obra teatral "Hatful of rain". "La gran evasión" (1963) de John Sturges, "Amores con un extraño" (1963) de Robert Mulligan, "Compañeros de armas y puñetazos" (1963) de Ralph Nelson, "El rey del juego" (1965) de Norman Jewison, *"Nevada Smith"* (1966), *"El Yang-Tse en llamas"* (1966) *"Bullitt"* (1969) *"El caso de Thomas Crown"* (1968) o *"Los rateros"* (1969) Por su actuación en *"El Yang-Tse en llamas"* recibiría su única nominación al Oscar. *El actor zurdo falleció en Juárez (México), de cáncer de pulmón el 7/11/1980, los 50 años.*

Sylvester Stallone, *Silvestre Gardenzio Stallone,* (nacido el 6 de julio de 1946) es un actor, guionista y director de cine estadounidense. También conocido como "Sly", Stallone es considerado como una de las estrellas más importantes del cine de acción desde la década de 1970. Stallone ha dado vida a dos icónicos personajes del cine de Hollywood: Rocky Balboa, el humilde boxeador de Filadelfia que venció todos los pronósticos y ante la adversidad, se convirtió en campeón; y John Rambo, el atormentado ex boina verde veterano de la guerra de Vietnam, especializado en misiones de rescate y venganza. Aparte de las sagas de Rocky y Rambo, entre sus cintas más populares se encuentran: *The Expendables* (2010), *Asesinos* (1995), *El Juez Dredd* (1995), *El especialista* (1994), *Demolition Man* (1993), *Cliffhanger* (1993), *Lock Up* (1989), *Tango y Cash* (1989), *Over the Top* (1987) y *Cobra* (1986). De su vida personal se sabe que Stallone creció como católico pero dejó de ir a la Iglesia en cuanto su carrera de actor progresó. Empezó a redescubrir su fe cuando su hija nació enferma en 1996. Hoy en día asiste a la Iglesia católica con regularidad. Ha rechazado numerosos papeles importantes. Stallone practica desde hace años la pintura al óleo y ha vendido varias de sus obras. Premios de globo de oro por Rocky (al mejor actor y al mejor guión) en 1977, y 31 premios Razzie. *El rudo actor también es zurdo.*

Tom Cruise *(Thomas Cruise Mapother IV),* Nació el 3 de julio de 1962 en Syracuse, Nueva York (Estados Unidos) actor y productor Debido al trabajo de su padre la familia Cruise residió en distintos localidades durante la niñez de Tom, estableciéndose en Ottawa (Canadá), Missouri o Louisville. sus padres se divorciaron en 1974. En su infancia Tom pensó ser sacerdote e incluso gracias a una beca estuvo estudiando durante un año en un seminario franciscano de Cincinnati. Después destacó en el instituto practicando con éxito diversas actividades atléticas, en especial la lucha libre, que también hubo de abandonar por una lesión de rodilla, con el definitivo acercamiento al mundo de la interpretación. Se mudó a Nueva York y debuta en el cine, con la película *"Endless Love"* (1981) y alcanza la fama con *"Risky Business"* (1983) y *"Rebeldes"* (1983), luego otras de gran éxito comercial: *"Legend"* (1985), *"Top Gun"* (1986), *"El color del dinero"* (1986), *"Rain man"* (1987), *"Cocktail"* (1988) o *"Nacido el cuatro de julio"* (1989), *que le dio un Globo de Oro y la primera nominación al Oscar.* Ahora también (inicia esta faceta con *"Misión imposible"*), guionista (escribió la historia de *"Días de trueno"*) y directo. En los 90, vuelve a ser nominado al Oscar por *"Jerry Maguire"* (1996) y *"Magnolia"* (1999). Algunos de sus últimos estrenos son *"El último samurai"* (2003), *"La guerra de los mundos"* (2005), o la tercera entrega de *"Misión Imposible"*. Renunció a sus creencias católicas para ingresar en la Iglesia de la Cienciología, pues según él, "su nueva fe le había curado la *dislexia"* que padecía desde niño.

Podríamos añadir a: *Olivia de Havilland (¿la recordamos en "Lo que El Viento se llevó"), los actores Richard Dreyfuss, Ryan O´Neal (en "Historia de Amor"), Telly Savalas, el ruidoso irlandés Mickey Rourke, Shirley MacLaine, Jean Seberg, Eva Marie Saint (como Kitty en "Exodo"), Kim Novak, Joanne Woodward (esposa de Paul Newman), Brenda Vaccaro, Goldie Hawn, la misteriosa sueca Greta Garbo, Diane Keaton, la comediante negra Whoopie Goldberg y Tippi Heddren (mamá de Melanie Griffith y heroína de "los Pájaros" de Hitchcock).*

Pintores y genios del arte

Dentro del escaso número de zurdos, en relación con el de diestros, se encuentra un grupo importante de hombres ilustres con temperamento artístico y mentalidad intuitiva[463], como, por ejemplo, Leonardo da Vinci, Rafael, Franklin, Bertillon, Schumann, Stanley Hall, etc.

Alberto Durero (*en alemán Albrecht Dürer*) (Núremberg, 21/05/1471-Núremberg, 6/04/1528), es el artista más famoso del Renacimiento alemán, conocido en todo el mundo por sus pinturas, dibujos, grabados y escritos teóricos sobre arte, que ejercieron una profunda influencia en los artistas del siglo XVI de su propio país y de los Países Bajos. Su padre orfebre, húngaro, emigrante y su maestro. Heredó el legado del arte alemán del s. XV (la pintura flamenca del gótico tardío muy presente). Los artistas alemanes no tenían dificultad en adaptar su propia tradición gótica a la de artistas flamencos. Durero se planteó proveer a sus compatriotas de un modelo con el que combinar el interés empírico por los detalles naturalistas con los aspectos más teóricos del arte italiano. Hacía hincapié en la geometría y las medidas, clave para el entendimiento del arte renacentista italiano y, a través de él, del arte clásico. Desde 1507 hasta su muerte tomó notas y realizó dibujos para su tratado más conocido: *Vier Bücher von menschlicher Proportion* (*Cuatro libros sobre las proporciones humanas*, publicado póstumamente en 1528). *Durero pintó "Adan y Eva" con un fruto en su mano izquierda, díptico al óleo sobre tabla* (Museo del Prado. Madrid). *Era un pintor zurdo.*

Escher (*Maurits Cornelis Escher*), de los Países Bajos (,1898-1972), más conocido como *M. C. Escher*, artista holandés, conocido por sus grabados en madera, xilografías y litografías que tratan sobre figuras imposibles, teselados y mundos imaginarios. Es uno de los más grandes artistas gráficos del mundo, especialmente famoso por sus denominadas estructuras imposibles, tales como Ascendiendo y Descendiendo, Relatividad, Impresiones de Transformación, (Metamorfosis I, II, y III), Cielo y Agua o Reptiles. Me ha parecido original el autorretrato y su propia mano sosteniendo "La esfera". Su obra experimenta con diversos métodos de representar (en dibujos de 2 ó 3 dimensiones) espacios paradójicos que desafían a los modos habituales de representación. La obra de Escher ha interesado a muchos matemáticos. No fue precisamente un estudiante brillante, y sólo llegó a destacar en las clases de dibujo. En 1969, con 71 años, grava "Serpientes", mostrando sus facultades, a pesar de la edad avanzada. Fallece a los 74 años. Un grupo importante de su obra está expuesto de forma permanente en el Museo Escher en La Haya, Holanda. *Sus temas: La estructura del espacio* (Incluyendo paisajes, compenetración de mundo y cuerpos matemáticos), *La estructura de la superficie* (Metamorfosis, ciclos y aproximaciones al infinito). *La proyección*

---

[463]   P. Klingebiel, El niño zurdo: diagnóstico y tratamiento, Cincel, Madrid 1979.

del espacio tridimensional en el plano (Representación pictórica tradicional, perspectiva y figuras imposibles), *en la que mantiene un globo en la mano izquierda.*

Hans Holbein (Augsburgo, Londres, hacia 1497 - 7/10 o 29/11/1543), artista alemán, al que se le llama **el Joven** para diferenciarlo de su padre (Hans Holbein el Viejo, dotado pintor de la escuela gótica tardía). Pintor, y diseñador de xilografías, vidrieras y orfebrería, Holbein alcanzó una gran fama gracias a sus retratos realistas de personas y grupos, el detallismo de la piel, el pelo, los ropajes y la ornamentación, así como el talento para representar con exactitud cada una de las diferentes texturas. Tal fue el realismo de su obra que su influencia sobrepasó los límites de la pintura. El *Cristo Sepultado,* de tal realismo que causó gran influencia en el escritor ruso Fëdor Dostoyevsky, tanto así que lo inspiró en su novela *El Idiota.* Holbein también realizó miniaturas y contribuyó al gran arte renacentista de la pintura sobre vidrio con numerosos dibujos. Conocido sobretodo como uno de los maestros del retrato del siglo XVI. Ilustró "Elogio de la locura" [464]*con figuras de personas zurdas, todos ellos con una percepción espacial de sus cuadros y dibujos totalmente desconocida y sorprendente para la época en que los pintaron.* También produjo arte religioso, sátira y propaganda reformista, y contribuyó a la historia del diseño del libro. *Fue un pintor zurdo manual.*

Leonardo Da Vinci (15 abril 1452 hasta 2 mayo 1519) italiano, Leonardo Davinci, Pintor, Anatomista, escultor, arquitecto del hombre renacentista, ingeniero, inventor, y de ingenio tecnológico, aunque pocos de sus diseños fueron construidos. Descrito como hombre de "curiosidad insaciable" y "de imaginación e inventiva febril ". Está considerado como uno de los más grandes pintores de todos los tiempos, por su gran talento. *Su mente y personalidad nos parecen sobrehumanos (comenta un historiador).* Y Respecto a su inconstancia, su primer biógrafo, *Vasari* (1511-1574), que aunque no le conoció personalmente estuvo más próximo a él en el tiempo que nosotros, nos da una acertada explicación con respecto a su inconstancia mucho más lógica que la presunción de TDAH, en referencia a por qué no terminó el cuadro *La Adoración de los Magos:* "porque le pareció que la mano era incapaz de conseguir la perfección del arte, al representar las cosas que él imaginaba; porque mentalmente imaginaba aspectos de la obra tan dificultosos, tan sutiles y maravillosos que jamás podrían las manos expresarlos, alcanzar nunca tal excelencia" (en *Vite de' più eccellenti architetti, pittori, et scultori italiani, da Cimabue insino a' tempi nostri). En respuesta del propio Leonardo a su neobiógrafo contextual Leopoldo Bauluz (Leonardo da Vinci y su códice para el liderazgo):* "*He ofendido a Dios y a la humanidad porque mi trabajo no tuvo la calidad que*

---

[464] "Elogio de la locura", de Desiderio Erasmo de Rotterdam (1467-1536), uno de los personajes más influyentes en la Europa de su época, escribió esta obra en un contexto social y cultural convulsionado por la lucha entre la tradición medieval y las nuevas premisas que apuntaba el humanismo. A lo largo de esta obra que Erasmo dedica a su amigo Tomás Moro, parece querer convencer al mundo de que la Insensatez, la Estulticia (necedad) o la Locura son el origen de todas las bondades, diversiones y deleites que el ser humano disfruta. Acompañadas de la ebriedad, la adulación, la pereza, la ignorancia..., y con amplísimo saber los cansancios, las esperanzas, las dudas, las ambigüedades de una época turbada e incierta.

debía haber tenido". Y esto lo escribió el propio Leonardo, uno de los más grandes pintores que han existido, hacia el final de sus días [465]. *Algunos historiadores consideran que Da Vinci debe sus éxitos a la escritura con la mano izquierda, porque esta forma le hizo reflexionar desde diferentes ángulos y maneras. Parece que tuvo una lesión en su mano derecha.* Pero de ningún modo disléxico [466], como suele verse en internet. *«quizás el zurdo más famoso haya sido Leonardo, a quien no se le conoce ningún enredo amoroso»* (frase incluida en una carta que Freud dirigió a Fliess[467] el 9 de octubre de 1898).

Matt Groening (*Matthew Abram Groening*), (n.15/02/1954, Portland, Oregón), guionista y productor de televisión, conocido principalmente por ser el creador de Los Simpson, una familia nuclear formada por el matrimonio de Homer y Marge y sus tres hijos *Bart,* Lisa y Maggie. Viven en 742 Evergreen Terrace en la ciudad ficticia de Springfield, EE.UU. *Groening, a su imagen y semejanza zurda, creó a tres de los protagonistas de su serie: Bart, Montgomery Burns y Flanders.* La familia Simpson hicieron su debut el 19 de abril de 1987 en El show de Tracey Ullman corto "Good Night". Fue un gran éxito y pasó a convertirse en su propio programa de televisión, que ha emitido más de 490 episodios en 23 temporadas. *Groening Futurama* también creó el programa que se emitió 101 episodios en 6 temporadas. *Es un dibujante zurdo.*

Miguel Ángel, (Michelangelo Buonarroti), (Caprece (1475)-Roma (1564)), arquitecto, pintor, escultor y poeta. Habitualmente se reconoce a Miguel Ángel como la gran figura del Renacimiento italiano, un hombre cuya excepcional personalidad artística dominó el panorama creativo del siglo XVI y cuya figura está en la base de la concepción del artista como un ser excepcional, que rebasa ampliamente las convenciones ordinarias. Durante los cerca de setenta años que duró su carrera, Miguel Ángel cultivó por igual la pintura, la escultura y la arquitectura, con resultados extraordinarios en cada una de estas facetas artísticas. Sus coetáneos veían en las realizaciones de Miguel Ángel una cualidad, denominada *terribilità*, a la que puede atribuirse la grandeza de su genio; dicho término se refiere a aspectos como el vigor físico, la intensidad emocional y el entusiasmo creativo, verdaderas constantes en las obras de este creador que les confieren su grandeza y su personalidad inimitables. En 1534, Miguel Ángel se estableció definitivamente en Roma, donde realizó el fresco del Juicio Final en la capilla Sixtina y supervisó las obras de la basílica de San Pedro, en la que modificó sustancialmente los planos y diseñó la cúpula, que es obra

[465] Datos del libro de *Juan Carlos Cubeiro,* que está planteado como una serie de entrevistas virtuales entre su neobiógrafo y Leonardo da Vinci.

[466] Si con tantas y variadas investigaciones que se han sucedido, y hoy más que nunca, es complicado obtener un "diagnóstico" de dislexia, desde luego, resulta muy difícil comprender que a personajes ya fallecidos, y hace tanto tiempo, se les pueda diagnosticar, cuando menos es cuestionable. Lo cierto es que no se conocen estudios forenses que sugieran esta deducción, incluso mucho antes de que fueran descritos estos trastornos.

[467] Wilhelm Fliess (Amswalde -hoy Choszczno, Polonia-1858 – Berlín 1928), médico, otorrinolaringólogo, psicólogo y biólogo alemán. Amigo íntimo de Sigmund Freud.

suya. *El genial y cascarrabias (como muchos le apodaban), que pintó la Capilla Sixtina pleiteando con el papa Julio II, era zurdo.*

Pablo Picasso, (*Pablo Ruiz Picasso*) (25/10/1881 - 1973 (Málaga, España, a los 91 años, en su casa de Mougins). Nació en Málaga, su padre era profesor de dibujo. Siempre utilizó ambos apellidos para firmar sus obras, pero alrededor de 1901 abandonó el primero para utilizar desde entonces sólo el apellido de la madre. Muchos le consideran *"el mujeriego y sádico español"* y *"El amante incontrolable"*. A Pablo Picasso le persigue la sombra de haber sido un maltratador con las mujeres que pasaron por su vida. Antonio Olano, amigo personal y biógrafo, defiende la fidelidad del artista en su reeditado libro "Picasso y sus mujeres". Sin embargo, reconoce que "era un niño tímido y malvado, imposible para convivir con él". Los investigadores de su figura, mayoritariamente afirman que más que convivir con ellas, las hizo sufrir, su relación con las mujeres ha sido retratada como conflictiva y machista. Sus allegados dicen de él que *a pesar de todo era un niño en cuerpo de hombre*, y todas sus mujeres están en los lienzos[468]. Mudó muchas veces su residencia. En 1961 se dedicó a la escultura, pintura, cerámica, grabados, gráfica, reiterando en especial sus temas de palomas y toros. El pintor malagueño tuvo una relación muy especial con las siete mujeres con las que compartió su vida. *Se le puede atribuir algún tipo de trastorno o lesión del hemisferio derecho, en algunas de sus épocas, como lo es la muestra de "Interior con joven pintando", la cual también es zurda* [469].

Paul Klee. (Münchenbuchsee, 1879-Muralto, 1940) Pintor alemán, nacido en suiza, cuyo estilo varía entre el surrealismo, el expresionismo y la abstracción. En 1911 entró en contacto con el grupo del Blaue Reiter (El caballero azul). En París se relacionó con Delaunay y el clima cubista y centró su interés en el movimiento y el tiempo, la luz y el color (en los que influyó notablemente su viaje a Tunicia, en 1914, con Louis Moilliet y Macke), con primacía sobre los valores psicológicos de las formas. De su vida de recogimiento espiritual resultó una prolífica obra. En 1920 fortaleció su método de análisis. Tras ser profesor de la nueva Bauhaus de Dessau (1921-1930) y de la Academia de Düsseldorf (1931-1933), la condena nazi de su obra le obligó, en 1933, a exiliarse a Berna. Habiendo contraído esclerodermia, su trabajo adquirió un tono simbólico y dramático con elementos temáticos esquematizados progresivamente hasta convertirse en ideogramas (*Un rostro y también el de un cuerpo, Tañedor de tímpanos, Muerte y fuego, Demonio*, etc.). Escribió *Diarios* y artículos sobre el arte. Casi toda su obra está en el Museo de Bellas Artes de Berna (Fundación Klee). *Es un artista zurdo.*

Rafael (Raffaello Sanzio) (Urbino, 6 de abril de 1483 – Roma, 6 de abril de 1520 (Nació y murió en Viernes Santo. También conocido como Rafael de Urbino o, simplemente, como Rafael,

---

468   Independencia cultural, agosto 2007 (anarquistas).
469   Academia Nacional de Medicina, pag. 370-Google Books.

fue un pintor y arquitecto italiano del Alto Renacimiento. Realizó importantes aportes en la arquitectura y, como inspector de antigüedades, se interesó en el estudio y conservación de los vestigios grecorromanos. Hijo de un pintor y criado entre artistas, a los 25 años obtuvo su primer encargo oficial, la decoración de las Estancias Vaticanas, donde pintó algunos frescos como *La escuela de Atenas*, considerado una de sus obras cumbres Ejerció gran influencia en su época; aunque fuera de Roma su obra fue conocida sobre todo a través de la producción que hicieron los talleres de grabado que colaboraban con él, pues gran parte de sus obras, que diseño. Las ejecutaron en el taller. Después de su muerte, la influencia de su principal rival, Miguel Ángel, se intensificó hasta los siglos XVIII y XIX, cuando las cualidades más serenas y armoniosas de Rafael, fueron consideradas de nuevo como un modelo superior. *Fue zurdo.*

Deportistas

Babe Ruth (*George Herman Ruth*) (Baltimore 6/02/1895-Nueva York, 16/08/1948) fue uno de los jugadores profesionales de béisbol de Grandes Ligas de mayor talento y más populares de la historia. Ex -lanzador / Jardinero, *bateaba y lanzaba con la izquierda.*

Dallas Braden. *el pitcher zurdo* de los Atléticos de Oakland, logró el 9 de mayo del 2010 su juego perfecto al derrotar por marcador de 4-0 a Tampa Bay, en tan sólo dos horas.

Leo Messi (*Lionel Andrés Messi*), (Rosario, Argentina, 24/06/1987), futbolista argentino, también con nacionalidad española desde 2005 *El jugador blaugrana Messi jura la Constitución Española* el 26/09/2005). Juega como delantero en el F.C. Barcelona de la Primera División de España y en la selección de futbol de Argentina, de la cual es también capitán, considerado como «el actual mejor jugador del mundo», obteniendo el tercer Balón de Oro consecutivo. Empezó a jugar al fútbol a temprana edad, y captado por el Barcelona a los 13 años, debutando en el primer equipo en noviembre del 2003, y como titular en la temporada 2006/07. *Chuta con la pierna izquierda.*

Martina Navratilova (18/10/1956–Unknown, Praga), Tenista checoslovaca nacionalizada en EEUU. Su padrastro, un instructor de tenis la introdujo en el mundo del deporte. A los 10 años jugaba al tenis, al hockey y al fútbol. Consiguió 167 triunfos en los torneos más importantes y logrado al menos dos títulos anuales desde 1975, victorias en Wimbledon, Roland Garros y Open de los EEUU, y otros muchos. *El éxito de una gran deportista de mano izquierda.*

Pelé (*Edson Arantes do Nascimento*), el mejor futbolista de todos los tiempos, en opinión de muchos, nació el 23 de octubre de 1940 en un hogar humilde de la ciudad de Tres Coraçoes, en el estado de Minas Gerais (sureste). El legendario Pelé, embajador honorario de la Copa Mundo Brasil-2014, célebre ex jugador brasileño "La Perla Negra", uno de sus apelativos, jugador de gran habilidad técnica, de poderoso disparo con ambas piernas, y gran anticipación. Debutó en la selección brasileña con 17 años, su selección logró tres Copas del Mundo (1958, 1962 y 1970). Tras obtener todos los títulos posibles y haber contabilizado más de mil goles marcados en partidos oficiales, anunció su retirada del deporte activo en 1974. Luego inició una carrera en el cine, como actor, y en la música, como compositor de varias piezas (incluye la banda sonora completa de la película biográfica *Pelé* (1997). Recibió numerosos galardones y reconocimientos, tales como el Premio Internacional de la Paz (1978) o el de Atleta del Siglo (1980). Continuó ejerciendo también una importante influencia en el mundo del fútbol desde los despachos, y en 1995 fue nombrado ministro de Deportes en Brasil, cargo desde el cual impulsó la llamada *Ley Pelé* con la cual pretendía modificar la legislación en materia de contratos deportivos entre clubes y jugadores. *Chuta con el pie izquierdo* (también el derecho).

Rafael Nadal. No supone que sea zurdo, sino que es de "uso", es la que ha potenciado. Podría tratarse de una lateralidad cruzada, pero no tenemos datos suficientes para esta afirmación. *Usa la mano izquierda para la raqueta.*

Romario (Romário Da Souza Faria), (n. Río de Janeiro, Brasil, 29/01/1966), ex futbolista brasileño, apodado en Brasil como O Baixinho ("El bajito"), ha sido uno de los futbolistas más goleadores y más virtuosos de la historia del fútbol a nivel mundial y actualmente es diputado por Río de Janeiro en la Cámara de diputados. Entre sus trofeos " Copa Mundial de Fútbol de 1994 (con la Selección de fútbol de Brasil", trofeo Balón de Oro al Mejor Jugador del torneo en los EE. UU." Y dos veces Campeón de la Copa América en 1989 y 1997. En 1988 conquistó la medalla de plata en los Juegos Olímpicos de Seúl. En 1994, el premio al mejor jugador del mundo FIFA World Player y en el 2000 como el Futbolista sudamericano del año. Según la IFFHS (Federación Internacional de Historia y Estadística de Fútbol). Controvertido por su conducta, es considerado como uno de los más grandes delanteros de la historia del fútbol. *Sus fuertes chutes los realiza con la pierna izquierda.*

Sandy Koufax. *En beisbol, lanzador zurdo* que jugó toda su carrera con Dodgers, ahí logró un juego perfecto el 9 de septiembre de 1965 ante Chicago, 1-0.

Tom Browning. *En beisbol, pitcher zurdo, que lanzó* para los Rojos de Cincinnati, el juego perfecto ante los Dodgers de los Angeles con marcador de 1-0, el 16 de septiembre de 1988.

Tomás Solís. Jugador de beisbol, originario de Los Mochis, en el estado de Sinaloa (una de las 32 federaciones mexicanas), con 14 victorias para Águila de Veracruz, fue elegido como el mejor *lanzador* del año en la temporada 2012 de la Ligaexicana. Empezó en el 2002 con los Tigres y luego en Puebla, Yucatán y Minatitlán, de donde pasó al Águila en 2011. *Es en el beisbol el mejor lanzador de la liga mexicana y campeón zurdo.*

Deportistas Olímpicos

Los únicos deportes en los que está *prohibido utilizar la mano izquierda* son el **polo** y el **hockey**. En el polo no se puede coger el taco con la izquierda porque los caballos están amaestrados y acostumbrados para que el taco se sitúe en el lado derecho. En las reglas del Hockey no se dice de forma explícita que no se pueda coger el palo con la izquierda pero sí se recogen normas como que el palo debe estar en el lado derecho. Además un enfrentamiento entre dos jugadores de equipos contrarios, siendo uno zurdo y otro diestro terminará la mayoría de las veces en un choque.

Bruce Jenner (William Bruce Jenner) (n. Tarrytown, Nueva York 28/10/1949) EE.UU. Atleta-Decatlón, orador motivacional, de la alta sociedad y de la televisión, conocido principalmente por haber ganado la medalla de oro de decatlón en 1976, "Juegos Olímpicos de Verano en Montreal" Jenner obtuvo becas en fútbol y asistió a Graceland College (ahora Universidad de Graceland) en Iowa, pero una lesión de rodilla le obligó a dejar de jugar al fútbol y se pasó al decatlón. En 1974-1976, campeón de Atletismo de EE.UU". Premiado con "de National Track and Salón de la Fama de campo en 1980", exaltado en el Salón de la Fama Olímpico en 1986 y el Área de la Bahía Sports Hall of Fame, el Connecticut Sports Hall of Fame en 1994. *Este gran nadador es zurdo.*

Nikita Koloff (n. como Nelson Scott Simpson el 9/03/1959 Minneapolis, Minnesota), su padres le dieron el nombre de Nelson Scott Simpson. Se cambió legalmente su nombre por el de Nikita Koloff en 1988, cuando comenzó su carrera como luchador. Ex luchador profesional estadounidense ((lucha libre). Conocido en todo el mundo como un gigante en la lucha libre profesional, apodado el "oso suave". Debuta en 1984, Jubilado 1992. Nikita fue llevado a la alianza de lucha nacional por su "tío" Ivan para probar la superioridad soviética. Su objetivo último era destronar a campeón del mundo de NWA Ric Flair. Destacó en Moscú (Unión Soviética) y en Lituania, tras la caída de la Unión Soviética. El 15 de julio de 2006, Koloff recibió el Premio Frank Gotch de la George Tragos, de lucha libre profesional del Salón de la Fama en el Instituto Internacional de Lucha Libre y el Museo de Newton, Iowa para contribuir a la imagen pública positiva de la lucha libre. *Es zurdo.*

Dorothy Hamill (n. Chicago (Illinois)26/07/1956), es una patinadora estadounidense (patinaje artístico), campeona olímpica en 1976 "Singles Ladies", Medallista de plata junior 1970 EE.UU. Campeonato nacional de EE.UU. en 1974-76. 1974 y 1975 medallista de plata mundial 1974-1975, y 1976 Campeón del Mundo, representando a su país con 19 años (de Invierno en Innsbruck, Austria), medalla de oro. Poco después de su victoria, Dorothy ganó el título del Campeonato del Mundo de Gotemburgo, Suecia. Hamill no sólo domina las habilidades de patinaje artístico, sino que también se le atribuye la invención de nuevos movimientos de su cuenta. Un movimiento como se conocía como el "camello Hamill," *Esta gran patinadora es zurda.*

Criminales

Albert Henry *DeSalvo* (3/09/1931-25/11/1973), Boston (Massachusetts), que confesó ser el "Estrangulador de Boston". Fue vendido como esclavo, junto con su hermana, a un agricultor, por 9 dólares; pronto torturaba animales, iniciándose en el robo a temprana adolescencia. En el ejército tenía buen comportamiento, un caso de honor. Su padre era un alcohólico violento, de un puñetazo le sacó todos los dientes a su esposa y con sus dedos acabó de romperlos, obligando a contemplarlo a sus hijos, como los actos sexuales con prostitutas que traía a casa. Asesinó en dos años a 13 mujeres solteras en el área de Boston, la mayoría asaltadas sexualmente en sus apartamentos y luego estranguladas, dos apuñaladas y una también golpeada hasta morir; la víctima más anciana murió de un ataque cardíaco. Fue sentenciado a cadena perpetua (1967) y llevado a una prisión de máxima seguridad, donde murió apuñalado en 1973. Pero no se le pudo juzgar por falta de pruebas. Ahora, después de 50 años de especulaciones se ha podido probar su autoría, por una muestra de ADN de la última víctima, reservada por el investigador y comparada con el ADN de un sobrino de este criminal, cotejado también con los restos de DeSalvo, exhumados este año (declarado a los medios por el fiscal del distrito del condado de Suffolk –Massachusetts-, EEUU, 12/07/2013)[470]. *Fue un criminal zurdo.*

Alí Boukmer, llamado **"el Desquiciado"**, verdugo turco al servicio del sultán otomano Ibrahim. Ató los costales de las más de 200 mujeres del harén del sultán y las ahogó en las aguas del Bósforo. *Las atrocidades del zurdo.*

Billy the Kid o "Billy el Niño" (Nueva York, 23/11/1859 - 14/07/1881 Nueva York), jugador, hurtador de ganado u bandolero. Acabó creando una leyenda al convertirse en forajido y utilizó distintos nombres. Llegó al condado de Lincoln y se convirtió en uno de los pistoleros más famosos del estado de Nuevo México, se le atribuyen la muerte de 21 hombres, solo probadas 9. Un identificador de caras del FBI reveló que un granjero llamado Robert era idéntico a Billy (el granjero llegó a Fort Sumner cinco años después de que el Niño "muriera". Se ha hecho música, cine y Bibliografía, y la única fotografía ha sido subastada en Denver (EEUU), 2,3 millones, de dólares (1,6 mill. €). *Era zurdo.*

Jack el Destripador (Jack the Ripper, en inglés), es el más conocido de los seudónimos que se le dieron a un asesino en serie no identificado que cometió varios crímenes en 1888, principalmente en el distrito de Whitechapel, en Londres. *También fue zurdo.*

---

470   Junger, Sebastian. A Death in Belmont. Norton, W. W. & Company, Inc. April 2006. ISBN 0-393-05980-4.. Landay, William. The Strangler. Dell Publishing. January 2007. ISBN 978-0-385-33615-4.

John Dillinger (John Herbert Dillinger), asaltante de bancos de EEUU (22/06/1903 a 22/07/1934), era zurdo.

Boxeadores

Carlos Pérez, conocido por "El Zurdo de Higuamo", de San Pedro de Macorís. El dominicano era reconocido por su fuerza y rudeza, fue el mejor boxeador de su tiempo y probablemente el mejor de todas las épocas, aseguran los expertos. Nació en 1923 y murió trágicamente en 1960, a los 37 años.

Oscar de la Hoya. *Uno de los mejores zurdos que haya dado el box*, fue un impactante peleador en la década de los noventa. Se dio a conocer en los Juegos Olímpicos de Barcelona 1992 donde ganó la medalla de oro en su categoría, lo que le valió el apodo de 'Golden Boy'.

Manny Pacquiao. Filipino, no sólo *uno de los más importantes zurdos*, sino además de los mejores peleadores en la historia. Ha sido campeón del mundo en ocho categorías distintas, entre ellas superpluma del Consejo Mundial de Boxeo, supergallo de la Federación Internacional de Boxeo, y campeón peso mosca. Es considerado actualmente como uno de los mejores libra por libra según The Ring. Es uno de los púgiles más rápidos en el planeta.

Marvin Nathaniel Hagler (Newark, Nueva Jersey, 23/05/1954), apodado "Marvelous" (El Maravilloso). Es considerado como uno de los mejores boxeadores de todos los tiempos. Tuvo grandes duelos contra Sugar Ray Leonard o Thomas Hearns. Hagler terminó su carrera con un récord de 62-3-2 con 52 nocauts (fuera de combate) en peso mediano. *Es zurdo.*

Zab Judah. El estadounidense ha ganado cinco títulos mundiales entre ellos de peso welter ligero y welter y además es ex campeón welter del mundo. *De lo mejor que hay en cuanto a boxeadores zurdos.*

Ambidextros famosos

Andreas Brehme: Andreas Brehme (Hamburgo, Alemania, 9/11/1960) es un ex futbolista alemán, quien brilló en la década de los 80' y de los 90'. Este genial futbolista destacó por su dominio del balón con ambas piernas y muchos llegaron a verle como uno de los jugadores más elegantes de la época.

Benny Hill: Alfred Hawthorn Hill (Southampton, Inglaterra, 21/01/1924-Teddington, Inglaterra, 19/04/1992), fue un prolífico cómico británico. Uno de los cómicos más universalmente reconocidos, gracias a su programa de televisión "El Show de Benny Hill". Muere el 19-abril-92.

Christopher Anthony: Christopher Anthony John Martin. Líder de la banda Coldplay (que creó); es la voz principal, toca el piano, y la guitarra.

Mariana de Silva *(María del Pilar Ana de Silva-Bazán y Sarmiento),* (Madrid, 14/10/1739-17/01/1784). También es conocida como *Mariana de Silva-Meneses y Sarmiento de Sotomayor,* (Madrid, 14/10/1739 - Madrid, 17/01/1784), fue una figura aristócrata, escritora, pintora y traductora española del siglo XVIII. Escribió obras poéticas, y tradujo algunas tragedias del francés, realizando también pinturas de mérito según sus panegiristas, aunque no se han conservado ni sus trabajos literarios ni los pictóricos que permitan comprobarlo. El 20 de julio de 1766 fue nombrada académica de la Academia de Bellas Artes de San Fernando de Madrid, de la que llegó a ser directora honoraria[471]. También fue socia de la Academia Imperial de San Petersburgo. [472]. Es un ejemplo de *ambidextrismo, al ser capaz de escribir y pintar con ambas manos.*

Ronnie O'Sullivan: jugador profesional de snooker, inglés, nacido el 5/12/1975 en Wordsley, West Midlands. Es apodado The Rocket (El Cohete) debido a la velocidad de su estilo de juego.

Wesley Sneijder: (Wesley Benjamin Sneijder), (Utrecht, Países Bajos, 9 de junio de 1984), es un futbolista neerlandés.

Ronald Reagan (1981-1989), puede considerarse ambidextro. 40 ° presidente de los Estados Unidos (1981-89). Antes de eso, él era el 33ro gobernador de California (1967-1975), y actor de radio, cine y televisión (v. preámbulo de políticos).

Zurdos patológicos

Bob Dole (Robert Joseph "Bob" Dole), (n. 22/07/1923), en 2007 George W. Bush le nombró co-presidente de la comisión encargada de investigar los problemas en *Walter Reed Army Medical Center,* y actualmente es miembro del Consejo Consultivo de las *Víctimas del Comunismo Memorial Foundation* y asesor especial de la oficina de Washington, DC. El 12 de abril de 2005, Dole lanzó su autobiografía, *Historia de un soldado: A Memoir* (ISBN 0-06-076341-8), que habla de sus experiencias en la Segunda Guerra Mundial y su lucha por sobrevivir a sus heridas de guerra. *Este político estadounidense aprendió a usar su mano izquierda después de que su mano derecha estuviera paralizada por aquella lesión.*

---

[471]   Revista Hidalguía número 328-329. Año 2008 (información de books google).
[472]   Doval, Gregorio, El libro de los hechos insólitos, Madrid: Alianza Editorial, 2004, ISBN 8420657387, página 310.

El monarca Eduardo III. (Castillo de Windsor, 13/11/1312 - 21/VI/1377) Fue rey de Inglaterra desde el 1 de febrero de 1327 hasta su muerte. Sólo tenía 14 años cuando su padre, Eduardo II, fue depuesto y asesinado, y 18 cuando asumió personalmente el control del gobierno. Restauró la autoridad real tras el desastroso reinado de su padre Eduardo II y convirtió el Reino de Inglaterra en una de las más importantes potencias militares de Europa. Durante su reinado se emprendieron importantes reformas legislativas y gubernamentales, destacando el desarrollo del parlamentarismo y cuando estalló la peste negra. Una embolia le paralizó el lado derecho del cuerpo)[473]. El rostro de la efigie de madera, que se conserva en la Abadía de Westminster, es una máscara mortuoria, que refleja tan perfectamente su rostro que incluso *puede verse la huella de la embolia* (la comisura bucal) por la parálisis del lado derecho del cuerpo, con que murió.

El escritor Thomas Carlyle (4/12/1795 - 5/02/1881), historiador inglés, zurdo, a finales del XX, fue un pensador, historiador, crítico social y ensayista británico. Nació en Ecclefechan, Escocia. Estudió teología en la Universidad de Edimburgo. Abandonó esa ocupación en 1814 y se dedicó a la enseñanza de las matemáticas durante casi cuatro años. Después viajó a Edimburgo en 1818, donde empezó a estudiar leyes y escribió diversos artículos. Su autobiografía, obra de carácter filosófico, "Sartor Resartus" (*El sastre sastreado*), se publicó entre 1833 y 1834, donde comenta la falsedad de las riquezas materiales, detallando su crisis personal y su idealismo espiritual, perfilándose como un crítico social, preocupado por las condiciones de vida de los trabajadores británicos. En Londres escribió el exitoso *Historia de la Revolución francesa (1837)*, un estudio histórico basado en la opresión de indigentes. Luego publicó conferencias entre las que destaca Los héroes (1841), donde sostiene que el avance de la civilización se debe a los hechos de los héroes. Pasado y presente (1843). Su concepto de la historia queda reflejado en obras como *Cartas y discursos de Oliver Cromwell* (1845) e Historia de Federico II de Prusia, que consta de 10 volúmenes escritos entre 1858 y 1865. Produjo también una autobiografía titulada *Recuerdos*, que se publicó en 1881. *Zurdo patológico: cambió el uso de mano a la izquierda, tras sufrir un accidente.*

Algunos personajes con dislexia

Muchas celebridades y personajes famosos de la historia lucharon con dificultades de aprendizaje, pero la discapacidad puede haber sido decisivo en la conformación de sus puntos de vista y ayudarles a encontrar la fuerza de voluntad para alcanzar sus objetivos.

---

[473]   Este es el caso de la zurdería patológica, parálisis del hemicuerpo derecho.

Artistas

Tom Cruise, *Thomas Cruise Mapother IV-* es uno de los actores más reconocidos en el mundo. Él tiene dislexia y ha hablado públicamente **Danny Glover**-Glover ha actuado en el popular "Lethal Weapon" de la franquicia y en docenas de otras películas. *Es disléxico y con frecuencia habla de su retos en la superación de su trastorno del aprendizaje y sobre su discapacidad.*

Whoopi Goldberg - La actriz y humanitaria *sufre de dislexia y con frecuencia hace comentarios sobre su problema de aprendizaje.*

Sylvester Stallone, *Sylvester Gardenzio Stallone,* (n. 6/07/1946) es actor, guionista y director de cine estadounidense-. Ha trabajado como productor, escritor, director y actor *Es disléxico, pero ha desarrollado un gran talento para escribir guiones.*

Johny Deep, *John Christopher Depp II,* (n. Kentucky, 9/06/1963). Actor nominado al Óscar, productor y director, ganador de un Globo de Oro, un Premio del Sindicato de Actores y un premio César. Su vida transcurrió en Florida. A los 15 años dejó el colegio para convertirse en una estrella del rock (fueron años de música y drogas). La vida de Depp cambió de modo radical al irse a Los Ángeles.

Orlando Bloom, El protagonista de películas como "El señor de los anillos" o "Piratas del Caribe" dijo también que su madre le decía que "si leía 50 libros, le compraba una moto, y dice: *"Por eso leí mucho y trabajé para superarlo, pero nunca llegué a los 50, ni me compré la moto".* Bloom, de 33 años, señaló también que la dislexia le generaba dificultades para leer y escribir correctamente, y hubo de trabajar mucho más en sus años escolares, aunque no le impidió ser popular entre los otros niños y, en especial, entre las chicas de su escuela. El actor, durante su visita al Child Mind Institute de Nueva York, informó al diario Daily News, *revelando ser disléxico y que tiene que trabajar mucho para aprenderse los guiones de sus películas: "Tengo más problemas para estudiar los guiones y memorizarlos"* que los otros actores.

EN EL ÁMBITO JUDICIAL.

Erin Brockovich, Es un ex empleado judicial, *disléxico,* cuyo éxito en la construcción de un caso contra la contaminación de las aguas subterráneas ilegales, motivo de la película protagonizada por Julia Roberts.

CAPÍTULO 9. PROBLEMAS

La integración de la información en el cerebro para su procesamiento, depende del cuidado desarrollo del estado general de los sistemas (de la calidad y cantidad de las transmisiones, de su neuroquímica y neurofisiología), además de las condiciones familiares, genéticas, socio-culturales y medioambientales. Los trastornos de lateralidad frecuentemente responden a secuelas de lesiones prenatales o neonatales, que no han sido tratadas por falta de protocolos de control de los factores de riesgo, muchas veces sin identificar, y a su vez producen alteraciones o disociaciones, cuando menos problemas de aprendizaje, siendo causa frecuente de fracasos escolares y personales, que si bien pudieran pasar inadvertidos en la etapa escolar, se revelan de alguna manera en la edad adulta (hay profesiones en que las percepciones, orientación o emociones, afectan a sus relaciones personales y profesionales).

Introducción

Como hemos visto, el desarrollo cerebral es un maravilloso e impresionante proceso, paradójicamente oculto al exterior, que las revistas científicas, y medios audiovisuales, sobretodo en las tres últimas décadas nos han mostrado de forma deslumbrante, con imágenes nunca antes vistas, efectos especiales de avanzadas y sorprendentes imágenes en 4D, "En el vientre materno". La maduración cerebral se correlaciona con muchos de los cambios cognoscitivos y de comportamiento observados durante la infancia y la adolescencia. También tiene relación con el desarrollo de la preferencia manual, del lenguaje verbal y de la función ejecutiva del niño. En esta fase se produce el incremento de las arborizaciones dentríticas del cambio cortical más importante, asociado a la adquisición de funciones cognitivas complejas.

La gran importancia del nacimiento

Buena parte de los niños y adultos que hoy padecen patologías mentales las sufren no por razones genéticas o por una enfermedad adquirida sino a causa de un mal parto. Un tercio de los recién nacidos sufre derrame cerebral durante el parto y el 96% de los casos una lesión cerebral grave o leve, que se produce por sufrimiento fetal durante el proceso del parto, por falta de oxígeno, por traumatismos en el delicado cráneo del recién nacido (por la mala utilización de ventosas o fórceps). Eso sucede en uno de cada tres partos, por lo menos, y aunque las cifras sean alarmantes son reales, y nuestro trabajo también da fe de ello[474].

Además, los datos indican que en el 33% de los partos se produce alguna hemorragia cerebral en el bebé, algo que tiene luego consecuencias más o menos graves que irán apareciendo a lo largo de la vida del niño, porque padeció falta de oxígeno o sufrió presión excesiva en el cráneo, que produce la muerte de muchas neuronas de forma instantánea o en unos pocos minutos y eso tiene consecuencias. Pues cuando esa cadena de información se rompe a causa de la muerte masiva y no natural de neuronas, la función que éstas tenían encomendada se pierde con lo que el problema pasa también al órgano (o la deslateralización), y aunque sin problema físico visible; pero puede derivar al uso de otra mano no natural, porque su hemisferio dominante ha sido alterado, en las áreas del lenguaje, comprensión o manipulación.

En demasiados casos no se produce un seguimiento, si no es porque ocurra una lesión grave o que fuera esperada antes del parto, lo que significa que para la madre es una sorpresa la explicación de la utilización del fórceps, ni otra instrumentación. En muchos casos, los partos se programan atendiendo a las necesidades y conveniencia del sistema socio-sanitario -incluyendo a veces hasta el día y hora del parto para que se ajusten a su jornada laboral- y no a las de la madre y su hijo. Y siendo todo esto importante, también se efectúan demasiadas cesáreas tardías, y se utilizan sin razón suficiente determinadas sustancias anestésicas que pueden perjudicar al bebé y, sobre todo, se usan fórceps y ventosas, con resultados de daño en muchos casos.

Pero gracias al examen exhaustivo y la estimulación adecuada, puede conseguirse la implantación de nuevas conexiones, gracias a la neuroplasticidad cerebral, y conseguimos mejores resultados cuanto menor es la edad en que iniciamos el tratamiento rehabilitador o recuperacional, reconstruyendo circuitos anulados por la lesión, re estimulando áreas no afectadas, con una reorganización neurológica. Las lesiones leves o menos leves curan con tratamiento farmacológico añadido, y en lesiones graves no curan, pero mejoran el estado cognitivo y manipulador.

---

[474] Dr. Carlos Gardeta, director de Institutos Fay para la Estimulación Multisensorial (Madrid), (en memoria del neurólogo y neurocirujano estadounidense Temple Fay, quien pensaba por los años 30 que los niños con lesión cerebral grave no recibían estímulos suficientes para lsu organización cerebral), centro de vanguardia de reciente creación especializado en programas poco conocidos en nuestro país que permiten mejorar la calidad de vida de niños con problemas mentales: "muchos de los casos de lesión cerebral grave que se están tratando en Institutos Fay tienen como origen un mal parto".

La aplicación del fórceps al nacer, lesiones más frecuentes

En la fase perinatal, cualquier detalle que podamos cuidar es importante y conviene anotar los datos ciertos (objetivos) de observación clínica, que podrán ser importantes más adelante. Los fórceps no son recomendables como método de expulsión fetal, si no se siguen posteriores cuidados de las secuelas. Tanto el fórceps como la ventosa obstétrica son herramientas que se emplean para ayudar a la expulsión del bebé, en partos prolongados o que presentan alguna otra complicación. Sólo pueden utilizarse cuando la cabeza del feto ha descendido al canal del parto y si existen evidencias de sufrimiento fetal.

El fórceps es un instrumento quirúrgico utilizado para facilitar la salida de la cabeza del bebé por el canal de parto, ante una situación de emergencia. Fue inventado en Inglaterra hacia el año 1600, y desde el año 2000 está considerado patrimonio histórico. En el momento que se inventó fue de gran utilidad, ya que en esas épocas era impensable la realización de una operación cesárea, y ayudó a salvar muchas vidas, ya que era la única forma de destrabar un bebé atascado en el canal del parto. Las "eventuales" lesiones que podía provocar en el bebé eran mínimas en relación a las consecuencias de trabajos de partos de a veces días de duración. Su sencilla utilización, no obstante, requiere de mucha habilidad.

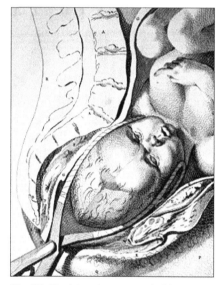

Fig. 37. Maniobra instrumental: Fórceps. Las "palas" hacen presa en el cráneo y la cara. La rotación y el descenso se realizan por tracción. Imagen de Wikipedia

- El 60% de las inducciones en primíparas acaba en cesárea o fórceps. En los demás casos el riesgo aumenta en un 50%.
- La epidural aumenta el índice de cesáreas y fórceps. Si te la ponen con 2 cm de dilatación el riesgo de cesárea es del 50%, con 3 cm del 33% y con 4 cm del 26%.
- El uso excesivo de los fórceps dio lugar a sentencias por no pocos accidentes y lesiones, que derivaron en un aumento excesivo de cesáreas, superior al 20%, cuando lo razonable fuera el 10-15% (OMS).
- La OMS considera los partos instrumentales como actos que son llevados a cabo frecuentemente de manera errónea, y las sentencias dicen que no hay que utilizar fórceps (según un informe del Ministerio de Sanidad y Consumo)[475].

---

[475]   Aplicar fórceps bajos o en desprendimientos: BOE (28/mayo/2009) Orden SAS/1350/2009, de 6 de mayo, por la que se aprueba y publica el programa formativo de la especialidad de Obstetricia y Ginecología.

- Los modelos usados durante 500 años (Kjelland y Tarnier), se han sustituido por las Espátulas de Thierry (E. Thierry, 1950), rectas y paralelas que facilitan el desarrollo exitoso de tales partos (instrumento franco-belga), que produce menores lesiones tanto en la madre como en el feto y recién nacido[476], aunque está reservando su uso a especialistas, porque es imprescindible observar los principios básicos del mecanismo de acción y el operador se debe familiarizar con su manejo para obtener buenos resultados.

¿Qué daños pueden producir?. El uso incorrecto de los fórceps puede afectar al delicado cráneo del recién nacido[477]. Los errores médicos durante el proceso del parto (casi nunca intencionales), pueden tener consecuencias graves en la madre y el niño. La lesión perinatal es una consecuencia muy grave de negligencia obstétrica que puede tener posibles repercusiones de salud permanentes en el niño.

Desde el punto de vista obstetra (médico que atiende el parto de riesgo), existe un protocolo[478] de **aplicación de los fórceps**: *en el tercer plano -un punto de no retorno en la pelvis-, con dilatación completa, con feto encajado y el punto guía por debajo de la espina ciática*[479]. **La tracción:** *la cabeza del bebé tiene que estar tomada de modo que el diámetro biparietal corresponda a la línea de máxima distancia entre las cucharas* (nótese la coincidencia de áreas cerebrales con la zona de aplicación de las "palas".

Los fórceps (partos instrumentales) deberían estar en los museos, porque forman parte de prácticas obsoletas e invasivas, perjudiciales y peligrosas para la madre y el bebé, perfectamente sustituibles en la mayoría de ocasiones por un parto donde respeten la libertad de movimiento, el tiempo, la intimidad y la posición para dar a luz. Pero en España se sigue utilizando en el 7% de los partos, aunque tiendan a desaparecer.

Las áreas cerebrales en riesgo serían:

- *Temporo-parietales* (críticas en este caso) (Fig. 28-31-32) y el área interpretativa general de Wernicke, por la conexión del *fascículo arquato* (arqueado) con la región posterior de

---

[476] Rev. chil. obstet. ginecol. v.68 n.6 Santiago 2003; versión On-line ISSN 0717-7526. Servicio y Departamento de Obstetricia y Ginecología, Hospital Dr. Luis Tisné, Universidad de Chile.// Thierry E: Nouvel instrument destinée a remplacer le forceps. París: La Presse Medicale 1950; 81: 1423-4. // Thierry E: Le spatule e la profilassi delle lacerazione perineale e del disturbi della statica pelvica. Minerva Ginecol 1955; 10-452.

[477] Un tercio de los recién nacidos sufre derrame cerebral durante el parto y el 96% de los casos de lesión cerebral grave que no tienen causa genética ni se deben a una infección, se producen por sufrimiento fetal durante el alumbramiento, bien por falta de oxígeno, por traumatismos en el delicado cráneo del recién nacido o por la mala utilización de los fórceps. (Carlos Gardet, Director de Institutos Fay: la gran importancia del nacimiento).

[478] Prog. Obstet Ginecol 2004; 47(7): 355-8.

[479] Dr. Jose Manuel Bajo Arenas, miembro de la Sociedad Española de Ginecología y Obstetricia (SEGO).

la circunvolución temporal superior (del lóbulo temporal), con la circunvolución frontal inferior, ubicación del área de Broca (v. Casos).

- *Contusiones de partes blandas:* escoriaciones cutáneas, marcas por presión, parálisis del nervio facial (estas tres muy leves); otras: *hemorragias intracraneales, parálisis cerebral, lesiones oculares o desgarro de la tienda del cerebelo* (graves o muy graves), *y focos irritativos corticales.*
  - En los focos irritativos temporo-parietales suele presentarse clínica de asociación general (área de Wernicke) y afecta al área auditiva, y a veces la de Broca (del lenguaje). El niño/a son incapaces de comprender y memorizar, las definiciones y principios aún sencillos. Si el foco es de localización izquierda, puede presentar una zurdería falsa, por lesión de sus funciones. Las lesiones del hemisferio dominante se asocian a una disfasia de Wernicke.

Los resultados, discrepantes, complejos de valorar y controvertidos, nos los encontramos cuando las alarmas escolares nos inducen a comprobar el EEG, por las áreas en disfunción y la sintomatología, y el tiempo de evolución, llegando a la hipótesis de que "pudieran ser secuelas por aplicación del fórceps al nacer", cuando no existen otros antecedentes prenatales (faltando la historia clínica), y "se diera por recuperado" el recién nacido "asintomático", y por falta de pruebas ni controles posteriores.

Sufrimiento fetal

Tras la aplicación del fórceps bajo o medio bajo[480] no se producían alteraciones significativas de la bioquímica fetal. Clark y colaboradores (1969) demostraron la existencia de acidosis grave después de la aplicación de fórceps medio en 50% de los fetos, aunque en la mayoría de los casos se recuperaban prontamente después del nacimiento. A conclusiones análogas llegó Fusté en 1973.

- Distocias de rotación (posición transversa profunda y posición occipitoposterior, sin tendencia a rotar).
- Cabeza en presentación de nalgas. La mortalidad fetal (1973, Fusté) estaba en 1,2 y 7,6 %; casi nula en los fórceps bajo y medio-bajo.

Hace unos años se usaba para hacer descender al feto diez centímetros, pero hoy solo se utiliza para los últimos dos o tres centímetros. Cuando surgen problemas y el bebé no está cerca de la salida, se practica la cesárea. La aplicación de anestesia epidural puede prolongar el parto y el descenso de la cabeza del feto, lo que ha provocado un aumento de los partos instrumentales en los últimos años.

---

[480] Tratado de obstetricia. Dr.Gonzalez Merlo. Ed. Salvat.

Indicaciones. Solo está indicado el fórceps (consideración al feto) cuando el expulsivo se prolonga demasiado, por agotamiento materno o falta de cooperación, y cuando se observa una pérdida de bienestar fetal. Para utilizarlo es necesario que se den tres condiciones:

- Que el cuello del útero esté completamente dilatado.
- Que la bolsa amniótica esté rota.
- Y la cabeza del feto encajada (es imprescindible conocer con precisión la colocación de esta). Siempre está contraindicado el fórceps, mientras falten las condiciones citadas[481].

Recién nacido patológico

La patología neonatal, añadida a los problemas alimentarios, la prematuridad o inmadurez, y los TCE, repercute en el desarrollo. La prematuro moderado (entre las 28 y 36 semanas de gestación) son de baja mortalidad, pero pondrán en peligro la vida del prematuro: el control deficiente de la termorregulación, con tendencia a la hipotermia; trastornos respiratorios de tipo central (apnea) o de tipo periférico (enfermedad de la membrana hialina); trastornos cardiocirculatorios con hipotensión arterial y persistencia de ductus arterioso; lesiones cerebrales en relación con la anoxia, hemorragias (de extrema gravedad como la hemorragia periventricular), traumatismo en el parto o hiperbilirrubinemia (kernicterus); dificultad para la alimentación y graves alteraciones digestivas (íleo paralítico, tapón meconial, enterocolitis necrotizante, etc.), alteraciones a nivel metabólico (hipoglucemia, hiperbilirrubinemia, hipocalcemia, etc.), e infecciones nosocomiales debido a estancias prolongadas en las unidades de cuidados intensivos.

Enfermedades frecuentes en el recién nacido

Hay muchas más de las que aquí citamos, motivados por la justificación a la prevalencia en los casos tratados.

Respiratorias: Además de la Aspiración de meconio, citamos la Membrana Hialina, que es la patología más grave y frecuente en este periodo, causada por la presencia de riego sanguíneo en zonas pulmonares no ventiladas. Produce hipoxia, acidosis respiratoria y metabólica, con incremento de la frecuencia respiratoria. Otra enfermedad respiratoria frecuente es la taquipnea transitoria del RN, producida por un retraso en la reabsorción del líquido amniótico contenido en los pulmones. El síndrome de aspiración meconial, frecuente y grave en RN a término o postérmino (que se prolonga más de la 42) con antecedentes de asfixia intraparto, podrá evolucionar a hipertensión pulmonar, a neumotórax o a

---

481   HC Lou, D Hansen, M Nordentoft, O Pryds, F Jensen, Prenatal stressors of human life affect fetal brain development. Dev Med Child Neurol, 1994 Sep; 36.

neumomediastino, presentando una imagen radiológica en «panel de abeja». El tratamiento es la intubación y aspiración traqueal inmediata seguida de ventilación mecánica en alta frecuencia, oxigenoterapia, y administración de surfactante intratraqueal y antibioterapia de amplio espectro.

Y **el síndrome ictérico,** considerado la causa más frecuente de icthericia fisiológica, monosintomática y sin afectación del estado general, se produce durante las primeras 24 horas de vida por isoinmunización: anti-A, anti-B o Rh. Otras causas de ictericia por aumento de bilirrubina directa son la atresia de vías biliares y la hepatitis neonatal[482].

Alteraciones de la circulación cerebral del feto. Las deficiencias en la circulación sanguínea del cerebro, tanto de forma "masiva", como en áreas parciales del cerebro inducen secuelas neurológicas a posteriori, aunque todavía faltan técnicas para su evaluación, y por tanto, su diagnóstico es dificultoso, puesto que en la etapa postnatal puede no ser detectable, y se exprese posteriormente en el desarrollo del niño. Las causas que pueden producir estos fallos en la función hemodinámica y la circulación cerebral no están totalmente explicadas pero conocemos algunas posibilidades: Isquemia cerebral (oclusión arterial por trombos), hipovolemia aguda (pérdida severa del volumen sanguíneo), por metrorragias o por algún fallo en el paso de la sangre de madre a feto. También por hipoxia fetal aguda, por falta del transporte de oxígeno (por los hematíes) hasta el cerebro, por desprendimiento de placenta o intoxicación por monóxido de carbono de la madre, o por hemorragia cerebral o hidrocefalia congénita.

Traumatismos craneoencefálicos (TCE). Los traumatismos craneoencefálicos son lesiones causadas por una fuerza externa que causan una disminución o alteración del estado de conciencia, que conlleva una alteración de las habilidades cognitivas y/o físicas. En un 20% de los casos pasan desapercibidas tras unas horas de observación, y generalmente olvidadas, sin constancia para los padres, pero dejan secuelas corticales, que alteran las funciones cognitivas. Se dividen en dos categorías: externos (generalmente afectan al cuero cabelludo) e internos. Éstos últimos pueden afectar al cráneo, y los vasos sanguíneos o el tejido cerebral propiamente dicho, a pesar de que el cráneo actúa a modo de casco protector del delicado tejido cerebral.

Producen alteraciones en la función neurológica u otra patología cerebral a causa de traumatismo o agente mecánico externo. Leve: la pérdida inmediata del conocimiento acompañada de un periodo corto de amnesia. Moderado: Con letargo y estupor. Requiere

---

[482]   María Amparo López Ruiz. Profesora asociada de la Universidad CEU Cardenal Herrera, y médico del Hospital «9 de Octubre» de Valencia.

hospitalización y posiblemente intervención neuroquirúrgica. Grave o severo: estado de coma. Requiere cuidados intensivos y larga recuperación (secuelas).

Las conmociones cerebrales son un tipo de traumatismo (TCE interno), que cursa con pérdida temporal de la función cerebral normal. Cuando son repetidas pueden provocar lesiones cerebrales permanentes. En la infancia suelen ser frecuentes, dependiendo del lugar de juegos o deporte que realicen. La práctica deportiva es una de las actividades en que los jóvenes sufren más conmociones cerebrales. Por lo tanto, es importante llevar el equipo de protección apropiado cuando se practique deporte y dejar de practicarlo cuando se haya sufrido TCE.

Las lesiones unilaterales producen alteraciones neuropsicológicas diferentes, dependiendo del compromiso de la lesión del hemisferio izquierdo o del derecho. Con mayor frecuencia las lesiones del HI se producen en niños, al igual que en adultos, produciendo afasia y otras alteraciones en la comprensión y producción sintáctica del lenguaje, así como una reducción de la memoria verbal.

Problemas y trastornos de los aprendizajes

Los requerimientos y el nivel escolar ponen en evidencia déficits del lenguaje y cálculo (expresión-comprensión), la lectura, escritura, cálculo, actividades propias del hemisferio izquierdo sobre los déficits artísticos o musicales, propios del hemisferio derecho. Aunque el complemento del HI facilita otro abanico de posibilidades para el arte, en la escuela, no se perciben corrientemente, de forma que también suelen quedar solapadas capacidades individuales para la música o el dibujo-pintura. El 10% de nuestros escolares presenta alguna inhabilidad para su desarrollo intelectual y pensamos en el cuidado especial de nuestra infancia, disminuida por el control de la natalidad en los últimos 15 años, considerando necesaria una especialización de la clínica en estos campos, no ya solo para la medicina, sino para la enfermería, la psicometría y la fisioterapia.

Una circunvolución angular desarrollada normalmente (Figs. 29-30), debe acompañarse de una correcta disposición asimétrica Izquierda - Derecha, para leer y escribir. El hecho de que la lecto-escritura sea un instrumento básico del aprendizaje académico y cognitivo, lleva a considerar la importancia del estudio de estas habilidades.

El aprendizaje es una de las funciones mentales más importantes, el proceso a través del cual se adquieren o modifican habilidades, destrezas, conocimientos, conductas o valores como resultado del estudio, la experiencia, la instrucción, el razonamiento y la observación. La memoria lo codifica, almacena, consolida, y posteriormente lo recupera. Son procesos íntimamente relacionados e inseparables dentro del circuito neuronal, por la sinapsis[483] (se han calculado aproximadamente cien trillones en el cerebro), que permite que las diferentes partes del sistema interactúen funcionalmente. Estas conexiones están agrupadas en serie y en paralelo, en ellas se establecen las bases físicas de velocidad y sutileza de operación del cerebro, y hacen posible las diferentes funciones del sistema nervioso.

La motivación y el afecto influyen en la operatividad de nuestra atención, en la cual intervienen varias áreas y núcleos cerebrales, unos relacionados con las áreas responsables de recibir e integrar la información que nos llega por los sentidos, y otros con la retención inmediata de la información y contrastando su importancia ("¿es nueva o ya conocida?, ¿vale la pena retenerla? ¿vale la pena seguir recibiéndola? ¿me interesa?"). Otros están encargados de rechazar y filtrar todo aquello que nos pueda distraer y cambiar el objeto de nuestra actual atención.

Trastornos del aprendizaje. A diferencia de otras condiciones, tales como la parálisis o la ceguera, los trastornos de aprendizaje son una forma oculta de discapacidad, ya que no necesariamente producen cambios físicos u otras manifestaciones evidentes que permitan comprender rápidamente la situación de los individuos que la padecen. Afectan a la capacidad para interpretar lo que se ve u oye o para integrar dicha información desde diferentes partes del cerebro. Estas limitaciones se pueden manifestar de muchas maneras diferentes.

Pueden aparecer como dificultades en el lenguaje hablado o la lectoescritura, en la coordinación, autocontrol, la atención o en el cálculo. Pueden mantenerse a lo largo de la vida y afectar diferentes ámbitos: el trabajo, la escuela, las rutinas diarias, la vida familiar, las amistades y los juegos. Algunas personas presentan diversos tipos de trastornos que se solapan, otros tienen un problema aislado que puede tener poco impacto en otros campos.

Diferentes trastornos.

- T. del desarrollo del habla y el lenguaje: trastornos articulatorios, trastornos del lenguaje expresivo, trastornos del lenguaje receptivo.
- T. de las habilidades académicas: trastornos de la escritura, de la lectura, del cálculo.
- T. de las habilidades sensoriales y neuro-motrices: Implica las dificultades para la coordinación física como la dispraxia, de coordinación, algunas alteraciones de atención, memoria, etc. y la lesión cerebral.
- T. de la comunicación: Se encuentra el déficit en el lenguaje expresivo, déficit en el lenguaje receptivo, tartamudez y trastornos fonológicos. El tratamiento fonoaudiológico va encaminado al restablecimiento de las funciones afectadas, tales como la orientación

---

[483]   John Carew Eccles (*27/01/1903- Victoria, Australia, 2/05/1997), Neurofisiólogo australiano. Trabajó en el mecanismo iónico de excitación e inhibición de la sinapsis cerebrales, lo que le valió el Premio Nobel en 1963. Universidad Nacional Australiana (Canberra).

temporo-espacial, las deficiencias motrices, la percepción visual y fonemática y las faltas gramaticales y semánticas.

Disfunciones de los hemisferios cerebrales y dificultades de aprendizaje. Puesto que cada hemisferio cerebral predomina en unas determinadas funciones cerebrales, una alteración en el desarrollo o funcionalidad de éstos provocará unas determinadas dificultades.

➢ **Del hemisferio izquierdo.** Las disfunciones del hemisferio izquierdo en relación con el aprendizaje han sido las más estudiadas, ya que la alteración de las habilidades lingüísticas es una de las características más llamativas del niño con dificultades de aprendizaje. Las características que presenta un niño con dificultades de aprendizaje relacionadas con trastornos del hemisferio izquierdo son las siguientes:
  - Características del lenguaje.
  - Retraso en la edad en que el niño comienza a hablar.
  - Trastornos del lenguaje articulado.
  - Dificultades en la capacidad de expresión secuenciada de los fonemas.
  - Problemas de tipo sintáctico.
  - Problemas en la repetición fonética.
  - Lectura.
  - Problemas en establecer correspondencia entre la letra-sonido.
  - Incapacidad para dividir palabras en sus correspondientes sílabas.
  - Problemas en la secuencia de los fonemas.
  - Sustitución parafásica[484] de palabras.
  - Lectura lenta.
  - Pobre capacidad lectora.
  - Escritura.
  - Deficiente habilidad grafomotora.
  - Incapacidad para expresar la adecuada secuencia de palabras, frases o ideas.
  - Aritmética.
  - Sustitución parafásica de números.
  - Confusión en el uso de los símbolos aritméticos.
  - Dificultad para resolver problemas aritméticos expresados verbalmente.
  - Rendimiento académico.

---

[484] Los pacientes con afasia de Wernicke están más afectados a nivel de la comunicación que en la afasia de Broca: no pueden comprender lo que se les dice, leer de forma comprensiva, decir a otros lo que desean o escribirlo. El defecto esencial es un trastorno de la comprensión del lenguaje oral. El lenguaje espontáneo es fluido o hiperfluido, sin esfuerzo y bien articulado, pero está profundamente deformado a nivel lexical con muchas parafasias y puede llegar a ser incomprensible. La lesión mínima es una lesión en la circunvolución temporal superior, en la mitad posterior de ésta, en la región posterior de la cisura silviana. Esta zona está adyacente a la zona cortical primaria para la audición y constituye el córtex asociativo auditivo. Si la lesión incluye las estructuras adyacentes, como la sustancia blanca subcortical y el córtex de la circunvolución girus supramarginal, los síndromes serán más persistentes y graves.

- Dificultades en literatura, composición, historia y áreas sociales.
- Problemas en el aprendizaje de una segunda lengua.
- Problemas de socialización escolar secundarios a las dificultades lectoras, necesitando una mayor cantidad de tiempo para el estudio.

➢ **Del hemisferio derecho.** Las disfunciones asociadas al hemisferio derecho suelen pasar más desapercibidas ya que no está involucrado directamente en las dificultades del lenguaje y madura más tarde, por lo que sus signos se manifiestan posteriormente. Los principales síntomas que puede producir la disfunción del hemisferio derecho sobre el aprendizaje son los siguientes:

- Dificultad en establecer nuevos procesos asociativos.
- Pobre razonamiento global y en paralelo.
- Incapacidad para memorizar dos o tres instrucciones al mismo tiempo.
- Lectura.
- Fuerte incapacidad para discriminar las letras cuando inicia el aprendizaje lector.
- Dificultades para la comprensión auditiva y visual de un modo global.
- Incapacidad para repetir las palabras que lee.
- Pobre capacidad comprensiva de lo que no está explicado de un modo explícito.
- Escritura.
- Pobre habilidad grafomotora.
- En la composición escrita tiende a repetir lo oído o lo leído, con escasa capacidad expresiva propia.
- Aritmética.
- Dificultad para manipular con los números mentalmente.
- Dificultad para la posición espacial de números y cifras.
- Deficiente capacidad para comprender el concepto todo /parte.
- Dificultad en el razonamiento matemático y especialmente en geometría.
- Habilidades académicas.
- Desorientación espacial que dificulta el estudio de asignaturas, como química, geometría o ciencias, y en general en todas aquellas actividades que requieren el uso de estrategias de tipo espacial.
- Problemas de orientación dentro de la escuela.
- Dificultad en el aprendizaje de una segunda lengua.
- Trastorno por lesión *del área de Wernicke.*

Siempre mas desarrollada ésta área en el hemisferio (dominante), el izquierdo, como Wernicke dice, que al nacer es un 50% más grande que en el derecho. Tras una lesión grave del área interpretativa general (de Wernicke), la persona puede oír perfectamente bien, incluso reconocer diferentes palabras, pero es incapaz de disponerlas en un orden coherente. Del mismo modo, puede leer palabras impresas, siendo incapaz de reconocer su mensaje. En lesiones menos graves son frecuentes los problemas en el aprendizaje de los niños o adolescentes, con focos irritativos o traumatismos, por ser un área de interpretación, crítica en la comprensión, y es punto medio de la vía del área de asociación parieto-occipito-temporal, que implica la comprensión, las funciones intelectuales basadas en el lenguaje y el procesamiento del lenguaje visual (lectura), para integrar las palabras que se ven.

Por deterioro de la función del lóbulo frontal

➢ **De la circunvolución prefrontal:** Descartando la monoplejia o la hemiplejia, cabe resaltar las dificultades sensorio-motoras, según la zona o extensión.
   • **Del área de Broca** (parte inferior del lóbulo frontal dominante):
      o *Disfasia de Broca o de Wernicke.* Las disfasias afectan al contenido y a la fluidez del lenguaje y a su comprensión, por lo que se distinguen en estos tipos o en afasia global o de conducción.
   • De las áreas prefrontales, por delante de la corteza motora, así como la superficie inferior (orbitaria). La lesión suele ser bilateral y suele dar lugar a cambios en la personalidad con conductas antisociales y pérdida de la inhibición, pérdida de iniciativa y desinterés. Estas lesiones se asocian también a reflejos primitivos, trastornos de la marcha (ataxia frontal) y resistencia a los movimientos pasivos de las extremidades (*paratonía*).

Por deterioro de la función del lóbulo parietal

➢ **De la corteza sensitiva:**
   • Alteración de la sensibilidad postural.
   • Alteración de la sensibilidad del movimiento pasivo.
   • Posible alteración leve de la localización precisa del tacto.
   • Pérdida de discriminación entre un punto y dos puntos (de 4mm.) en las puntas de los dedos.
   • Desatención sensitiva.
   • Si se le presentan dos estímulos simultáneamente, uno de cada lado, solo nota uno, el del lado contrario al lóbulo parietal normal.
   • Si se separa el estímulo en un tiempo de 2-4 segundos, puede percibir los dos.
   • Uso de mano contraria a la natural (lo que llamamos falsa zurdería).
   • Dificultad para el trazo, la escritura, la concentración, las percepciones y la memoria.
   • Disfasia de recepción. (Citamos en las dificultades del lenguaje).
   • Deja de tener conciencia de las extremidades del lado contrario (izquierdo).
   • Dificultad para vestirse.
   • Alteración de la memoria geográfica (no es capaz de encontrar su cama).
   • Incapacidad de copiar un patrón (apraxia de construcción).
   • En las disfunciones leves del lóbulo parietal derecho, en escolares diestros, aparece importante incapacidad para el dibujo, sobretodo si es copiado.

➢ **Del lóbulo parietal correspondiente al hemisferio dominante** (caso del izquierdo, en general): Fallos lógicos-gramaticales y sintácticos del lenguaje.

- Síndrome de Gerstmann[485] (triple sintomatología): alteraciones en la capacidad de expresar ideas por la escritura (**agrafia**), incapacidad para contar y realizar operaciones aritméticas sencillas (**acalculia**), imposibilidad de reconocer los dedos de la mano (**agnosia digital**) y **desorientación derecha-izquierda**.

  Se asocia habitualmente con la lesión del *giro angular del lóbulo parietal del hemisferio izquierdo*. El paciente, que no distingue entre derecha e izquierda, confunde por ejemplo la letra "b" con la "d" y la "p" con la "q". agrafia, gnosia digital, acalculia, desorientación izquierda-derecha, cálculo, reconocimiento de las partes del cuerpo.

- Confusión de extremidades derechas e izquierdas.
- Dificultad para distinguir los dedos de la mano (agnosia digital).
- Dificultades para el cálculo (acalculia) y la escritura (agrafia).
- Deterioro de la función del lóbulo temporal.
- **De la corteza auditiva:** *Sordera cortical.* Las lesiones bilaterales son raras, pero pueden dar lugar a una sordera completa, de la que el sujeto puede no ser consciente. Las *lesiones que afectan a áreas de asociación adyacentes pueden causar una dificultad para la audición de las palabras habladas* (hemisferio dominante) o una *dificultad para apreciar el ritmo y la música* (hemisferio no dominante):
  - Amusia[486]. Circunvoluciones temporales media e inferior.
  - Pueden producirse alucinaciones auditivas.
  - Alteración de la memoria para el aprendizaje.
  - Trastornos de la memoria, después de episodios o durante el mismo.

➢ **Lesión del lóbulo límbico:**
- Alucinaciones olfatorias.
- Conducta agresiva o antisocial.
- Incapacidad de establecimiento de nuevos recuerdos en la memoria.
- Origen de los trastornos de aprendizaje.

---

[485]   Nacido en Austria, neuropsiquiatra estadounidense, (nació el 17/07/1887, Lemberg - murió en 1969). Fue uno de los 47 neurocientíficos que huyeron del Tercer Reich en el período de 1933 a 1939. Se instaló en los Estados Unidos de América.

[486]   El término amusia se usa para definir el deterioro o pérdida de la capacidad musical derivada de una enfermedad adquirida cerebral. Por consenso el término no es aplicable a personas con poca o ninguna capacidad musical innata, ni a aquellos con sordera. Wertheim (Wertheim N. The amusias. In: PJ Vinken and GW Bruyn (Eds), Handbook of Clinical Neurology, Vol. 4. Amsterdam, North-Holland Publishing Co. 1969: 195-206), Benton (Benton AL. The amusias. In: M Critchley and RA Henson (Eds), Music and the Brain. London, William Heinemann Medical Books Ltd. 1977: 378-397), Henson (Henson RA. Neurological aspects of musical experience. In M Critchley and RA Henson (Eds), Music and the Brain. London, William Heinemann Medical Books Ltd. 1977: 3-21) y Brust (Brust JCM. Music and language. Brain 103; 1980: 367-392.).

Origen de los trastornos de aprendizaje

Actualmente se acepta que las causas son múltiples y complejas. Las fascinantes funciones cerebrales y del sistema nervioso son susceptibles de ser interrumpidas o distorsionadas de algún modo durante la gestación. Una alteración del desarrollo cerebral incurre en déficits de aspectos cognitivos o de comportamiento, y siempre en los aprendizajes posteriores, a veces a pesar de tomar medidas precoces. Entre los factores que predisponen a estas alteraciones (ya conocemos los factores que determinan problemas fetales), contemplaríamos: factores genéticos, gestacionales (tabaco, alcohol y otras drogas), factores inmunológicos, infecciones y tóxicos.

Influencias más relevantes en los problemas de aprendizaje. Habiendo comentado muchos de los aspectos que debemos contemplar ante un problema escolar, que bien pudiera extenderse a los adolescentes y mayores con dificultades cognitivas, solamente vamos a recordar de forma esquematizada algunas causas, descartando aquí las de origen genético y otros trastornos que no guardan relación con el tema de fondo. Son aquellos aspectos que suelen ser la causa más frecuente en nuestra consulta. Así podemos englobar el origen de los problemas cognitivos en los siguientes factores:

Factores ambientales prenatales

- Desnutrición materna.
- Drogas (alcohol, tabaco, cocaína, heroína).
- Infecciones maternas (rubéola, SIDA).
- Radiación y contaminación ambiental, entorno.

Factores perinatales o neonatales

- Nacimiento prematuro.
- Hipoxia.
- TCE (traumatismo craneoencefálico), por parto instrumental (ej. fórceps), daño cerebral.
- Deshidratación.
- *Desnutrición.* La alimentación insuficiente puede comprometer el ritmo de crecimiento. La menor expresión del potencial genético puede ser permanente si ocurre en etapas tempranas y por períodos prolongados. Sus secuelas son:
  - Alteraciones del lenguaje, percepción y falta de atención, gran capacidad de distracción, pobreza de memoria y de motivaciones, labilidad emocional y habilidades sociales reducidas. Disminución de las habilidades motoras: coordinación, fuerza, agilidad y equilibrio.

- Ictericia del recién nacido (RN).
- Infecciones.
- Incompatibilidad RhD[487]. De papel en obstetricia, por los casos de incompatibilidad feto-materna, importante factor de riesgo perinatal.

Factores postnatales (en la primera infancia)

- *Conmoción cerebral.* Es la manifestación clínica más leve de daño axonal (por anoxia) difuso.
- TCE más habitual. Se caracteriza por: cierto grado de amnesia retrógrada y anterógrada, seguido de rápida recuperación. En los casos más leves puede producirse confusión transitoria con retorno rápido a la conciencia normal y sin amnesia. La desconexión transitoria del córtex cerebral del diencéfalo y del tronco cerebral estarían en la base de la pérdida de conciencia tras un TCE y la amnesia traumática.

Problemas escolares más frecuentes de atención inmediata

En los casos en que los aspectos emocionales sean prioritarios o causales, de estructura familiar, etc., se deriva a Neuropsiquiatría, sin dejar la rehabilitación, hasta consensuar criterios.

- *Inversiones gráficas:* Sílabas, números: suelen ir relacionadas con causas de fallos en las coordenadas espaciales, que no estén bien estructuradas. El tratamiento corresponde a organización prelateral y lateral, tras un estudio de lateralidad.
- *Inversiones lectoras:* Suelen proceder de campos visuales, dominancias, o psicomotriz general.
- *Confusión de letras y números:* Requiere detectar los problemas de integración de formas, símbolos y significación. No ha sido integrado correctamente el primer aprendizaje lector. Iniciar el tratamiento desde la base.
- *Omisiones lectoras* (saltos de línea o palabra, sustituciones..): Suele responder a fallos en el desarrollo senso-psicomotriz, si se descartan causas psíquicas, se puede enfocar a percepciones, o a dominancia ocular.
- *Falta de concentración / atención:* Problemas en el desarrollo del ritmo o de los mecanismos cerebrales del control de la atención. También puede deberse a problemas de escucha, de sincronía (auditivo-visual), fatiga, desmotivación (falta de interés).

---

[487]   El grupo Rh contiene dos genes homólogos, uno que codifica el antígeno D y otros antígenos C / C y E / e. Hay individuos RhD positivo Rh y negativo. La prueba se realiza como diagnóstico y profilaxis de anti-inmunoglobulina D, para casos de incompatibilidad materno-fetal Rh.

- *Suman empezando por las decenas, empiezan a escribir al revés:* Suelen ser zurdos viciados o no detectados, o diestros con dominancia ocular izquierda: problemas de lateralidad. En este caso pudiera tratarse de un caso de zurdería genética y convendría descartarla.
- *Mal agarre del instrumento de escritura:* Revisaremos la prelateralidad y la lateralidad, que escriba con la mano dominante, y que trabaje habilidades manuales (recortar, pegar, coser, dibujar, pintar…).
- *Posturas muy inclinadas de cabeza al escribir.* Cambios posturales frecuentes.
- Mueve mucho una pierna o las dos, cuando se concentra en un problema.
- Dolores puntuales o sudores, etc., que coinciden con pruebas o exámenes.
- *Enfoque ocular izquierdo* (si es diestro, o viceversa).

Desajustes emocionales. En los lóbulos parietales se desarrolla el sistema emocional y el valorativo. El S. emocional, aunque compromete a todo el cerebro (y por retro-alimentación, a todo el cuerpo), se ubica principalmente en el área llamada sistema límbico; dentro de él están las dos amígdalas cerebrales (situadas detrás de los ojos, a una profundidad de e 5 cm. aproximadamente), donde se focalizan las emociones básicas (temor, agresión, placer). El S. Valorativo es la relación entre ambos lóbulos prefrontales (están detrás de la frente) y las amígdalas cerebrales. Esa relación "física" se llama hipocampo. Suelen tener incidencia las alteraciones de la lateralidad, al resultar un trance para el niño/a que lo padece, de faltas de la lecto-escritura, y el hecho de leer en voz alta, o cualquier exhibición de su "torpeza" le inhiben. Cuando los fracasos detectados tardíamente o sin resolver, el cuadro que presentan es de "problemas de aprendizaje en general", y estas emociones focalizadas llegan a hacerse visibles.

Trastornos o problemas del Lenguaje. Los síntomas característicos de los problemas del lenguaje provienen de los primeros aprendizajes lectores y perceptivos, con sus dificultades no resueltas precozmente, de donde derivan alteraciones en el análisis y síntesis visual, en la percepción fonemática y los problemas en las representaciones témpora-espaciales y motrices, que tienen su causa en algunas lagunas en el desarrollo neuropsicomotriz.

Los principales trastornos en el lenguaje los podemos clasificar en:

- De percepción: auditiva (para la información verbal, visual (para la lecto-escritura).
- Trastornos de lecto-escritura.
- Trastornos de simbolización.
- Trastornos de pronunciación.
- Trastornos en ritmo y fluidez.
- Retardo oral.

La comunicación

Es fundamental para captar cualquier tipo de información verbal, sea visual o auditiva, y por consiguiente, para aprenderla. Necesita de amplias zonas del cerebro y de complicados mecanismos de funcionamiento que aseguren la comprensión y la expresión de lo comunicado, ya sea a través de la expresión corporal y gestual, o del lenguaje en sus variadas formas, de las que el oral es muy importante pero no el único. Supone intercambio, que exige atención, recuerdo y motivación. Y a su vez, si la comunicación se establece sobre bases firmes, favorece la atención, el recuerdo y la motivación, siendo el elemento facilitador de esos tres.

La falta de atención

Los desencadenantes que llevan a la falta de atención son:

- Faltas de concentración.
- Desorden general. Deja tareas a medias.
- Faltas de dominancia ocular o de automatismos neuromotrices muy iniciales.
- No domina su cuerpo por falta de correctos automatismos y ha de hacer un enorme esfuerzo para centrar su atención visual, visuauditiva y auditivo-visual.
- La memoria se ve afectada como resultado de la falta de atención y de percepciones, pudiendo enmascarar el nivel de inteligencia en estos casos.
- Trastornos funcionales del aprendizaje por problemas de escucha.
- Inmadurez de uno u otro de los integradores.
- Desorden interno de la propia organización de cada integrador, por dificultades motoras que afecten al integrador somático vestibular.
- Mala asimilación de la información por defecto de los analizadores sensoriales, especialmente a nivel del aparato de entrada del integrador coclear.

Trastornos de la lecto-escritura

Cuando confluyen la lateralización del lenguaje y los centros de control de la mano preferida en un mismo hemisferio cerebral se muestra un mejor rendimiento lector que aquellos sujetos en los que cada uno de estos mecanismos esta lateralizado a un hemisferio diferente, siendo estos resultados independientes de la variable sexo.

De acuerdo con el autor Santiago Rodríguez (1998)[488], Las causas que provocan la aparición de trastornos en la lectura y escritura pueden ser: orgánicas (que afectan la estructura

---

[488]   Santiago Rodríguez (1998): "Anatomía de los órganos del lenguaje, visión y audición", Madrid: Editorial Médica Panamericana.

orgánica del sistema nervioso central) relacionadas con la función psíquica afectada, o funcionales (por debilidad psicofísica, inestabilidad emocional e insuficiente estimulación en el desarrollo del lenguaje) o por una alteración de percepciones visuales y de coordinación ojo-mano, por falta de una correcta lateralización y dominancia.

No descartamos los traumatismos infantiles y lesiones, con resultado de "focos irritativos corticales", y otras causas prenatales, cuya recuperación es previa a la de los aprendizajes, a los que aplicamos el mismo tratamiento.

Hemos considerado el efecto que tiene el uso de la mano y la localización del lenguaje en el rendimiento lector. Los síntomas primarios son afectaciones en el análisis y síntesis visual, afectaciones en las representaciones temporo-espaciales, y de ritmo interno, alteraciones en la percepción fonemática, en la esfera motriz y en el componente, por déficits en la estructura corporal y desarrollo psicomotor adecuado. El córtex motor y sensorial no responden a las necesidades.

Dislexia, versus aprendizaje lector

De "dis" y el griego "lexía": palabra. Etimológicamente la palabra dislexia quiere decir dificultades de lenguaje. La primera referencia que se tiene del término dislexia es del 1872, por el profesor y doctor en Medicina R. Berlin de Stuttgart (Alemania), que lo usó para describir un caso de un adulto con dislexia adquirida, es decir, pérdida de la capacidad de leer, causada por una lesión cerebral. Poco después, el doctor A. Kussmaul (1877) propuso el término "word blindness" o ceguera de palabras para denominar a un paciente afásico adulto que había perdido la capacidad de leer.

Una figura en la neurología estadounidense, Samuel Torrey Orton (1925-1948), director de una clínica Mental de Iowa, EEUU (Orton, 1925, 1930, 1937), estudió los problemas lingüísticos en pacientes mentales y también en la Universidad de Columbia, en Nueva York, estudiando a 3000 tablasniños y adultos con estas dificultades. Descubrió la correlación entre el retraso en la capacidad de leer, inversiones y otros factores, entre ellos la preferencia en el uso de la mano izquierda y del ojo izquierdo, y también ambidiestros. A su vez puede causar dificultades fonológicas, que suelen mostrar los disléxicos al leer, también relacionadas con el sistema visual (Tallal, Miller, & Fitch, 1995), (Liberman, 1971), Scarborough (1991).

La Dislexia según el autor Schunk, Dale H. (1997), es un trastorno específico estable y parcial del proceso de lectura que se manifiesta en la insuficiencia para asimilar los símbolos gráficos del lenguaje, teniendo en cuenta el analizador afectado podemos encontrar: dificultad para interpretar o generar el lenguaje (especialmente escrito), de la recepción, expresión y/o comprensión de ese tipo de información, y con frecuencia inversiones en la escritura y/o en la lectura, adiciones, omisiones, escritura en espejo, vacilaciones, repeticiones, etc.

A comienzos del siglo XIX, el médico austriaco Franz Joseph Gall[489], sugirió que cada parte específica del cerebro tenia una función precisa (Gall & Spurzheim, 1810), y Pierre Paul Broca (1861-1865), localizo las áreas cerebrales con funciones lingüísticas. Con un salto de décadas, en tiempo más cercano, durante los años 20 y 30 había un tendencia a rechazar causas neurológicas del comportamiento, atribuyéndolo a origen de carácter ambiental.

Galaburda (1979 a 1994). "Existiría en las dislexias anomalías en la configuración cerebral, que aparecen en edades tempranas del desarrollo del sistema nervioso central, especialmente en aspectos cito-arquitectónicos y estructurales del plano temporal izquierdo y en algunas áreas subcorticales, lo cual confirma la existencia de alteraciones neuropsicológicas en las dislexias".

El Dr. Artigas[490] ha definido la Dislexia como un puzle que estamos montando pieza a pieza. Hace algo más de 100 años que Kussmaul, Berlin y Pringle Morgan, por citar a algunos autores, describieron la dislexia. Y comenta: "todos los que tenemos alguna relación con la dislexia podemos describirla, pero nos resulta difícil definirla y, aún más, explicarla". Resultaría más apropiado hablar de detección e intervención. En relación a la dislexia como trastorno, escribe: el principal motivo por el que se ha elegido la denominación de "trastorno" se debe a que los autores no han encontrado otra mejor. Hoy en día sabemos que los genes implicados en la dislexia se transmiten de forma pleotrópica (pleiotrópica)[491], poligénica, heterogénea y, por si fuera poco, de forma cuantitativa. Pero sigue quedando mucho camino por recorrer.

La definición de M.Thomson, y compartida por el *Interdisplinary Conmitee on Readings Problems* dice así: "es una grave dificultad con la forma escrita del lenguaje, que es independiente de cualquier causa intelectual, cultural y emocional" se refiere a la D. Congénita. Destacamos las diversas causas que pueden subyacer y que no conviene hablar

---

[489]　Franz Joseph Gall (1758-1828), anatomista y fisiólogo alemán, fundador de la frenología, fue el primero en identificar la sustancia gris como tejido activo (somas neuronales) y la sustancia blanca (axones) como tejido conductor.

[490]　Dr. Josep Artigas Pallarés, Doctor en Medicina y Licenciado en Psicología. Especialista en Pediatría y Neurología. Centre mèdic Psyncron *"Dislexia: enfermedad, trastorno o algo distinto":* XI Curso Internacional de Actualización en Neuropediatría y Neuropsicología Infantil celebrado en Valencia, publicado en la Revista de Neurología, en el suplemento especial dedicado a dicho curso.

[491]　Gen que produce un conjunto de efectos fenotípicos no relacionados. El "efecto pleiotrópico" es un concepto que describe un cambio raro e inesperado de varias características cuando se suponía que sólo una iba a cambiar. En el caso de las estatinas, las principales drogas para disminuir el colesterol, los efectos pleiotrópicos fueron muy positivos: no sólo bajan ese lípido, principal responsable de la formación de placas de grasa arteriales, sino que mejoran la función del endotelio (la capa interna de las arterias, que se "lastima" con la lesión aterosclerótica), disminuyen la resistencia a la insulina (y, con esto, bajan el riesgo de diabetes) y tienen una poderosa acción antiinflamatoria. "El ejercicio posee esta misma acción -afirma el Dr.Roberto Peidro (2008), cardiólogo y especialista en medicina del deporte, de manera preventiva y terapéutica, mejorando una lesión ya producida." El ejercicio y las estatinas, agrega el especialista, logran lo mismo con distintos mecanismos y con idéntico resultado final, porque consiguen bajar el colesterol, aunque con la droga el descenso sea mayor.

de "dislexia" como concepto unívoco, sino de cuadros y síndromes disléxicos, y como Ajuariaguerra[492] (1976), hablaremos con la terminología general de "Trastornos, deficiencias y dificultades en el aprendizaje de la lengua escrita".

Qué no es la dislexia. A pesar de las dificultades para definir y conceptualizar la dislexia, en general existen formas de presentar el problema, ya sea como una enfermedad, con causa específica determinada, ya sea como una asociación de síntomas que integran un síndrome. Todo profesional de la enseñanza, ante los bajos rendimientos de sus alumnos en la lectura y escritura, etiqueta al niño/a con el término dislexia, y la problemática ha incidido en nuestras escuelas, diagnosticando con facilidad. La defición por sí misma ya es imprecisa, y la misma ambigüedad e indefinición de que adolece el término, lo han convertido en un cajón desastre (Launay, 1977)[493].

Sintomatología general de la dislexia, falsa zurdería y deslateralización

Anómala laterización. Con trastornos perceptivos, visuespaciales y del lenguaje, viene a constituir el eje de la problemática del disléxico. Cabe destacar, que la motricidad influye en la lateralidad, y viceversa; por lo tanto, un niño con una mala lateralidad, suele ser torpe a la hora de realizar trabajos manuales y sus trazos gráficos suelen ser incoordinados.

Alteraciones en la psicomotricidad. Se trata de una inmadurez psicomotriz. En este campo, cabe destacar:
Falta de ritmo-movimientos disociados y asimétricos. Respiración asincrónica.
Falta de equilibrio.
Conocimiento deficiente del esquema corporal.

Trastornos perceptivos. Percepción espacial limitada. Confusiones de izquierda y derecha, arriba y abajo, etc. En lectura y escritura, también habrá confusiones entre "n" y "u", "d" y "b", "p" y "q" (no distingue esa percepción espacial que citamos).

Cabe destacar que existen diversos puntos de vista sobre este tema común, pero actualmente se considera que no debe hablarse de dislexia, *sin un diagnóstico claro y confirmado*, ni tratar de dar un concepto unívoco y lo más amplio posible de la misma, sino

---

[492] *Julian de Ajuriaguera* (Bilbao, España,1/01/1911-1993, Villefranque, Pirineos atlánticos. Fue un Neuropsiquíatra y psicoanalista vasco.

[493] Lauani-Bore-Maisonny (1980): Trastornos del lenguaje, la palabra y voz en el niño. Toray-Masson, Barcelona.

de *cuadros y síndromes disléxicos*. Así, según Ajuariaguerra[494] hablaremos con la terminología general de "Trastornos, deficiencias y dificultades en el aprendizaje de la lengua escrita".

La metodología de los primeros aprendizajes lectores debe ser contemplada en profundidad[495]. Cuando a los niños se les enseña sólidas habilidades de decodificación (conectar los sonidos con las letras) a temprana edad pueden dominar las habilidades necesarias para la lectura, ya que las habilidades metafonológicas no se adquieren espontáneamente [496]. De hecho, algunas investigaciones han descubierto (a través de la comparación de los escáneres cerebrales de los lectores con dificultades con los que recibieron una intensa ayuda), que la intervención ayudó a "encender" y estimular las áreas de lectura cerebrales [497]. Comenta la Dra. Shaywitz: *Para los lectores principiantes, la dislexia implica una incapacidad para observar y manipular los sonidos en las palabras habladas*. Una vez que un niño desarrolla una conciencia de los sonidos de las palabras habladas, se puede relacionar las letras con los sonidos y pasar a pronunciar las palabras nuevas.

Como decimos antes, tempranamente tienen más eficacia los aprendizajes de lenguaje. Por este motivo enfatizo el aprendizaje temprano, ya que el hablar es natural pero leer y escribir no lo es, se necesita aprendizaje individualizado y cuidado. Nuestro criterio es estructurar la lectura como el procesamiento cerebral: *Primero la percepción* (palabras completas; de menor a mayor tamaño, y por intereses), en *segundo término, comprensión (se juega con cada palabra identificaciones y memorización), y luego se analizan sílabas y se componen palabras*.

Afecta millones de niños en todo el país, y a menudo no son diagnosticados hasta que están en la escuela primaria, cuando es mucho más difícil hacer frente al trastorno [498]. Sin embargo, los problemas de lectura pueden ser identificados en la primera infancia y, con el apoyo adecuado, hay una buena probabilidad de convertir a estos niños en buenos lectores.

---

[494] *Julian de Ajuriaguerra,* (Bilbao, 7/01/1911-Villefranque –Pirineos atlánticos-1993), uno de los más extraordinarios representantes de la psiquiatría erudita y humanística, emigrado a Francia (nacionalidad en 1950), pasando equivalencias para el reconocimiento médico. En España, la dislexia es un "mal silencioso" que afecta aproximadamente al *10% de la población* y ocasiona grandes porcentajes de Fracaso Escolar. Manual de psiquiatría infantil.Editorial (1976), *Psicopatologia del Niño,* Publisher: Masson, 1996, y otros en francés.

[495] Método interactivo de lectura, su creador Glenn Doman.

[496] *Ariel Cuadro y Daniel Trías,* "Desarrollo de la conciencia fonémica", Revista Argentina de Neuropsicología 11, 1-8 (2008)

[497] Estudio pionero realizado por investigadores de la Universidad de Yale University School of Medicine. Sally Shaywitz, MD, co-autor del estudio de Yale y autor de el libro aclamado La superación de la dislexia: un nuevo y completo programa basado en la ciencia para la lectura de los problemas a cualquier nivel.

[498] *Dra. Sally Shaywitz* ofrece datos nuevos, y una nueva esperanza - acerca de cómo todos los niños pequeños pueden llegar a ser un mejor lector.

Genética y dislexia

"El primer vínculo genético entre lateralidad, la asimetría cerebral y la capacidad lectora"(*Tony Monaco*) [499]: mediante el estudio GWAS (Genome-wide association study) *publicado el 1 de junio del 2011,* Los estudios funcionales de **PCSK6** son ideas promesa sobre los mecanismos que subyacen a la lateralización cerebral y la dislexia. Este gen se asocia con la elección por **la mano izquierda,** observado en personas con **dificultades de lectura** (dislexia)[500], o trastorno específico del lenguaje (TEL). *El Dr. Roosevelt Drive,* del Centro de Genética Humana de la Universidad de Oxford, es el investigador principal del estudio[501]. *Los resultados proporcionan la evidencia molecular de que la asimetría cerebral y la dislexia están vinculadas.* Los estudios funcionales de **PCSK6** facilitan otros futuros sobre los mecanismos que subyacen a la zurdería (lateralización [502] cerebral) y dislexia. Las variantes genéticas del PCSK6 pueden contribuir a la configuración preliminar de los dos hemisferios en el desarrollo embrionario, lo cual influye a su vez en el desarrollo de la asimetría cerebral y del uso preferente de una de las manos.

Estudios bastante recientes **vinculan la dislexia a cuatro distintos genes candidatos de riesgo: DYX1C1, KIAA03, DCDC2 y ROBO1**[503]. Estos participan en el desarrollo cerebral, y las

---

[499] Tony Monaco, científico del Reino Unido: ha publicado un artículo en la revista Human Molecular Genetics, el artículo, del estudio del 2010 por el proyecto NEURODYS («Rutas neurobiológicas y genes de la dislexia»), financiado con más de 3 millones de euros por medio del área temática «Ciencias de la vida, genómica y biotecnología aplicadas a la salud» del Sexto Programa Marco (6PM) de la UE para investigar la base biológica de la dislexia. Los zurdos son mucho menos comunes que los diestros.

[500] PCSK6 se asocia con el uso de la mano izquierda en las personas con dislexia (problemas de lectura). (2010) TS Scerri, WM Brandler, S. Paracchini, AP Morris, SM Ring, JB Talcott, J Stein, Mónaco AP. Hum Mol Genet. 9 de noviembre. PMID: 21051773. William M. Brandler "Genética, lateralidad, dislexia y asimetría cerebral". Centro Wellcome Trust de Genética Humana de la Universidad de Oxford, Oxford, OX3 7BN, Reino Unido. Publicado el 4/11/2010. Los GWAS son análisis comparativos del genoma entero de un grupo de individuos con una característica común, frente al de la población general. Normalmente, el grupo de estudio está formado por gente que sufre una enfermedad o posee una característica considerada heredable (codificada en su genoma).

[501] *Thomas S. Scerri,* Centro Wellcome Trust de Genética Humana de la Universidad de Oxford, Reino Unido, *William M. Brandler,* Departamento de Medicina Social de la Universidad de Bristol, Reino Unido, Silvia Paracchini, Escuela de la Vida y Ciencias de la Salud, Universidad de Aston, Birmingham, Reino Unido, Andrew P. Morris, Departamento de Fisiología de la Universidad de Oxford, Parks Road, Oxford, Reino Unido, Susan M. Ring, Joel B. Talcott, John Stein y *Anthony P. Monaco,* La versión más reciente de este artículo [ddq475] se publicó el 01/06/2011

[502] Medland, S.E., Duffy, D.L., Wright, M.J., Geffen, G.M., Hay, D.A., Levy, F., Van-Beijsterveldt, C.E.M., Willemsen, G., Townsend, G.C., White, V. et al. (2009) Genetic influences on handedness (zurdería): Data from 25,732 Australian and Dutch twin families. Neuropsychologia, 47, 330-337. // Medland, S.E., Duffy, D.L., Spurdle, A.B., Wright, M.J., Geffen, G.M., Montgomery, G.W. and Martin, N.G. (2005) *Opposite effects of androgen receptor CAG repeat length on increased risk of left-handedness in males and females.* Behav. Genet., 35, 735-744. (*mayor riesgo de ser zurdo en hombres y mujeres*).

[503] Investigación sobre la neurobiología de la dislexia: Conclusiones textuales del estudio, trascritas del artículo "La Dislexia del Desarrollo: Gen, Cerebro y Cognición. Developmental Dyslexia": Alberto M. Galaburda, Joseph LoTurco, Franck Ramus, R. Holly Fitch y Glenn D. Rosen, Emily Fisher Landau, Harvard University. Una variabilidad en la función de uno de los cuatro genes citados, y seguramente otros más que todavía no se han descubierto, puede ser responsables de trastornos sutiles

anomalías de dicho desarrollo constituyen los elementos conocidos del cuadro biológico que subyace a la dislexia. Se caracteriza por problemas de *procesamiento de sonidos semejantes, asociados a un trastorno de aprendizaje de la lectura. Por consiguiente, es posible por primera vez, trazar una trayectoria tentativa entre una característica genética, variaciones del desarrollo del cerebro, y trastornos conductuales y cognitivos asociados a la dislexia.*

La legastenia está asociada a traumatismos cerebrales (adquirida), ésta última la causa más frecuente, desde nuestro punto de vista, como decimos antes; el fórceps perinatal. Los factores emocionales y sociales no se consideran causas de la legastenia, pero influyen en las condiciones del trastorno de desarrollo. Cuando los niños legasténicos no encuentran el apoyo necesario en la familia o en la escuela y obtienen poco apoyo que refuerce sus puntos débiles, las dificultades de lectura y escritura pueden agravarse.

La cultura influye en la alteración biológica de las dificultades de lectura

Es la conclusión a que llegaron los autores del estudio publicado en 'Nature' al investigar qué ocurría en el cerebro de personas disléxicas con un **sistema de escritura como el chino**, basado en pictogramas que representan pensamientos complejos y objetos, que requiere aprender el significado de unos 5.000 caracteres diferentes para poder leer.

Las alteraciones cerebrales de un disléxico chino no son iguales que las que presenta un individuo occidental. Así lo han constatado investigadores del Instituto Nacional de Salud Mental de EEUU. La consecuencia inmediata es que la cultura es un factor que modula la biología de un trastorno y que la dislexia no tiene una causa única y universal (v. afasia - trastornos chinos orientales – occidentales).

Li Hai Tan[504] **y sus colaboradores** estudiaron la actividad cerebral de niños chinos, una parte de ellos con dislexia, durante la realización de distintas pruebas de lenguaje. El funcionamiento del área asociada al trastorno en otros idiomas no mostraba ninguna anomalía entre los pequeños orientales. Sin embargo, las diferencias entre los disléxicos y el

---

de la migración celular y del crecimiento de axones, lo cual lleva a la creación de circuitos anormales entre la corteza y el tálamo, que a la vez afectan funciones sensorial-motoras, perceptuales y cognitivas que son críticas para la adquisición y el desempeño de la lectura. La plasticidad del cerebro, que es amplia durante el desarrollo, gatillada por variaciones en funciones genéticas, varía con respecto al sexo y la edad y produce diferencias en el fenotipo conductual. Nuestros trabajos actuales se enfocan en los eventos moleculares iniciales que llevan a trastornos de la migración y a la formación de circuitos anómalos, además de sus consecuencias cognitivas y conductuales.

[504]   Doctor en Ciencias Cognitivas y del Cerebro, Fundador y Co-Director del Laboratorio Estatal Key de Ciencias Cognitivas del cerebro. Profesor de Psicolingüística de la Facultad de Humanidades. Actualmente trabaja como editor asociado de la revista Human Brain Mapping y miembro del consejo editorial de la revista Journal of Neuroscience y Neurolingüística. *Tan, LH, Chan, AHD, Kay, P, Khong, PK, Yip, L., & Luke, KK (2008). Idioma afecta los patrones de activación cerebral asociada con la percepción. Proc Natl Acad Sci EE.UU., 105, 4004-400.*

resto se encontró en otra zona del hemisferio izquierdo conocida como **giro frontal medio** encargada de coordinar las formas, los sonidos y los significados. Lo cual parece lógico teniendo en cuenta la labor intelectual que requiere la lectura del chino. Su trabajo actual se centra en el estudio de las funciones del giro frontal medio izquierdo en la lectura china y cómo el lenguaje interactúa con la percepción a nivel neuroanatómico.

En este sentido, pero ampliando el campo de aplicación hasta la antropología, *Leonard Shlain, catedrático de cirugía de la Universidad de California (EEUU)*, propone en su libro 'The alphabet versus the Goddess" (El alfabeto contra la Diosa) que ha sido la alfabetización la que ha conducido al predominio del patriarcado y al declive de lo femenino. Su argumento se basa en que el lenguaje escrito ha reconfigurado el cerebro dando más relevancia al hemisferio cerebral izquierdo, racional y lineal, frente al derecho asociado a la intuición, la creatividad y el pensamiento global.

Neuroanatomía en la dislexia

Las áreas en disfunción en la dislexia, corresponden al **hemisferio izquierdo:**

- Circuitos de lectura frontales, zona inferior: áreas 44-45 y 6 de Brodmann.
- Circuitos de lectura parieto-temporales: áreas 39-40 (Fig. 34 y tabla 18).
- Circuitos de lectura temporo-occipitales: área 37. El cerebelo menor activado.

El sistema vestibular y la dislexia. Una curiosa teoría afirma que los síntomas de la dislexia son debidos exclusivamente a un simple trastorno en el oído interno (Frank & Levinson, 1976; Levinson, 1994). Una explicación: *el sistema cerebelo-vestibular es responsable de sintonizar las señales motoras que salen del cerebro y las señales sensoriales que le llegan. Un trastorno en este sistema que daña la sintonización de las señales puede dar la multitud de síntomas que caracterizan la dislexia.*

"El planum temporale" (plano temporal). Recordemos a Broca (1924-1880), de quien hablamos en el capítulo de asimetrías, Geschwind[505] y Levitsky, W. (1968)[506]. Sobre la dislexia

---

[505] Norman Geschwind (8/01/1926-4/11/1984), Neurólogo Estadounidense, conocido por la neurología de la conducta (las funciones del cerebro). Trabajó especialmente en afasias, epilepsias, y dislexia de sesarrollo. Profesor de medicina, fomentó y apoyó activamente la formación interdisciplinaria para la investigación. El "Norman Gesxhwind-Rodin", para la investigación de la dislexia, es un premio nobel sueco, en esu honor. El Síndrome de Geschwind se asocia con la epilepsia del lóbulo temporal del hemisferio izquierdo: circunstancialidad(el foco de la conversación se desplaza de una conversación y vuelve al punto, con detalles incecesarios y comentarios irrelevantes, con retraso en llegar al punto), Hipergrafía, hiposexualidad, hiper-religiosidad. (D Blumer (1999). "Evidence supporting the temporal lobe epilepsy personality syndrome". *La evidencia que apoya la epilepsia del lóbulo temporal, síndrome de personalidad" Neurología 53 (5 Suppl 2).*

[506] Geschwind, N. y Levitsky W. (1968) Asimetrías hemisféricas cerebrales, región temporal: "Revista Science 161:186-187 230. 1968".

muchísimos neurólogos han investigado sobre aquellas áreas donde se cree que radican las funciones lingüísticas: *lóbulos temporal y parietal izquierdos, especialmente alrededor del plano temporal y el pliegue angular.*

El estudio neurobiológico actual se basa en los campos:

Molecular: (*estudia cerebros de pacientes fallecidos y utiliza animales-ratones o ratas*),
Estructural: (*utilizando la medición morfológica de cerebros humanos normales y disléxicos, con técnicas de RM _resonancia magnética-*).
Funcional: (*observando el cerebro en funcionamiento con técnicas, como la RM-f -resonancia magnética funcional- y la tomografía por emisión de positrones (PET).*

Cada una de éstas áreas neocorticales no está aislada, sino que establece múltiples conexiones entre sí, a través de fibras de asociación; con las áreas neocorticales del hemisferio derecho, a través de fibras comisurales, fundamentalmente del cuerpo calloso; y con estructuras paleocorticales como el sistema límbico. De aquí que la vía del lenguaje de manera específica es la PERCEPCIÓN.

Tabla 39. Disfunciones lectoras y zonas implicadas.

ALEXIA	ZONAS CEREBRALES	DISFUNCIONES
Con agrafia	*Parietal posterior y parieto-temporal del Hemisferio izquierdo.*	*Pérdida de capacidad para leer y escribir.*
Sin agrafia	*Se ha comunicado en pacientes diestros con lesiones occipitales izquierdas y en lesiones occipitales derechas en pacientes zurdos, pero rara vez o nunca en lesiones derechas de pacientes diestros*[509].	*Puede escribir y reconocer letras, pero no logra secuenciarlas para la lectura de palabras.*
Alexia frontal	*Frontal (propio de la afasia de Broca).*	*Mala secuenciación.*
Alexia espacial	*Hemisferio derecho (seguimiento de renglones).*	*Afectada la lectura.*
DISLEXIA	lóbulos temporal y parietal izquierdos (plano temporal y pliegue angular, especialmente).	
Dislexia acústica	*Diferenciación acústica de los fonemas.*	*Análisis y síntesis, omisiones, distorsiones, transposiciones o sustituciones.*

---

[507]   B. Estañol-Vidal y otros: "REV NEUROL 1999;28:243-245" - Fecha de publicación: 01/02/1999.

Dislexia óptica	*Imprecisión de coordinación viso-espacial.*	*Confusión de letras con similitud gráfica.*
Dislexia motriz	Estrechez del campo visual que provoca retrocesos, intervalos mudos al leer, salto de renglones.	Dificultad para el movimiento ocular.
D. orgánica o Legastenia	Por traumatismos cerebrales (adquirida) o fórceps en el parto.	
D. Congénita o del desarrollo	*Defecto del desarrollo cerebral (estructural o químico), por mutación o desajuste genético (el 77%), locus del cromosoma 15, DYX1C1, KIAA03, DCDC2 y ROBO1 (que participan en el desarrollo cerebral y sus anomalías).*	
D. Moderada (transitoria)	*Sin trastorno visual.*	Sólo lee bien las primeras palabras, se cansa y luego continúa.
D. Cognitiva	*Déficit de velocidad de procesamiento y percepción auditiva (que requiere la discriminación), fonológicas y visuales. también relacionadas con el sistema visual (Tallal[510], Myers, & Fitch, 1995).*	Muchos errores lectores.

Memoria y dislexia. La dislexia se relaciona con deficiencias de la memoria a corto plazo y dificultades para leer y escribir con fluidez. Hemos de considerar más seria y científicamente la gratuita y desafortunada forma de pronunciar diagnósticos en este sentido, que confunden y marcan psíquicamente a los padres y niños que oyen este término de "dislexia", tan prodigado en nuestros días. Pues un problema de percepciones o de deslateralización o una patología por un foco irritativo, pueden recuperarse (preferiblemente mas temprano). Conviene distinguir las formas de afasia, los síntomas de una disfunción y todas las características y circunstancias que confluyen en un problema de lenguaje. Los disléxicos tienen menor capacidad de almacenamiento (Naidoo, 1972; Thomson, 1984) [509], pudiendo deberse a problemas de codificación (Cohen & Netley, 1981), Denckla y Rudel (1976) también

---

508   En Scientific Learning Corporation, donde es directora, Paula A. Tallal tiene 15 colegas incluyendo a Andrew Myers (CEO), Robert Bowen (Chairman of the Board). Profesora de Neurociencias en "Rutgers", la Universidad Estatal de Nueva Jersey. Actualmente co-dirige el Centro para Neuroscience Molecular y Conductual. Tallal es neuroscientífica-cognoscitiva y psicóloga, ha escrito más de 200 publicaciones profesionales y sostiene varias patentes.

509   Naidoo (1972) observó que los disléxicos tenian problemas de memoria, en concreto con la capacidad de almacenamiento, dando a entender que los disléxicos podian tener otros problemas aparte de las deficiencias fonológicas. Thomson (1984) escribe también la menos capacidad de almacenamiento en los disléxicos. Cohen y Netley (1981) añaden que puede ser debida a una falta de codificación.

describe dificultades en codificar o nombrar objetos. Shankweiler[510] y Liberman (1979) sugieren que las diferencias en la memoria de los disléxicos solo existen en el ámbito de la información lingüística, resultados confirmados en otros estudios (Mann et al., 1980).

Las causas de la dislexia

No se empezaron a analizar hasta 1895-1950. De 1970 al 2000 se han incorporado la imprenta (*Guttenberg, 1493*), que populariza la lectura y la escritura en la escuela, y se identifican los problemas de lectura, sin poder afirmar en qué casos fueran disléxicos.

¿Qué sucede en el cerebro en el desarrollo embrionario para que se desarrolle una dislexia sin un aparente componente genético o hereditario?.

Según estudia y explica *Pasko Rakic* [511], las *neuronas predecesoras*, parecen ser las encargadas en estadios tempranos de *ordenar* el tráfico migratorio neuronal en la corteza cerebral (v. embriología y genética). *Los trastornos de migración neuronal* pueden ser inducidos por *exposición a agentes físicos y químicos* a los que podría estar expuesta una madre gestante, y cuyo resultado final podría ser una ectopia similar a la que se expresa de forma genética en el cerebro disléxico.

Este investigador señala en su estudio *que aunque no se conocen los efectos del ultrasonido (ecografías) en el desarrollo del cerebro humano, existen desórdenes que podrían ser el resultado de una mala colocación de las neuronas durante su desarrollo. "Esos desórdenes van desde el retardo mental y la epilepsia infantil hasta el desarrollo de dislexia, desórdenes de cierto tipo de autismo y esquizofrenia", dijeron los investigadores.*

Pasko Rakic[512] también sustenta el criterio de que *la precocidad del aprendizaje puede variar los resultados*. También la prematuridad o el consumo de tabaco por la madre durante el embarazo podrían estar implicadas en la dislexia así como en el TDAH. Se trataría de dislexias (y/o TDAH) congénitas, no necesariamente heredables por la descendencia del portador.

---

[510]   Donald Shankweiler y Alvin Liberman, tuvieron una gran influencia original en el estudio científic0 de la lectura, y demostraron la importancia del lenguaje en general, y de la habilidad del habla en especial, en el desarrollo de la capacidad de leer. Los Laboratorios Haskins siguen investigando actualmente el lenguaje y la lectura, incluso con métodos innovadores, tales como la observación del cerebro en funcionamiento con técnicas neurorradiológicas. Liberman y sus colegas también describieron la relación entre el habla humana y el conocimiento fonológico, y demostraron que las dificultades de 10s disléxicos suelen ser de origen lingüístico, en especial el uso inadecuado de la estructura fonética y de la división de palabras en segmentos más pequeños (segmentación fonológica) (Liberman, 1971; Liberman, Shankweiler, Fischer, y Carter, 1974; Shankweiler, Liberman, Mark, Fowler, y Fischer, 1979).

[511]   *Prenatal exposure to ultrasound waves impacts neuronal migration in mice* publicado en la revista científica PNAS del equipo de *Pasko Rakic*.

[512]   Pasko Rakic MD., PhD. Laboratorio de la Universidad de Yale. Presidente del Departamento de Neurobiología, director del Instituto Kavli de Neurociencia.

Es muy importante la metodología de los primeros aprendizajes lectores y prelectores. En el método de aprendizaje temprano, basado en teoría de Domann[513]. *Difiere profundamente de la enseñanza habitual, al iniciar con el desarrollo de la percepción, y siempre en la lengua materna en primer lugar. De la percepción a la memorización y luego con la asociación y el análisis, siguiendo de sílabas y formación de frases, siempre al ritmo individual. Está comprobado que los bebés y niños que han recibido este aprendizaje temprano no tuvieron problemas de lecto-escritura escolares, y los que lo recibieron a los 3-4 años tampoco[514].*

Además de la detección precoz y tempranas atenciones específicas para el desarrollo del lenguaje, también se demuestra que *los niños que padecen dislexia no son receptores de las metodologías recuperacionales actuales, y que se ha de estudiar independientemente cada caso, con una intervención multidisciplinar, porque no siempre ha sido identificada ni adecuadamente orientada.*

Afasia

Del griego, "phasis": palabra. Trastorno complejo y sistémico del lenguaje que consiste en la no formación, deterioro o pérdida del lenguaje. Como consecuencia se afectan los tres componentes del lenguaje incluidos el habla, la comprensión auditiva, la lectura, la escritura y la mímica. Los déficits dependen de la ubicación de la lesión. Afasia infantil o del desarrollo, también denominada *Alalia,* ocurre antes de los tres años cuando todavía no se ha desarrollado completamente el lenguaje. El grado menor de afasia se llama *disfasia.* Entre los principales factores que lo causan podemos encontrar: Infecciones o lesiones cerebrales (prenatal, perinatal o postnatal) y traumas cerebrales por accidentes (perinatales o postnatales).

Tipos de afasia, citamos algunos:

- Afasia combinada, es aquella de dos o más formas en un mismo paciente, por ejemplo: cortical (por lesión del córtex en la región que contiene el control de las imágenes de las palabras (sensorial o motora) y Cruzada: por lesión del HD, en diestros o lesión del HI en zurdos.
- Afasia infantil o del desarrollo, también denominada Alalia, ocurre antes de los tres años cuando todavía no se ha desarrollado completamente el lenguaje.
- Amnésica: Imposibilidad de recordar las palabras correspondientes a la idea, pero si se le indican las palabras, éste las repite exactamente.

---

[513]   Dr. Glenn Doman, médico estadounidense: "Cómo enseñar a leer a su bebé", método interactivo.
[514]   La autora ha enseñado a leer a los tres años en un mes a niños de parvulario que lo desearon.

- Asociativa: debida a un trastorno de conexión de las áreas asociativas del lenguaje.
- Auditiva: debida a la disfunción / afección del centro de la audición verbal, la sordera verbal.
- Comisural de conducción:, aquella que es debida a lesión de la ínsula de Reil, que interrumpe las comunicaciones entre los centro del lenguaje motores y sensoriales.
- Completa, debida a la lesión de todos los centros del lenguaje, que da como resultado la imposibilidad de comunicarse con los demás por ningún medio.
- Congenita: la sordomudez.
- Cortical: debida a una lesión de la corteza cerebral que contiene los centros de la s imágenes de las palabras.
- Cruzada: la que obedece a una lesión del hemisferio derecho en los que se sirven de esta mano, y del hemisferio izquierdo en los zurdos.
- De Wernicke: sensorial, por lesión del centro acústico.
- Intelectual, verdadera.
- Óptica, imposibilidad de encontrar el nombre de los objetos que se ven, debido a una interrupción de la conexión entre el centro visual y el del lenguaje.
- Parietooccipital: alexia y apraxia combinadas. La apraxia es la pérdida completa de la facultad de realizar movimientos coordinados para un fin determinado, sin que exista parálisis ni ataxia. Se pierde la comprensión del uso de los objetos ordinarios, lo que da lugar a actos absurdos. La alexia, como veremos a continuación, corresponde a una ceguera verbal, forma de afasia que hace imposible la lectura.
- Puede ser sensorial o motora.
- Sensorial: es la imposibilidad de comprender el significado de las palabras, escritas o habladas, de modo que al enfermo que la padece le da la impresión de que le hablan en lengua extraña, se le llama también sordera verbal o síquica.
- También encontramos la afasia adquirida que ocurre después de los tres años.
- Temporoparietal, es una afasia sensorial.
- Visual: es la alexia, imposibilidad de comprender las palabras escritas, ceguera verbal.

Amusia

La amusia es un trastorno que impide reconocer melodías y ritmos, y de reproducirlos. Puede ser congénita o adquirida (a partir de un daño cerebral). Se supone que hay tantas amusias como componentes de la actividad musical. Hay pocos casos, y descritos de cada variedad de amusia y, en ciertas amusias puras, los casos son únicos o todavía no se ha descrito ninguno aunque se supone que deben existir. En general los trastornos neurológicos asociados a la amusia son frecuentes y, probablemente, esta sea la causa de la dificultad de identificación de este tipo de trastornos neuropsicológicos, independientemente de que la población sin estudios musicales raramente consulte por tales problemas.

Citamos algunas causas:

- Infecciones cerebrales (prenatal, perinatal o postnatal).
- Intoxicaciones (prenatal, perinatal o postnatal).
- Traumas cerebrales por accidentes (perinatales o postnatales).
- Procesos inflamatorios infecciosos corticales (postnatales).
- Tumores, hemorragias cerebrales, procesos de tipo trombótico (postnatal).
- Accidente cerebrovascular (postnatal).
- Agrafia musical: Probablemente relacionada con la agrafia verbal (lesiones en hemisferio dominante). Es la incapacidad para transcribir una serie de notas escuchadas (generalmente en asociación con otros déficits amúsicos) o para copiar una notación musical.
- Amnesia musical: Dificultad para identificar melodías que deberían ser conocidas para el paciente, no asociada a otros problemas neuropsicológicos. Estos enfermos pueden reproducir una melodía recién escuchada.
- Alexia musical: Es la incapacidad para leer notación musical. No se han descrito casos aislados. En lesiones en hemisferio dominante.
- Trastornos del sentido del ritmo: Dificultad para discriminar patrones rítmicos o bien para reproducirlos. Generalmente con otros déficits asociados.
- Amusia receptiva: Dificultad para discriminar las características básicas de una nota o una serie de notas. El caso extremo es la incapacidad para diferenciar entre sonidos de diferente tonalidad. Generalmente está asociada a sordera para las palabras y agnosia auditiva (lesiones del lóbulo temporal dominante) o aislada (lesiones en uno u otro lóbulo temporal o en ambos. Puede acompañarse de sensación desagradable o discordante de los sonidos escuchados.

Diferencias entre "aptitud musical" y de musicalidad:

Aptitud musical. Se le puede llamar a la capacidad de discriminación tonal (de los tonos) para percibir un fragmento musical y luego reproducirlo. Menos del 10% de la población son sordos para tonos y hay incluso un pequeño grupo que tienen sordera para melodías, pero no para tonos. El porcentaje de población con formación musical es bajo[515].

Musicalidad. Es la capacidad para crear e interpretar música de forma imaginativa, sensible y en ocasiones original. Precisa de conocimientos musicales, originalidad, dedicación e inspiración. Su disminución o pérdida es una forma de amusia. Los mejores sujetos para estudio son los compositores.

---

[515]   D. David Ezpeleta, Neurólopsiquíatra, formado en la Universidad de Navarra (España).

Relación entre afasia y amusia

Un tema de discusión clásico dentro del mundo de la amusia ha sido su relación con la afasia. Es difícil extraer una conclusión clara debido a la escasa bibliografía sobre el tema, siendo la mayoría de las veces casos aislados. Benton[516] informó que de diez casos con amusia siete tenían afasia y que el tipo de amusia suele ser similar al tipo de Afasia. Yamadori (1975) observó que de 24 afásicos 21 cantaban bien [517]. (v. lenguaje y música). Wertheim [518] diferencia las principales características del lenguaje musical y verbal.

Alteraciones de la escritura

Los síntomas primarios son afectaciones en el análisis y síntesis visual, afectaciones en las representaciones temporo-espaciales, alteraciones en la percepción fonemática, en la esfera motriz y en el componente. Estos trastornos pueden ser:

Agrafia

Las lesiones en las regiones parietales o frontales producen agrafia en sujetos occidentales. En cambio, varios estudios indican que *en sujetos orientales producen agrafia las lesiones del lóbulo temporal en su parte inferior y posterior, además de una disociación entre la escritura kana*[519] *y kanji*[520], por lo que una lesión puede producir agrafía en una y no en la otra. Porque los procesos mentales para la lectura y la escritura del kanji implican mayormente *áreas de asociación visual, con activación de la circunvolución posterior inferior y áreas occipitales cercanas.* En tanto para el kana, las áreas que participan, localizadas en la circunvolución angular del lóbulo temporal, implican principalmente asociaciones auditivas y no tanto visual. Los japoneses solo están obligados a conocer 1.945 kanjis oficiales, los niños conocen 1006 en la escuela en seis años.

---

[516]   Benton AL. The amusias. In: M Critchley and RA Henson (Eds).

[517]   Yamadori A, Osumi Y, Masuhara S, Okubo M. Preservation of singing in Broca's aphasia. J Neurol Neurosurg Psychiatry 1977; 40: 221-224.

[518]   Wertheim N. The amusias. In: PJ Vinken and GW Bruyn (Eds), Handbook of Clinical Neurology, Vol. 4. Amsterdam, North-Holland Publishing Co. 1969: 195-206.

[519]   Término que describe los silabarios japoneses, en contraposición con los logográficos chinos, conocidos como kanji. Se basa en silabogramas; actualmente consta de alrededor de dos mil símbolos. Procede del 800 aC. Y fue inventado por el sacerdote budista Kūkai. El presente conjunto de kana fue codificada en 1900, y las reglas para su uso en 1946.

[520]   El kanji tiene una escritura que se basa en morfogramas o ideogramas.

Digrafía

Es el trastorno específico estable y parcial del proceso de escritura que se manifiesta en la insuficiencia para asimilar y utilizar los símbolos gráficos del lenguaje. Interviene en este concepto el **contexto neurológico** (falta de lateralización o dislexia) **y el enfoque funcional** (déficit psicomotor, trastorno de esquema corporal). Supone una dificultad para coordinar músculos de la mano y del brazo dominante, lo que impide al niño dominar y dirigir el lápiz para escribir de forma legible y ordenada.

- *Disgrafia acústica:* Se manifiesta en una dificultad en la percepción acústica de los fonemas y en el análisis y síntesis de la composición sonora de la palabra. Déficit en el reconocimiento de fonemas semejantes por sus características acústico-articulatorias. Insuficiencia para unir los grafemas en sílabas y estas en palabras. Ocurren omisiones, transposiciones, adiciones y/o sustituciones.
- *Disgrafia óptica:* Se presenta una alteración en la representación.
- *Falta de percepción visual:* Dificultad para reconocer las letras por separado y relacionarlas con los sonidos correspondientes, no existe la asociación fonema-grafema. Una misma letra puede percibirse diferente en uno u otro momento provocando cambios sistemáticos de grafemas semejantes desde el punto de vista gráfico.
- *Disgrafia motriz:* Se evidencia una dificultad motriz fina que afecta las conexiones de los modelos motores con los sonoros en las diferentes palabras presentándose pérdida o desviación del renglón, de. Se dificulta la coordinación para reproducir los movimientos articulatorios por alteraciones de la cinestesia articulatoria que se refleja en la escritura. Se omiten letras (sílabas, vocales y consonantes) cuyos fonemas son semejantes.
- *Digrafía agramático:* Se evidencian cambios constantes de estructuras gramaticales en la escritura.

Las causa vienen dadas por asociación de dificultades perceptivas, motrices, de lateralización, como producto de tensiones psicológicas del niño o adulto (D. caracterial). Las Disgrafías pedagógicas se generan por errores educativos.

En dislexias se caracteriza por:

- Letras no reconocibles, con grafemas no identificables.
- Grafismos que permiten la confusión de letras (y aquellos con otros).
- Confusiones por añadir o quitar elementos (por ejemplo, **n** por **m**).
- Omisión o exceso de bucles en **"b", "v", "y" y "g"**.
- *Falta de percepción visual:* Dificultad para reconocer las letras por separado y relacionarlas con los sonidos correspondientes, no existe la asociación fonema-grafema. Una

misma letra puede percibirse diferente en uno u otro momento provocando cambios sistemáticos de grafemas semejantes desde el punto de vista gráfico.

El tratamiento fonoaudiológico va encaminado al restablecimiento de las funciones afectadas tales como la orientación temporo-espacial, las deficiencias motrices, la percepción visual y fonemática y las insuficiencias gramaticales y semánticas. Conjuntamente se reeduca el lenguaje oral estimulando el desarrollo de los procesos psíquicos superiores restantes.

Problemas evolutivos del movimiento
Trastornos funcionales más frecuentes de 1 a 7 años

*   Cuello. Si lo mantienen siempre del mismo lado; vicios posturales (asimetría muscular).
*   Músculo Esternocleidomastoideo (masa): si congénito (cirugía ?); o esté aumentado por abscesos amigdalares, adenopatías, etc..
*   Hombros. Luxaciones, problemas genéticos o posturales, etc.
*   Columna vertebral. Escoliosis (o actitud escoliótica); si toca con los dedos al flexionarle, la punta de los pies y desaparece la curva: positivo. Si se ve torcida, negativo (ojo mochilas).
*   Piernas. Isquiotibiales cortos, o lordosis, etc.
*   Caderas. Asimetrías, curvatura dorsal, dismetría de piernas, (observar pliegues glúteos).

Defecto postural (DP)

El DP Es la alteración o trastorno disfuncional o estructural de la Postura, que afecta a 1 de cada 5 niños. Los problemas posturales de miembros inferiores constituyen el motivo de consulta más frecuente en Ortopedia Infantil. Aproximadamente un 60% de niños entre 1 - 4 años presentan alguna afección ortopédica. Entre el 30 - 45% de niños entre los 2 - 3 años tienen alguna alteración anatómica o funcional de los pies, siendo el pie plano la patología más frecuente. Existe predominio de estos trastornos en la zona urbana (70%) con respecto a la zona rural (30%).

Los más frecuentes son: *Pie plano, arqueo externo de las piernas (tibias varas), rotación de los pies hacia adentro o afuera (problemas torsionales) y las desviaciones o incurvaciones de la columna vertebral (cifosis, escoliosis).*

Según Tipo:

*   Axiales: (vertebrales): desviaciones o incurvaciones de la columna vertebral (cifosis o encorvatura convexa, escoliosis o desviación).

- Torsional: Marcha con los pies en rotación interna (in-toeing) o externa (out-toeing). Se precisa valorar antecedentes familiares, malposiciones fetales y hábitos posturales para dormir y sedestación. Observación meticulosa de los casos que puedan evolucionar hacia la corrección espontánea o que requerirán el uso de zapatos u ortesis especificas (derivación a Traumatología).
- Angular: Genu valgum - Genu varum (plano frontal). Constituyen la causa más frecuente de defectos de deambulación, relacionados con la laxitud de los ligamentos laterales de la rodilla. Clínicamente es importante un seguimiento regular y control. La mayoría de los casos tienden a la corrección espontánea durante el desarrollo o son tratables conservadoramente mediante el uso de férulas estáticas nocturnas u ortesis dinámicas diurnas y el calzado ortopédico con las modificaciones necesarias (Dr. Carlos Arce González, enero-2005).

Según Topografía:

- Cadera: Coxa valga – coxa vara.
- Rodilla[521]: Genu valgum - varum - flexum - recurvatum (son defectos angulares frecuentes al inicio de la deambulación, relacionados con la laxitud de los ligamentos laterales de la rodilla y se manifiestan por una alteración postural de las rodillas en el plano frontal.
  - Es importante un seguimiento regular y control de las medidas de los ejes femorotibiales. La mayoría de los casos tienden a la corrección espontánea durante el desarrollo o son tratables conservadoramente mediante el uso de férulas estáticas nocturnas u ortesis dinámicas diurnas y el calzado ortopédico con las modificaciones necesarias[522].
- Pies: Plano- cavo – equino – talo.

Es necesario valorar:

- Antecedentes familiares, malposiciones fetales, y hábitos posturales (al dormir y en sedestación).
- Conviene una observación meticulosa de los casos que puedan evolucionar hacia la corrección espontánea o que requerirán el uso de zapatos u ortesis especificas (Férulas de Dennis-Browne, Twister antirotatorio) o en casos severos de cirugía correctiva.

---

[521] Las deformidades angulares de los miembros inferiores se refieren a aquellas que ocurren en el plano frontal. El genu varo es una deformidad en la cual las rodillas se encuentran lejos una de la otra (hacia fuera); el genu valgo es la situación contraria, en donde las rodillas están juntas y los pies separados (*temas de medicina familiar*).

[522] Fuente: *Dr. Carlos Arce Gonzáles* (Perú, 2005), Especialista en Medicina de Rehabilitación, Jefe del Servicio de Aparato Locomotor (ALO) del HNGAI - Red Asistencial Almenara (2006-2007). Centro de Rehabilitación del Policlínico Peruano Japonés "Jesús María" (CR-PPJJM. Actividad docente: Universidad Nacional Mayor de San Marcos (UNMSM) - Fac. Medicina San Fernando- Postgrado Med. Rehabilitación. Investigador en Biomecánica Clínica aplicada.

Epidemiología. La incidencia de AP en la población infantil conlleva al niño a mecanizar actitudes compensatorias en posiciones estáticas y dinámicas, que ocasionan disfunciones en su motricidad y desequilibrios que se van incrementando, y en la edad adulta pueden convertirse en molestias que repercutirán en su salid psicofísica. Son los motivos más frecuentes de consulta en Ortopedia Infantil: el 60%, entre 1 y 4 años presentan alguna afección ortopédica, el 30 - 45% de niños entre los 2 - 3 años tienen alguna alteración anatómica o funcional de los pies, siendo el pie plano la patología más frecuente, con predominio de estos trastornos en la zona urbana (70%) con respecto a la zona rural (30%), y el 72% de los niños afectos nunca recibió atención especializada.

Denominación familiar y escolar. La presencia de escolares con dificultades y problemas evolutivos de coordinación motriz es un hecho patente y presente en numerosas investigaciones llevadas a cabo en las últimas décadas. Términos como "poco avispados, patosos, incapaces, desmañados, incompetentes". A la clásica noción de torpeza motriz se le unen en la actualidad un conjunto de denominaciones que manifiestan el interés que por estos problemas tienen pedagogos, médicos y psicólogos. Es precisa la derivación a Pediatría para su valoración, dada la importancia del componente motor en los escolares, a fin gestionarlo de la forma más competente, y después desarrollar las habilidades específicas, destacando la educación física, en el proceso de mejora de la competencia motriz (L. M. Ruíz Perez [666], 2004).

Inestabilidad motríz. Es la ineptitud para inhibir sus movimientos y la emotividad que conllevan. Es incapaz de mantener un esfuerzo de forma constante; se muestra muy disperso. Suele predominar la **hiperactividad** y las alteraciones en los movimientos de coordinación en constante agitación motriz. Presentan problemas de atención, memoria y comprensión, así como trastornos perceptivos y de lenguaje (sobretodo lecto-escritor).

La hiperactividad y trastorno de atención (TDAH), síndrome comentado en anteriores capítulos, puede darse en diferente tipo de niños, y los más inteligentes sufren extraordinariamente al no poder superar su dificultad de comportamiento ni curricular. Urge valoración en Neuropsiquiatría infantil temprana.

Alteraciones de la organización neuro-sensoriomotriz

Existen criterios sobre distintos niveles de organización del sistema senso-neuromotriz del niño, que al ser demasiado estructurados, no nombraremos algunos aspectos generales, y los dividimos en dos *estereotipos relacionados con la función rítmica y la maduración de los sistemas de inhibición y control*, que dependen del cuerpo de este niño concreto, de su función neuronal y de su entorno, con incidencias físicas, psíquicas y ambientales. *Son distintas formas de desequilibrio por desajustes en los sistemas de codificación. Y como para tener mantenida la atención, han de funcionar bien los sistemas de inhibición y control, les es imposible mantenerla el tiempo que requiere en una clase, y en menor grado en varias seguidas, motivando la inadaptación.* Cada individuo descarga de una manera, porque la información necesita el canal de atención que no pueden regular.

Algunos trastornos. Existen criterios sobre distintos niveles de organización del sistema senso-neuromotriz del niño, que al ser demasiado estructurados, no nombraremos algunos aspectos generales, dividiéndolos en dos *estereotipos relacionados con la función rítmica y la maduración de los sistemas de inhibición y control,* que dependen del cuerpo de este niño concreto, de su función neuronal y de su entorno, con incidencias físicas, psíquicas y ambientales.

Son distintas formas de desequilibrio por desajustes en los sistemas de codificación. Y como para tener mantenida la atención, han de funcionar bien los sistemas de inhibición y control, les es imposible mantenerla el tiempo que requiere en una clase, y en menor grado en varias seguidas, motivando la inadaptación. Cada individuo descarga de una manera, porque la información necesita el canal de atención que no pueden regular.

- Diseño biológico.
- Trastornos biológicos: Alimentación, Enfermedad (parásitos, otitis, etc.).
- Influencias físico-ambientales (ruidos, entorno familiar y escolar).
- Influencias afectivo-emocionales:-entorno familia, escuela.
- Trastornos del ritmo: patología de miembros inferiores, problemas emocionales, desarrollo y afectos.
- Trastornos de psicomotricidad.
- Aspectos sensoriales.
- Exigencia del entorno estimulador.

Problemas de Integración Sensorial, signos específicos

- *Problemas de Sistema vestibular*: el sistema vestibular subreacciona, la información vestibular no es procesada afectando a la regulación del control postural y a las habilidades de integración bilateral y de secuencia. El sistema vestibular sobrerreacciona produciéndose inseguridad gravitacional y la aversión al movimiento.
- *Problemas de modulación del sistema táctil*: Denominado también defensa táctil, los niños con este problema fluctúan entre la hipersensibilidad y la hiposensibilidad. El sistema táctil posee dos niveles de funcionamiento: el sistema defensivo y el sistema discriminativo. El niño con desorden de modulación táctil tiene demasiada actividad neuronal protecto-defensiva. Las estimulaciones propioceptivas son muy fuertes para inhibir el exceso de actividad neuronal protecto-defensiva.

- *Problemas de control postural y del movimiento:* Aparecen dificultades para el control postural, la extensión contra la gravedad, la flexión contra la gravedad, el desarrollo de movimientos maduros como la rotación controlada del tronco y la estabilidad de las articulaciones proximales.
- *Problemas de planificación motriz:* Dispraxia del desarrollo, es una disfunción cerebral que afecta a la organización de las sensaciones táctiles, vestibulares y propioceptivas e interfiere con la habilidad de planificar los movimientos. No es un problema motor sino un problema en el procesamiento de las sensaciones corporales, conocida como "síndrome del niño torpe".

Alteraciones de la Psicomotricidad

Hemos podido contemplar los aspectos que se cuidan durante el desarrollo y la influencia que ejerce la psicomotricidad, afectando distintos aspectos en el desarrollo infantil. Conciernen tanto al *mundo afectivo* propio como al *movimiento* o expresión externa de su propio cuerpo. De este modo, las dificultades van desde la autonomía (el mayor dominio de su propio cuerpo) a las relaciones que establezca sobre el entorno, desencadenando toda una secuencia de alteraciones que recaen a su vez sobre otras.

En la **direccionalidad,** hemos de buscar la base funcional corporal y el orden implícito en la integración de circuitos, dentro del orden de procesamiento. Por tanto, el trabajo sobre el papel solo es eficaz si se asienta en una estructura de un niño mínimamente lateralizado, con un esquema corporal suficientemente rico como para conocer los referentes básicos en un espacio. Influye en la lectura y escritura y en el manejo de códigos de lenguaje, de forma que un problema de matemáticas supone a un niño una cuestión de interrelación de esos tres elementos, para recorrer ese camino y llegar al resultado correcto. Otros procesos (el dolor), también interfieren en el sistema. Así una derivación somática puede provocar una respuesta al dolor; y como el dolor debe ser considerado por el sistema nervioso como una situación de alarma, pasa a primeros planos (Figs. 32-39-40).

Dificultades que pueden padecer por problemas de ritmo interno

Falta de acomodación ocular (en 4°-5° de primaria, al no tener automatizado el sistema lector, debido a ese desajuste del ritmo, sufrirá dificultades para resolver un problema de matemáticas). De hecho, muchos escolares de 9 y 10 años padecen ese tipo de alteración. Han de fijarse constantemente en lo que escriben, porque en el momento que bajan la guardia (como atender a un complemento de comprensión ortográfica), no puede concentrarse, porque no ha construido todavía el automatismo, y su sistema nervioso no lo puede manejar en forma de memoria.

Necesitan atención (ya dentro de las funciones comprensivas). No han automatizado una buena lectura, y por lo tanto, aunque posean las mínimas capacidades de una lectura comprensiva, no están suficientemente estructuradas. También tendrán dificultades para resolver bien ocho problemas de matemáticas en la hora de una prueba de evaluación, porque la atención que se requiere para la mecánica de esa lectura, para el proceso de los datos básicos generales, para las interrelaciones de esos datos básicos (en base a unas funciones de tipo matemático), requieren una atención que él no puede dedicar; son propiamente funciones de comprensión, cognoscitivas y de razonamiento del material que está analizando.

Vacíos y sobrecargas

La organización de nuestro sistema corporal, con leyes muy claras, están sujetas a una jerarquía y desde un concepto de prevención, pretendemos respetar los ritmos biológicos y lograr un buen sistema dirigido a la mejor organización corporal general de cada individuo, que nos lleve ordenadamente al completo desarrollo personal. Todos los fallos, van causando en el niño unos puntos débiles, que ante situaciones que exijan poco esfuerzo no se notan, pero que ante situaciones de sobrecarga la reflejan en respuestas motoras o viscerales: *un miembro se mueve* (tics, movimientos tan solo de una pierna), *abdominalgias y/o localización de sudores sin causa aparente*, etc., son modos o caminos de descarga de esa energía, que escoge el manto *muscular o visceral* (palpitaciones, taquicardias, etc.).

Y *la suma de todas las sobrecargas, vacíos o bloqueos, influyen en el futuro* mas o menos próximo ante una toma de decisiones, de responsabilidades personales, etc. Y en muchos casos, resulta una incapacidad, con respuestas que se corresponden a cada ritmo concreto y distinto para cada individuo. Y las censuras o etiquetas: "es que no escuchas ", "eres un desastre", "debes estar mas atento", "para quieto", y frases por el estilo, producen más efectos negativos, que aumentan la sobrecarga con la consecuente angustia, que se expresa niveles viscerales, que nos dicen lo que falla (en el momento que se producen puede deducirse), pero no cómo solucionarlo.

Trastornos de la lateralidad

Estos trastornos son, a su vez, causa de alteraciones en la *estructuración espacial* y, por tanto, en *la lectoescritura* (y, de ahí, al fracaso escolar). En el *capítulo de Lateralidad* está ampliamente comentado este apartado. Los más frecuentes son:

- Lateralidad contrariada: para aquellos niños que teniendo una lateralidad natural dominante, por influencias sociales pasa a encubrirse con una falsa dominancia diestra o zurda.

- Falsa zurdería: La que por negligencia o desinformación es admitida como normal. Es un trastorno en cuanto no responde a una realidad neurofisiológica, sino a convenciones y prejuicios sobre la zurdería y lateralidad. La zurdería en sí no es un trastorno; sí el imponer que la zurdería sea forzosamente la lateralidad dominante para el niño, sin plantearse la sintomatología acompañada y sin diferenciar la verdadera zurdera de la falsa.
- Ambidextrismo: el niño utiliza indistintamente los dos lados de su cuerpo para realizar actividades; también origina serios trastornos espaciales en el niño y en sus aprendizajes.
- Lateralidad cruzada: también causa problemas de organización corporal. Cuando el niño no tiene una lateralidad claramente definida, hay que ayudar a resolverlo, potenciando la psicomotricidad partiendo desde el criterio de su desarrollo, paso a paso e individualizadamente.

La zurdería como disfunción

Introducción

Como disfunción se considera lo contrario a lo funcional, o el trastorno o problema que impide una correcta adaptación social o biológica, o función inadecuada o contraproducente, y también se aplica a enfermedad o síndrome. Siempre condicionan de forma aislada o diseminada por el sistema, resultando un compromiso estructural o metabólico del encéfalo o áreas corticales.

La disfunción neurológica no solo se contempla en pacientes en estado crítico, sino también en éstos que padecen las secuelas de aquellos estados críticos no tratados. Por tanto está implícita en las dificultades de aprendizaje relacionadas con una función cerebral atípica, dado que todas éstas tienen su origen en el cerebro, y es el punto de partida para resolverla, y los medios educativos o ambientales pueden empeorarlo, si no se realiza una derivación especializada tempranamente (lo antes posible).

Cuando nos encontramos en este punto del libro, cuando menos es evidente que no todos los zurdos lo son ciertamente, y que algunos padecen una disfunción, y no pocas dificultades escolares sin soluciones al alcance del entorno escolar. Es justo afirmar que hemos tratado muchas disfunciones, y solamente hemos tenido el apoyo neurológico de un especialista privado, a pesar de todos los pronunciamientos alzados en el espacio de congresos y conferencias científico-clínicas sobre la pluridisciplinaridad.

Y como contrapunto, investigadores y científicos de alto nivel, han revelado una cordial apertura puntual y desprovista de intereses que no fueran los estrictamente científicos o profesionales, que por otra parte ennoblece la ciencia y a la persona, como se muestra en los agradecimientos del libro.

Ha aumentado el número de zurdos en nuestro país, debido a la "equívoca prudencia" del abandono; tampoco disminuye el número de niños con problemas o dificultades escolares (no tratadas), a pesar de todas las reformas que la administración viene haciendo, aunque es evidente que falta otra forma de enseñar y diferente enfoque de los aprendizajes, va quedando evidente tras todas las reformas. Además de la falta de conocimientos básicos y fundamentales, nuestros niños pasan demasiado tiempo en la escuela y les falta espacios lúdicos. También se están dando dificultades de percepciones, comportamientos (no solo de origen psicológico, sino funcional), y formas de deslateralización entre los niños que por uno u otro motivo no han tenido un buen desarrollo neuromotriz, a pesar de los programas gimnásticos.

Pero era necesario hablar de ello, porque también es cierto que un elevado número de "denominados zurdos " de nuestros días no se corresponde con la realidad natural, física o fisiológica ni neurológica, sino que se deben (en una proporción aproximada de un 10% de los que presentan zurdería) a alteraciones, trastornos o disfunciones no detectadas.

Espero haber aclarado suficientemente la diferencia de ser zurdo a estarlo. Los **problemas** de una aparente zurdería, son variados, como lo sea su causa o el origen, *son **disfunciones** en cuanto impiden ejercer su **función** al cerebro, ya sea desde aspectos motrices, sensoriales, de lenguaje, de habilidades o de cualquier otra de sus áreas implicadas en los aprendizajes y en el rendimiento intelectual.*

La certeza científica de las dificultades de los aprendizajes en el área del lenguaje se debe al sistema neurofuncional de las áreas del lenguaje, asentadas en el hemisferio izquierdo, y como decíamos al principio del tema, pueden desarrollarse, para estimular las conexiones del otro hemisferio, y por comunicación es potenciable, sobretodo si se lleva a cabo tempranamente. El como también lo explicamos en el capítulo de soluciones. El tipo de pensamiento que nace en el hemisferio derecho se denomina pensamiento holístico. Éste lleva el control de la mano izquierda, y está especializado en temas de arte, música, creatividad, percepción, orientación espacial y memoria visual (p.ej., reconocimiento de rostros), expresión y emociones.

Estas "zurderías" son solo aparentes, y son las que pueden llevar al fracaso escolar y humano, por el abandono irresponsable para usar la mano izquierda, sin valorar la incidencia que puede tener en su sistema neurológico, de trastornos o alteraciones que en muchos casos conlleva. La supuesta prudencia ante errores pasados de "forzar" habilidades manuales diestras en todos, han dado como resultado una postura opuesta, con el mismo desconocimiento de sus causas, consecuencias y tratamiento, tan aberrante como la postura anterior que también denunciamos.

Hemos querido divulgar todos los aspectos fisiológicos que explican la identidad de la disfunción, sin disfrazarla, con la finalidad de que no se tome a la ligera tal alteración, explicando por qué *no es lo mismo estar zurdo que serlo, como tampoco ser diestro o zurdo.* Que tan perjudicial es -en este sentido- un abandono como una presión. Así, cuando unos padres o unos parvulistas observan una zurdería, lo han de tomar en serio, tanto como si torciera los pies, por poner un ejemplo simple.

Los casos que aquí presentamos son una muestra muy característica de todas las disfunciones que tratamos en el día a día de nuestra consulta. Sus diferentes formas de deslateralización son un marco común exterior, ya que en todos ellos es la mano izquierda la utilizada para la escritura. De los seis casos presentados, que hemos querido divulgar, sólo en uno ha mantenido en uso la mano izquierda, rehabilitando los aspectos convenientes en su caso.

Otros problemas de tipo perceptivo no han sido incluidos, por no considerarlos relevantes por el tema específico que tratamos, aunque suelen tratarse de leves dificultades de homogeneidad en la definición de la lateralidad corporal o de coordinación. Son fácilmente rehabilitables. De este modo también respondemos a la demanda de los padres, a los que debemos agradecer su tesón e insistencia, para que otros conocieran hasta qué punto puede ser de importancia valorar este tipo de síntomas.

Hemos visto el alcance neurofisiológico y sus consecuencias, según el área del córtex a que corresponda. Las ausencias o lagunas de información para su cuerpo y para su cerebro pueden ser motrices, perceptivas o sensoriales y la gravedad de esas dishabilidades tienen directa relación con el tiempo que ha durado dicha disfunción. Es decir, todo lo que el cerebro ha integrado erróneamente o aquello que no pudo integrar debidamente, ya formó parte de nuestro sistema y a mayor tiempo en esa situación, mayor será la dificultad de rehabilitarse, ya que las funciones intelectuales entran a tomar parte de nuestro sistema y está sometido a las mismas reglas.

De este modo, no presuponemos que los años de asistencia a las clases le hayan servido al chico/a para aumentar conocimientos, sino para crecer en confusión y sufrimiento. Es por este motivo que postulamos una baja escolar durante el primer período recuperacional, que facilite el posterior acceso al mismo curso escolar adecuado a su edad o nivel. De los casos que hemos tratado nosotros, el 90 % no ha precisado repetir curso, debido al enorme esfuerzo que los padres y el propio niño/a han debido de realizar, cosa por otro lado contraproducente. De haberse producido baja escolar, su integración hubiera sido normalizada en buenísimas condiciones, sin necesidad de repetir nivel, sino en óptimas condiciones a este respecto, según hemos valorado conjuntamente con los maestros en cada caso.

El 10 % no lo hubiera precisado en el caso de una baja escolar en esa primera etapa. Pues una recuperación de áreas cerebrales debe contar con el abastecimiento de aquellos conocimientos no integrados con anterioridad en la etapa cursada en disfunción. Este porcentaje se ha de interpretar desde un aspecto de normativa general y edad escolar.

Se han dado casos de diagnósticos basados en tests, cuyas observaciones carecían de base de datos clínicos o quirúrgicos -lo vemos frecuentemente-. Por ejemplo, un niño que es intervenido quirúrgicamente del ojo derecho (o intervenciones repetidas), puede presentar una dominancia ocular izquierda (mal iría ciego, verdad?), pues utiliza el ojo que le queda, dominando temporalmente. Ello no supone, de ninguna forma una lateralidad cruzada, sino una suplencia de dominancia ocular, y algunas dificultades lectoras, pero sería un tema de recuperación visual específica.

Nuestro cuerpo tiene una asimetría completa funcional de un hemicuerpo respecto a su hemisferio cerebral correspondiente (contralateral). El medio cuerpo derecho corresponde al hemisferio cerebral izquierdo y el medio lado izquierdo del cuerpo, al medio lado cerebral (hemisferio) derecho, con clara dominancia.

Por ese motivo, las funciones intelectuales entran a tomar parte del sistema y está sometido a las mismas reglas. Así la deslateralización es una disfunción de consecuencias concretas, según el área del córtex a que corresponda. Y además lleva consigo ausencias perceptivas y sensoriales que corresponden al tiempo que ha durado dicha disfunción. Así, no se pueden dar por integrados los conocimientos que correspondieran al tiempo transcurrido en disfunción y la recuperación de aquellos es posterior a la recuperación funcional y de los correspondientes automatismos que faltaron en el mismo proceso.

Detección temprana de la aparente o falsa zurdería

Con el aprendizaje adquirimos conocimientos, con la memoria éstos son codificados, almacenados, consolidados, y posteriormente recuperados para llevarlos a la práctica y experiencia. En los seres humanos, los mecanismos más importantes a través de los cuales el medio altera la conducta son el aprendizaje y la memoria.

En estos casos, en que falla el aprendizaje y la memoria por la disfunción, el sufrimiento del niño o adolescente aumenta mientras crece el nivel escolar en su entorno y llega a sentirse aislado e indefenso, ante la incomprensión de padres y profesores.

Hemos contemplado en qué consiste la *"falsa zurdería"* y conocemos que no es fisiológicamente natural del niño, sino que tiene el origen en una disfunción leve/menos leve, y siempre adquirida. Su causa es una lesión leve o menos leve de la corteza cerebral, y también influyen otros factores, de *desarrollo, aprendizajes o ambientales*.

Pero resulta muy complicado descubrir las causas, por lo que el estudio y reconocimiento debe ser meticuloso y detallado, porque de la historia prenatal o perinatal suelen tener pocos datos los padres, además de que a la hora de la consulta por problemas escolares es en lo último que piensan, ni mucho menos llegan a relacionarlo.

En muchos casos las lesiones adquiridas abarcan más extensión, en el caso de haber coincidido episodios prenatales por circunstancias maternas comprometidas. En ambos casos, las experiencias y los aprendizajes que se hayan *omitido o hubieran faltado,* en la vida del niño hasta el momento de la intervención profesional, quedarán como *no integrados,* y pueden ser causa de rechazo de los mismos, por la dificultad que hayan podido suponerle.

Vamos a ponernos en el caso de que un niño, con dominancia cerebral izquierda (es decir, diestro por naturaleza). Si la lesión fuera en el área del córtex temporo-parietal izquierdo, se ven afectadas las áreas del lenguaje (de Broca) y la memoria, así como el área interpretativa general (de Wernicke) y otras disfunciones neurofisiológicas que pudieran derivarse por las áreas y fibras de asociación, y además importa la profundidad y extensión. Resulta evidente, si lo razonamos a la luz de los datos que preceden a este capítulo, que su hemisferio dominante tiene interrumpidas en una zona concreta la sinaptogénesis, los circuitos neuronales y la transmisión de la información (las comunicaciones o conexiones, por decirlo de forma llana), resultando un claro impedimento para el ejercicio de las funciones cognitivas necesarias para los aprendizajes.

La plasticidad neuronal no funcionará en la zona central del *foco irritativo,* ni en la circundante (aunque en menor grado). Y refiriéndonos al "atasco" o "interrupción" de estas áreas, es indudable la prioridad de un diagnóstico cierto y su tratamiento. Pero tampoco es tan clara su detección, por lo imperceptible de su sintomatología, porque ni se ve ni duele, al no ser una herida externa. Pero hay una señal inequívoca, que hay que saber percibir **"la zurdera"** con **"dificultades añadidas"**(éstas últimas dependen del área cerebral implicada). En el caso a que nos referimos en estos párrafos será decisiva la dificultad para los aprendizajes implicados en la lecto-escritura.

Así decimos que, siendo niños naturalmente diestros, no funcionan ni como diestros ni como zurdos, pero utilizan la mano izquierda para escribir, principalmente, y a veces para todo. Como el lenguaje es una función localizada especialmente en el hemisferio izquierdo, esta situación les lleva a un desacoplamiento escolar y desmotivación específica, razonablemente disconformes en su interioridad emocional, pero es más llamativa esta situación en niños con cociente intelectual (CI) elevado.

La detección y tratamiento debe llevarse a cabo por profesionales de la salud, para rehabilitar el área o las áreas afectadas, incorporando después de forma adecuada y progresiva los conocimientos impedidos en tiempo de disfunción, además de la adecuada lateralización. Por la neuro-rehabilitación adquirirían progresivamente las funciones cognitivas y sensorio-motoras, que afectaron al lenguaje y a la lecto-escritura, así como a la comprensión de textos.

También precisarán la habilitación capacidades no desarrolladas, y la recuperación de áreas en general, afectadas por asociación (motoras, sensorio-afectivas y perceptivas). De este modo se establecen circuitos sensoriales, gracias a la plasticidad cerebral.

El tratamiento supone eliminar los focos irritativos corticales, establecer o restablecer circuitos neuronales, un cambio de mano y ejercicios de miembros superiores, manuales y dactilares, pasando a trabajar manualidades y diferentes ejercicios sobre papel, pasando a escribir con la mano derecha, lo que no es una ardua tarea, porque al ir restableciendo la irritación también les resulta más gratificante el buen trazo y los resultados prácticos y palpables.

La maduración y calidad de las ondas cerebrales se acompañan con la adquisición de habilidades en la lecto-escritura, comprensión de textos, memorización y comprensión espacial, consiguiendo paralelamente penetrar confiados en el mundo del cálculo y matemáticas, ampliando su razonamiento y capacidades interpretativas, con el desarrollo de habilidades artísticas, *desapareciendo las dificultades escolares y emocionales*. El papel de la familia en estos casos es fundamental, por el apoyo que supone su participación en el trabajo y sus resultados.

Recordaremos que la mayoría de los zurdos (que sí lo son), un 80% de ellos precisarían apoyo en áreas del lenguaje.

En los casos citados al final del libro, ha intervenido un neurofisiólogo. De este modo se han confirmado los focos irritativos de las áreas ya detectadas en disfunción durante la exploración y anamnesis, y se ha aplicado tratamiento farmacológico al que lo precisaba. Los resultados de la interdisciplinaridad son positivos.

Esperamos que no tardemos mucho más en ver un cambio de metodología en la enseñanza y atención a la zurdería, que se establezcan controles de eficacia sobre las funciones intelectuales de los niños de nuestro tiempo. Somos conscientes del gran paso adelante, necesario para adecuarlos a las necesidades intelectuales de nuestros tiempos. Los alumnos requieren un programa estatal que trascienda, en segundo término, para que de mayores sean personas de éxito y personalidad emprendedora y de ideales elevados, eliminando las deficiencias documentales y de atención, y sea la enseñanza más personalizada y eficaz.

CAPÍTULO 10. NEURO-REHABILITACIÓN

La variedad de interacciones entre las neuronas y su extraordinaria complejidad, permiten generar diversas respuestas adaptativas: esta propiedad se denomina plasticidad (P) neuronal, definida por la OMS en 1982, en que *el Sistema Nervioso, modifica las conexiones* (remplazo sináptico) *entre sus células para adaptarse.* De este modo, y como la organización corporal precede al aprendizaje, es de vital importancia llevar a cabo precozmente la estimulación y los cuidados del desarrollo, y gracias a la neuroplasticidad (v.) se regeneran muchas de las lesiones y alteraciones del SN., si se trata y rehabilita adecuadamente (según experimentamos), por lo que estos mismos niños, abocados al fracaso, tratados adecuadamente son capaces de alcanzar satisfactoriamente el nivel escolar y el éxito personal.

Introducción

La neuro-rehabilitación de áreas cerebrales es un tratamiento incluido en uno de nuestros programas de Clínica Madurativa, para erradicar una disfunción neurofisiológica, corporal u orgánica, donde la etiología es el punto de partida, fundamentado en las neurociencias. El método pautado, individualizado y progresivo, de propia creación, responde a los requerimientos propuestos en el capítulo anterior, donde las lesiones o factores prenatales hicieron mella en los niños en etapas tempranas o en el parto. Reorganizamos las áreas cerebrales, según los niveles dañados y proporcionamos la estimulación sensorial adecuada a ese nivel modulando progresivamente los tres parámetros que componen un estímulo -frecuencia, intensidad y duración- a la vez que creamos el mayor número de oportunidades posibles para que el niño desarrolle la expresión sensorial o motora propia de ese nivel, de acuerdo con su edad y requerimientos curriculares. También ejercemos la función de coordinación de aspectos recuperacionales seguidos de posibles derivaciones, pues tenemos en cuenta la pluridisciplinaridad que conlleva el tratamiento en su globalidad.

Desde los presupuestos de la organización de sistemas, percepciones y capacidades intelectuales, y la organización corporal, que precede a los aprendizajes y al rendimiento personal, los ejercicios neurofisiológicos, que pueden ser también motivo de reeducación, cobran el significado especial con la "habilitación". Nos referimos concretamente al "establecimiento de sinapsis (conexiones neuronales)" que en la mayor parte de los casos ha quedado interrumpida o distorsionada en etapas tempranas, y que a mayor distancia de la fecha de la lesión supone una dificultad proporcionada (mayor), en los niños con una zurdería falsa (no natural).

La zurdería, lejos de ser poco importante, es de claro abordaje desde la correcta lateralización (diestra o zurda). Todos los casos tratados, es justo decir que han sido resueltos eficazmente, y presentamos algunos. En la década del cerebro que nos ha tocado vivir, seguramente este tema nos animará a descubrir en nuestros amados niños el contenido mental a cuidar y desarrollar.

Rehabilitación de los zurdos para el desempeño completo de funciones, incluida la del lenguaje, y habilidades diestras complementarias: instrumentos musicales, ejercicios de teclear y trabajos manuales (de ambas manos), y supone para el niño el éxito escolar y para el adulto el laboral, pero siempre constituyen ajustes particulares de mejora.

Perspectivas

La neurorehabilitación es el marco recuperacional más adecuado en el caso de la zurdería falsa o patológica y para todos los problemas de deslateralización y de desorganización corporal. Esperamos mediante este manual colaborar en la detección temprana, y lo que es mejor, la prevención. Los padres y profesores lo reclaman y es una iniciativa para nuevos planteamientos en las instituciones educativas y sanitarias, por lo que supone de servicio social a los escolares, adultos del mañana, en quienes la sociedad debiera invertir. Puede considerarse, además, que cubrir estos vacíos conlleva ahorro en los presupuestos, eficacia de los empleados, y beneficio de la población, que ahora en la escolaridad y después, más tarde en la profesión resultarían personas más maduras, equilibradas y satisfechas de sí mismas.

Métodos diagnósticos previos

- En el desarrollo[523]:
  o   Valoración de riesgos (anamnesis).
  o   Seguimiento y atención durante la gestación (dirigida a la madre).
  o   Pauta y aplicación de métodos de estimulación (a los padres y para el feto).
  o   En la recuperación.

---

[523]   La autora BGG "Los profesionales de la enfermería frente al desarrollo y recuperación de áreas cerebrales" artículo para la revista del Colegio de Enfermería de Barcelona, nº 10, segunda época, julio 1997, incluyendo la variante postnatal, págs. 46-47.

- Anamnesis.
  o Exploración y pruebas funcionales en edades escolares y en adultos (valoración de automatismos y organización corporal).
  o Derivación a especialistas, si procede y activar colaboraciones.
  o Pauta y seguimiento individual o por grupos homogéneos.
  o Implicación a la familia en la recuperación, colaborando con la pauta.

Contenido de la anamnesis

Abordajes – apoyo escolar en mapa de documento.
Antecedentes familiares: abuelos, padres, tíos.
Antecedentes personales:
- Zurderías, problemas ortopédicos, traumatológicos, oído, ojos, etc..
- Aspectos socioculturales y ambientales de referencia.
- Enfermedades de origen genético, si las hay.
- Etapa prenatal:
  o Aspectos psicológicos (rechazo/responsable/deseado).
  o Pérdidas de la madre.
  o Circunstancias que le hayan requerido cuidados.
  o Tiempo de gestación.
  o Ambiente de ruidos, tensiones o estrés de la madre.
- Etapa perinatal (cómo fue el parto), circunstancias.
  o Fórceps, succión, cesárea.
  o Sufrimiento fetal o recuperación especial. Llanto?
  o Gemelos/mellizos … Fue el primero/segundo(tiempo)?
- Etapa neonatal: Asistencia especial, tratamiento y tipos. Apgar.
- Etapa postnatal:
  o Lactancia (si fue artificial, motivos).
  o Sueño, ambiente (estuvo junto a la madre?).
  o Atención materna (madurez figura materna).
  o Desarrollo neuromotriz:
    o Sostén cefálico.
    o Volteo.
    o Arrastrado.
    o Sedestación.
    o Gateo.
    o Uso parque/ andadores. Cuando comenzó a andar.
    o Primeras palabras, primeras frases.
    o Control de esfínteres.
    o Problemas digestivos, nervioso, hipoactivo, sueño, alimento.

- Etapa preescolar:
  - Enfermedades (alérgicas, accidentes, visuales, parásitos, otitis).
  - Cómo era la psicomotricidad (cómo vivió el ritmo en la escuela).
  - Adaptación. Lengua escolar /materna.
  - Primer aprendizaje lector (método).
- Etapa escolar:
  - Uso de instrumentos. Musicalidad. Ritmo. Juegos.
  - Modelos laterales cercanos al niño.
    - Modelo reactivo:
      - Magnético (inseguro-imitan/rechazan).
      - Hiperquinético (trastornos de conducta).
      - Materias que más le gustan /y que menos (qué profesor).
- Situación actual:
  - Qué dicen los padres y profesores; desde cuando lo observan (detalles).
  - Qué dice el niño / cómo lo dice / Si colabora en la exploración o no /expresión.
  - Informes escolares.
  - Locomotor: corporeidad, lateralidad, sincronías, (ver automatismos).
  - Visión: acomodación, convergencia, movimiento ocular (objetos, letras, números). Percepción, memoria, dominancia, agudeza, figura universal.
  - Lectura (silabeo, come letras, retrocesos, comprensión).
  - Razonamiento verbal y numérico, simetrías, connotaciones disléxicas, reversiones, signos lingüísticos, reglas y expresión.
  - Revisar conducta y situarlo por síntomas, además de anotar el inicio. Ritmos, sueño, vigilia, alimentación, onicofagia, enuresis.
  - Indicar la posible colaboración escolar y familiar en la pauta.
  - Observar si hay disfonía y anotar datos aclaratorios.
  - Síntomas de posible origen neurovegetativo: cefaleas, abdominalgias, y su relación con la escuela o la atención.

Desarrollo y neuro-rehabilitación

Para realizar cualquier acción rehabilitadora sobre un trastorno, ya sea cognitivo, neurofisiológico o sensoriomotríz, se sigue el riguroso orden de: anamnesis, valoración previa de posibles pruebas complementarias y plan de actuación. Para habilitar unas áreas, rehabilitar otras o estimularlas, frecuentemente se necesita ir al inicio del problema, que a veces precisa tratamiento médico o debe empezar a tratar los problemas de ritmo y automatismos, como en la etapa de gateo o anterior, a fin de establecer la armonía fundamental del sistema sensorial y motor, desde sus primeros pasos.

Objetivos de la evaluación:

- Conocer el estado real del paciente antes de iniciar el tratamiento.
- Considerar los registros y derivaciones necesarios.
- Permitir establecer los objetivos del tratamiento a corto y largo plazo.
- Objetivizar los cambios del paciente como consecuencia del tratamiento.
- Informar a los padres de las observaciones, planes de actuación y etapas del tratamiento.

Criterios de actuación en la evaluación:

- Objetividad, facilitando la colaboración de otros profesionales.
- Valoraciones suficientes para posibles derivaciones o pruebas complementarias).
- Utilizando materiales fiables y adecuados a cada caso.
  - Comparativa: comparando resultados con diferentes medios.
  - Secuencial: empezamos por un sitio y acabamos por otro, en el mismo orden para no olvidarnos de nada. Además el orden debe ser lógico, para no repetir.
  - Epicrisis o resumen (evaluación final): indica el resultado y cuáles son los aspectos de un seguimiento y en el tiempo de éste, con un informe a padres. Si se redacta otro informe para los profesores (en el caso de que vayan a colaborar), facilitando los aspectos a cuidar en bien del alumno, en clase, y ha de ser lo más concreto y útil posible, velando siempre por la reputación del niño y su cuidado en la escuela.

Los niños o adolescentes del programa, y sus padres, solo desean conocer la causa de sus dificultades de aprendizaje, ignoran causas de sus desajustes escolares. Además los progenitores esperan que recupere todo lo que ha perdido de conocimientos y técnicas de estudio, y que estén a la altura del resto de la clase o mejor, si cabe, cosa que resulta muy comprensible, por cuanto el sufrimiento ya ha trascendido al ambiente familiar, y también económico (pero sin resultados).

Por eso mismo, las exploraciones complementarias, el tratamiento o la forma de atención que el programa puede ofrecer al niño/a o adolescente, está determinada también por sus experiencias y el modo de su adquisición; los factores del ambiente que los controla, los estímulos a los que responde el niño o niña y un sin número de otros datos que se analizan para proceder al protocolo personalizado, tienden a lograr las habilidades propias de su edad. Complementariamente desarrollamos habilidades y creamos ausentes, para llenar vacíos que han quedado durante el tiempo que ha durado el trastorno y aquellos aspectos complementarios enriquecedores del talento o aficiones personales como estímulo para el esfuerzo que sin duda se requiere.

Se forma a los padres con alguna charla o sesiones, y en particular sobre su propio hijo, de modo que la participación es más eficiente y satisfactoria. Luego pueden comprender que los años pasados en disfunción, sobre algunas materias, requieren una sucesión de habilidades y hábitos, que en el mejor de los casos (de haberlos adquirido) podrían haber estado incorporados erróneamente al desarrollo. Es la puerta de acceso a la toma de conciencia de la andadura en equipo, a fin de fortalecer su esperanza y dedicación, porque se trata de cubrir todas las etapas desde que se produjera la lesión, y todos los pasos necesarios de cada etapa del desarrollo y la carente maduración de sistemas. Frecuentemente han dejado de comentar en las dos primeras entrevistas valorativas, aspectos que antes no recordaban, o dejados de lado inconscientemente (aspectos de la gestación, que suelen ser muy reveladores), y se incorpora adecuadamente dicha información.

Ejercicios y pautas

Motores, sensoriales, perceptivos. Evaluación. Etapas individualizadas.

A. Ritmo y automatismos (inhibición -control), (suelo-pie-mesa).
B. Ejercicio + atención (con el control de estadios sucesivos en el tiempo).
   a. Supresión de contracturas de actividad voluntaria mal controlada, que permita: flexibilidad, relajamiento e Independencia segmentaria (esencial para la soberanía motriz).
   b. Apartamiento progresivo del movimiento y el espacio a la audición. Frecuencia sensorial auditiva, después de movimiento.
   c. Extensión y aplicación a los aprendizajes escolares base.
   d. Transponerlo y asociarlo a los ejercicios de coordinación dinámica.

Jerarquía del sistema nervioso

1. Las funciones de integración de los niveles superiores dependen de la integridad de las estructuras inferiores y de las experiencias sensorio-motrices.
2. La recepción sensorial, la integración y la asociación inter-sensorial se producen principalmente en los centros inferiores del cerebro (subcorticales).

Un estudio de lateralidad suele destapar la causa del trastorno, porque los cruzamientos y los problemas de dominancias visuales y auditivas son mayoritariamente las causas que se ven en la consulta. En este caso la pauta sería:

- Corregir el problema con tratamiento individualizado, con pauta llevada también en casa. Ejercicios físicos, posturales y de trabajo. Ejercicios escritos y de manualidades, apoyando la alteración puntual, pero atendiendo siempre a la globalidad, con apoyo de ejercicios globales.
- Coordinación, ritmo y percepciones, auditivas y visuales, junto con ejercicios de memorización.

- Evitar música estridente, y cuidar los ritmos individuales, para supuesta pauta de tiempo y horarios.
- Ejercicios dictados de sonidos, palabras, números y percepciones, que incluyan expresión verbal y memorización.
- Juegos de dominancias (en defecto) de puntería, simetrías, sopas de letras... cronometrado, de forma lúdica.
- Recordar que toda pauta debe evitar tensión, ser estimulante sin concesiones referentes a los objetivos. El tiempo de recuperación será el que el mismo niño vaya marcando, por su respuesta, ha de ser efectivo, poco o mucho.
- Caligrafía, pintura, tocar algún instrumento, siempre que los sonidos los vaya integrando de forma multisensorial.
- Si no hubieran focos irritativos, la flauta es apropiada como instrumento al alcance, por su transmisión ósea, para repetir los sonidos con su propia voz.
- Para coordinación es muy beneficioso el piano (combina ritmo y sonidos), ballet, o canto.
- Como en los casos de faltas de percepción auditiva falla la memoria (recordemos que es el área temporal su correspondiente y en lugar de proximidad al oído), se pueden añadir a la pauta fragmentos de poemas y reglas ortográficas, que luego razonará con nosotros o con alguien que le apoye, o definiciones propias de su nivel escolar, lenguaje, geografía, etc. De este modo, va teniendo pequeños éxitos en clase, si se coordinan los esfuerzos con las necesidades.
- Los zurdos viciados que se deslateralizan (a diestros), enseguida mejoran el área del lenguaje por memorizaciones con la mano-micro derecha, además de tocar algún instrumento, como la guitarra, y de realizar trabajos que requieran la mano derecha, adquiriendo destrezas progresivamente; al ser viciados, no es tan dura la deslateralización, si se procede adecuadamente. La mano derecha y el lenguaje, siempre guardarán relación.
- Potenciar terapias con estimulación de sonidos, en caso de preferencias por la música, como combinación de otros dictados auditivos sobre trabajos y juegos que le gusten, y que facilitan la posterior escucha a la voz.
- Evitar walkmans (auriculares aplicados directamente a las orejas), música ruidosa, sobretodo tipo máquina, muy especialmente en el tiempo de trabajo / estudio.

Exploración y seguimiento

Los movimientos básicos de coordinación son:

- Lado izdo./ derecho: en decúbito prono (ventral: boca abajo).
- Decúbito supino (boca arriba). Ya debe haber adquirido en la segunda infancia (preciso recuperar si faltara):

o Coordinación, equilibrio, corrección postural, ritmo biológico, atención. Esta fase se ha de haber completado en la primera infancia.
o Completa lateralización motríz y sensorial (plasmada también en simetrías por medio del dibujo).

Tratados prioritariamente en la clínica madurativa, da unos resultados evidentes:

• El niño razona y lee mucho mejor.
• Se estimula ante los resultados como protagonista, mejorando su autoestima y colocándose en las mejores condiciones para su total recuperación.
• Al desarrollar la psicomotricidad, conviene ir creando un sistema de inhibición que nos permita instaurar un orden, que será el canal directo de estímulos y automatismos (v. globalidad).

El esquema corporal se basa en la buena organización neuro-motriz y sensorial. En este sentido van dirigidos los ejercicios siguientes y las ideas que damos luego para la recuperación de todas las áreas funcionales y percepciones. La rehabilitadora o el rehabilitador neuromotriz mira de asegurar que los movimientos referentes a la etapa de suelo estén bien integrados, para lo que seleccionará en primer lugar todos aquellos que tenga en falta el niño (en este caso hablamos de niños o adolescentes), y que son propios de las disfunciones a las que acompañan. Después de una buena exploración y anamnesis estará en condiciones de valorar los aspectos corporales.

La organización corporal, tratada prioritariamente en la clínica madurativa, da unos resultados evidentes: el niño razona y lee mucho mejor, se estimula ante los resultados como protagonista, mejorando su autoestima y colocándose en las mejores condiciones para su total recuperación. Al desarrollar la psicomotricidad, conviene ir creando un sistema de inhibición que nos permita instaurar un orden, que será el canal directo de estímulos y automatismos.

Es importante conocer aspectos que pudieran haber quedado al margen durante la anamnesis, por lo que es conveniente un protocolo de actuación. En el caso de que el niño estuviera siendo tratado por un especialista debería contemplarse la posibilidad de coordinar las actuaciones. En el caso de que previamente esté siendo tratado por un neurólogo u oftalmólogo, traumatólogo u otorrino, por ejemplo, podría variar el tiempo de actuación y el momento de intervenir en la estimulación de áreas sensoriales o motrices.

La coordinación va ligada al desarrollo neuromotriz. El sistema nervioso central reparte y conduce los estímulos de todo el organismo hasta el cerebro, y éste le envía sensaciones e información, recíprocamente y de forma tan rápida. Pudiera no llegar la información al lugar correspondiente o no ser interpretada o integrada, pues el sistema es un complicado y minucioso entrelace de direcciones, estímulos y circuitos que rigen el procedimiento de nuestro sistema nervioso. Ahí radica nuestra organización del esquema corporal.

Aspectos rehabilitables. Algunas ideas prácticas

Esquema corporal / orientación espacial

Organización corporal por fases, de prelaterales, homolaterales y contralaterales, en orden cronológico y creando automatismos, mientras se integra información. Psicomotricidad mor medio de ejercicios en el suelo, en el agua y con objetos en movimiento y estáticos, incorporando sonidos y ritmos distintos.

Coordinación general y segmentada utilizando diversos objetos y manualidades.
La figura espejo simples y complejas.
Dibujo perceptivo y de orientación en el espacio y en el tiempo. Mapas, planos.
Componer figuras 3 dimensiones.
Clasificar palabras y objetos.
Resúmenes de textos, periódicos, emisiones.
Cronologías temporales, duraciones.
Disposiciones, trayectos.

Lenguaje, asociación, estructuración, fluidez,

Imaginación, agilidad mental.
Ritmos sencillos con participación de todo el cuerpo.
Vocalización, expresión, mímica.
Cadenas de palabras y ejercicios de coordinación visomotora).
Palabras e imágenes apareadas.
Palabras en desorden.
Palabras de especial dificultad.
Analogías, Asociaciones y agrupación.
Etimología. Numeración romana.
Transformación simbólica.
Informaciones, desenvolvimiento.
Composición de figuras (compás).
Sinónimos, antónimos, homónimos.
Objetos escondidos.

Concentración. Atención percepciones. Memoria(*)

Estimulación sensorial, mediante: imágenes, sonidos, olores, gusto, tacto y gravados.
Estimular la atención voluntaria por medio de grabados y cuadros, cifras escuchadas, nombres propios, textos leídos o escuchados, consignas orales, dictados de series auditivas: (ritmo, sonido, dirección).
Puntos a unir y percepción de formas complejas.
Discriminar tamaños y formas.
Direccionalidad ocular y auditiva.
Desarrollo del ritmo (inhibición/control).
Ejercicios de campo visual (si precisa).
Memorizar datos y definiciones.
Copias de signos y dibujos diversos.

Recuperación consolidación integración

Concepto numérico y razonamiento no verbal. Códigos.
Fotos de personajes, lugares, monumentos. Recuerdos culturales.
Clasificación, análisis, síntesis, globalización. Series según un sentido.
Analogía intelectual. Series lógicas lineales: (dibujos, números, letras).
Complemento de figuras.
Esquemas, conjuntos. Problemas de deducción. Adivinanzas. Fracciones.
Evocación por el uso.
Juegos de ritmos y colores con agilidad (en tiempo para expresión verbalizada.
Adecuación a su nivel escolar.
Fotografías, imágenes, color. Dibujo lineal y artístico.
Juegos de palabras, pirámides, frases en dados. Desarrollo memoria.

La sincronía corporal

El S.N.C. rige a un nivel superior todas las actividades orgánicas, valiéndose del S.N. periférico y del S. vegetativo, que también su representación central, por la recepción de la información externa, y del propio organismo. Desde el S.N.Central se dan las órdenes a través de los nervios motores somáticos y vegetativos, que contraen o relajan los músculos estriados o lisos, a la vez que regulan la secreción glandular.

En los trastornos de sincronía y automatismos, suele darse un tipo de respuestas neurovegetativas, como son los trastornos digestivos, sudores, mareos o taquicardias, ante situaciones determinadas. En el tema que nos ocupa, relacionado directamente con la organización corporal, vemos una relación directa entre los problemas de rendimiento escolar y las respuestas musculares motoras o viscerales y tras nuestro método recuperacional logramos controlar dichas respuestas, al reestructurar el sistema subcortical, dirigiendo al córtex estímulos repetidos con la creación de automatismos sensorio-motores de ritmo y atención, según mostramos al hablar de ritmo biológico, vacíos y sobrecargas.

El ritmo: Educar el ritmo

Precozmente, y desde el claustro materno se desarrolla este ritmo de alternancias de actividad y reposo, y de diferentes momentos de acción y atención. El ritmo cardíaco, los movimientos intestinales de la madre, la música exterior, las canciones de mamá, papá y demás miembros de la familia, y muchos otros medios acústicos, pero también los silencios, de calma, meditación, charla y sueño.

La alternancia de tiempos fuertes y débiles, esfuerzo y relajamiento, da al niño extraordinario interés y le crea automatismos. Después de nacer ya separa la mente del movimiento ejecutado; por ello llega un momento que no piensan mientras lo realizan y les exige menos esfuerzo intelectual que el otro neuromuscular de concentración y atención sobre el gesto. Por tanto, la función del ritmo precisa de la automatización y tiene incidencia sobre la atención; para ordenar los conceptos, hace falta construir una organización temporal, que resulta del buen funcionamiento de la visomotricidad o los mecanismos de compensación. El regulador interno del ritmo (hipotálamo) divide el procesamiento de la información en secuencias (unidades de tiempo, que influye en el pensamiento de la lecto-escritura, y se le llama temporalidad.

- El fenómeno **tiempo** tiene repercusión en la lecto-escritura (puesto que el leer y escribir es manejar códigos).
- El adecuado desarrollo del oído da una buena noción del tiempo y ayuda a ordenar mensajes (primero verbales y luego escritos). Cuando el sistema de inhibición fracasa, predomina la activación y el desorden. Por eso necesitamos siempre un sistema neuronal que actúe modulando o emitiendo a otro sistema neuronal que sea responsable de la inhibición.
- Una movilidad bien desarrollada, con capacidad de fijación, de rastreo de códigos, e integrando la función del ritmo (presente en toda la función cerebral), previene dificultades de acomodación ocular, y por lo tanto de rendimiento lecto-escritor. Pero debemos recordar que las faltas de lecto-escritura relacionados con trastornos funcionales, rara vez presentan un sólo problema, sino unos cuantos déficits de desarrollo multifactorial.

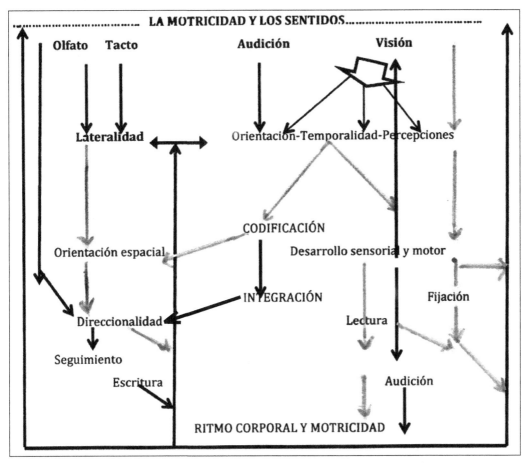

Fig. 38. Esquema: Relación del ritmo corporal con los sentidos, aprendizajes y lateralidad

Condiciones para que el ejercicio sea educativo

- Ejercicio + atención.
- Supresión de contracturas de actividad voluntaria mal controlada.
- Que permita: flexibilidad, relajamiento e independencia segmentaria (esencial para la soberanía motriz).

Estadíos sucesivos del tiempo, noción de simultaneidad y sucesión

1. Primera fase -adquirir habilidades básicas:
    a- Noción de tiempo - velocidad en la propia acción.
    b- Noción de duración, en función del camino recorrido y del trabajo realizado.
    c- Noción de continuidad y reversibilidad.

2. Segunda fase -tomar conciencia:
    a- Crear espera paciente (lucha contra ansiedad, inestabilidad, impulsabilidad).
    b- Asumir distintos momentos del tiempo: instante, momento, antes, durante, después.
3. Tercera fase -alcance del nivel simbólico:
    a- Coordinación de elementos diferentes.
    b- Apartamiento progresivo del movimiento y el espacio a la audición.
    c- Extensión y aplicación a los aprendizajes escolares base.
    d- Transponerlo y asociarlo a los ejercicios de coordinación dinámica.

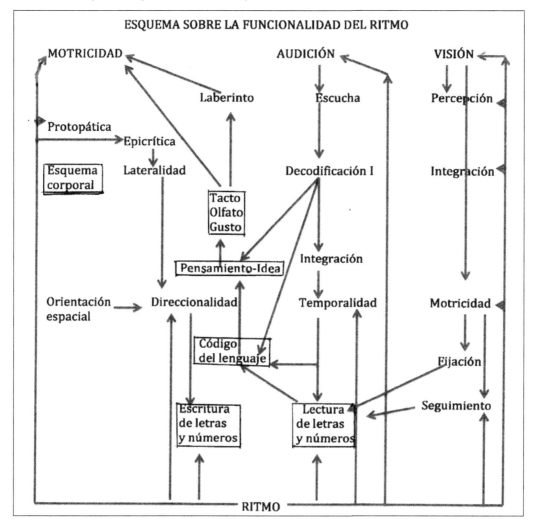

Fig. 39. Esquema sobre la funcionalidad del ritmo en los aprendizajes. El presente esquema expresa la realidad que percibimos en la práctica clínica diaria. Muestra la influencia del ritmo biológico en toda la integración de la información. Si nos fijamos en los desencadenantes de la falta de atención, tenemos las bases para la prevención, así como para el tratamiento de la misma. Pero además, como la memoria guarda relación con la atención, la inteligencia, la imaginación y las percepciones, también se debe incluir su recuperación, desarrollo y afianzamiento.

Requisitos de los movimientos básicos para su organización

El rehabilitador/educador tiene que seleccionar los ejercicios o habilidades propias de las disfunciones desde la etiología, tras una buena anamnesis, que es el mejor medio para la posterior recuperación. Todos los ejercicios de *Coordinación* se realizan primero sobre la etapa de suelo.

- *Prelaterales*: Coordinación izquierda/derecha. Giro en sentido de las agujas del reloj. Siempre buscando la simetría circular. Homolaterales. Rastreo (ocular y desplazamiento).
  - o El mismo objetivo, con diferente estrategia para distinta edad, si no lo hubiera adquirido en su etapa correspondiente.
- *Homolaterales*: Boca abajo (decúbito prono[524]), Inicio con juegos, ambas extremidades del mismo lado, avanzando en forma de gateo. Volteo, giro y arrastre. Importante seguir con movimientos oculares a la mano que avanza. A los 3 años, si ha faltado gateo, reptado simétrico, con desplazamiento. Decúbito prono (boca abajo): extensión total y simétrica, solo tocando con el vientre al suelo o a la mesa. b) Flexión máxima estando en decúbito supino o dorsal (boca arriba). Simetría de brazos y pies. Desplazando la mirada a la mano que avanza. c) Volteo y giro en contralaterales. Para automatizarlos, precisan ritmo y sincronía, no basta con hacerlos bien. Repetitivos. Formar una buena red de organización sensorial, segura.
  - o Coordinación lado derecho / izquierdo. Giro en sentido de las agujas del reloj. Siempre buscando la simetría. Homolaterales. Acompañamiento ocular al desplazamientos.
    - o El mismo objetivo, con diferente estrategia para distinta edad.
    - o Volteo y giro. Homolaterales.
  - o En posición de decúbito prono (ventral): extensión total y simétrica del suelo, solo tocando con el vientre al suelo o a la mesa.
  - o Flexión máxima estando boca-arriba. Extensión máxima boca-abajo. Reptado simétrico, con desplazamiento craneal. Simetría de brazos y pies, primero homolateral y luego, contralateral.
- *Contralaterales*: Volteo y giro en contralaterales. Para automatizarlos, precisan ritmo y sincronía, no basta con hacerlos bien. Repetitivos. Formar una buena red de organización sensorial, segura.

---

[524] Decúbito prono: decúbito ventral, cuando el vientra se encuentra en contacto con el plano horizontal - Decúbito supino: decúbito dorsal, cuando la espalda se encuentra en contacto con el plano horizontal - Decúbito lateral: posición en la que el sujeto se encuentra acostado sobre un costado, izquierdo o derecho.

Etapa suelo

Siempre anterior a la etapa pie, y actuaremos según prioridades, características y dificultades individuales. Las *prioridades* están dadas en el desarrollo neuromotriz, y rige la necesidad del establecimiento de retrasos del sistema. Para los bebés, los parques de habitación, que habitualmente utilizan las madres para evitar peligros al bebé en las primeras etapas de su movilización, o por su propia comodidad, no benefician esta etapa, sino que la limitan extraordinariamente. Al orientar a los padres tratamos de adecuar su habitación a la vida del bebé, orientando sus espacios, adaptándolos a las posibilidades familiares y a las necesidades del niño.

Generalmente se procuran, junto con la música y orden en horarios, elementos blandos y de colorido, que van aumentando en progresión, tanto en dureza como en colorido y tamaños. Tratamos este tema en el método de estimulación, cuya pauta se orienta a los padres, siempre dependiendo de la edad y la madurez cerebral del niño, pero aquí damos unas ideas: *tiempo, frecuencia, ritmos, secuencias, quietud,* con la prioridad de la etapa, y en orden progresivo.

Los ejercicios motrices combinados desde el inicio son:

- Homolaterales y contralaterales en gateo, volteretas en sentido lateral, (cronológico), mientras se van incorporando ejercicios verbales automatismos), con referencias a la información auditiva, visual y sensorio-motriz.
- Ejercicios escritos de secuencias gráficas, cuando inicia actividades dáctiles: enes, úes, dibujos rítmicos de holas, hondas, o dibujos con tiempo fijado.
- Pautas de orden en casa, hasta referentes claros sobre el tiempo, por distintas vías, con los mismos ejercicios, que una persona de la familia (la más próxima) apoyará diariamente y con hora fija, que pueden acordarlo con él / ella. Dominio de la quietud. (circuitos de control e inhibición) voluntaria en base a un sistema que lo facilite.
- Sonidos rítmicos interpretados por un instrumento musical que se adapte a su disfunción (en caso de irritaciones neuronales en el lóbulo temporoparietal, se evitará en una primera fase del tratamiento químico, el uso de instrumentos como la flauta o el violín, porque la transmisión ósea, puede perjudicarle). Puede irles muy bien aprender acordes y ritmo en la guitarra, si la música les agrada y sobretodo si tiene problemas de dominancia manual y auditiva.
- Desde la audición: frecuencia sensorial auditiva, después de movimiento, percepciones indirectas con música clásica (puede ser de W. A. Mozart).
- Modulación de voz por parte del educador, al ritmo conveniente en cada caso (relojes internos) por la interacción en la adaptación al ritmo del niño, a fin de que luego él llegue

a adaptarse al nuestro. El que es mas lento, lo es en todo. La diversidad es enorme, por eso hay que tenerla en cuenta a la hora de homogeneizar un grupo, cosa muy difícil.

- Tendremos en cuenta la asociación del lenguaje y la red polisensorial (tacto, oído, vista, etc.), visomotricidad, fijación, y correcta binocularidad, por lo que las dominancias hay que irlas trabajando en toda la fase.

Tendremos en cuenta los siguientes aspectos para realizar los ejercicios, de suelo o pié.

Etapa de pie

La Maduración de automatismos se trabaja sobre el esquema corporal.

- Inhibición - control.
- Además de asegurar la fase primera en algunas sesiones o juegos. Es fácil en este momento agruparlos y hacer ejercicios de rítmica, música, canciones, siempre que vaya acompañado el cuerpo con progresiva dificultad, tanto en ritmos como en coordinación de piernas, manos (ambos lados).
- Lateralización motriz, control manual hepicrítico, en cuanto sistema codificado que tiene que intervenir en la lectura y escritura.
- Las dominancias, percepciones y decodificaciones, se pueden trabajar combinadas, para que la organización y lateralidad corporal se instauren adecuadamente.
- Pelota, andar, correr, saltar, cuerda, coordinación, ritmo y audición, acompañamiento ocular, razonamiento, remo, verticales.
- Dominio contralateral, danzando, andando… con respuesta al ritmo exterior.

Ritmo biológico (biorritmos) y automatismos (inhibición - control)

El hipotálamo, que como decíamos de forma figurada, ejerce de reloj biológico, y de centro de integración de nuestras funciones, procesa en nuestro sistema nervioso todas las funciones afectivas, instintivas, vegetativas, sensoriales y cognitivas, manejando información, frecuencias (ritmo) y energía, a nivel neuronal, como veíamos en el primer capítulo.

El fenómeno **tiempo** tiene repercusión en la lecto-escritura (puesto que el leer y escribir es manejar códigos). El concepto estructural del espacio y el tiempo, y su fusión, nos permiten dar significado a los códigos en relación a su colocación. El regulador interno del ritmo divide el procesamiento de la información en secuencias (unidades de tiempo), que influye en el pensamiento de la lecto-escritura, y se le llama **temporalidad**. Y la atención, dentro del ritmo, cobra interés especial, en cuanto problemas de aprendizaje tienen su origen en el propio desarrollo del control-inhibición, que permiten administrar automáticamente el tiempo.

Un buen desarrollo del oído da mejor noción del tiempo y ayuda a ordenar mensajes (primero verbales y luego escritos). Cuando el sistema de inhibición fracasa, predomina la activación y el desorden. Por eso necesitamos siempre un sistema neuronal que actúe modulando o emitiendo a otro sistema neuronal que sea responsable de la inhibición.

La importancia en la función rítmica (de las frecuencias), que precisa del orden, para su eficacia en todas las funciones asociadas, supone la necesidad de crear unos códigos claros, que impliquen seguridad, estabilidad y ritmo, porque las energías se van canalizando con la educación que cuida del desarrollo del niño. El manejo de la información a nivel neuronal parte desde la integración, con todo lo que implica su proceso previo.

Llegar a separar la mente del movimiento ejecutado, lleva a que no piensen mientras lo realizan y les exige menos esfuerzo intelectual que el otro neuromuscular de concentración y atención sobre el gesto. Por tanto, la función del ritmo precisa de la automatización y tiene incidencia sobre la atención; para ordenar los conceptos, hace falta construir una organización temporal, que resulta del buen funcionamiento de la visomotricidad o los mecanismos de compensación.

Una movilidad bien desarrollada, con capacidad de fijación, de rastreo de códigos, que integre la función del ritmo (presente en toda la función cerebral), previene dificultades de acomodación ocular, y por lo tanto de rendimiento lecto-escritor. Pero debemos recordar que las faltas de lecto-escritura relacionados con trastornos funcionales, rara vez presentan un sólo problema, sino unos cuantos, relacionados con aspectos del desarrollo multifactorial.

Para integrar en el cerebro la información que interpreta (por ejemplo, desde los sentidos), el camino mas corto, es el de la lateralidad homogénea. Luego, cada individuo tiene unos ritmos o frecuencias concretos. Podemos así hablar de personas muy rápidas o lentas, que entre ellas hasta pudieran "chocar" tan solo por la cadencia rítmica.

- *El modelo magnético,* con tendencia al desorden, suele presentar una sintomatología mas visceral, como sería necesidad mas frecuente de alimento, trastornos digestivos, gases, flatulencias, con tendencia hiperenergética (hiperactivo). Todo esto es debido al córtex, que como modulador, reacciona con respuestas de tipo muscular (motoras), por sobrecargas debidas a dificultades de regulación del sistema subcortical de la información que envía, puesto que las capas subcorticales deben estar a expensas de las corticales. Esta sobrecarga energética (información), provoca un desorden, y el córtex escoge una vía de respuesta, la muscular es la menos patológica y mas fácil; así, se realiza ésta respuesta motora da la tipología del "niño hiperquinético motor". Y como la zona motora muscular consume mayor cantidad de energía, puede quemar gran cantidad de glucosa y de exceso metabólico, por lo que estos niños suelen acompañar una alteración en sus requerimientos alimentarios).

- *El modelo eléctrico*, con tendencia al orden, de ritmos lentos, buenas digestiones, rítmico en horario, hipoactivo, de reacciones menos intensas.

Tratar los problemas del ritmo - Fases o etapas

Los problemas de ritmo que hemos contemplado básicamente en el capítulo anterior, y la anamnesis son los referentes fundamentales para su tratamiento, pudiendo tener en cuenta, además los siguientes aspectos:

Abordaje biológico: Tratamiento estabilizador (homeopatía, flores de Bach).

- Restricciones / aportaciones dietéticas.
- Tratamiento de procesos biológicos colaterales.
- Control de potenciales eléctricos (EEG).
- Tratamiento farmacológico, si procede.

Abordaje familiar: Pautas educativas generales y según el sistema reactivo.

Organización corporal y Estructura del esquema corporal

Ningún músculo funciona aislado. Unos se coordinan con otros que mediante su acción refuerzan o relajan su movimiento. Su coordinación corre a cargo del S.N.C. y va perfeccionándose con su desarrollo, pues el recién nacido tiene movimientos desordenados.

Integración de la lateralidad

Los dos hemisferios cooperan a lo largo de la ontogénesis, pero progresivamente, con la edad y con la acumulación de la experiencia se especializan funcionalmente. Esta lateralidad corporal se va a poner de manifiesto en la mano y el pie dominantes (aspecto motor), y en el ojo y el oído dominantes (aspecto sensorial). El uso diferenciado de uno u otro lado va a ser posible por la existencia del eje corporal.

La lateralidad traduce la capacidad de integración sensorio-motora de los dos lados del cuerpo y, en sus diferentes componentes funcionales (manual, ocular, auditiva y pedal), promueve la estabilidad del universo vivido, del que parten todas las relaciones esenciales entre el individuo y su entorno. Su integración, así como la automatización del tono y el equilibrio, son fundamentales para la adquisición de determinadas funciones psíquicas superiores, como el lenguaje, la lectura y la escritura, participando en su organización.

Desarrollo de la creatividad y habilidades

En el proceso de enfrentamiento y solución de problemas utilizamos el pensamiento *creativo* (divergente) para mirar desde diferentes perspectivas y encontrar más de una solución para el problema, desafiando a otras habilidades sin potenciar, como herramienta de estímulo o mejora individual. El pensamiento convergente sirve para encontrar una solución única, en una sola dirección o plano.

En el ámbito de la superación de obstáculos realizamos salidas con finalidad orientativa y complementaria a los objetivos marcados. Por ejemplo, en el área de atención y percepciones utilizamos el aire libre y un paisaje o un aspecto (o rincón de la ciudad, cuando se trata de niños de más de 7-8 años, hasta los 14). Planificamos la ruta que han de memorizar, y luego aplicarán a las notas y comentarios. Mediante papel y lápiz, observan el lugar que escogen libremente, para plasmar la interpretación y su significado. La atención y concentración son esenciales para tanta información que reciben.

Para ejercitar la psicomotricidad, después de los ejercicios y las pautas en casa, realizamos alguna salida a un parque o lugar donde haya un estanque sin peligro alguno, allí practican la orientación y la coordinación, mediante marcha y carrera controlada (se evalúan los movimientos), paralelas y remo. A base de movimientos físicos, procura el niño(o adolescente) facilitar la capacidad de resolver problemas y la toma de conciencia de su entorno. No es una acrobacia, ni una imprudencia, o meros saltos sin ninguna razón. No se trata de cualquier movimiento. Siempre tienen un propósito definido y concreto. La premisa es que cualquier obstáculo físico o mental puede ser superado. Los desplazamientos abarcan correr, saltar, escalar, rodar y colgar, sumado a cualquier otro movimiento que ayude a incrementar la eficiencia.

En la fase intermedia del proceso de recuperación, se aprovechan las vacaciones para la "creación literaria", mediante un ejercicio libre de un texto de una página como mínimo, del entorno donde disfruten del período de descanso familiar. No serán ayudados por nadie, y los comentarios siempre serán dirigidos a valores su ilusión y disfrute, no al esfuerzo. Tampoco se programa ni limita el tiempo, dejándolo a su elección (es el caso de unas primeras vacaciones tras un período de grandes esfuerzos recuperacionales, aunque éstos se hayan llevado a cabo de forma estimulante y beneficiosa)Es indudable que todos esperamos poder contar historias, ya sea para guardar las que nos han contado, como para explicar las nuevas experiencias propias. También se aprovechan las vacaciones para mejorar el vocabulario y alguna palabra de un idioma extranjero, o tocar un instrumento.

El Ajedrez, como Estrategia de aprendizaje

El juego permite al niño/a generar sus pensamientos y expresar sus sentimientos a través del juego, sin las prohibiciones del entorno donde se desenvuelve, facilitando la asimilación de nuevas realidades y experiencias, por lo que el juego, tiene una doble función: lúdica y terapéutica. **Erickson, 1950**: *"La actividad lúdica es una actividad placentera en sí misma, que permite al niño(a) explorar y comprender su mundo"* El juego fortalece su desarrollo en la medida que le permite aprender las habilidades necesarias para desenvolverse en su medio y afrontar determinadas situaciones cotidianas, lo cual le servirá en el transcurso de su vida adulta.

Sweeney, 1997: "Asimismo, tomando el ajedrez como actividad lúdica se podrá desarrollar el autoestima, liberación de tensiones y la expresión de sus emociones", aportando al docente información importante sobre el estado y momentos de ánimo y necesidades del niño(a), por tal motivo. El Ajedrez sirve como Estrategia Metodológica de Aprendizaje para desarrollar las habilidades intelectuales, afectivas, y lúdicas[525]. El niño entre los 2 y los 3 años ya que adquiere nuevas habilidades manuales que le permiten utilizar sus manos y manipular objetos pequeños con mayor destreza y coordinación. El uso del ajedrez como actividad lúdica en el inicio del preescolar logrará fortalecer la atención integral y pedagógica de los niños y niñas desde los tres hasta los 6 años, en su proceso de enseñanza. Tomando el ajedrez como actividad lúdica se podrá desarrollar la autoestima, la liberación de tensiones y la expresión de sus emociones aportando al docente información importante sobre el estado y momentos de ánimo y necesidades del niño(a), por tal motivo.

Howard Gardner, neuropsicológico norteamericano, se refiere al ajedrez: (traducido del inglés)"Podría ciertamente adiestrar el pensamiento lógico, el pensamiento espacial y quizá el pensamiento interpersonal". Su capacidad de desplazamientos, es una adquisición que aumenta el desarrollo de la orientación espacial. Ejemplo: caminar apoyando pies y manos hacía adelante, hacía atrás, a un lado y el otro, saltar con las dos piernas: hacía arriba, hacia abajo. Además gracias al ajedrez, su capacidad de concentración irá en aumento, por lo que el niño será capaz de mantener la atención en la actividad lúdica durante periodos de tiempo cada vez más largos.

El uso del tablero de ajedrez de piso servirá para reconocer los elementos del tablero: columnas, filas y diagonales, ayudará a desarrollar la motricidad del niño, en el período de tres a cuatro años, ya que estos evolucionarán de la siguiente forma: se desplazarán caminando, corriendo y saltando en diferentes direcciones, por filas, columnas, diagonales.

---

[525]   Ministerio Popular para la Educación de la República Bolivariana de Venezuela, Gaceta Oficial 38172). (Podrán utilizar ajedreces *Stauton número 6*).

El desarrollo de la orientación espacial también se puede ampliar al desplazar las diferentes formas de las piezas de ajedrez gigante, hacia otros puntos de referencia llamadas casillas o escaques dentro del tablero de piso gigante.

Ejercicios de estimulación sensorial

* Estimulación vestibular: caballos, balancín...
* Estimulación propioceptiva: masajes, transportar peso, peso, juegos motores bruscos como volteretas o volar.
* Estimulación auditiva: habituar al ruido externo para así elevar el umbral de distracción. Para que se habitúe a la música poner música poco a poco e ir aumentando en tiempos, luego añadir palmas, después baile...
* Estimulación visual: juegos interactivos para disminuir el rechazo ocular.
* Estimulación de la planificación motora: utilización de circuitos.
* Mejorar áreas de desempeño.
* Por ejemplo: para mejorar escritura, componentes que se trabajan copiar formas y figuras, aumentar la velocidad u destreza, habilidad de organizar la en una página, mejorar la prensión del lápiz, mejora la estabilidad postural.

Recuperación de los problemas de escucha auditiva

Tras la anamnesis, conviene descartar disfunciones por focos irritativos, sobretodo si se fuera a tratar con terapias por aplicación de sonidos, como Tomatis. Después, también, antecedentes psiquiátricos en la familia (padres, abuelos), en cuyo caso es una medida preventiva apropiada la visita a un Capit (neuropsiquiatra infantil), para que le haga un estudio. Podría ser de etiología psicótica, y la respuesta a otras terapias resultarían ineficaces. Finalmente se revisa (y organizar si procede) el esquema corporal (v. oído - atención). Seguimos el proceso del desarrollo del ritmo y automatismos, con ejercicios especiales para la escucha selectiva y global, y diferenciación entre niveles sónicos.

Las faltas de atención, percepción, memoria, concentración y los problemas de comportamiento (de origen psíquico o funcional), de lecto-escritura y diferentes formas de deslateralización, son la gran mayoría de las ocasiones un exponente de pequeñas o mayores disfunciones neurológicas, que han constituido un " sistema corporal " en distorsión, que no deja de estar ahí solo por ser desconocido. De cómo sea la calidad y la cantidad de la transmisión, de la neuroquímica, de la neurofisiología y del estado general de los sistemas, además de las condiciones familiares, genéticas, socioculturales y medioambientales, depende la integración de la información en el cerebro, para su procesamiento e integración. Y de estos resultados dependen las condiciones individuales y familiares para los procesos intelectuales.

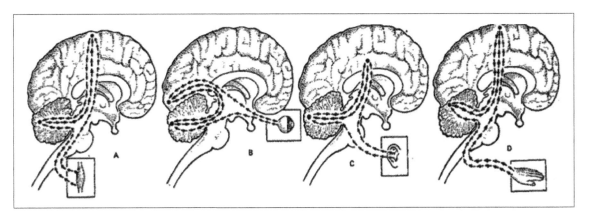

Fig. 40. Principales conexiones del cerebelo, representación esquemática. Los estímulos periféricos procedentes de los músculos y de los tendones (A), de los ojos (B), de los oídos (C), y de la piel (D), se transmiten simultáneamente a determinadas áreas del cerebro y del cerebelo. A su vez, éstas áreas se hallan estrechamente relacionadas entre sí. De la contínua y recíproca transmisión de los impulsos a través de estas vías derivan las importantesimas funciones del cerebelo sobre la coordinación de los movimientos musculares, sobre el mantenimiento del equilibrio y sobre la regulación de la motilidad voluntaria. La médulca espinal es quien envía al cerebelo sensaciones relativas a la posición del cuerpo y al estado de contracción de los músculos. Observamos la vía de las percepciones y movimientos, y su influencia en la laretalidad y los aprendizajes.

Equipamiento para la estimulación sensorial

- Táctil (superficies de diferentes texturas), percepciones.
- Para movimientos sin suspensión (pelotas, cilindros, barriles, cuñas, patines, etc.).
- Para movimientos con suspensión: (hamacas, columpios, escalas trepadoras suspendidas, etc.).
- Planificación motora (series de obstáculos como barras conectadas, malabares, etc.).
- Coordinación de varios sentidos: (mediante juegos: pelota, remo, teclado, flauta, etc.).

Las neurociencias en los aprendizajes

Los objetivos de la Neurociencia son: describir su organización y funcionamiento, particularmente, determinar cómo se "construye" durante el desarrollo y encontrar formas de prevención y tratamiento de trastornos y enfermedades neurológicas y psiquiátricas.

La relevancia del papel de la enfermera en el diagnóstico, pauta y control del desarrollo *neuropsicomotriz, como* en la recuperación de las funciones intelectuales de las áreas en disfunción, tiene su expresión en los cuidados, donde confluye en el diagnóstico y tratamiento recuperacional con otros profesionales, siempre que su causa fuera de origen neuro-fisiológico.

La contemplación del período prenatal, como el neonatal son esenciales, en cuanto a trastornos del aprendizaje se refiere, considerando el hecho de que sólo se descubren, por lo general, a partir de los 7, 9 o 10 años, en que surge la alarma en la escuela, sin intervención clínica que medie. Al hilo de esta afirmación, diremos que en nuestro país es tardío el comienzo del verdadero aprendizaje, aunque bien podría integrarse otro tipo de programas, en que la psicomotricidad, por ejemplo, no se desliga del sistema neuromotriz, lo que puede ocultar otros trastornos.

El tratamiento a niños de CI [526] deficiente, ha demostrado que el desarrollo de las funciones que conservan, da como resultado su capacitación para una mayor integración social y mejor calidad de vida. Y la zurdería se debe tratar siempre que se respete el "PRIMUM NON NÓCERE". Todos los tratamientos han dado el resultado de éxito total, en el 100% de los casos, en los niños y adolescentes tratados, recuperando cuotas de maduración cerebral y cociente intelectual, restaurando funciones de nueva incorporación en la experiencia de los niños, y alcanzando resultados escolares más que satisfactorios. Todos estos aspectos son de trascendencia social, cultural, y de salud, en cuanto mejorarían la calidad de la enseñanza, el rendimiento intelectual y la calidad de vida de la población[527].

Estimulación del Hemisferio Derecho

En general, la noción de que existen dos modalidades lateralizadas de pensamiento sugiere que la enseñanza, ya sea a través de conferencia o de la imitación, afecta primariamente a uno de los dos hemisferios. Por lo tanto, el aprendizaje de cualquier área de contenido será más efectivo en la medida en que se activen ambas modalidades, mediante la presentación diversificada de dicho contenido y a través de la utilización de ambos hemisferios de manera equilibrada.

A partir de los conocimientos actuales, se impone la necesidad de que los educadores aprendan que la efectividad de la educación aumenta en la medida en que el contenido se presenta no sólo en la modalidad verbal tradicional (estímulo al hemisferio izquierdo) sino también en la modalidad no verbal o figural (gráfica, imaginal, pictórica u otra), con lo que además contribuirá a estimular el hemisferio derecho y beneficiará a todos los alumnos.

---

[526] El origen de los tests de coeficiente intelectual se remonta a 1912, cuando el psicólogo William Stern lo aplicó como un método para relacionar tests de inteligencia en los niños. 164 o más - Genio o casi genio (existen superiores), 84-113 - Inteligencia normal o promedio, 68-84 – Estupidez, 52-68 - Límite de deficiencia, Menos de de 52, Definitiva mente floja. Hoy día han caído en desudo algunos tests, debido a la escasa fiabilidad que suele aportar el examinador (como ejemplo un test realizado a un niño alérgico al humo, con el examinador fumando).

[527] Proyecto del programa para "Clínica Madurativa" en Barcelona (1987).

Esto lleva a plantear la necesidad de utilizar en el aula una estrategia de enseñanza mixta, que combine las técnicas secuenciales, lineales, con otros enfoques que permitan a los alumnos ver pautas, hacer uso del pensamiento visual y espacial, y tratar con el todo, además de las partes. Por poner ejemplo, el pensamiento visual, la fantasía, el lenguaje evocador, metáfora, la experiencia directa, el aprendizaje multisensorial y la música (VerLee, 1986) [528].

El excesivo énfasis del sistema educativo en el desarrollo del área lógico-verbal ha hecho aparecer a dicha área como la determinante en el aprendizaje escolar, erróneamente; sin embargo, la aparente superioridad del hemisferio izquierdo en esa área, no implica una superioridad en otras áreas, como la visoespacial, por ejemplo. De hecho existen alumnos, niños o adultos, que por diferentes razones, están más orientados hacia un tipo de procesamiento de información verbal, mientras que otros son más eficientes cuando trabajan con información no verbal.

Cambios electrofisiológicos producidos por la música

La experiencia musical y emocional produce respuestas a nivel del sistema nervioso central y periférico susceptibles de medirse eléctricamente a través de cambios en la actividad eléctrica cerebral (EEG), en la resistencia eléctrica de la piel, modificaciones en la presión sanguínea, la frecuencia cardiaca, la respiración y otras funciones autónomas. Por otra parte, la música es un estímulo que enriquece los procesos sensoriales, cognitivos (como el pensamiento, el lenguaje, el aprendizaje y la memoria) y motores, además de fomentar la creatividad y la disposición al cambio.

Por ejemplo, la tensión muscular es mayor al escuchar los conciertos de Brandeburgo que cuando se realiza una tarea aritmética, y la actividad de diferentes músculos durante la solución de una tarea aumenta al escuchar música irregular y disminuye con música serena, en comparación con lo que sucede cuando se efectúa sin música. También se ha reportado un decremento de la frecuencia cardiaca y la presión sanguínea al escuchar melodías tranquilas durante el trabajo de parto, asociado a una disminución del dolor, en lugar de escuchar una lectura, música rock, o autoseleccionada.

El "feed back" periferia -cortex, posibilita canales de información y logran una mejora en la comprensión. Desarrollan y consolidan el razonamiento lógico y asociativo verbal y no verbal, temporal y numérico, el esquema corporal, la orientación espacial y la diferenciación izquierda - derecha. La atención, percepción y memoria, tanto visual como auditiva, el vocabulario adecuado a su edad y el conocimiento estructurado básico de la lengua materna para cimentar los aspectos posteriores del lenguaje en general. En fin, alcanzar la autonomía

---

[528]   VerLee Williams, Linda "Aprender con todo el cerebro". Ed. Martinez Roca, Colombia.

del niño o del adolescente, desarrollando sus capacidades intelectuales, artísticas (manuales, musicales) o físicas, mediante técnicas de trabajo y estudio, para utilizar sus propios recursos y lograr su éxito personal.

El beneficio de la música en la psicomotricidad.

La **propiocepción,** participa en *todas las fases del movimiento del niño que practique un instrumento, como del instrumentista profesional,* desde la *planificación* (programación del movimiento), *la acción* (ejecución del movimiento), *la compensación* (modificación del movimiento), por el oido interno, hasta su *almacenamiento en la memoria motora* (que compone el conjunto del repertorio de gestos que el intérprete asimila durante el estudio para luego reproducirlos a la hora de la interpretación). Se trata de un continuo *feedback sensoriomotor*[529].

Efectos de la música en el CI.

La música estimula los circuitos neuronales, colaborando al desarrollo cerebral de manera poderosa, marcando positivamente nuestras vidas y mejorando el intelecto[530], desarrolla la inteligencia si se practica de forma regular. Si se empieza de pequeños se mantiene para toda la vida[531]. Ya hemos comentado cómo el cerebro del recién nacido puede estar mas activo en los dos primeros meses que en el resto de su vida; así mismo, los tres primeros años de la vida de un niño representan un periodo importante en el futuro de todo individuo, y en el hogar, la música puede contribuir a fortalecer los vínculos para una relación sana y operativa.

La buena música ayuda al hijo a potenciar su memoria, aumenta su coordinación, creatividad y concentración, incrementa la habilidad matemática, acelera el aprendizaje de idiomas, desarrolla el razonamiento y el gusto para la música, enriquece las emociones, transformando en alegría los sentimientos negativos del corazón, llevándolo a encontrar sus propios valores y fortaleciendo sus relaciones interpersonales y familiares. Berlioz[532]: "El

---

[529]   Pablo Gómez Ábalos, profesor y pianista: escribe en su artículo de Música y biomecánica (21/010/2012), el comentario de Alicia Peñalba (*licenciada en Historia y Ciencias de la Música, Diplomada en Logopedia y Máster en Musicoterapia*) en su tesis, "ser conscientes de este canal propioceptivo y ampliar la retroalimentación sensoriomotora es *una gran ayuda* en el aprendizaje instrumental".

[530]   Estimulación prenatal: La finalidad de la estimulación prenatal es lograr la mayor cantidad de sinapsis, esto se consigue con estímulos agradables (la madre, el padre, la música). la voz de la madre, la cual, es particularmente poderosa, al transmitirse al útero a través de su propio cuerpo que alcanza al feto y es más fuerte que el de otros sonidos, no obstante, la voz del padre también produce en él un efecto estimulante.

[531]   En la Universidad de Harvard (Boston), se lleva a cabo un estudio que detecta los cambios cerebrales en el cerebro cuando se toca un instrumento.

[532]   Hector Berlioz (La Côte-Saint-André, Francia, 1803 - París, 1869) Compositor francés. El Romanticismo tiene en Hector Berlioz una de sus figuras paradigmáticas: su vida novelesca y apasionada y su ansia de independencia se reflejan en una

amor y la música son las dos alas de la vida", ambas, sin duda, cimientos fundamentales para crear seres humanos felices, confiados y seguros.

Gordon Shaw (1932–2005)[533], de la Universidad Irvine en California, dijo: "*Al escuchar música clásica, los niños se estimulan, ejercitan neuronas corticales y fortalecen los circuitos usados para las matemáticas. La música estimula los patrones cerebrales inherentes y refuerza las tareas de razonamiento complejo*". Mientras más temprano es expuesto al niño al lenguaje musical, mayor es el aprendizaje hacia las formas de razonamiento, las matemáticas, el lenguaje y el fortalecimiento de las emociones.

La plasticidad cerebral y el desarrollo de la inteligencia es un hecho demostrado por resonancia magnética.. Se puede mejorar la corriente cerebral (áreas motoras y auditivas); p.e., tras dos meses de tocar el piano, se advierten cambios en las ondas cerebrales del EEG. Al tocar el violonchelo también se aumenta la capacidad de captar el conjunto (gracias a las octavas), se expresan mejor y aumentan su vocabulario. El área motora se ejercita tocando cualquier instrumento, con potentes conexiones nerviosas en el área motora manual. Al oír la música se activa mucho más la zona cerebral del niño que toca música mucho más que en la que no aprenden música (v. música y cerebro).

El adulto "despierta" áreas del cerebro que mejoran la memoria, el nivel de atención y la predicción de eventos. Las principales características de la música, el tono, el timbre, la intensidad y el ritmo, se encuentran en el lenguaje oral. Por esto, la música prepara al oído, la voz y el cuerpo del niño a escuchar, integrar, aprender y vocalizar. Al escuchar música se estimula el sistema nervioso, pues el aprendizaje auditivo, rítmico y musical, apoya el crecimiento y la inteligencia, auspiciando la asociación de sensaciones de placer y seguridad "La música entrena al cerebro para obtener mejores formas de pensamiento. Si los educadores y padres se enfocaran en los descubrimientos del cerebro, la música sería un requerimiento diario"[534].

---

música osada que no admite reglas ni convenciones y que destaca, sobre todo, por la importancia concedida al timbre orquestal y a la inspiración extramusical, literaria. No en balde, junto al húngaro Franz Liszt, Berlioz fue uno de los principales impulsores de la llamada música programática.

[533] Gordon L. Shaw, Professor of Physics, Emeritus Profesor de Física, Emérito Irvine Irvine 1932 – 2005. Adepartamento de Física y Astronomía. Hizo muchas contribuciones a la física y a las teorías de memoria y aprendizaje. Investigador y fudador de "Music Inteligence Neural del Instituto de Desarrollo (MIND), de objetivo en mejorar el aprendizaje de las matemáticas. Sus últimos 30 años los dedicó a la Neurobiología del Aprendizaje y la memoria.

[534] Los editores de la revista Newsweek, en su edición de febrero 19 de 1996, publicaron las más recientes investigaciones científicas sobre la importancia de la música y los efectos favorables de su experiencia en el cerebro del niño. Hijo de un reputado médico de Grenoble, fue precisamente su padre quien le transmitió su amor a la música.

Howard Gardner[535], autor de la teoría de las inteligencias múltiples, dice que existen seis inteligencias humanas que están relacionadas con las áreas del cerebro y sus procesos. dice que existen seis inteligencias humanas que están relacionadas con las áreas del cerebro y sus procesos. Una de ellas es la llamada *"Inteligencia musical"*, en que la percepción auditiva del bebé es la primera constatación de que existe algo más allá de él, con la cual se relaciona. La música estimula el desarrollo del cerebro y su estructura razonable, en tanto facilita el establecimiento de la red neuronal que permite mejorar la función cerebral. Platón afirma que *"La música es el instrumento más potente que ningún otro para la educación."* Ahora los científicos saben por qué la música entrena al cerebro para aumentar y mejorar las formas del pensamiento.

Neuro-rehabilitación y lateralización

Este método contiene los requisitos expuestos, así como la valoración de los temas tratados, siempre individualizando cada tratamiento. También se realiza la coordinación de aspectos recuperacionales seguidos de las puntuales derivaciones, pues tenemos en cuenta la pluridisciplinaridad que conlleva el tratamiento en su globalidad[536].

El tratamiento recuperacional, seguido del desarrollo de funciones, abre nuevos circuitos cerebrales, e indudablemente, genera un desarrollo madurativo de la persona, por el desarrollo de habilidades, que asombra a ellos mismos, a padres y profesores. Cuando un niño no memoriza lo que lee (por poner un ejemplo), el remedio no está en hacerle leer más, porque el resultado será negativo.

Para tratar aspectos neurológicos, sean cuales fueren, hemos de ser extremadamente cautos, críticos, y responsablemente honestos. Los problemas escolares, o las dificultades de los aprendizajes, suelen ser debidos a pequeñas disfunciones, que obstaculizan la codificación e integración. Más que la edad, es importante considerar el grado de deslateralización (las disfunciones son prioridad), y las partes corporales implicadas, además de otros datos complementarios y circunstancias de valoración individual. Si bien es cierto que la edad del adolescente es en sí misma una dificultad añadida a cualquier intervención recuperacional y de estimulación sensorial, como decimos en otro apartado.

Objetivos: 1) Reorganización de áreas cerebrales en disfunción. 2) Desarrollar y consolidar o estructurar el esquema corporal. 3) Estimular áreas circundantes a las lesionadas y maduración cerebral correspondiente a la edad.

---

[535]   Scranton, Estados Unidos, 11 de julio 1943. Psicólogo conocido en el ámbito científico por sus investigaciones en el análisis de las capacidades cognitivas y por haber formulado la teoría de las inteligencias múltiples.
[536]   Método "DERAC", fue creado por la autora en en 1983 dentro del programa "Clínica Madurativa".

Materiales: Ejercicios psicomotrices y neurofisiológicos, escritos, verbales, musicales, rítmicos, físicos, visuales, auditivos, representativos, libros de texto, pautas de caligrafía, tablas y láminas especiales creadas para ocasiones diversas, sopas de letras, puzles, vocalización, instrumentos musicales, objetos, colores, formas y palabras de relación personificada. Se realizan en interior y al aire libre. El método que es terapéutico y pedagógico. Están clasificados por módulos a tratar y especificados por niveles, según trastornos (extensión y profundidad).

Finalidad: Instaurar, Desarrollar, y Estimular funciones cerebrales, con el resultado madurativo cerebral, según dishabilidades. Los resultados de éxito intelectual y humano en el tratamiento individualizado, van precedidos del conocimiento previo de los aspectos a tratar en cada caso. En la clínica madurativa, desarrollamos las funciones que se dieran en el proceso normal de los aprendizajes: razonamiento, esquema corporal, orientación. La atención, percepción y memoria, el vocabulario adecuado a su edad (como mínimos) y el conocimiento estructurado básico de la lengua materna para consolidad los aspectos posteriores del lenguaje en general. Además se les proporciona la técnica de trabajo y estudio que les permita preservar su autonomía, enseñándoles a utilizar sus propios recursos y lograr su propio éxito personal, desarrollando sus capacidades intelectuales, artísticas o físicas.

- Estimulación sensorial por medio de imágenes, sonidos, olores, gusto, tacto y gravados impresionistas.
- Eléctrico o magnético- ojo desajustes- (puntos de referencia).
- Ritmo ambiental. Refuerzo positivo (afectividad).
- Estimular /Evitar sobreestimulación (baja nivel de voluntad).
- Sensorio-motriz: reorganización rítmica y de sistemas.
- Individualizados: Ejercicios activos de articulaciones y reflejos, musculares y perceptivos.
- Tratamiento de trastornos sensoriales. Ejercicios de atención selectiva. Puede precisarse fisioterapia y optometría.
- Apoyo escolar: Personalización. Que sepa que está controlado.
- Refuerzo positivo (afectividad). Nivelación de exigencias.
- Ubicación en el aula.
- Coordinación general y segmentada utilizando diversos objetos y manualidades.
- La figura espejo simples y complejas.
- Dibujo perceptivo y de orientación en el espacio y en el tiempo. Mapas, planos.
- Componer figuras 3 dimensiones.
- Clasificar palabras y objetos.
- Resúmenes de textos, periódicos, emisiones.

- Cronologías temporales, duraciones, Disposiciones, trayectos.
- Ritmos sencillos con participación de todo el cuerpo.
- Vocalización, expresión, mímica.
- Cadenas de palabras y ejercicios de coordinación visomotora).
- Palabras e imágenes apareadas.
- Palabras en desorden.
- Palabras de especial dificultad.
- Analogías, Asociaciones y agrupación.
- Etimología. Numeración romana.
- Transformación simbólica.
- Informaciones, desenvolvimiento.
- Composición de figuras (compás).
- Sinónimos, antónimos, homónimos.
- Objetos escondidos.
- Estimular la atención voluntaria por medio de grabados y cuadros, cifras escuchadas, nombres propios, textos leídos o escuchados, consignas orales, dictados de series auditivas: (ritmo, sonido, dirección).
- Puntos a unir y percepción de formas complejas.
- Discriminar tamaños y formas.
- Direccionalidad ocular y auditiva.
- Desarrollo del ritmo (inhibición/control).
- Ejercicios de campo visual (si precisa).
- Memorizar datos y definiciones. Copias de signos y dibujos diversos.

FASES DE LA RECUPERACIÓN: **ESTIMULAR. REESTRUCTURAR. INTEGRAR**

FALSA ZURDERÍA

La falta de centros específicos para el tratamiento de disfunciones que asoman con déficit de aprendizajes y trastornos de lateralidad, hace difícil una adecuada derivación desde la escuela, una vez pasada la criba del departamento de psico-pedagogía habitual[537]. Como decíamos en la presentación, el posicionamiento de los educadores en nuestro país ante errores del pasado ha producido el criterio de "prudencia", paradójicamente, con la renuncia a intervenir, y documentar la zurdería presente en los niños, por desconocimiento de sus causas, consecuencias y tratamiento. *La "falsa zurdería" supone un problema para los aprendizajes y el desarrollo de las capacidades cognitivas, y precisa de exploración complementaria neurofisiológica para confirmación diagnóstica, siendo recomendable su temprana detección.* Las principales causas que alteran el normal desarrollo cognitivo y de los aprendizajes, como hemos visto hasta ahora, derivan de disfunciones adquiridas durante el desarrollo cerebral, hacia el tercer o cuarto mes de gestación, de contusiones, con afectación del córtex cerebral, que bien pudiera responder a la práctica de fórceps al nacer y de traumatismos en la primera o segunda infancia.

Los niños o niñas con una zurdería aparente, no son zurdos, sino diestros, e incapaces de seguir el ritmo escolar y abocados al fracaso, no solo curricular, sino también personal; porque, si global es el éxito en estas etapas para la salud o bienestar integral, así también es completo el daño por desequilibrio personal y perjuicio escolar, en que las dificultades escolares eclipsan toda perspectiva de futuro, perdiendo la confianza y esperanza de aprender, al no poder seguir el ritmo general de las clases. Sin comprensión en la obstaculizada lectura, también han de soportar el sufrimiento de advertir su desarticulada y caótica letra en la confusa escritura.

La frustración les acompañará durante esta desafortunada situación, y la acarrearán de por vida, de no poner remedio. El período de tiempo mantenido en disfunción cuenta para la esperanza de rehabilitación, motivo por el que la detección y tratamiento precoces son esenciales, y cada año o curso lectivo es significativo para los resultados; a mayor tiempo en disfunción más ardua será la tarea de rehabilitación y adecuación de conocimientos no asimilados en tal situación.

---

[537] Hemos solicitado apoyo de las instituciones, en beneficio de los niños y del asesoramiento clínico oportuno y precoz, de forma preventiva y de ayuda en la intervención.

Por otra parte, los aspectos motores y somatosensoriales debidos a defectos posturales en la primera y segunda infancia, sin control ortopédico, suelen tener una considerable incidencia, agravando el cuadro clínico de la falsa zurdería, por lo que se debe abordar de inmediato, paralelamente a la disfunción de lateralidad. Porque, aun siendo frecuentes estas alteraciones en niños de 1 a 4 años, el mecanizar las posiciones estáticas y dinámicas ocasionan disfunciones en su motricidad, y desequilibrios que aumentan día a día[538], y a los 6, 7 u 8 años es más difícil rectificarlas.

Los trastornos por deslateralización, sin ser tan relevantes, no carecen de importancia, dependiendo de las partes del cuerpo implicadas. En el caso de que la alteración lateralidad sea visual (aunque sea aislada), las percepciones visuales no se cumplen, y es necesaria la corrección de esta falta de dominancia. Es bastante sencillo el tratamiento, pero también tiene relevancia la edad y el nivel escolar, porque la recuperación ha de llevar incorporada la adquisición de habilidades y funciones cognitivas no integradas.

Pero ciertamente, toda forma de deslateralización es motivo de recuperación, porque la coordinación y el esquema corporal conlleva la organización neurofisiológica necesaria para las funciones cerebrales completas, de los sistemas y las capacidades personales, que de otro modo quedan incompletas. De tal manera que, de advertir cualquier alteración al respecto, conviene poner remedio, cuanto antes y a cualquier edad. Se percibe y aprecia su beneficio.

Así pues, tras todos los comentarios anteriores, esperamos no quede la menor duda de la eficacia que supone el restablecimiento de las áreas cerebrales y las funciones intelectuales y sensoriomotoras, para el niño (aplicable al adulto), y que la homogeneidad de la lateralidad colabora a la organización neurosensorial y motríz.

Debemos decir que todos los casos que hemos tratado han tenido el buen resultado esperado, de los que presentamos seis, por su diversidad clínica, pero con el denominador común de deslateralizaciones (en mayor o menor grado), y problemas de aprendizaje, no resueltos desde enfoques psicopedagógicos. La etiología, la edad, las circunstancias ambientales (escolares y familiares) y el abordaje pluridisciplinar son, en nuestro programa, los componentes del ensamblaje para el éxito de los resultados.

---

538   Dr. Carlos Arce González, Perú: defectos posturales de miembros inferiores. "Clínicamente es importante un seguimiento regular y control de la mensuración de los ejes femorotibiales (ángulo Q) así como las distancias intercondílea e intermaleolar interna. La mayoría de los casos tienden a la corrección espontánea durante el desarrollo o son tratables conservadoramente mediante el uso de férulas estáticas nocturnas u ortesis dinámicas diurnas y el calzado ortopédico con las modificaciones necesarias. Algunos casos como la Enfermedad de Blount (arqueo de los huesos inferiores de la pierna) son de manejo quirúrgico".

Lateralización de falsos zurdos

Este programa, en el ámbito de la Clínica Madurativa, citado anteriormente, incluye el desarrollo de habilidades y la creatividad. *La unificación de distintas disciplinas, es la clave del éxito en la asistencia.*

Una asistencia de apoyo escolar desde la clínica madurativa, como hemos venido haciendo, evitaría un 50% de fracasos y problemas escolares y una estabilidad emocional, afectiva, familiar, el otro 50%. En la escuela se solucionaría el 90% de los problemas escolares, y la sociedad dotaría a sus niños de una mayor calidad de vida, evitando la baja autoestima que generan los problemas de rendimiento intelectual por disfunciones.

Objeto

- Desarrollo y recuperación de áreas cerebrales, aplicable a todas las edades.
- Tratamiento, reorganización neurológica y adecuación escolar de zurdos o deslateralizados.
- Habilitación o rehabilitación de funciones cerebrales.
- Recuperación de conocimientos, actualización escolar (sin baja, pero deseable).
- Atención integral a todas las funciones cognitivas (sensoriales o motoras) y ejecutivas.
- Soporte técnico, de orientación y de estrategias educativas al parvulario y a la escuela.

Objetivos generales

A. *Asegurar el funcionamiento de áreas cerebrales:* instaurando o estimulando las funciones de las diferentes áreas afectadas y el nivel madurativo cerebral, atendiendo a las dishabilidades individuales, en equilibrio de correspondencia con la edad.
   a. Conseguir la estructura neurosensorial y motriz óptima para recuperar, desarrollar o crear las habilidades individuales, lateralidad, dominancias y automatismos, para corregir disfunciones o trastornos cerebrales y conseguir el rendimiento óptimo.
B. *Mejorar las diferentes áreas en disfunción* por medio de ejercicios motores, sensoriales y de coordinación, proporcionando al niño (en este caso) ejercicios de estímulo concretos, formando un "feed back" periferia -córtex, posibilitando canales de información y logrando así una mejora en la comprensión.
C. *Desarrollar y consolidar* el razonamiento lógico y asociativo verbal y no verbal, temporal y numérico, el esquema corporal, la orientación espacial y la diferenciación izquierda - derecha. La atención, percepción y memoria tanto visual como auditiva. El vocabulario adecuado a su edad y el conocimiento estructurado básico de la lengua materna para consolidad los aspectos posteriores del lenguaje en general.

D. *Trabajar la organización corporal, y lateralización homogénea propia, izquierda o derecha, perfeccionando la técnica de escritura:* desarrollando, y consolidando o estructurando el esquema corporal, de forma individualizada en cuanto pauta y progresión.

   a. Crear la autonomía del niño / adolescente desarrollando sus capacidades intelectuales, artísticas (manuales, musicales) o físicas, mediante técnicas de trabajo y estudio que le sirva para utilizar sus propios recursos y lograr su propio éxito personal.

Materiales

Anamnesis, pruebas de evaluación y E.E.G. (si se prevén focalidades). Audiovisuales y ejercicios psicomotrices rítmicos, físicos y de memorización. Pautas escritas, verbales, musicales, libros de texto, pautas de caligrafía, tablas y láminas especiales creadas para ocasiones diversas, sopas de letras, simetrías, puzles, vocalización, instrumentos musicales, objetos, colores, formas y palabras de relación personificada que improvisadas muchas veces sirven de comunicación con el interlocutor (que lo utiliza como estímulo), imprescindible en el método que es integrador fisiológico, terapéutico y pedagógico. Están clasificados por módulos.

Metodología

Basado en los *conocimientos* profesionales y *experiencias* pedagógicas[539], recopilación de datos en anamnesis, epicrisis y comprobación de las hipótesis de partida. Hace referencia al título de la obra, con un sistema de información y recomendación. De método integrador fisiológico, terapéutico y pedagógico, estimulante e hiperactivo. La atención es individualizada, dando prioridad a las áreas cerebrales afectadas, y las de asociación. Con posterioridad vamos acoplando los conocimientos adecuados desde las etapas previas. Al inicio del capítulo 10 hemos detallado más aspectos relacionados con la Neuro-rehabilitación.

Programa

Parte de nuestro trabajo de desarrollo y rehabilitación de áreas cerebrales, consiste en tratar casos de deslateralización. Pero el motivo de consulta es la solicitud de ayuda para los problemas escolares de sus hijos, a los que no encuentran soluciones por otros medios. La proporción entre el tiempo que transcurre desde el origen causal la alarma escolar (años) es proporcional al tiempo recuperacional y el esfuerzo para llevar a cabo la curación total.

Método interactivo

Hemos mencionado la importancia de la edad y el proporcional trastorno que acompañe al adolescente, en cuanto al tiempo transcurrido (como comentábamos), por una parte, y a la

---

[539]   B. G. Guardado: "Aprendizaje integrador fisiológico", presentado por la autora en el I Congreso de Aprendizaje Pre y Postnatal, Residencia (Hospital) La Fe, Valencia (España), 27-29, junio, 1996.

etapa crítica que están pasando, por otra. Debemos tener muy en cuenta estas realidades antes del comienzo del tratamiento, no solo del cambio de mano, sino de cualquier otro aspecto de dominancias o perceptivo a recuperar, especialmente por la falta de colaboración que frecuentemente presentan a estas edades, que no en nuestro caso.

Nunca seguimos los textos del curso hasta el final de la recuperación, en que ya pueden asimilar conceptos tratados anticipadamente, pero no asimilados, para lograr ensamblar la normal evolución de los aprendizajes. Siempre en la lengua materna, pasando luego a la vehicular. Se aplica la técnica de trabajo y estudio que les permita preservar su autonomía, enseñándoles a utilizar sus propios recursos y lograr su éxito personal, desarrollando sus capacidades intelectuales, artísticas o físicas. Los ejercicios de recuperación varían según los casos, siempre y cuando queden cubiertas las prioridades y necesidades individuales.

Decir que "a los 14" ya no se puede "cambiar de mano", como se ha dicho en alguna ocasión (sin datos ciertos que confirmen esa teoría), es incorrecto (mostramos un caso de 16 años); muy satisfactorios; no obstante, la prudencia es la norma que precede a la experiencia, y ambas son imprescindibles. "la ciencia humana consiste más en destruir errores que en descubrir verdades" (Sócrates), y como dice otro refrán popular, "la ciencia quiere prudencia y experiencia".

Zurdería aparente o falsa, detección temprana

La llamamos así a la lateralidad que no es fisiológicamente natural del niño, sino que tiene el origen en una disfunción leve/menos leve, y siempre adquirida. Su causa es una lesión leve o menos leve de la corteza cerebral en áreas temporo-parietal izquierda, generalmente en la etapa perinatal, en que se ven afectadas las áreas del lenguaje (de Broca) y la memoria, así como el área interpretativa general (de Wernicke), disfunciones neurofisiológicas a detectar y tratar. En muchos casos las lesiones adquiridas abarcan más extensión, en el caso de haber coincidido episodios prenatales por circunstancias maternas comprometidas. En ambos casos, las experiencias y los aprendizajes que se hayan *omitido o hubieran faltado*, en la vida del niño hasta el momento de la intervención profesional, quedarán como *no integrados*, y pueden ser causa de rechazo de los mismos, por la dificultad que hayan podido suponerle.

La detección y tratamiento debe llevarse a cabo por profesionales de la salud, para rehabilitar el área o las áreas afectadas, incorporando después de forma adecuada y progresiva los conocimientos impedidos en tiempo de disfunción, además de la adecuada lateralización. Por la neuro-rehabilitación adquirirían progresivamente las funciones cognitivas y sensorio-motoras, que afectaron al lenguaje y a la lecto-escritura, así como a la comprensión de textos. Pero además a niveles profundos y en mayor extensión se vieron limitadas áreas asociativas, que también afectarían a otras habilidades temporo-espaciales, motoras y sensorio-afectivas y perceptivas (v. plasticidad cerebral).

Así decimos que, siendo niños naturalmente *diestros*, no funcionan ni como diestros ni como zurdos, pero utilizan la mano izquierda para escribir, principalmente, y a veces para todo, pero exhiben los problemas "alarma" afines por la sintomatología a una forma de dislexia (*Dislexia orgánica o legastenia*). Como el lenguaje es una función localizada especialmente en el *hemisferio izquierdo*, esta situación les lleva a un desajuste de lateralidad o disfunción, fracaso escolar en la lecto-escritura, faltas de comprensión y aprendizaje, disconformes en su interioridad emocional, más llamativa en niños con cociente intelectual (CI) elevado.

Como veremos en el capitulo de embriología, *en la primera* semana de la concepción, el cerebro muestra la configuración de una suerte de hilera filamentosa de avanzada, que camina fuera del tubo neural del embrión. No deja de resultar maravilloso el hecho de que se crean y desarrollan casi 250 000 neuronas por minuto en el cerebro del bebé durante la gestación. De todos los descubrimientos que se han hecho en los laboratorios neurocientíficos en los últimos años, el descubrimiento de la actividad eléctrica de las células en el cerebro, que ayuda al cambio sus estructuras físicas, es una de las más impresionantes.

Las conexiones rítmicas de las neuronas ("sinapsis") no se asume como un producto que ha de ser construido, sino esencialmente como un proceso, y el principio de su entretejido se establece aún antes de nacer. A través de su percepción auditiva, visual y sensorial, los pequeños son capaces de imprimir en su memoria las vivencias emocionales que inician el proceso de aprendizaje. Cuando estas vivencias se repiten varias veces, dan por resultado una huella en la memoria. Análogamente, los bebés asimilan, aún antes de nacer, los sentimientos maternos que, al igual que la música, son determinantes para su formación. Estas huellas de la existencia influyen en la forja ulterior de la personalidad de los niños.

Dichas conexiones se crean a través de la repetición y la experiencia. **Dale Curves**, de la Universidad de Duke, dice "Las conexiones no se forman tan sólo deseándolo: deben ser promovidas con la actividad. "Cuando se es niño, no todos los conocimientos se pueden procesar fácilmente. Por ejemplo, no es fácil enseñar a un niño de 4 años a jugar a la ajedrez o a desarrollar cálculos matemáticos (aunque el ábaco les da una soltura de cálculo mental). Sin embargo, los niños sí son capaces de procesar música, además de disfrutarla. El desarrollo cerebral basado en la experiencia de los primeros años de vida establece vías neurológicas y biológicas que afectan la vida entera.

Es por ello que postulamos una baja escolar durante la rehabilitación, en beneficio de una más intensa y amplia recuperación, que facilite el posterior acceso al mismo curso escolar requerido para su edad. Pues una recuperación de áreas cerebrales debe contar con el complemento de aquellos conocimientos no integrados, adecuados, oportunos, y con protocolo clínico basado en la áreas cerebrales.

CAPÍTULO 11. CASOS

El tratamiento multisensorial de áreas cerebrales y la neuro-rehabilitación integral, con el tratamiento farmacológico (en algunos casos), dan como resultado la eliminación de focos irritativos corticales, el establecimiento / restablecimiento de circuitos neuronales, y la progresiva maduración (calidad) de las ondas cerebrales y el desarrollo o la habilitación de áreas cerebrales. Se suma el desarrollo de aptitudes individuales, desapareciendo las *dificultades escolares y anímicas*. Los bloqueos emocionales son causa de añadidas faltas de atención y percepción, ampliando el síndrome y los problemas de aprendizaje (v. sistema límbico), que desaparecen al tratar el trastorno.

Introducción

Parte de nuestro trabajo en el desarrollo y recuperación de áreas cerebrales, consiste en tratar casos de deslateralización, con disfunciones cerebrales frecuentemente, bien por secuelas de Traumatismos Craneoencefálicos, lesiones por alteración de la neurogenesis u otros déficits circulatorios cerebrales (anoxias o hipoxias, deshidratación del RN, etc.), como condicionantes a posteriori, que presentaron alteraciones a largo plazo, en etapas escolares, con problemas en los aprendizajes y lateralidad, pues el Sistema Nervioso Central es muy sensible a cambios iónicos y metabólicos, afectando al metabolismo y actividad eléctrica neuronal.

Otras circunstancias, muchas citadas ya, como las lesiones en la infancia, o sus secuelas, son abono para futuras alteraciones corticales o del desarrollo de las conexiones axónicas de áreas cerebrales, occipitales, frontales, etc. Pero no es corriente que el motivo de la consulta esté dirigido en ese sentido, sino que generalmente los padres solicitan ayuda porque no la encuentran en su caso, de problemas escolares evidentes de su hijo. Dicha evidencia es una referencia del tiempo que transcurre habitualmente desde el origen causal hasta a la alarma escolar.

Hemos seleccionado algunos casos para este libro, con la finalidad de mostrar variedades de etiología, eficacia del tratamiento recuperacional y la posible necesidad paralela del tratamiento farmacológico. También para manifestar las posibles derivaciones necesarias tras la anamnesis, a fin de precisar el diagnóstico y posible tratamiento, en la pluridisciplinaridad.

Los seis casos de diversidad clínica tienen el denominador común de problemas de aprendizaje importantes, no resueltos desde enfoques psicopedagógicos y también presentan deslateralización, en mayor o menor grado, síntoma excluido de sospechas, por los padres y la escuela. La relación afectivo-emocional y psicosocial también estaba presente en proporción al tiempo sufrido en las circunstancias individuales de "inferioridad" o "fracaso", por la no detección de dichos trastornos. En todos se desarrollaron áreas complementarias, con el correspondiente éxito escolar y humano, por la añadida mejora de su personalidad y capacitaciones. El cambio que los propios escolares disfrutaron fue reconocido por sus padres y profesores. Todos alcanzaron su nivel escolar, a pesar del retraso curricular inicial.

Adiestramiento de falsos zurdos

Es un tratamiento incluido en el programa que denominé inicialmente "clínica madurativa", con pauta y seguimiento, que trata de conseguir erradicar una disfunción neurofisiológica, corporal, orgánica y funcional, donde la etiología de evolución clínica o neuro-fisiológica tienen su fundamento. Todo el proceso que conlleva una reestructura de la lateralidad debe realizarse con un conocimiento concreto de las áreas cerebrales, del desarrollo psicomotor y neurofisiológico, y de los condicionantes de esa lateralidad y de los aspectos físicos que pueden acompañarse.

Los zurdos viciados, son aquellos que frecuentemente están predispuestos por causas familiares, y son candidatos a la adquisición de vicios posturales y de "mimo", en casa o en el parvulario, porque al colocarse enfrente de los compañeros o de la profesora, en posición fija, sin trabajar la figura espejo, y la situación espacial, perjudican la ya falta de información al respecto, organizando y fijando posturas y conceptos perceptivos inversos. También aquellos, que desde muy pequeños tendieron a no lateralizarse por falta de trabajar este aspecto sensorio-motriz y retrasaron la etapa, que se juntó con la de trabajos sobre papel, dando lugar a un equivocado / viciado agarre, a dishabilidades manuales y a falta de automatismos en el mismo sentido. Hemos hablado de las etapas neurológicas y como trabajarlas. Respecto al zurdo que entrara en el porcentaje aquél del 7-10%, diremos que se habría de confirmar su verdadera zurdería con pruebas y técnicas variadas, y a poder ser, antes de los cinco años.

Por otra parte, decir que "a los 14" ya no se puede realizar un cambio de mano, como se ha dicho en alguna ocasión (por cierto, no hemos visto acompañado ningún caso que confirme esta teoría), manifiesto el desacuerdo (mostramos un caso de 16 años). Sí cabe mencionar, no obstante, la importancia de la edad, por el tiempo transcurrido en disfunción y por la caracteriología propia de la adolescencia, dependiendo de cada caso en particular en esta etapa crítica de la edad.

Debemos tener muy en cuenta estas realidades antes del comienzo del tratamiento, no solo del cambio de mano, sino de cualquier otro aspecto de dominancias o perceptivo a recuperar, por la falta de colaboración que frecuentemente presentan a estas edades, lo que no supone un prejuicio, al contrario, presentamos un caso (nº 5) de un adolescente de 16 años, para el que el peso del fracaso escolar sí era lo suficientemente importante, y que contaba con la comprensión y el apoyo de profesores, padres y compañeros.

Tabla 40. Cuadro esquemático de casos (datos prevalentes) representativos de causas de falsa zurdería.

CASO	EDAD	DIAGNÓSTICO	HISTORIA				TRATAMIENTOS		
			ETIOLOGÍA (...natal)			Fa-mi-liar	Quí-mi-co	*D.R.A.C. / R.A.C.	Otros
			Pre	Peri	Post				
1	7a.11m.	Foco irritativo neuronal + Zurdería falsa + Deslateralización + Genu-valgo		Sí		Sí	Sí	Dextralización + D.R.A.C.	Ortopedia
2	10a.3m.	Foco irritativo neuronal + Zurdería + Deslateralización	Sí		Sí	Sí	Sí	Dextralización + D.R.A.C.	
3	11a10m	Foco irritativo neuronal + Zurdería + Retraso madurativo	Sí	?	Sí	?	Sí	Dextralización + D.R.A.C.	
4	14a11m	Secuela de afectación cortical postraumática + Falta de dominancia visual					Sí	Homogeneización de lateralidad + R.A.C.	
5	15a.8m.	Lateralidad cruzada				Sí	No	Homogeneización diestra + D.R.A.C.	
6	16a.	Zurdería incompleta				Sí	No	Homogeneización zurda + R.A.C.	

* D.R.A.C.: Desarrollo y Rehabilitación de Áreas Cerebrales, que en estos casos supone habilitación de unas y rehabilitación de otras áreas cerebrales, incorporando el nivel de conocimientos adecuados a su nivel escolar, además de desarrollo de propias capacidades, que se descubren al paso del adecuado tratamiento.
R.A.C.: Rehabilitación de áreas cerebrales y acoplamiento a nivel escolar.
(?): Dato desconocido, probablemente positivo. Los padres desconocen datos de la etapa perinatal.

CASO 1: niño, 7a.11m.

Motivo de la consulta. El niño de 8 años, cursa 3º de EGB (Enseñanza General Básica, normativa vigente española 1990/91), y es el mayor de cinco hermanos. En el mes de noviembre, tras unas sesiones informativas (a las que acudió la madre), sobre el aprendizaje temprano, desarrollo cerebral y psicomotricidad, dentro de los ciclos organizados en escuela de padres (la hija menor tiene 3 meses).

La madre solicita una visita urgente para este hijo mayor, porque desde los cinco años, los padres vienen recibiendo quejas del colegio: "es un desastre", "no trabaja", "juega y distrae a los demás", "lo tienen en la última fila", por mal comportamiento, por lo que lo tienen "arrinconado" para que los profesores puedan seguir las clases, y cada día es castigado con tareas especiales para casa. Los avisos, castigos y presagios son cada vez más rotundos y severos, y afectan a su comportamiento. Para los padres resulta un callejón sin salida. Son unos padres participativos y una buena familia, colaboradora e interesada por la educación de sus hijos. Comenta la madre que "en casa es desesperante", "me pone nerviosa", "pincha a sus hermanos", "es patoso y lento", "se le ve inseguro", "no atiende", aunque oye muy bien (dice); en el colegio le ven desconcentrado, "pasa", y del colegio solo le gusta la hora del recreo, siendo los deberes una carga para toda la familia. Le han "sentenciado" al fracaso sin remedio, a la madre se le verbalizó "solo servirá para vender helados".

Resumen de la anamnesis

Antecedentes familiares:

- Zurdería de tía materna por parte de padre.
- Problemas de lateralidad del abuelo materno.
- Abuela materna mala postura de rodilla al caminar (comentario de los padres).
- Madre bronquitis alérgica asmática.

Antecedentes personales (expuesto por la madre, en la visita):

- Aplicación de fórceps al nacer (falta informe del parto).
- Traumatismo nasal con desviación de tabique a los 14m. (cae de la trona).
- Contusión de maxilar superior a los 3a.6m. (cae de la litera).
- Adenoidectomía a los 5 años, por otitis frecuentes con disminución de la audición.
- La madre recuerda un bebé "inexpresivo" y "demasiado tranquilo".
- Gateó mucho y comenzó a caminar a los 14m. (falta conocer el modo).
- Lactancia materna durante 10m..

- Siempre ha cogido las cosas con la mano izquierda, por lo que ha sido considerado zurdo.
- Comienza la escolaridad a los 3'5 años.
- No trabajada la psicomotricidad ni la lateralidad.

Exploración actual:

- El mayor de cinco hermanos.
- Pies laxos planos (usa plantillas), bajo control del traumatólogo.
- Genu-Valgo[540], con rotación de tibiales, de origen familiar (anómala colocación de extremidades inferiores), y metatarsos, sin diagnosticar ni tratar con anterioridad.
- Problema postural, especialmente de extremidades inferiores, y vicio postural de cabeza y mano, con mal agarre del lápiz (con la mano de uso izquierda).
- Falta de percepción visual y auditiva, atención auditiva y concentración (inquieto). No puede mantener durante 30 segundos la misma posición. Deficiente percepción de sonidos, destacando que le gusta mucho la música (lo expresa él mismo).
- Lento en el proceso de pensamiento, de cálculo mental y escritura. Falta de abstracción y pensar lógico. Inmadurez del desarrollo de los aprendizajes básicos.
- Inversión escrita de letras y números.
- Muy deficiente psicomotricidad. Falta de dominio del propio cuerpo, ritmo y automatismos.
- Muy deprimido, inseguro, inmaduro para su edad y reprimido. Se corresponde con las manifestaciones de la madre acerca de los comentarios de los profesores, que mantienen al niño aislado porque "distrae a los demás".
- Inmadurez de conocimientos base (ni para su nivel escolar, que es bajo).
- Falta de coordinación motora bimanual y viso-manual.
- Desorientación izquierda-derecha y espacio-temporal.
- Zurdería manual. Deslateralizado (exploración):
  o Escritura, comer y motor fino: mano izquierda.
  o Coger espontáneo, fuerza, pasar hojas, tirar pelota y dardos: mano derecha.
  o Dominancia ocular, espontánea y dirigida: diestra.
  o Dominancia auditiva, a sonidos, letras y números: diestra.
  o Chutar pelota, marcha, deslizamientos: diestro.
- Carrera (arranque): pié izquierdo.
- Test de Rey[541] (orientación Izquierda-derecha y espacio-temporal): 50% de errores.

---

[540] Genus Valgus: Torsión a nivel de miembros inferiores el cual se define en que el paciente pega las rodillas y separa los tobillos impidiendo una marcha correcta y el niño tiende a caerse frecuentemente. Los ejercicios recomendados suelen consistir en: caminar con el borde externo del pie y en decúbito supino, colocar una pelota en el medio de las rodillas, fijar los tobillos y tratar de unirlos. Si la deformación persiste después de la pubertad, es posible intervenir con cirugías por razones estéticas.

[541] Tachar las anillas en el papel, colocadas junto a una raya lateral, en distintas posiciones.

Primera impresión

Zurdería manual y deslateralizado. La anamnesis y evaluación confirman una zurdera no natural, que pudiera ser falsa o patológica), porque es diestro natural, y presenta gran dificultad motora y de coordinación, que se explica por su falta de desarrollo psicomotor, añadido el problema postural por mala colocación de extremidades inferiores y afectación de pies (laxos y planos) y metatarsos, con requerimiento de ortesis correctora, con seguimiento ortopédico, que empeoran el cuadro motor. Por lo general, el genu-valgo fisiológico o infantil desaparece sin tratamiento[542], pero a menor edad, y rara vez conlleva secuelas o complicaciones [543], sobretodo si se hacen los ejercicios correctores.

Presenta disfunción de áreas del hemisferio izquierdo y algunas del derecho, con déficits perceptivos visuales (en menor grado, de atención visual), de comprensión, memorización, atención-escucha auditiva, de concentración, manipulación (además de la falta de desarrollo motor). *Se podría pensar en un traumatismo (TC) perinatal, por fórceps.* Durante la visita va dando muestras de confianza y esperanza, mientras atiende a lo que se habla de él, y en algún momento que se le deja estar presente.

Plan inicial

Derivación al servicio de Traumatología, para inicio inmediato de ortesis, dada la edad, y el urgente establecimiento de la estructura corporal y ejercicios de psicomotricidad, recuperando la primera etapa, no cubierta. También se deriva a Electrofisiología, para confirmar la localización de los focos y amplitud de la lesión, ondas, etc. Mientras los padres procuran las pruebas programadas, priorizamos el estado anímico y la dextralización progresiva manual, iniciando ejercicios de flauta y nociones elementales de música, que le estimulan extraordinariamente. Por circunstancias familiares no se le realiza el primer EEG hasta 7 meses después, motivo por el que iniciamos el proceso del cambio de mano, lateralizándolo homogénea y paulatinamente en vistas a una lateralización diestra completa. Informamos a los padres de la decisión por la coyuntura particular. La reorganización de áreas, en este caso, no contará con la colaboración escolar, y la ortopedia retrasará aspectos motores de parte del cuerpo, pero de todos modos iniciamos ejercicios de primeras etapas infantiles y en progresión.

En la pauta familiar se indica no orientarle en el uso de las manos, sin forzar, en esta primera fase en especial, pero anotando las observaciones, mientras los padres procuran las

---

[542]   North Borward Hospital District, Fort Lauderdale, Florida.
[543]   Medical Center Hospital - Health Illustrated Encyclopedia.

pruebas programadas, priorizando el estado anímico, con el inicio de la neuro-rehabilitación. Iniciamos el proceso de la progresiva dextralización manual. incluimos la música en su desarrollo, y además el uso de una flauta (le ayuda a mover todos los dedos de ambas manos), preparando una o dos canciones para las próximas navidades, y nociones elementales de música, que le estimulan extraordinariamente. Procurará comer con dos cubiertos. Entiende y razona que "saldrá de esta" con esfuerzo y nuestra ayuda (incluyendo los padres).

Tratamiento

A los 10 días de trabajar parcialmente la mano derecha, mientras sigue utilizando la izquierda, se hace patente la clara mejora en el dibujo, colores y trazos, destacando la confianza en la nueva etapa, de clara mejora y esperanza y alegría (intuye que se solucionará su problema y que se abre para él una nueva etapa), que se trasluce al papel y la actitud; se muestra pletórico, el dibujo de sí mismo lo realiza a gran tamaño, con más detalles y en el centro del folio, que lo ocupa por completo, ya se ha dibujado manos y otros detalles. Utiliza la mano derecha algunas veces en casa, espontáneamente.

Los padres se habían planteado un cambio de colegio, y nosotros lo apoyamos cuando (como es el caso) la situación mantenida en el aula es perjudicial para el niño, realizando el apoyo necesario para llevarlo a cabo, informando al colegio más adecuado, a pesar de que estamos en vísperas de Navidad[544]. Por otra parte, y a pesar de haber pasado un trimestre del curso, puede servirle de descanso y recuperación de conocimientos elementales, y por otro lado tendrán tiempo para gestionarlo durante estos escasos días, mientras colaboran en la tarea de información sobre los textos escolares, en profundidad, con sencillez, según pauta y forma que orientamos y trabajamos.

Se le consulta al niño sobre el cambio de colegio, informándole sobre la nueva exigencia, y no le importa, le encanta la idea. Con el incentivo de hacer música trabajamos áreas del hemisferio izquierdo y derecho, con audición musical. Ejercicios de psicomotricidad (motor y dinámico), segmentario y global, creando automatismos, y adquisición de conocimientos básicos. Ejercicios de psicomotricidad gruesa y fina (especialmente manual). Paralelamente lleva ya ortopedia metálica para valgus nocturno durante un año (bajo control del traumatólogo). Prima el tiempo, y trabajamos la psicomotricidad y concentración en el trabajo de manualidades con música.

---

[544]   En este caso el niño será trasladado de colegio para cursar el 2º trimestre del mismo curso, en un colegio de más nivel y disciplina, pero hay diálogo y los padres encuentran colaboración.

a. Organización corporal: ejercicios de coordinación, orientación temporoespacial, habilitando percepciones auditivas y potenciando su capacidad musical, dentro de la estimulación sensorio-motriz, con ejercicios de sensoriomotores grueso y fino (especialmente manual), en preparación para el estudio de música que tanto desea y los padres están dispuestos a acceder si se acompaña con resultados positivos escolares.

b. Conceptos musicales y ejercicios con la flauta con ambas manos, (como diestro) durante las vacaciones de Navidad.

c. El test de Rey (de las anillas, comparativo al de hace 10 días, solo presenta 5 fallos, y al mes no hace ningún fallo.

Pautas de apoyo a la familia para y durante las vacaciones de Navidad. En casa recibirá ayuda para comprensión de algún texto, y ejercicios de flauta y sobre papel (simetrías, orientación izquierda-derecha, grupos y seriación. Los padres adquieren material para el nuevo colegio y al niño se le abre un nuevo horizonte.

A los diez días del cambio de mano, en que solamente utiliza la mano derecha para ocasiones en casa. El niño se ha dibujado a él mismo en folio apaisado, reducida al 50%. Pueden compararse las proporciones y el color de hace diez días, destacando la confianza de su nueva etapa (aún no sabe que cambiará de colegio, pero sí que lo hará ni conviene), sabe -a su entender- que lo que le pasa se solucionará, y confía que así será. Se abre para él un horizonte de esperanza y alegría, que trasluce también al papel. En casa recibirá ayuda para comprensión de algún texto.

Al mes del cambio de mano mejora notablemente la coordinación global y segmentaria, la concentración y la habilidad manual, lenta la grafomotricidad, aflorando la confianza en muestras evidentes en su comportamiento. Pasa a la escritura manual diestra, sin dificultades. Los padres adquieren el nuevo material para el colegio al que se trasladará, llevando un informe. El dibujo que ahora ocupa un Dina-3, a todo color, presenta las tres carabelas, y nombradas con las letras también a todo color, en sentido horizontal es mar es azul, realizado a lápiz. Mejora notablemente la coordinación global y segmentaria, la concentración y la habilidad manual, la grafomotricidad es lenta, pero correcta, aflorando la confianza en muestras evidentes en su comportamiento.

Primer EEG.: 8a.7m. Escala 50%. Cuando lleva 7m. de cambio de mano. Practicado en vigilia, ojos cerrados Bien organizado. Actividad base en frecuencias entre ALFA Y THETA. Destacan en ambas áreas occipitales, puntas y polipuntas seguidas de onda 2 a 3 c/s. (ciclos por segundo). En la hiperpnea se inestabiliza e incrementa su voltaje, con el mismo predominio. *Irritabilidad neuronal inespecífica de tipo funcional, Temporo-Occipital Izquierda, con tendencia a la proyección al área contralateral (Dr. O. Segura).*

Observación: el EEG confirma el deterioro de áreas del hemisferio izquierdo de la evaluación inicial, siendo el área tempo-occipital la lesionada, y localizada en el hemisferio izquierdo, que corresponde al desajuste del uso de su mano derecha, por lesión del hemisferio contralateral, como diestro. Se evidencia, mediante el dibujo, el resultado positivo del inicio del tratamiento rehabilitador multisensorial, habida cuenta de que no se realizara un EEG al principio. En la escuela, se esfuerza y tiene buenos resultados. Debemos resaltar el esfuerzo y los resultados escolares del estímulo del niño, consciente de ir eliminando barreras psicológicas, ambientales e intelectuales. Se siente apoyado e ilusionado.

Hacemos la siguiente observación para manifestar la falta de colaboración en el caso de la neurofisiología, porque los neurólogos solicitados en la Salud Pública no consideran la necesidad de tal prueba, (es familia numerosa), y faltan protocolos para atender estos casos, viéndose abocados a realizarlo privadamente, como lo han venido haciendo otros niños tratados, y así se evidencia en el caso siguiente. Planteamos las incógnitas de falta de controles de secuelas neurológicas de bebés nacidos por fórceps o causas que puedan afectar al desarrollo neurológico, con sus repercusiones posteriores.

Segundo EEG. 9a.4m., a 8 meses del primer registro. Mejoría. Bien organizado, elevado voltaje. Puntas agudas temporooccipitales seguidas de onda, más voltadas en el hemisferio izquierdo, sin valor de focalidad. *La mejoría indica el efecto positivo del tratamiento recuperacional, al progresar en sus fases madurativas.* (Dr. O. Segura).

Observaciones. Ha mejorado la psicomotricidad, coordinación, concentración perceptiva, escucha auditiva, percepción auditiva, visual y de sonidos, *con voltaje en un solo hemisferio -izquierdo- sin valor de focalidad).* Ha mejorado los conocimientos base con la comprensión, ortografía, caligrafía y cálculo elemental, colocándose al nivel de su curso escolar. *Se ha inestabilizado temporalmente por tensión, a causa de la exigencia de una profesora.* Ha mejorado los conceptos numéricos y el área no verbal. Superada la etapa, disfruta y le gusta aprender.

Tercer EEG.- 9a. 11m. 7 meses después del 2°. Mejorado. Desarrolla actividad de base en frecuencias ALFA dominantes. Persisten elementos punta aguda seguida de onda temporooccipitales, más voltadas en hemisferios izquierdo. Incrementan en voltaje a la acción de la hiperpnea.

Cuarto EEG.- Edad: 10a. 4m., 5 meses después del 3°. Informe neurofisiológico, cinco meses después del realizado inicialmente. *Trazado en hiperpnea:* en relación con el efectuado hace 5 meses ha mejorado. Presenta una correcta actividad basal, de elevado voltaje. Persisten las puntas agudas en ambas áreas temporooccipitales, de menor voltaje y menor predominio izquierdo. Durante la hiperpnea hay un incremento en voltaje.

Quinto EEG. 12a.3m. Trazado en reposo, comparativo, de correcta actividad basal, en frecuencias ALFA de voltaje elevado. Persisten las puntas agudas en áreas temporooccipitales, más voltadas en hemisferio izquierdo. Mejor estabilidad a la hiperpnea. Se suspende el tratamiento farmacológico pasado un mes.

Comentario clínico final compartido

Nuestra hipótesis está basada en que la irritación del córtex del hemisferio izquierdo, en este caso, pudo ser provocada por el fórceps al nacer. En este caso, le llevaría a la utilización de la mano izquierda, por alteración de su hemisferio dominante, y como consecuencia de la disfunción por irritación cortical. La deslateralización funcional resulta una ineficaz, desestabilizando el hemisferio contralateral (escritura), por la tensión escolar sufrida y la falta de comprensión del profesorado, con la disfunción de las áreas del lenguaje, de memorización y comprensión, en los aprendizajes.

De otra parte, la historia familiar de deslateralización y del problema motor por patología de extremidades inferiores, abundan en la desorganización corporal, problemas de ritmo y faltas de concentración, como otra consecuencia sumada al cuadro clínico. A esto hay que añadir la falta de psicomotricidad en la familia durante su desarrollo y sin programa escolar psicomotriz, que potencia la deslateralización, con resultado final de una zurdería falsa/patológica, existiendo antecedentes en la familia, coadyuvante al retardo de la homogeneización de la lateralidad y al establecimiento de la falsa zurdería.

Tratada la desorganización general, el desarrollo de los aspectos motrices, del control de la atención y del propio cuerpo, desaparecen en la medida en que éstos se tratan, a la vez el aspecto ortopédico y motor relacionado con extremidades inferiores, y a su zurdería. Aliento a los padres, observando su colaboración en el seguimiento del tratamiento e indicaciones. Se realiza el cambio de colegio, aprovechando las fiestas navideñas, para beneficio ambiental del niño, que su vez lo desea y le anima, tranquilizándole, a pesar del cambio. Las gestiones las llevan los padres y se les asesora sobre los aspectos a tratar con la dirección y profesorado. Además son orientados acerca de la posibilidad de iniciarle en el estudio de música, que él mismo anhela.

Sigue el desarrollo de las áreas de asociación a las que estuvieron en disfunción, por etapas y niveles de recuperación funcional motora y sensorial. Sólo cuando se completa podemos hablar de un niño feliz, estable emocionalmente y seguro, maduro y capacitado para los estudios y autónomo. Acabado el tratamiento a los dos años, irá durante un tiempo en progresión su capacitación con las experiencias positivas de resultados de su trabajo y capacidades.

El cambio de colegio se efectúa en un tiempo crítico, pasado solo un trimestre del curso. Teniendo en cuenta que no somos partidarios de cambio de colegio por estos problemas, en este caso está clara la urgente necesidad, por el trato que este niño recibe con seguidos castigos y aislamiento, de modo que reduzca sus dificultades y tensión, y así poder llevar a cabo el tratamiento y el aprendizaje con más desahogo para él y sus padres.

Dadas las capacidades intelectuales del niño, se orienta hacia un colegio de más nivel escolar, profesorado mixto (el anterior no lo es). Todos tenemos en cuenta el cambio de libros de texto, de exigencias académicas, de amigos, y un tratamiento por medio. Por estos múltiples motivos, ya hemos previsto en el nuevo colegio el apoyo con los datos concretos aportados, que son comprendidos y aceptados.

De cinco suspensos del primer trimestre en el colegio anterior (notas de diciembre), pasa a aprobar todo en el curso, además de pasar apto en la prueba de ingreso en el Conservatorio Municipal de Música de Barcelona, donde siguió cursando solfeo y piano con excelentes resultados. No solo no repite cursos, sino que en la escuela es capaz de sacar con el mínimo esfuerzo unas notas aceptables. También, el dibujo, para el que era completamente dishábil, es un éxito y motivo de notas excelentes.

Resaltamos en este caso la importancia de la prevención en las revisiones pediátricas y de las valoraciones escolares, además de la necesidad de cambiar el criterio acerca de los problemas de lateralidad, evitando el abandono y proporcionando los medios adecuados para su verificación, sobretodo cuando hay visos de fracaso (como le anuncian).

Testimonios

Comentario evolutivo sobre la maduración neurofisiológica.

La recuperación de este caso ha sido objetivamente comprobable. Hago extensiva mi opinión para todos aquellos casos en que haya una incidencia de deslateralización, según predominio hemisférico. En estos casos, la comprobación clínica de su proceso recuperacional, viene matizada por el éxito en su rendimiento escolar. En el momento del comentario, está el niño en la última fase en recuperación completa de su trastorno motor por rotación de tibias y metatarsos (Dr. Segura, Neurofisiólogo).

Testimonio de los padres (Caso nº 1), textual.

Antes del cambio de mano y tratamiento recuperacional nuestro hijo era torpe en sus movimientos, corría descoordinado, sólo era zurdo para comer y escribir. Escribía tapando con la mano izquierda (la de uso) lo escrito y a veces repetía por ese motivo las palabras. Era incapaz de seguir un dictado y para el trazado necesitaba siempre una regla, porque de otro modo jamás le salía recta. Era muy distraído en clase y del colegio siempre nos llegaban notas avisando de mal comportamiento, y le ponían muchos castigos.

Estaba angustiado, y no atendía ni parecía que escuchara a veces, pero nosotros sabíamos que oía muy bien. En el colegio se negaban a colaborar en el cambio de mano que nosotros vimos beneficioso, tras unos cursos-taller en los que nos informamos sobre algunas funciones del cerebro. Por este motivo, un día, a pesar nuestro, le cambiamos de colegio.

Después del cambio de mano: En un mes aprende a manejar el lápiz con la mano derecha, sigue el dictado que corresponde a su nivel, coordina sus movimientos y es rápido; también tiene puntería y precisión. Muy importante para nosotros, la seguridad que tiene en sí mismo. Para el dibujo, no necesita regla, su trazado es firme y seguro.

Cuando se presentó al Conservatorio Municipal de Música de Barcelona, aprobó el examen de aptitud. Asiste a clase dos veces por semana, como está regulada la enseñanza oficial en este curso, y además de aprobar con Sobresaliente, saca el curso de 5° de EGB en ese mismo año. En el mismo curso del cambio de mano, coincidiendo con el cambio -también- de colegio, y con mayores exigencias académicas, aprobó todas las asignaturas del curso, teniendo en cuenta que lo inició en Enero, pasado un trimestre para el resto de sus compañeros.

Queremos hacer notar que en su colegio inicial, nunca atribuyeron su inadaptación escolar a su falso zurdismo.

CASO 2: niña, 10a. 2m.

Motivo de la consulta. La madre señala que desde 1° de EGB (primaria) le cuesta la lectura y la escritura, sin considerarlo anormal ("ya mejorará", "le cuesta más") y como también tuvieron problemas con su hermano, pensaron que "era de familia" (ellos "no tienen estudios", dice la madre) y no le resulta extraño que sus hijos no sean muy inteligentes. Dice que la profesora actual se ha tomado mucho interés en la niña; resaltamos su buena relación con la familia y la mediación con el colegio a su través, como también les ha animado para acudir a esta consulta cuando lo decidieron, mostrando su buena disposición para colaborar. Está cursando 4° de EGB, y falta un mes para acabarlo (estamos a 23 de mayo), en una escuela pública de Barcelona, donde está desde preescolar.

Su tutora y profesora dice que gesticula todas las palabras antes de leerlas, *confunde algunas letras* (d por b, el por le, es por se, etc.), que duda mucho, se pone nerviosa y lee muy lentamente. Se pierde cuando leen los demás de su clase y a menudo se le tiene que forzar para que siga la lectura, que ella *prefiere escuchar.* También la tutora refiere *muchas dificultades en la escritura: omite vocales o consonantes en las palabras, domina poco las grafías típicas de inicio escritor* (g/gu, c/qu/, c/z…), con *tendencia a alterar el orden de las consonantes trabadas* (tra por *tar,* bra por *bar…*etc.), y que *ha tenido mucha dificultad para memorizar las tablas de* *multiplicar.* Pero añade, que tiene buena capacidad de comprensión, que es trabajadora y que tiene voluntad, *que sufre mucho en la lecto-escritura*, porque ve que no consigue avanzar.

Acude a un centro específico de dislexia hace dos que años, por orientación de la escuela, sin observar "ningún adelanto"; un comentario a destacar es el hecho de que ni la niña ni la madre conocen el nombre de la persona que le trata, y que la madre no ha podido estar en el piso de referencia, sino que ha estado en la calle mientras su hija permanece en el citado centro para recuperación, donde le diagnosticaron *dislexia grave*: "nunca se curará y jamás leerá bien". Los padres, "desalentados y cansados" y (ahora muy preocupados), no saben ya a dónde acudir", y están dispuestos a lo que sea por ayudar a su hija que va a peor cada año, no puede leer y todos sufren por este motivo, le dicen "que lea tranquila", pero "no consigue leer una palabra completa a la primera".

Resumen de la Anamnesis

Antecedentes familiares:

Nadie en la familia con problemas de lateralidad, pero su único hermano usa la mano izquierda para casi todo, aunque también la derecha (suele ayudar en el bar de los padres) y tiene dificultades de aprendizaje (caso N° 6).

Antecedentes personales:

- La madre sufre *metrorragias* (pérdidas) durante el tercer mes de su gestación.
- Ictericia "fisiológica" al nacer (faltan datos de la clínica), pero a las 24h. es separada de la madre durante 8 días en cuidados especiales. No es alimentada con leche materna.
- Tras el alta (*a los 10 días de vida*), ingresa de urgencias con *deshidratación*, por descuidos de una canguro[545], contratada (la madre ingresada por cólico nefrítico), y *descuido alimentario, faltando la hidratación*, además de la lactancia materna.
- Empieza a hablar a los dos años, a andar a los 9 meses, y *no gateó*.
- Infancia sin datos a resaltar "Una niña sana".
- Lengua materna, castellana; padre catalanohablante (habla con su esposa en castellano y con la hija en catalán).
- Desde 1° de Primaria (EGB) le cuesta la lectura y la escritura, pero so se le dio importancia, entendiendo que la niña era normal, y "ya mejoraría", pensaban, "le cuesta más" (comentario de padres). Por ese tiempo, *la escuela probaba un método lector*.

---

[545]   Ghishan FK, Roloff JS: Malnutrition and hypernatremic dehydration in two breast-fed infants. Clin Pediatr (Phila) 1983; 22: 592-4.

Exploración actual:

Cursa 4º de primaria (EGB), y han pasado ya dos trimestres del mismo (escuela municipal, catalana, con profesores catalanoparlantes, donde el castellano es una asignatura). Es querida por compañeros y profesores (que se interesan por ella hasta la fecha, la madre tiene buena relación con la tutora). Le gusta le gusta la rítmica, que practica en clases extraescolares desde hace tres años. Se trata de una niña sin dificultades psicopatológicas, sin trastornos en el lenguaje oral y tiene buen carácter.

- Deslateralizada, sin definición de extremidades superiores.
- Zurda manual para la escritura (fuerza, puntería y precisión diestra).
- Dominancia auditiva derecha.
- Dominancia ocular izquierda, con disminución del campo visual lector.
- Alteraciones en el análisis y síntesis visual, percepción fonemática y representaciones témpora-espaciales.
- Percepción visual figura-fondo: reversión, separación y rotación. Falta de percepción, rotaciones, reversiones, es… etc. y sin comprensión lectora.
- Disociación, silabeo, confusión de letras: e por a, i por e, e por i, b - d por p, p por q….etc. y sílabas trabadas.
- Confusión de lenguas (mezcla sílabas y letras de castellano con catalán).
- Disgrafía y disortografía: *dislexia de desarrollo* (legastenia)[546], previsiblemente orgánica, con dificultades para la lecto-escritura.
- Falta de madurez neurológica.
- Falta de fluidez verbal, expresión, lógica, vocabulario y comprensión lectora.
- Falta del proceso de la memorización.
- Falta psicomotricidad fina; buena psicomotricidad global, ágil.
- Falta de orientación espacio-temporal / izquierda-derecha.
- Falta coordinación fina.
- Falta de la codificación de sonidos (dice tener dificultad para la música).

Observaciones. Recordaremos que en este tercer mes de gestación se desarrolla parte del sistema nervioso central: Telencéfalo, comisuras blanca anterior e hipocampal, así como los hemisferios del cerebelo. Esta etapa es de migración, proliferación y agregación selectiva neuronal y formación de las meninges (v. neurogésesis). *Las metrorragias (hemorragia materna) son otro factor de riesgo de anoxia o hipoxia fetal), por deficiencias en la circulación sanguínea del cerebro, ya sea masiva o parcial, al producirse la falta de volumen sanguíneo y del oxígeno que conlleva,* por destrucción de sinapsis y neuronas debido a la falta de oxígeno (v.

---

[546]   La Dislexia orgánica o Legastenia pertenece al grupo de trastornos específicos del desarrollo, entre los que se encuentra la discalculia (dificultad para el cálculo). Además de su origen hereditario, también está asociada a lesiones cerebrales, como es el caso, aunque no sea traumático.

capítulo de vascularización). Todo ello *induce secuelas neurológicas a posteriori*, detectadas en el desarrollo del niño/a. Añadido *al estrés materno en ese período crítico* (la madre está obligada al reposo), (v. estrés prenatal) para el desarrollo del SNC y del cerebro. La ictericia[547] de recién nacida (es separada de la madre 8 días) y la siguiente *deshidratación*[548] (a los dos del alta clínica), son causa suficiente de secuelas. *El sistema nervioso central (SNC) es muy sensible a los cambios iónicos y metabólicos que se generen en su entorno inmediato, ya que éstos afectan al metabolismo y la actividad eléctrica de sus neuronas.*

Es frecuente que la deshidratación hipernatrémica sea la causa de readmisión hospitalaria en recién nacidos[549]. En estudios varios, se llegan a semejantes conclusiones, aunque presentamos este, realizado en el Hospital General de Rioverde, Secretaría de Salud, México). La deshidratación hipernatrémica se presenta alrededor del día 10 de vida, con un rango establecido en la literatura de 3 hasta 21 días. El seguimiento a largo plazo es recomendable ya que se han descrito secuelas neurológicas.

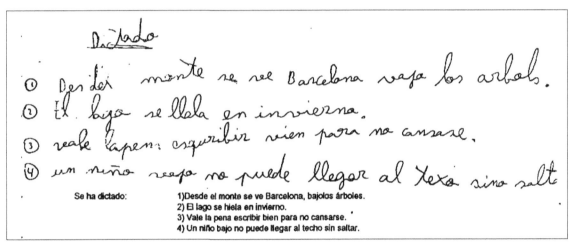

Fig. 41. Escrito del caso 2, realizado en la primera visita.10a. 3m. (mano izquierda)

---

[547]   La ictericia neonatal no es dañina, por lo general, y en la mayoría de bebés se resuelve normalmente sin tratamiento dentro de 1 a 2 semanas. En este caso faltan informes clínicos, cosa frecuente, por los que se pudiera establecer el grado (grave o leve), que depende de los niveles de Bilirrubina en sangre; los niveles altos pueden causar al bebé daños cerebrales, y se denomina « kernicterus » (que se desarrolla en la primera semana de vida generalmente), y se trata de una enfermedad seria con pronóstico reservado.

[548]   La deshidratación hipernatrémica asociada o no a ictericia parece estar incrementando su incidencia en la literatura mundial (Laing IA, Wong CM: Hypernatraemia in the first few days: is the incidence rising? Arch Dis Child Fetal Neonatal Ed 2002; 87: 158-62). Sus consecuencias, de no ser tratadas adecuadamente, pueden interferir en la calidad de vida de los neonatos que la presenten, ya que puede condicionar alteraciones neurológicas y secuelas a largo plazo: Residente de Pediatría. Hospital Central "Dr. Ignacio Morones Prieto". San Luis Potosí, S.L.P.

[549]   Adriana Jonguitud A.: Pediatra Neonatóloga. Hospital General de Rioverde, Secretaría de Salud., y Hugo Villa: Residente de Pediatría. Hospital Central "Dr. Ignacio Morones Prieto". San Luis Potosí, S.L.P. « La deshidratación hipernatrémia es causa frecuente de reingreso hospitalario en recien nacidos ».

Primera impresión

De la evaluación deriva una conclusión inicial, considerando los riesgos a que estuvo expuesta en el periodo prenatal y neonatal, sin el método más adecuado para su aprendizaje del lenguaje inicial, que debiera haber sido la lengua materna hasta afianzar el lenguaje en una primera fase, experiencia añadida al período pre y postnatal crítico que sufrió. Con referencia al uso de su mano izquierda, se deduce que no es una niña zurda, sino diestra, aunque deslateralizada, que presenta dislexia de evolución (en primer término), con evidente disfunción de áreas temporales y occipitales derechas y parte de las del H.I, lo que manifiesta el posible daño del HD y la falta de desarrollo del izquierdo por el uso de la mano izquierda. Presenta falta de coordinación viso-motriz, con dificultades de percepción sensorial y organización temporo-espacial, sin base en conceptos simbólicos, habida cuenta de los dos años de rítmica citados, por lo que despunta en agilidad y destreza motríz, motivo de parabién, que estimula su esfuerzo. Le gusta dibujar pero no lo hace bien, talento que también utilizaremos en su momento para la rehabilitación sensorio-motríz y coordinación izquierda-derecha.

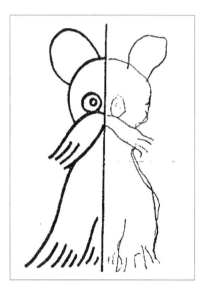

Fig. 42. Simetrías (caso 2) realizadas con la mano derecha, en el período de adiestramiento, previo a su uso para escribir.

Plan inicial

Derivación a electrofisiología, para practicar un EEG y obtener la valoración del especialista. Como en casos anteriores, rechazo de especialistas en neurología por parecerles no haber motivo para esta petición, retrasando el primer EEG 8 meses, y con ello el tratamiento, en su caso. Es por este motivo que adelantamos la reestructuración de la lateralidad como diestra, procediendo a la habilitación de áreas y reorganización funcional de las afectadas, hoy en disfunción, desarrollando las de asociación. Mostramos el modelo de letra en la primera visita: dictado, realizado con la mano izquierda, con la que se expresa para la escritura habitualmente (Fig. 43).

Tratamiento

El cambio de mano para escribir se inicia, teniendo en cuenta que está a final de curso (tanto en fuerza y trazado como en colocación). Atendemos la orientación espacial, dominancias y percepciones. Trabajamos la atención, comprensión, razonamiento, análisis y abstracción. No se aconseja el cambio de colegio, por el apoyo y colaboración incondicional de la escuela, aunque son reacios al adiestramiento. Se aumenta la psicomotricidad, y ejercicios de dominancia ocular, manual, auditiva, etc., para potenciar áreas, que según la sintomatología sean susceptibles de estímulo.

Orientamos el abordaje escolar en colaboración con su tutora, que accede a que la niña no lea en alta voz hasta que se encuentre segura, y luego de empezar, que sea en frases cortas, y en castellano. Mostramos el proceso de escritura y simetrías comentado del inicio, fechas de primeras visitas. La pauta inicial para casa, que sigue la madre y apoya el padre, va dirigida a ejercicios multisensoriales y motores, primero, con el propio método de aprendizaje lector pensado inicialmente para edades tempranas, en la lengua materna[550].

Durante los primeros días del cambio de mano (que sorprendió en el primer momento a la escuela, reacia a esta determinación), hubo mucha colaboración, y notaron rápidamente los avances, por lo que el apoyo fue incondicional. También existió la intervención negativa de un neurólogo (como hemos comentado en otros casos), que intentó disuadir a la madre de nuestra intervención, pero ésta, afortunadamente para ella, no volvió, apoyada solamente en la confianza en nosotros y guiada por su instinto.

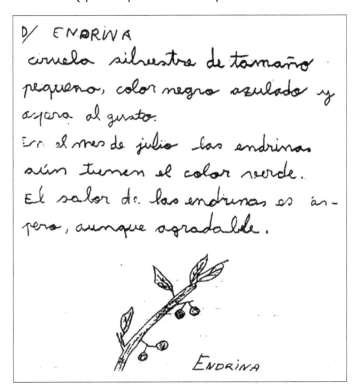

Fig. 43. Letra del caso 2. Dibujo realizado (mano derecha) *al mes del cambio de mano*. Copia de texto, ilustra con dibujo, durante las vacaciones escolares con su familia. Reducido de tamaño D4, con amplios márgenes. Observamos mejor alineamiento y firmeza en el trazo (vemos clara mejora comparativa respecto a la primera). Se ha reducido el tamaño por motivos de espacio.

550 "Aprendizaje integrador fisiológico". Autora, (presentado en el primer congreso internacional de aprendizaje prenatal y postnatal en Junio 1996), Residencia La Fé (Valencia). Utilizado individualmente o en grupo, pueden leer en un més, final de un proceso de madurez neuropsicomotriz y de estímulo precede en vivencia, información y percepciones.

Primer EEG. 10 años. 5 m. (a los 2 meses del cambio de mano). Irritabilidad inespecífica[551], especialmente en zona temporooccipital derecha, de carácter funcional. *Área contralateral izquierda menos organizada y lenta.* Dominancia hemisférica izquierda. Inicia tratamiento farmacológico, bajo control médico. En este caso están afectadas las áreas del lóbulo temporal especialmente, implicadas en la memoria, sonidos... etc., el área interpretativa general, el área occipital, como ya se sabe, visual. (Dr. Segura, Neurofisiólogo).

Segundo EEG. 10ª.10m. (a los 5 m. del primero). Trazado que en relación con el primero ha mejorado. Mantiene una adecuada actividad basal en relación a su edad. La puntas bitemporales son más discretas en voltaje, sin un predominio definido en esta ocasión. Incrementa el voltaje a la hiperpnea.

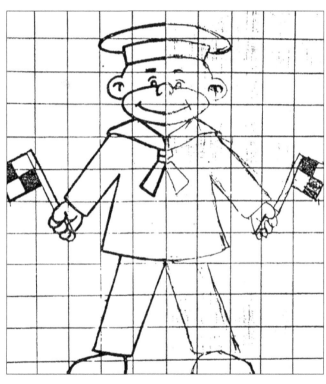

IMPRESIÓN: mejoría en relación al primero, bien organizado, elevado voltaje. Puntas bitemporales más voltadas a la hiperpnea (Dr. Segura). Trazado dentro de los límites fisiológicos (Dr. Segura).

Tercer EEG. 11a.9m. (a los 11m. del 2°). Trazado que en relación al realizado hace once meses, mantiene una correcta actividad basal en frecuencias ALFA dominantes, más voltadas en esta ocasión en el hemisferio izquierdo.

Desde hace un mes, con el inicio del nuevo curso, está sufriendo mucho a causa de presión. Así se ve también en el trazado, perjudicado el área correspondiente a la escritura, ligeramente empeorada la letra, debido a presiones y excesivos trabajos (para ella) escritos, impuestos por parte de la profesora de lengua, nueva en este curso. Intervendrá la madre.

Fig. 44. Simetría (caso 2), realizada *a los cinco meses del cambio de mano*. Dibuja la mitad izquierda del marinero (a nuestra derecha). Muestra la mejora del hemisferio derecho, percepciones y la orientación espacial e izquierda-derecha.

---

[551] En neurología, todo lo que se define como específico, responde a un cuadro comicial (como la epilepsia). Lo inespecífico es toda alteración que no corresponde clínicamente a cuadro comicial. En este caso nº 2 hay clínica (causa), que se prevee por su deshidratación en el período prenatal, aunque falten datos, y se puede presumir como secuela posterior, que (como generalmente es hipertónica, siempre dejarían secuelas de hisquemia o hipoxia (juntas o separadas).

Recordamos (cuando hablábamos de la inteligencia emocional, en el capítulo 6), como influyen la emociones (negativas o positivas) en el aprendizaje, porque en el hipocampo se almacenan los recuerdos emocionales.

Comentario

Creemos que se trata de una afasia combinada[552] (*a. cortical y a. Cruzada*). No sería apropiado el término de dislexia, que se presenta solo como un síntoma, sino más bien el de *legastenia*[553]. Hemos trabajado con la hipótesis de que la deshidratación neonatal y la estancia en Cuidados Intensivos podría tener que ver con el foco irritativo temporooccipital derecho.

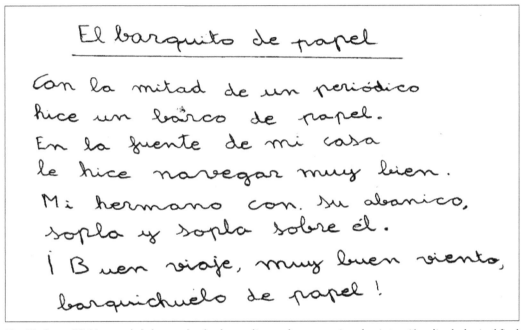

Fig. 45. Caso nº 2. Muestra de la letra redondeada, amplia, regular, proporcionada, sin tensión y ligada, hacia el final del tratamiento neuro-rehabilitador, al año y nueve meses de la primera visita. Se observa la letra más redondeada, mejor estructurada y alineada (Tamaño original: media página de D-4). Mejora global de áreas y definición de lateralidad diestra. Más estable hacia el final del tratamiento neuro-rehabilitador.

---

[552] Afasia combinada es la presencia de dos o más tipos de afasia en una misma persona. A.Cortical, por lesión del cortex en la región que contiene los centros de las imágenes de las palabras (sensorial o motora). A.Cruzada, por lesión del HD. en diestros ó lesión del HI en zurdos.

[553] Cuando parece que a un niño le cuesta más que a la media escribir correctamente lo que escucha y leer lo que está escrito, es posible que la legastenia sea la causa subyacente. Este es uno de los denominados trastornos específicos del desarrollo, en el que las capacidades de lectura y escritura se ven afectadas. Las causas de la **legastenia** están relacionadas con factores hereditarios (que no sería el caso) o lesiones durante el embarazo o el parto, que influyen en el procesamiento de la información en el cerebro. Por el contrario, los padres y el entorno del niño tienen escasa importancia en el origen de la legastenia, pero pueden influir en la dificultad de resolución.

La falsa zurdería produciría la afasia cruzada que citamos. Siendo su dominancia hemisférica izquierda, no tarda en desaparecer la sintomatología y mejoran rápidamente las adquisiciones y aprendizajes, así como los desórdenes lecto-escritos, como se muestran en algunas figuras mostradas, y en un corto espacio de tiempo, relativamente. Esta niña tenía dos ventajas, a nuestro entender: una, que la irritación estuviera localizada en el H.D. y no en el H.I., porque las áreas sin desarrollar del HI no están dañadas. Otra, hacer ballet desde hace unos dos años, que le mejoraba la organización corporal, reduciendo la abundancia de problemas.

Comentario evolutivo

Verdaderamente, considero y afirmo personalmente la curación del trastorno de la lecto-escritura "dislexia" y su sintomatología añadida en la niña del caso N° 2. Las pautas recuperacionales llevadas a cabo en este caso (como en otros), con el apoyo farmacológico, han dado los éxitos objetivos y demostrables. Hemos llevado a cabo sesiones clínicas puntuales para confirmar nuestras conclusiones. Se le dio de alta clínica al año y nueve meses de la primera visita. **Dr. Segura, Neurofisiólogo.**

Testimonios

Testimonio de los padres (textual: sin correcciones, omitiendo nombres):

Nosotros hemos visto que desde el momento que se inicia la reeducación de nuestra hija (omitimos el nombre), de zurda a diestra, ha hecho un avance progresivo, y la recuperación ha sido muy positiva, debido al avance que venimos observando desde que inicia las sesiones.

Este progreso, se constata en dos ámbitos diferentes, como son:

a) Mayor agilidad en la lecto-escritura así como claridad y rapidez lectora.
b) Superación de sus propias deficiencias en clase, motivado por una mayor seguridad en sí misma.

Esta opinión es compartida por nosotros como padres y por el resto de profesores que ("la niña") ha tenido durante el curso escolar.

Estuvo yendo durante un año a un centro especial de dislexia, anteriormente, sin ningún resultado.

CASO 3: niña de 11a.10m.

Motivo de la consulta. Los padres solicitan ayuda porque "ya no saben qué hacer" (en expresión de la madre). Explica que siempre le ha costado sacar el curso, pero últimamente "no se entera de nada", se bloquea y sufre mucho (sube el nivel y no avanza con el ritmo normal de clase); Es muy insegura, y no pregunta ni participa en clase por miedo al ridículo; trabaja mucho sin resultados, a pesar de los apoyos extraescolares, porque no se acuerda de nada al día siguiente ("Incapaz de comprender nada, ni con ayuda", comenta la madre, "Interés en los trabajos, pero llora y se bloquea cuando no lo entiende"); los profesores no creen que estudie y la psicóloga del centro dice que es inmadura y que no puede estudiar. Los profesores no creen que estudie, y la psicóloga dice que "es inmadura", que "no puede".

Resumen de la Anamnesis

Antecedentes familiares:

Madre natural,13a.[554] (posiblemente hispano-parlante), padre natural de 15a. Fallecido. Es adoptada con mes y medio de vida.

Antecedentes personales:

Prenatal: Gestación de 36 semanas[555], madre adolescente. Peso al nacer 2.080 kg. (corresponde al tiempo gestacional).

---

[554] La adolescencia según la OMS es el período de la vida en el cual el individuo adquiere la capacidad reproductiva, transita los patrones psicológicos de la niñez a la adultez y consolida la independencia socioeconómica; fija sus límites entre los 10 y 20 años (Issler JR. Embarazo en la adolescencia. Revista de Posgrado de la de la VI cátedra de Medicina. 2001;107:11-23). Fernández LS, Carro Puig E, Oses Ferrera D, Pérez Piñero J. Caracterización del recién nacido en una muestra de gestantes adolescentes. RCOG [en línea] 2004 [25 de noviembre de 2005]; 30(2). URL disponible en: http://www.bvs.sld.cu/revistas/gin/vol30_2_04/gin03204.htm. La adolescencia constituye un período de la vida donde ocurren una serie de cambios con rapidez vertiginosa que se reflejan en la esfera anatomofisiológica, social y cultural, y el embarazo irrumpe en su vida en momentos en que todavía no alcanzan la madurez física y mental, y a veces en circunstancias adversas como son las carencias nutricionales u otras enfermedades, y en un medio familiar generalmente poco receptivo para aceptarlo y protegerlo. Los hijos corren riesgo de nacer prematuros, con malformaciones o con bajo peso, si las madres son menores de 15 años. El cuerpo de una niña adolescente no está preparado para el embarazo. En algunos países hay 4 muertes de cada mil partos, causadas por hemorragia materna, o infecciones.

[555] Un embarazo normal y a término dura 38 semanas a partir de la fecha de ovulación. Como no se sabe con precisión cuando se produjo la concepción y sólo se conoce la fecha de la última menstruación, los obstetras cuentan los embarazos utilizando esa fecha como guía, sumándole 40 semanas al primer día de la última menstruación. Es decir, que el bebé puede nacer dentro del período comprendido entre dos semanas antes y siete o diez días posteriores a esa fecha. Estos márgenes se consideran normales. En la semana 36 todavía se le considera un feto prematuro. La Academia Americana de Pediatría ha elegido la semana 38 de gestación para denominar la prematuridad, su peso se sitúa por abajo del que le corresponde según las semanas de gestación; se les llama hipotróficos (más pequeño de lo que le corresponde).

Neonatal: Nacimiento Patológico: prematuridad y bajo peso, hipotermia (síndrome de enfriamiento), distress respiratorio (insuficiencia respiratoria[556], uno de los problemas más comunes de los prematuros), taquipnea con acidosis respiratoria transitoria (durante los 5 primeros días) y "pulmón húmedo[557]" a la percepción radiológica, anemia a los 30 días de nacer (transfundida). El informe de la exploración neurológica fue normal y se le dio de alta a los 42 días de nacer.

Primera infancia: Tardó en hablar (comenta la madre). Inicia preescolar a los 3 años de edad y *comienza a leer frases a los "5 años"*. Enseñanza estimulante (dice la madre).

Actual: Ser zurda le gusta porque se siente más especial (dice). Dificultades escolares (suspende lenguaje castellano y matemáticas. Falta de memorización y comprensión general. Se le da bien el dibujo, le gusta la música pero comenta que se le da muy mal (frecuente uso de walkmans para oír música) y falta de atención auditiva. Le gusta y practica deporte, practica ballet extraescolar hace años.

Exploración

- Deslateralizada (lateralidad incompleta, predominantemente zurda, mayor dominancia auditiva derecha).
- Marcadas dificultades de: direccionalidad izquierda-derecha, orientación y coordinación de movimientos y coordinación viso-manual.
- Menor dificultad (normal-bajo): Percepción auditiva (y de sonidos), poca aptitud numérica, nivel medio-bajo de ortografía.
- Aptitud para el dibujo. Le gusta la guitarra (recibe clases extraescolares a petición suya), pero lo hace a disgusto, por el método de la profesora, que además le hizo cambiar las cuerdas en sentido inverso, "considerando su zurdera" (aparente, claro), motivo de confusión para profesora y alumna.
- Falta de comprensión verbal, no verbal y numérica (general), y de memorización.
- Ha suspendido en Lenguaje y Matemáticas. Cursa 6° de EGB (Enseñanza General Básica).
- Especial dificultad para el seguimiento del lenguaje, sensibilidad al lenguaje oral y comprensión de palabras y frases, así como de los movimientos de escucha y atención auditiva y seguimiento de sonidos (y toda elaboración asociada a la audición),

---

[556]   La insuficiencia respiratoria es uno de los problemas más comunes de los prematuros, y pueden requerir oxígeno adicional y ayuda para respirar. El síndrome de "distréss respiratorio" es una alteración aguda y severa de la estructura y función pulmonar. Causas: estrés por el frío (un trastorno que impide la producción de surfactante) o nacimiento previo de un bebé con enfermedad de la Membrana Hialina (v. glosario), aunado a la falta de desarrollo de los pulmones.

[557]   El nombre técnico del síndrome es "taquipnea transitoria del recién nacido",(una disfunción pasajera) con síntoma de frecuencia respiratoria debido al retraso en la eliminación del líquido que el feto tiene en los pulmones.

codificación del habla (sonido distorsionado), perceptible en la emisión de lenguaje (audiometría: normal).

- Buena percepción visual lectora (usa gafas, sin datos de valoración) y lee bien, pero repite (porque no lo entiende).
- Escritura vertical, con buena letra, mala colocación postural y de agarre del lápiz (mano izquierda) y faltas de ortografía, además de confusión de ambas lenguas (español y catalán).
- Falta de comunicación entre los padres, la madre se ocupa de "todo".
- Trastorno del pensamiento y falta de control emocional. Onicofagia[558].
- Inmadura para su edad y nivel. Parece bien dispuesta a la pauta siempre que no se le haga razonar (le gusta que se lo den todo pensado y solucionado).

Observaciones

La consideración inicial ("madre adolescente"), del cuadro neonatal patológico, prematura, con *acidosis respiratoria y anemia* (v. recién nacido patológico, vascularización y O_2)[559], causa de falta en el desarrollo neuronal cerebral y falsa/patológica zurdería. Ahora, con cerca de 12 años, lleva el mismo tiempo sin exploración neurofisiológica[4-5], ni tratada, sin desarrollo neurológico adecuado a su edad, con algunas áreas en disfunción; así presenta dishabilidad en los aspectos relacionados con el lenguaje y la lateralidad e inmadurez para el razonamiento lógico y verbal, comprensión y análisis; a su patología se asocia la baja autoestima, que la retrae y avergüenza, conduciéndole al sentido del ridículo, que muestra con su nerviosismo y onicofagia. Los informes *psicopedagógicos de la escuela* no corresponden al proceso de integración de conocimientos que refieren (retraso de 3 y 4 años, según materias), sino que sus impedimentos vienen desde la etapa pre y neonatal, además de la falta de detección en la primera infancia[560]. Aunque se siente bien adaptada al colegio (de forma general), critica mucho a las profesoras (dice que le tienen "manía").

---

[558] Entre las variadas causas psicológicas citamos (por lo apropiado del caso): momentos de nervios, ansiedad o angustia; el estrés por dificultades para resolver problemas cotidianos que sean sociales o escolares (exámenes). Son causas frecuentes que pueden desarrollar un complejo, que lleva a una persona a comerse las uñas.. Y entre las causas psicosomáticas: presión por los estudios en el ambiente familiar o escolar, etc., pero la mayoría de estas causas las frustraciones acumuladas, la timidez y la baja autoestima son los rasgos más significativos que llevan al sujeto a morderse las uñas..

[559] Recién nacidos de riesgo neurológico (tabla II, Vox Pediátrica, Volumen 15.nº1, 2007): Disfunción Neurológica persistente (más de siete días), Daño cerebral evidenciado por ECO o TAC, Neuro-Metabolopatías, Siempre que el Pediatra lo considere oportuno.

[560] Grupo de Atención Temprana de España, publicados en el Libro Blanco de la Atención Temprana: Prevención primaria en Atención Temprana: 1) evitar las condiciones que pueden llevar a la aparición de deficiencias o trastornos en el desarrollo infantil, 2) Prevención secundaria, cuyo objetivo es la detección y el diagnóstico precoz de los trastornos en el desarrollo y de situaciones de riesgo, 3) Prevención terciaria, que agrupa a todas las actividades dirigidas hacia el niño/ niña y su entorno, con el objetivo de mejorar las condiciones de su desarrollo. Esta intervención debe ser precoz, global, planificada e interdisciplinar, encaminada a atenuar o superar los trastornos o disfunciones en el desarrollo, prevenir trastornos secundarios y modificar los factores de riesgo en el entorno inmediato del niño. (Vox Pediátrica, Volumen 15.nº1, 2007).

Plan inicial

Derivación a Electrofisiología, para realizar EEG. La pauta familiar es de apoyo y substitutiva, retirando la ayuda extraescolar para el estudio, que no está en condiciones de asimilar, evitando tensión, y según la progresión de los objetivos de reorganización de áreas cerebrales, por niveles. Se prioriza razonar con la niña los objetivos, que le presentamos globalmente, explicando detenidamente a ella y a la madre los problemas subyacentes a su sintomatología. Así se eliminan los walkmans, se le enseña a utilizar la guitarra y la flauta, como diestra.

1° EEG: 11a.10m. Trazado realizado en vigilia, ojos cerrados. Actividad de base en frecuencias adecuadas a su edad, de voltaje elevado. Destacan en ambas áreas temporales, puntas agudas, alguna seguida de onda, que predominan en voltaje en el hemisferio izquierdo. Durante la hiperpnea incrementan su voltaje y su predominio izquierdo.

Impresión. Bien organizado. Elevado voltaje. Irritabilidad neuronal temporal izquierda, que explica su retardo escolar por déficit madurativo de la electrogenesis cerebral. Aconsejo tratamiento y control en seis meses. Dominancia cerebral izquierda. (Dr. Segura)

Tratamiento

Paralelamente al tratamiento médico, cuando faltan 4 meses para finalización del curso escolar, procedemos al estímulo sensorio-motriz y de percepción auditiva, con otros aspectos de orientación espacial y todos los elementos que se tienen en cuenta en el programa, desde la coordinación general y ejercicios de apoyo y automatización de la coordinación visomotriz, con habilidad manual diestra, para algunos ejercicios, como paso previo a la completa lateralización diestra. Es de los casos excepcionales en que aconsejamos repetir curso, pero la madre, llevada por la niña y por la escuela, decide no hacerlo, cosa que nos lleva a la mayor responsabilidad de todos para seguir la pauta.

Se inicia cuando la niña tiene 12a.2m., con la estimulación multisensorial, incorporando los conocimientos "base", adaptados al nivel escolar de forma progresiva, desarrollando la funcionalidad de áreas cerebrales por niveles y extensión, y con pauta familiar dirigida a la autoestima (estímulo), y ejercicios complementarios a la primera fase del programa. Incorporamos soporte para la guitarra y se orienta como diestra, sustentando la nueva etapa, que alienta a la niña. La familia trabaja mucho durante el verano para apoyar la información progresiva y asociada según pauta proporcionada.

Se retira apoyo anterior para el estudio extraescolar, substituido por el apoyo familiar concreto y pautado, según los objetivos de reorganización de algunas áreas y desarrollo de otras, trabajando las habilidades perceptivas y de lecto-escritura, con otros aspectos de orientación espacial y todos los elementos comentados. Se facilita informe al colegio al inicio de otro curso, sobre situación y abordaje para la niña, y la dedicación de la madre pudo aunar esfuerzos en pro de la disminución de exigencias y aumento de estímulos, en los temas críticos de estudio y ritmo de escritura, exigencias de conocimientos, etc.

2° EEG.- 12a. 3m. A los 29 días del cambio de mano y a seis meses del primero: Trazado en vigilia, ojos cerrados. En relación al primer control ha mejorado. Mantiene una actividad basal, en frecuencias alfa dominantes, mejor estructurado. Las puntas agudas temporooccipitales son muy activas, y el predominio en hemisferio izquierdo es inconstante. Estable a la acción de la hiperpnea (Dr. O. Segura).

Impresión. Mejor organización basal. Más activas las áreas temporooccipitales izquierdas. El hemisferio derecho está mejor estructurado. Continúa con tratamiento farmacológico y se avanza en el proceso de integración de los conocimientos siguiendo los ejercicios de movimiento y sobre papel en desarrollo de las habilidades que faltaban y desarrollando otras. Se confirma el beneficio de la deslateralización en dextralidad. El siguiente control se realizará a los 8 meses, siguiendo la recuperación de áreas y conocimientos (Dr. O. Segura).

Evolución: *Tiene 12ª. 4 meses y unos días* (2 meses y 9 días del cambio de mano). Lateralidad diestra, con excepción de la dominancia ocular. Hemos señalado la edad, a destacar en este caso, en que se niega a utilizar las gafas especiales, por lo demás su participación es activa. La familia y el colegio notan diferencias de comprensión, seguridad y responsabilidad en tareas, aunque con el comienzo de curso vuelven los bloqueos y esfuerzos. Muy mejorada la orientación espacial, memoria (recuerda información de hace un mes) y comprensión general. *Le rinde el estudio por primera vez en su vida, y los padres notan la mejoría, ofreciéndose para testimoniarlo.* Se facilita informe al colegio al inicio de curso sobre situación y abordaje de la niña, y la dedicación de la madre pudo aunar esfuerzos en pro de la disminución de exigencias y aumento de estímulos, en los temas críticos de estudio y ritmo de escritura, exigencias de conocimientos, etc.

3° EEG. 12a.11m. Trazado realizado en vigilia, ojos cerrados. En relación al anterior, mantiene una adecuada actividad basal. Persisten puntas aisladas, más discretas en voltaje, en áreas temporooccipitales, más izquierdas. Incrementan en voltaje durante la hiperpnea. **Impresión.** Mejora. Bien organizado. Discretas puntas temporooccipitales, más voltadas en el hemisferio izquierdo (Dr. O. Segura).

Seguimiento. Se continúa el desarrollo y la recuperación de áreas, integración de conocimientos y estimulación. Se incorporan conceptos matemáticos y el uso de propios recursos de consulta para el estudio. Las siguientes vacaciones de verano ayudan para que trabaje más relajada en ejercicios de comprensión, síntesis y globalización, memorización, agilidad mental y análisis. Falta de recuperar dominancia visual, porque colabora menos en el uso de gafas monoculares[561] para algunos trabajos. La pauta para casa incluye aspectos de madurez en demanda y uso de las cosas y en el comportamiento familiar y social: sinceridad y personalidad. A los 21 m. de la primera visita, y a los 17m. del cambio de mano, logra independencia y seguridad intelectual mínima, que le lleva a preguntar sin reparos lo que no entiende (responsabilidad).

4° y último EEG. Trazado de hace año y medio (no realizado antes por circunstancias familiares). Presenta una actividad de fondo, en frecuencias ALFA, de correcta organización. No aparecen grafoelementos patológicos. Estable a la hiperpnea. La actividad bioeléctrica cerebral, dentro de los límites de la normalidad.

Valoración. En la fecha en que es dada de alta, por desaparecer signos clínicos, muestra ya una completa y homogénea lateralidad, incluida la dominancia ocular, fisiológicamente diestra. Queda evidente el estado de zurdería patológica de la primera exploración. A partir de este momento, las perspectivas intelectuales se contemplan en función de su dotación intelectual. El apoyo en temas concretos, a partir de este momento, pasa a ser de la misma trascendencia que la de cualquier otra niña de su edad.

Comentario clínico final compartido

El déficit madurativo por electrogenesis cerebral, en este caso, lleva añadido un foco de irritabilidad neuronal temporoccipìtal izquierda. Nuestra hipótesis, basada en la anatomofisilogia, apoya la teoría de que existe motivo para una zurdería patológica, concomitante a los trastornos citados, confirmada además con la dominancia H.I. perceptible en el EEG. Y que como resultado de la inmadurez cerebral, las dishabilidades intelectuales no han sido suplidas por el otro hemisferio, abundando en una dominancia alterada y sin beneficios.

La Irritabilidad del hemisferio izquierdo explica el retardo en el inicio del lenguaje y disfunciones del área de Wernicke, el lóbulo temporal y áreas circundantes, que corresponderían de forma aproximada (según el mapa de K. Kleist): a las 20, 21, 22, y parte de la 41. En menor nivel la 39, 40, 44a, 44b, 45a, parte de la 46, 47, 8. Según Brodmann 21, 22,

---

[561]   Las gafas monoculares no bloquean el otro ojo, sino que se hace opaco a la luz el que no ha de dominar, para facilitar el estímulo y dominancia del que se debe desarrollar.

parte de la 39, 38, 42. El área interpretativa general de Wernicke interferida, y sin desarrollar percepciones del cortex izquierdo referentes a sensibilidad, fuerza y habilidades, así como percepciones de las actividades motoras y los pensamientos visuales, que a su vez interfieren con la orientación y el pensamiento topográfico. Esta interferencia interáreas, asociada a los haces de las fibras de asociación y cíngulos.

El tratamiento farmacológico pretendía eliminar el foco irritativo, y el tratamiento paralelo de reorganización de áreas y neuroestimulación, iba dirigido a conseguir habilitar las áreas afectadas para intervenir en el proceso intelectual, completando el desarrollo cerebral armónico. Su dextralidad fisiológicamente natural, distorsionada en el período perinatal[562], *según nuestra hipótesis*, vuelve a la normalidad tras 13 largos años de pesadilla vivencial respecto a la escolaridad. Comienza ahora su nueva etapa como persona funcionalmente completa.

La mayor parte de los casos tratados pasan por momentos de tensión y angustia, por las exigencias del ritmo escolar, que afectan directamente a la niña que padece estos problemas. Y pensamos que un puente escolar (tipo baja) de meses durante el tratamiento, sería apropiado para insertar después de manera mas beneficiosa a estos alumnos en el mismo curso, que no supone la pérdida del grupo y amigos; de la misma manera que otro tipo de tratamiento, precisa del descanso del ritmo escolar.

Testimonios

Comentario evolutivo de la maduración neurofisiológica (caso nº 3) textual (DR. O. Segura).

La Carbamacepina (Tegretol)[563] ha mejorado su clínica y se traduce en el EEG, que es normal. La recuperación de las áreas en disfunción potencia la maduración cerebral, cara a los aprendizajes. La constancia en la dedicación personalizada y la pauta apoyada activamente por los padres, está dando unos resultados positivos y puntuales en la recuperación de sus déficits. Estos resultados se verían francamente acelerados con la colaboración activa de los responsables escolares. El apoyo de la Administración y las Instituciones pedagógicas, es vital para la coordinación pluridisciplinar.

---

[562] El término perinatal se emplea para referirse a todo aquello que es en materia de tiempo inmediatamente anterior o posterior al momento del nacimiento del bebé, es decir, desde la semana 28 de gestación aproximadamente hasta los primeros sietes días después del parto.

[563] Descubierta por el químico Walter Schindler de J.R. Es un estabilizador del ánimo, eficaz, y como antineurálgico, su inicio de acción varía entre 24 y 72 horas.

Testimonio de los padres (textual)[564]

Desde hace varios cursos escolares habíamos detectado que el esfuerzo de nuestra hija (omitimos nombre) no tenía resultados. Le buscamos apoyo extraescolar y a pesar de todo no recordaba los conceptos. Se bloqueaba, llorando enseguida, y estaba muy insegura. No participaba en las clases, para no hacer el ridículo. Si le preguntaban, se equivocaba frecuentemente.

Desde el día que inició el cambio de mano, le notamos (ya en la primera semana) trazos correctos, y progresivamente, a partir del mes, dejó de bloquearse y llorar. También dejó el miedo a pensar. Más claramente, este proceso, a los dos meses y medio del cambio de mano, en que saca por sí misma, sin ayuda, los problemas de matemáticas y raíces cuadradas (con gran sorpresa para nosotros y para ella misma). En menos tiempo de estudio, memoriza y sabe la gramática, con sólo algunos fallos, verbos, literatura y conceptos de matemáticas. Está más confiada y recobra seguridad y agilidad mental.

El esfuerzo que hemos realizado con la pauta dirigida en casa, vale la pena. La pauta es positiva, muy cansada, pero muy satisfactoria, porque como padres, vemos -por primera vez en su vida- el camino despejado para nuestra hija (nosotros omitimos su nombre).

CASO 4: adolescente de 14 a.11 m.

Motivo de la consulta. Acude la madre solicitando valoración clínica de aspectos de aprendizaje, no solucionados tras años de diversos intentos de ayuda desde las disciplinas psicopedagógicas y de tratamiento psiquiátrico. El padre está en el extranjero por trabajo.

Resumen de la Anamnesis

Antecedentes familiares: Sin interés para el caso.

Antecedentes personales:

- El octavo de 10 hermanos. Parto normal.
- Traumatismo craneoencefálico en región temporooccipital derecha (TCE) por caída del columpio en el jardín de su casa, a la edad de 7 años (falta informe y fecha exacta), le

---

[564]   Cuando los padres escriben su testimonio, aún no está dada de alta, ni ven los avances posteriores, no obstante, la ilusión por la recuperación de su hija los anima a que otros padres lo conozcan. Al ser dada de alta, la niña no puede hacer entender a ningún profesor que pasara tales problemas, porque no le quedan ni secuelas lectoras. Si capacidad para el estudio es como la de cualquier otra bien capacitada.

queda una cicatriz en cuero cabelludo en zona temporal derecha, (que él no recuerda, siendo descubierta en colaboración de sus hermanos, debido a nuestra insistencia), y fue dado de alta en observación familiar[565], quedando en el olvido para todos, hasta la fecha.

- Recibe tratamiento de Psiquiatría hace 8 años (aproximado, faltan datos), y seguimiento por una psicóloga y un equipo pedagógico (hace 5 años), sin resultado, quienes informan de su asistencia a terapia de grupo, con orientaciones hacia la autoestima, de faltas de orientación espacial, dificultades en ortografía y lectura, organización espacial y síntesis visual. El día de la visita sigue acudiendo a tratamiento en un centro.
- De "brillante inteligencia", comentario de la madre. Repitió 4° de primaria (EGB).

Actual

- Insomnio de conciliación (3 primeras horas) a partir de entonces; enuresis nocturna, onicofagia. Excesivamente impresionable y muy nervioso durante la entrevista. En la actualidad sigue acudiendo al gabinete citado. No parece adaptado a la postura de fracasado escolar, pues en su foro interno comprende que no debiera ser así, rechazo que evidencia ignorando la causa.
- Dice que le gusta la música. Le molestan los ruidos /metálicos. Suele utilizar auriculares en casa. Dice que le cuesta escuchar en las clases y que se distrae a los 5 o 10 minutos de atender, porque le cuesta concentrarse al oír palabras "se cansa de oír".
- Dificultad de memorización a corto y largo plazo (él mismo se considera de mala memoria).
- Comenta la madre y él mismo: Falta de memoria, muy despistado, desordenado, irresponsable (pero muy bueno), Se siente muy mal (es hipersensible). Nervioso y caprichoso y falta de docilidad, tienen que perseguirle para conseguir que haga su trabajo y los encargos en casa.
- El colegio: malas notas, malos informes (*falta*: estudio, orden, trabajo, atención, etc.).
- Sus comentarios: No puedo atender más de 10' en clase, le produce tedio el estudio, porque no puede concentrarse y no recuerda lo estudiado, y menos los textos de 8° de EGB (actuales), y no mejora ni con apoyo pedagógico, por lo que desconfía de "ayudas" y "visitas especiales", y se cree "un bicho raro", por todo ello quiere dejar de estudiar.

Exploración

- Algo deprimido y nervioso durante la primera parte de la entrevista y pruebas..
- Onicofagia.
- Lateralidad: falta definición; diestro, con dominancia visual izquierda y sin dominancia en extremidades inferiores (EEII).
- Psicomotricidad fina y control del movimiento: algo retrasado y falta de ritmo.

---

[565] No sabemos de este accidente hasta relacionarlo con el resultado del EEG, pues no lo recordaba. Coincide con en informe.

- Desorientación espacio-temporal.
- Disortografía, inversiones, omisiones y disgrafía.
- Dificultades en la lectura: omisiones (algunas palabras no las visualiza), inventa otras, aunque fuera de contexto, que carece de sentido, con problemas de comprensión del texto. Señala con el dedo la lectura o se salta líneas, repite palabras, falta de ritmo y percepción de letras y símbolos; falta de comprensión y de memoria visual lectora. Limitado el campo visual lector.
- Falta de atención / escucha y memoria auditiva, ritmo al hablar y capacidad de síntesis en la expresión.

Primera impresión

Las alteraciones que se observan se corresponden con:

- El hemisferio izquierdo: alteración del lóbulo temporal y parte del occipital y las zonas comunicadas por el cíngulo y el fascículo longitudinal inferior, además de la comunicación interhemisférica. Afectada el área interpretativa general (de Wernicke), y auditiva, y memoria.
- El hemisferio derecho: reducido el campo visual y falta de organización espacial, falta de expresión verbal, dificultad para expresión clara y continua, alterado el gusto, la sensibilidad al ruido y la orientación espacial.

Destacamos la causa más que probable de su situación de secuelas del *traumatismo craneoencefálico* a la edad de 7 años (sin datos de fecha ni seguimiento clínico), sin controles médicos posteriores, y sin que nadie relacionara los problemas de rendimiento escolar (repitiendo curso) con la contusión, no obstante recibe tratamiento psiquiátrico (hace unos 8 años) y psicopedagógico (hace 5 años), y el relevante el hecho de que no hayan dado el resultado esperado.

A medida que avanza el nivel escolar, y a partir de la repetición de curso, penosa a esas edades, se muestra "resignado al fracaso". Tras un profundo y detallado estudio de áreas cerebrales, se orientó a la familia (incluidos los hermanos), recordaran posibles contusiones importantes en la infancia, y examinar el cuero cabelludo detenidamente (indicamos la zona, a partir de las pruebas), y se descubrió la marca aún visible del TCE. La sintomatología de la secuela de *etiología traumática*[566], se encuadra por la herida inciso-contusa en cuero

---

[566]   Según *Cyril B. Courville (1900-1968)*, anatomista, neurólogo y neuropatólogo (Jefe del Laboratorio de Cajal en el Hospital General), respecto a las tendencias y localizaciones de lesiones cerebrales por contusión, estaría afectada también la zona que recibe el impacto del golpe, como así se ve en este caso (contralateral), con visos de influencia frontal baja, lo que también explicaría los aspectos relacionados con su comportamiento, no solucionados desde la psiquiatría. *Es autor de la*

cabelludo a la altura de la región temporal-parietal derecha que después se descubre. Se deriva a neurofisiología para estudio electroencefalográfico.

Plan inicial

Se deriva a electroencefalografía para confirmar la localización de la lesión y la valoración concreta de secuelas, así como los tratamientos a que está sometido en la actualidad.

1º EEG. 13a.: Trazado en vigilia, ojos cerrados "reposo". Actividad de base en frecuencias entre alfa y theta de elevado voltaje y mediana organización. Destacan en ambas áreas temporooccipitales, puntas *agudas que predominan en voltaje en el hemisferio izquierdo, que se acusa en hiperpnea.*

Impresión: *Mediana organización basal. Puntas agudas temporooccipitales más voltadas izquierdas. Inicia tratamiento farmacológico.* Se espera que en unos ocho meses la recuperación es de total éxito. Está comprobado y es demostrable, que en algunos casos los resultados se ven a los tres meses, si no llevan tratamiento farmacológico; seis, en el caso de irritaciones leves, y de ocho meses a dos años los casos graves (dislexias, disfasias, años de heridas cicatrizadas, etc. Aunque es lógico contar con los diferentes casos de lesiones más o menos graves y más o menos profundas.

Tratamiento

Se inicia la rehabilitación por áreas, con prioridad de las afectadas y siguiendo por las correspondientes a cíngulo y fascículo longitudinal inferior, como enlaces interáreas y la comunicación interhemisférica: *el área interpretativa general y las áreas de atención y escucha auditiva, seguimiento de sonidos y sensibilidad al lenguaje oral, interpretación auditiva y la memoria. Dominancias, lenguaje, percepciones, atención, memoria visu-auditiva, psicomotricidad (ritmo), pensamiento topográfico, percepción /control de escritura, orientación izquirda-derecha, pensamiento visual.* etc..

A la recuperación de áreas cerebrales se suman orientaciones y apoyos de técnica de estudio, que se adapta en progresión, desde el punto de vista neurológico, con algunos textos especiales, con ejercicios de campo visual y percepciones. Se aconseja el abandono de auriculares hasta pasada la total recuperación. La mejora se hace evidente.

---

biografía de Cajal en Founders Haymakers Webb de Neurología (Charles B. Thomas, editor), me presentó a la grandeza de Cajal. Éste tenía muchos rasgos de Cajal.

2ª EEG. (Pasados 8 meses del primero). En hiperpnea: Mejorado, respecto al anterior. Presenta correcta actividad basal; discretas las puntas temporooccipitales, que siguen predominando en hemisferio izquierdo.

Comentario: El trastorno de la personalidad, la enuresis y la onicofagia desaparecen con la recuperación funcional.

Antes de los seis meses desaparece el insomnio, la enuresis y la onicofagia, mejora el comportamiento de forma notable, está mas relajado en casa y se encuentra estimulado para el estudio. También notan su mejoría en el colegio. Experimenta una fase de recuperación de la agilidad y comprensión lectora, de la grafía y de la ortografía. Ya no requiere el apoyo del dedo lector. Recuperada la memoria, la escucha, el campo visual horizontal y vertical y la dominancia visual derecha. Recupera la percepción de sabores que antes le faltaba sin apercibirse de ello. Su dominancia diestra natural es completa.

Mejora también la técnica de estudio, experimentando satisfacciones ya en los primeros resultados; es cuando el alumno (como en todos los casos) necesita estímulos por parte de la escuela, de lo contrario suele caer en baches de desánimo; llevan muchos años arrastrando problemas, desinformaciones y vacíos de aprendizaje, haciendo esfuerzos heroicos dignos de valorar, porque llevan retraso (en el mejor de los casos) y por otra parte no les suelen dar prórroga de evaluación extraordinaria, cosa que podría tenerse en cuenta. El retraso lector por problemas de dominancia y distorsiones del cortex, evitaban la interpretación de lo leído, afectando al estudio, que en este curso es una carga importante.

Observaciones. En este caso, la zona temporal es la que recibe el impacto (Fig.1 M.C.O.) del traumatismo. Se suele afectar la base del lóbulo frontal y se extiende hacia occipital, por alteración neuronal de fascículos citados. Las localizaciones funcionales están así asociadas por medio de estas fibras que enlazan distintas áreas. Todos los puntos del manto cerebral de un lado están unidos por fibras comisurales interhemisféricas a los puntos simétricos del manto del otro lado, que explican la contralateral disfunción en menor grado, menos en los traumatismos, que recibe el impacto del golpe el lado contralateral (en este caso el izquierdo).

Según Courville (1937), respecto a las tendencias y localizaciones de lesiones cerebrales por contusión, estaría afectado el lado contralateral. Confluyen en la "teoría de localización de lesión" en el traumatismo, la sintomatología y los datos observacionales, así como el EEG. La zona que recibió el impacto del golpe (contralateral), es decir, la del lado izquierdo, y por extensión la parte frontal inferior, que explicaría el problema de personalidad, añadido a la edad crítica.

Comentario evolutivo compartido

La interpretación del último EEG es valorado en otro centro como dentro de la normalidad. El tratamiento farmacológico iba dirigido a eliminar la irritabilidad, y hacía prever otras pruebas, según siguiera el proceso, por poder abarcar la lesión planos más profundos. El paralelo tratamiento recuperacional y de desarrollo de algunas zonas fue más duro dadas las características y circunstancias personales, la edad y la distancia para trasladarse. Se sugiere continuación de control, pero dejan el seguimiento por un tiempo, por causas familiares, no económicas. Lo atribuimos al cansancio que las familias en nuestro país muestran ante las pautas y seguimiento de los hijos con estos problemas, además de la falta de unidad de criterios profesionales al respecto que suelen desorientar a las familias. También cuesta la rehabilitación en estas edades, generalmente.

CASO 5: adolescente de 15a. 9m.

Motivo de la consulta. Acude la madre con el chico, por el bajo rendimiento en los estudios y actitud pasiva desde hace dos años.

Resumen de la Anamnesis

Antecedentes familiares:

Deslateralizaciones con desorientación espacial y falta de audición.

Antecedentes personales:

* Parto provocado por incompatibilidad RH de la madre y transfusión (RH+).
* Otitis frecuentes habituales desde la primera infancia.
* Hepatitis vírica a la edad de 7-8 años.
* Historia de cefaleas frecuentes. No ha repetido cursos.

Actual

Otitis frecuentes, más en lado izquierdo. Apoyado y valorado en la familia. Quiere participar en la tuna del colegio, pero se considera de muy mal oído para cantar. Se le repiten consignas. Cefaleas frecuentes.

Exploración

- Falta escucha, percepción y memoria auditivas.
- Lateralidad cruzada: utiliza la mano izquierda para escribir y tiene la dominancia diestra de ojo, oído y pié), con problemas de orientación y razonamiento espacial, no es buena la coordinación bimanual, ni la discriminación de tamaños y detalles.
- Faltas de concentración perceptiva, discriminación de formas, memoria visual de letras, figuras ocultas.

Observaciones

La incompatibilidad RH es una afección que se desarrolla cuando la madre es Rh negativo (Rh-) y el feto es Rh positivo (Rh+)[567]. Puede ocurrir que el feto herede el Rh del padre y por consiguiente sea Rh positivo. El antagonismo entre el factor Rh de la madre y el hijo no repercute demasiado en el primer embarazo, pero puede causar problemas en los futuros embarazos, si los bebés tienen factor Rh positivo. La prevención es el mejor tratamiento.

Ante la incompatibilidad fetal, el sistema inmunitario materno trata a las células fetales (de signo opuesto) como si fuera sustancia extraña, creando anticuerpos contra ellas (anticuerpos anti-Rh), pudiendo pasar a través de la placenta hacia el feto y destruyendo sus glóbulos rojos, que cuando se descomponen producen bilirrubina (e ictericia), y los síntomas van de muy leves a mortales. No aportan datos de los Rh paternos, ni clínicos ciertos de la madre en gestación, pero ésta informa acerca de la transfusión Rh+, lo que hace pensar que el bebé era positivo y la madre negativo.

La complicaciones abarcan:

- Daño cerebral, si los niveles de bilirrubina son altos (Kernicterus), que cursaría con pérdida auditiva y discapacidad intelectual o parálisis cerebral en casos graves no tratados. Generalmente se trata antes de que ocurra el daño cerebral.
- Acumulación de líquido e hinchazón del bebé (hidropesía fetal).
- Problemas de movimiento, audición, lenguaje y convulsiones.

Consideramos el episodio por incompatibilidad Rh y la hipoacusia materna, así como deslateralizaciones en la familia, que ven como natural el uso de la mano izquierda de su hijo. También las cefaleas que refieren nos lleva a la derivación especializada neurofisiológica.

---

[567]   Gracias al uso de inmunoglobulinas especiales, llamadas RhoGAM, este problema se ha vuelto infrecuente en los Estados Unidos y otros lugares que brindan buenos cuidados prenatales. Se puede profundizar en el tema consultando en la red sobre "antígeno D y Rh", o "Incompatibilidad Rh".

Plan inicial

El EEG. Muestra puntas bitemporales, aumentadas en hemisferio izquierdo, que no requieren tratamiento farmacológico, ni posteriores controles electrográficos. Las puntas se atribuyen al ambidextrismo y cuadros de cefaleas persistentes, que podrían ser debidas a pinzamiento cervical.

Tratamiento

- Masaje dorso-cervical (al reconocer él y su familia las cefaleas como habituales), con efecto positivo, y orientación a la familia para continuarlos en casa.
- Damos prioridad al cambio de mano, dadas las inminentes vacaciones de semana santa, acordando tratamiento especial en el trabajo escrito en la escuela; en este caso el padre los apoya en casa.
- Psicomotricidad, sincronización y coordinación. Potencia la escritura de trabajos a máquina y los compañeros le pasan apuntes, durante los primeros quince días.
- Recuperamos agilidad mental y manual, percepción auditiva y memoria.
- Apoyamos la pauta con la incorporación de la guitarra (que tiene y le gusta), para el ejercicio de manos y dedos, lo que estimula el trabajo.
- Rehabilitación de áreas temporo-parietales contralaterales motoras y sensoriales.

Comentario final

A los quince días del cambio de mano, la letra es de calidad y asegura sorprendido de no costarle demasiado. Sorprende a todos por la buena letra, que ahora se parece a la del padre, ciertamente (cosa que a éste le alaga), por lo bonita. Con el cambio postural dorso-cefálico para escritura diestra desaparecen temporalmente las cefaleas (supuesto pinzamiento cervical, no diagnosticado). Se orientando consulta especializada. Además el padre hace piña de trabajo con el hijo y potencia su estímulo. Durante la semana de vacaciones, repasan los apuntes del semestre pasado, recuperando trabajos que no había hecho. Le quedan preparados para estudio al afianzarse la mano. Se espera que en unos 6-8 meses su recuperación sea un éxito.

La secuela de las otitis puede haber tenido influencia en la falta de escucha, haberle distanciado de la información oral y ser la primera causa de déficits de aprendizaje, que cuando el nivel escolar es superior, tienen mayor incidencia. A partir de este momento sugerimos a los padres y al chico para que consigan que los profesores le coloquen en primera fila en clase, explicando esta particularidad.

La homogeneización de la lateralidad ha supuesto una mejora del rendimiento intelectual, con la atención, memorización, destrezas, técnica de estudio, autoestima y estímulo para el esfuerzo, pero (v. áreas cerebrales. Sensibilidad táctil y áreas temporales).

Testimonios

Testimonio de los padres (textual)

Debido al extraordinario bajo rendimiento escolar de nuestro hijo J., tomamos la decisión, no solo como padres, sino también él mismo, como interesado, de acudir a la visita con el fin de conocer la causa y poder ayudarle mejor. Tras las primeras entrevistas y el EEG que fue realizado por un especialista, conocimos con todo el detalle su problema: zurdo cruzado - viciado. Comenzó J. a practicar una serie de ejercicios con la mano derecha, según las indicaciones, proceso que duró dos meses, durante cuyo tiempo también explicó al tutor -que a su vez recibió el informe profesional- la situación. Colocaron a J. en la primera fila en la clase para que pudiera así conseguir una máxima atención en las explicaciones y el desarrollo de las clases. El efecto conseguido fue positivo, porque el esfuerzo de J., junto con las reuniones periódicas en el tratamiento (alguna vez incluyéndonos nosotros), iba marcando un camino seguro de mejora.

J. escribía con la mano derecha correctamente y mejoraba su rendimiento escolar, recuperando, por otro lado, su confianza en sí mismo para enfrentarse a largo plazo a dificultades escolares o universitarias futuras.

CASO 6: adolescente de 14a. 9m.

Los padres, viendo el resultado de la hija menor, e impulsados por la misma tutora, deciden consultar el caso del hijo cuatro años mayor, que presenta síntomas de fracaso escolar (anteriormente le indicaron recuperación de estudios especial). Comentan que es muy trabajador, de buenos sentimientos, y les ayuda (siempre que puede) en el restaurante de su propiedad, lo que le gusta mucho. Cursa sus estudios de Formación Profesional en un Instituto Público.

Resumen de la Anamnesis

Antecedentes familiares:

Su única hermana, más pequeña, ha sido tratada por disfunción y falsa zurdera.

Madre hispanohablante, padre catalohablante.

Antecedentes personales: Sin patologías, el parto fue normal y una infancia sana. Pero las deficiencias psicomotoras no se atendieron, de modo que en 2º de parvulario, con 5 años de edad. El informe escolar dice: Ya faltaba organización espacial, temporal y psicomotriz, hacía inversiones y rotaciones y su lateralidad zurda estaba sin afirmar, con fallo audio-espacial, que afectaba a la expresión oral. Informan entonces de excitabilidad, poca resistencia a la fatiga y cierto nerviosismo, como expresión tónico -emocional; maduración afectiva normal, y solicitaban la adquisición de mayor autonomía en sus comportamientos cotidianos.

Exploración

- Mal lateralizado:
- Falta de organización espacio-temporal y deficitaria psicomotricidad.
- Test de las anillas: solo 1 error.
- Dominancia visual y coordinación viso-manual: diestra.
  - Falta de percepción visual y viso-manual.
- Dominancia auditiva: diestra.
- Dominancia manual: Izquierda para escritura, tapar botes.
- Diestra para agarre-fuerza, grapar.
- Motor grueso: Predomina mano izquierda(dishábil manual).
- Dominancia podal: Motor (global): ambos pies, pero mejor con el pie derecho.
- Motor fino: pie izquierdo.
  - Pies planos (lleva plantillas sólo a veces). Fracaso escolar.
- Diestro visual y manual, usa la izquierda para la escritura.
  - Dishábil para el lenguaje, oral y escrito: disgrafía, disortografía, falta de expresión verbal.
- Inmadurez de los aprendizajes base muy inferiores a su nivel escolar, con acento en la falta de desarrollo verbal, no verbal y razonamiento, con falta de informaciones.
- Dificultades de concentración y memoria. Lento de razonamiento.
- Su estado de ánimo para el estudio es negativo.

Observaciones

La dominancia ocular diestra y uso de la mano para la escritura, junto con el defecto postural para la escritura o dibujo (que se le da muy mal), causan grave falta de percepción visual, afectando a la lecto-escritura, con mala grafía y faltas de ortografía. Utiliza ambas manos (para ciertas tareas). Se concluye que la intervención en la organización corporal no se hizo tempranamente y tiene muy asumida su ambidextralidad manual de uso general.

Plan inicial

Se consideran: la edad, las expectativas suyas y las de sus padres, a pesar de las alteraciones, inclinados a dejarle en el uso de la mano zurda, al no coexistir disfunción alguna; además ayuda a sus padres en el bar, y utiliza ambas manos para todo, lo que beneficiaría al desarrollo del lenguaje, por lo que se homogeneiza la lateralizar zurda.

Es compatible con los datos anteriores y el descenso progresivo de las capacidades intelectuales por desinformación y faltas de comprensión. Aumentado el cuadro con la falta de personalidad que comporta el estado de fracaso escolar, este es el resultado final.

-**EEG:** Bien organizado, dentro de la normalidad, no aparecen grafoelementos patológicos. Estable a la hiperpnea. Actividad bioeléctrica cerebral dentro de los límites de la normalidad. (Dr. O. Segura).

Impresión. Era entonces, a los 5 años, el momento de actuar. Sin duda, con los años la desorganización interna le ha provocado inestabilidad e inseguridad. La falta de rendimiento es una consecuencia de su estado de ánimo, por cuanto hace más de nueve años que no lleva el nivel, a juzgar por los informes. Sin duda, el sufrimiento le ha desestimulado para el esfuerzo, por falta de tratamiento de las causas no tratadas.

Falta de nivel intelectual (muy inferior a su edad física).
Falta de psicomotricidad en los aspectos globales y segmentarios.
Falta de desarrollo de las áreas de lenguaje (verbal, no verbal, audio-visual).
El test de las anillas lo realiza exitosamente y el EEG es normal.

Tratamiento

Su edad y circunstancias nos hacen decantar por reafirmar la zurdería, y el *desarrollo de áreas del lenguaje* (de especial importancia en zurdos), él trabaja también su mano derecha en el bar (aspecto de mejora de esas áreas), pues la restauración es su meta, profesión que le gusta y para la que se preparará y trabajará con más estímulo. También recuperamos *habilidades* (como el dibujo), y orientamos la *técnica de estudio* para el desarrollo de la *memoria y percepciones, razonamiento verbal, no verbal y numérico, y organización espacial.*

Primera fase: pauta multisensorial en Psicomotricidad y desarrollo de áreas.

1. Ejercicios de control del propio cuerpo: mejorar la atención, concentración y relajación.

2. Ejercicios físicos y gráficos para la asociación temporoespacial, en rapidez progresiva.
3. Ejercicios para reafirmar la lateralidad izquierda y la agilidad mental.
4. Desarrollo de la Atención, Concentración y Percepción.
5. Rectificación de vicios posturales en la lecto-escritura.
6. Recuperación de la lecto-escritura, con caligrafía en castellano (lengua materna, y minoritaria en la escuela), como soporte de las demás (catalán o inglés).
7. Ejercicios diversos de memorización.

Desarrollo de áreas del lenguaje y percepciones, con ejercicios dirigidos a:

- Áreas 1-3 (anterior del lóbulo parietal): proceso de sensación y conexión con el habla y la audición.
- Área 14 (parte central de la fisura de Rolando): informa el funcionamiento motor del habla y la escritura.
- Área 17 (lóbulo occipital: Percepción y procesamiento visual.
- Áreas 9-40 y gran parte de la 22 (circunvolución temporal superior). Comprensión del habla.
- Áreas 41-42 (circunvoluciones transversas, giro temporal superior): las áreas principales de recepción auditiva.
- Área 9 (parte posterior del giro frontal): control motor de la escritura.
- Área 44 (giro frontal inferior izquierdo): codificación del habla.

Seguimiento

En diciembre comienza la pauta y en febrero siguiente (dos meses después), mejora la *memorización, atención, concentración, interés por el trabajo personal, y hábito lector, interés por el dibujo* (que le preocupa), *escucha auditiva y percepciones auditivas en un 90%* (aproximado). **Recupera la autoestima:** *ante el retraso objetivo, reacciona con ánimo y confianza, llegando al curso siguiente a superar, con una fuerte recuperación, su situación escolar.*

- *Los profesores destacan el gran cambio efectuado respecto al interés y rendimiento, así como el área del lenguaje, ortografía, presentación de trabajos, tiempo de dedicación al estudio y la sorprendente facilidad para el dibujo, antes incapacitado.*
- Acaba los estudios primarios, convertido en un estudiante que no levanta los codos.
- Está acabando los estudios de Hostelería, cuando comentamos el tema.
- Trabajador, de buenos sentimientos y con el nivel justo, tiene unas condiciones actuales de éxito personal y profesional.

Segunda fase: de recuperación.

- Organización de conocimientos globalizados.
- Técnicas de estudio para el desarrollo de la memoria, percepciones y organización espacial.
- Estimulación lectora.
- Recuperación de conocimientos progresivos por niveles.
- Análisis, síntesis y abstracción.
- Orientación de alimentos recomendados y pauta para casa.

Evolución

En diciembre comienza el tratamiento y en febrero siguiente (dos meses después) mejora la memorización, atención, concentración, interés por el trabajo personal, y hábito lector, interés por el dibujo (que le preocupa), escucha auditiva y percepciones auditivas en un 90% (aproximado). Recupera la autoestima. Ante el retraso objetivo, reacciona con ánimo y confianza, llegando al curso siguiente a superar, con una fuerte recuperación, su situación escolar.

- Los profesores destacan el gran cambio efectuado respecto al interés y rendimiento, así como el área del lenguaje, ortografía, presentación de trabajos, tiempo de dedicación al estudio y la sorprendente facilidad para el dibujo, antes incapacitado.
- Acaba los estudios primarios, convertido en un estudiante que no levanta los codos.
- Está acabando los estudios de Hostelería, cuando comentamos el tema.
- Trabajador, de buenos sentimientos y con el nivel justo, tiene unas condiciones
- actuales de éxito personal y profesional.

Comentario final

Mal lateralizado por defecto de desarrollo neuromotriz, reafirmado con los años, e instaurada, quedando luego acondicionado por todo el tiempo pasado en esta situación.

Homogeneizamos la zurdería y reforzamos áreas dishábiles, educándole como zurdo y desarrollando prioritariamente el área del lenguaje. Consiguió un cambio notable frente al estudio, dibujo y lenguaje.

Es compatible esta situación de fracaso escolar con un mal desarrollo de la organización corporal que no permite integrar la información de forma idónea, dejando muchas lagunas en los aprendizajes, motivo que ha llevado al chico a una inestabilidad e inseguridad y falta de rendimiento. Hace unos ocho años que no llevaba su nivel escolar, con el desestimulo resultante.

Testimonios

Testimonio de los padres (textual)

Debido al extraordinario bajo rendimiento escolar de nuestro hijo (J), tomamos la decisión, no solo como padres, sino también él mismo, como interesado, de acudir a la visita con el fin de conocer la causa y poder ayudarle mejor. Tras las primeras entrevistas y el EEG que fue realizado por un especialista, conocimos con todo el detalle su problema: zurdo cruzado - viciado. Comenzó a practicar una serie de ejercicios con la mano derecha, según las indicaciones, proceso que duró dos meses, durante cuyo tiempo también explicó al tutor -que a su vez recibió el informe profesional- la situación. Colocaron a (J) en la primera fila en la clase para que pudiera así conseguir una máxima atención en las explicaciones y el desarrollo de las clases. El efecto conseguido fue positivo, porque el esfuerzo de (J), junto con las reuniones periódicas en el tratamiento (alguna vez incluyéndonos nosotros), iba marcando un camino seguro de mejora. (J) escribía con la mano derecha correctamente y mejoraba su rendimiento escolar, recuperando, por otro lado, su confianza en sí mismo para enfrentarse a largo plazo a dificultades escolares o universitarias futuras.

Testimonio final del neurofisiólogo, Dr. O. Segura

Tras controlar muchos de los casos atendidos, ya que otros no eran propios de este tipo de exploración, he comprobado los resultados, estudiados en las sesiones clínicas: La constancia en la dedicación personalizada y la pauta apoyada activamente por los padres, está dando unos resultados positivos y puntuales en la recuperación de sus déficits. Estos resultados se verían francamente acelerados con la colaboración activa de los responsables escolares. El apoyo de la Administración y las Instituciones pedagógicas es vital para la coordinación multidisciplinar.

BIBLIOGRAFÍA

La bibliografía presente corresponde a parte de la investigación de estos años, pero la más reciente se encuentra en las notas al pie, relaccionadas con cada tema, por su mayor utilidad.

Neurología

"Handedness in patients with intractable epilepsy: Correlations with side of temporal lobectomy and gender," Journal of Epilepsy, 8, 190–192. Schachter, S. C.; Boulton, A.; Manoach, D.; O'Connor, M.; Weintraub, S.; Blume, H.; & Schomer D. L. (1995).

«A newer and broader definition of burnout: Validation of the "Burnout Clinical Subtype Questionnaire (BCSQ-36)». BMC Public Health (10): pp. 302. doi:10.1186/1471-2458-10-302. ISSN 1471-2458. PMID 20525178: Montero-Marín, Jesús; García-Campayo, Javier (2010).

Anatomía de la consciencia - Neuropsicoanatomía (2ª ed.): M.Guirao, M.Guirao-Piñeyro y Mª M. Morales-Hevia. Ed. Masson, S.A.

Automatismos: Lino Iglesias Rodriguez. Artículo para la Enciclopedia Ger.

Breve Historia de la Neurología: Dr. Ian Carr, Department of Pathology, University of Manitoba. J.F. Fulton, Harvey Cushing, Springfield 1946; E, Thomson, Harvey Cushing, Nueva York 1950.

Cerebro y embriología Moore K. Embriología Básica. 6° Edición. México: Mcgraw-Hill-Interamericana Editores, 2000.

Diccionario médico ilustrado. D. Melloni Eisner. Ed.Reverté

Efectos de la deficiencia de hierro en el sistema nervioso central: "Hierro, crecimiento y desarrollo", Simposio Kellogg's, Guatemala. PIÑERO D.J. 1999.

Embriología: George Matsumura y Marjprie A. England. Ed. Mosby /Doyma libros.

Estado nutricional y funcionamiento del sistema nervioso central. Conocimientos actuales en nutrición. BEARD J. 1997, 7ª. Ed. OPS-ILSI, Whashington.

Fibras nerviosas: Popular Scientific Lectures. Helmholtz, H. 1889. Logmans.L.

Fisiología. J.L. Paniagua López. Neurocirujano. Art. Enciclop.Ger.

Fisioterapia en la Rehabilitación neurológica. Ed. 2.Londres: Elsevier. 2004.

Fundamentos de neuroanatomía. WalleJ.H.Nauta/M.F.E., Labor

Hand preference observed in large healthy samples: classification, norms and interpretations of increased, non-right-handedness by the right shift theory. Annett M.Br J Psychol. 2004

Hemisferios: Hemisphere función in the human brain. S.J.D. & J.G.B.

Histología: Histologie du systèm n.v.II.M.Ramon y Cajal, Santiago.1955.

Korbinian Brodmann's 'Localisation in the Cerebral Cortex', Smith-Gordon, Londres, Reino Unido, 1909/1994. ISBN 1-85463-028-8. Traducción al ingles por Laurence Garey de la versión en alemán.

La anatomía conexional del lenguaje: las contribuciones recientes de la tractografía. Catani M. "Difusión RM: A partir de la medición cuantitativa de in-vivo neuroanatomía". Editores: Heidi Johansen-Berg y Behrens Timoteo, Academic Press 2009.

Lípidos esenciales alimentarios. Conocimientos actuales en nutrición. INNIS S.M. 1997. 7ª. Ed.OPS-ILSI, Washington.

Líquido cefalorraquídeo: Rinaldi. Ardanaz. Notario. Ediciones médicas Panamericana.

Manual de Neurología Cambier, Jean Masson, Maurice.

Mapa de mielinización. Página oficial de Paul Flechsig Institute de Investigación Cerebral en Leipzig- http://www.uni-leipzig.de/~pfi/

Memory and the executive functions Tirapu-Ustarroz J, Munoz-Cespedes JM. Rev Neurol 2005;41:475-484.

Neuroanatomía clínica: Panamericana. 554 p. Snell RS (2003)

Neuroanatomía Correlativa. J.de Groot. M. Moderno México

Neuroanatomía Funcional de Adel K. Afifi 2da edición páginas 249 a 250.

Neuroanatomía Funcional. México: Mcgraw-Hill-Interamericana Editores, 1999.

Neurology of infancy. A. Dekabau 1959. Ed.Willians & W.

News about disturbances of neuronal migration bring views to bipolar disorder. Molecular. Oliveira JRM. (2000)

Patología del lenguaje. David Crystal. Londres, Elek1974.

Principles of behavioral and cognitive neurology. (2000), Oxford University Press.

Psicología Fisiológica (2ª ed.): Mark R. Rosenzweig y Arnold I. Leiman. McGraw-Hill

Sequential memory: a developmental perspective on its relation to frontal lobe functioning. Neuropsychol Rev 2004;14:43-64. Romine CB, Reynolds CR.

Snell. Neuroanatomía Clínica. Ed. Médica Panamericana.

Sustancia blanca: Stephen W. Kuffler y John G. Nicholls..Hansen, Niels (1913).

The role of dorsolateral prefrontal cortex in the preparation of forthcoming actions: an fMRI study. Cereb Cortex. Pochon JB, Levy R, Poline JB, Crozier S, Lehericy S, Pillon B, Deweer B, Le BD, Dubois B. 2001;11:260-266.

Transmisión. Vías y centros nerviosos. A. Delmás. Ed. Masson. 1988

Trastornos neurológicos. Bárbara Mc.Van. Ed. Doyma.1988

Lateralidad y asimetrías

"Handedness in patients with intractable epilepsy: Correlations with side of temporal lobectomy and gender," Journal of Epilepsy, 8, 190–192. Schachter, S. C.; Boulton, A.; Manoach, D.; O'Connor, M.; Weintraub, S.; Blume, H.; & Schomer D. L. (1995).

"Primera infancia y desarrollo. « El desafío de la década". ICBF, CINDE. Bogotá, 2003 J. Fraser Mustard

"Primera infancia y desarrollo. « El desafío de la década". J. Fraser Mustard: ICBF, CINDE. Bogotá, 2003 Alcaldía Mayor de Bogotá, D.C. Departamento.

"The dorsal diencephalic conduction system of zebrafish as a model of vertebrate brain lateralisation." Neuroreport 15: 1843-1846. Concha, M.L. (2004)

Asimetrías. Armando Estevez. Resumen tesis. Univ. Barcelona1992.

Cerebral lateralization. Biological mechanisms, associations, and pathology: I. A hypothesis and a program for research. Arch Neurol. 1985 ay;42(5):428-59. Geschwind N, Galaburda AM.

El niño zurdo(diag.Ttº) Pierre Klingebiel. Editorial Cincel SA. 1979.

Hand preference observed in large healthy samples: classification, norms and interpretations of increased non-right-handedness by the right shift theory. Annett M., Br J Psychol. 2004

Human brain: left-right asymmetries in temporal speech region. Science. 1968; 161(837):186-7. J Comp Neurol 2004; 474(2): 276-88. Geschwind N, Levitsky W.

Klinefelterís syndrome as a model of anomalous cerebral laterality: Testing gene dosage in the X chromosome pseudoautosomal region using a DNA microarray. Developmental Genetics 23:215-229. -Geschwind DH, Gregg J, Boone K, et al (1998).

La asimetría de las vías del cerebro humano: En: Las dos mitades del cerebro: procesamiento de la información en los hemisferios cerebrales. Catani M, Stephanie Forkel, Thiebaut de Schotten M. 2010.

La experiencia-dependiente aparición de asimetrías funcionales. Nava E, O Güntürkün, Röder B., Lateralidad. 2012 Jul 2.

Ortopedia: Principios/aplicaciones. Samuel Turek. Ed. Salvat.

Patología de la psicomotricidad. M. Rojo Sierra y M. Soriano Ortega (Artículo para Enciclopedia GER).

Patología de la psicomotricidad. M. Rojo Sierra y M. Soriano Ortega.

Patología del lenguaje. David Crystal. Londres, Elek 1974.

Trastornos de la Globalidad. I.M.D.I. (Equipo diagnostico), jornadas 1995.

Música, Emoción y Cognición

Handbook Of Music And Emotion Theory, Research, Applications: Juslin, Patrik N./ Sloboda, John A. Editorial: Oxford Univ. ISBN: 9780199230143

Handbook Of Music And Emotion, Juslin, Patrik N./ Sloboda, John. Edit.Oxford 2011/05/08).

Music And Emotion: Juslin, Patrik N. (edt)/ Sloboda, John A. (edt) Oxford ISBN: 0192631888

Exploring The Musical Mindr: Sloboda, John A. Edit. Oxford Univ ISBN: 0198530137

Perception And Cognition Of Music: Sloboda, John A.; Deliege, Irene, Edit. Taylor and Francis (31/07/1997) Idioma: Inglés, ISBN: 9780203344262.

Psychology For Musicians, Woody, Robert H.; Sloboda, John A.; Lehmann, Andreas C. Editorial: Oxford University Press, (22/03/2007) ISBN: 9780198033394

Oído

Acústica: Compendio práctico de acústica. José Pérez Miñana.

Anatomía: Dicc.médico ilustrado Dox, Melloni, Eisner. Reverté SA.

Atención auditiva: Dra. Cori López. Deleg. Tomatis, Jornadas 1995 (Barcelona).

Efecto Tomatis Programa general del método Tomatis.

Escucha: L'Orell et le langage. Paris. Ed.Orbis(caste)1987. A.A. Tomatis

Fonoaudiología, voz humana, Sensibilización auditiva. Jorge Oliver. 1979

Lámina Nervio auditivo: Snell. Neuroanatomía Clínica. Ed. Médica Panamericana.

Lenguaje y sonido: The elements of son and their relation to lenguage. MarkhLidell.

Música Acoustique el músique. E.Leipp.

Sonido L. Bru Vilaseca 1979 Dr. C. Físicas.U. Madrid. Art. Ger.

Terapia: El sonido como agente terapéutico. Isamat Vila, J. 1953

GLOSARIO

Las presentes definiciones son usadas en el contexto de la obra, por lo general procedentes de diccionarios clínicos especializados. Presupone otros significados no incluidos.

Ablación — Extirpación de una parte, a veces cortándola (amputación, desprendimiento).

Abulia — O aboulia, en neurología, se refiere a la falta de voluntad o iniciativa y es uno de los trastornos de Disminución de la Motivación.

Acervo — m. Conjunto de bienes culturales (es el caso), morales, o materiales de una colectividad de personas: acervo espiritual, cultural. ♦ No confundir con acerbo: Adj. áspero al gusto: jarabe acerbo. Cruel, riguroso: le hizo un acerbo comentario.

Acinético — Relativo a la acinesia (v. mutismo acinético y abulia).

ADN — Es el material que contiene los genes y es considerado el pilar fundamental del cuerpo humano. Los cromosomas vienen en pares. La madre siempre le aporta un cromosoma X al hijo, mientras que el padre puede contribuir ya sea con un cromosoma X o con un cromosoma Y. Por lo tanto, es el cromosoma del padre determina el sexo del niño.

Afasia — Trastorno de simbolización.

Aferente — Axón.-Que conduce el impulso hacia el S.N.C.

Agnosia — (Del griego agnosia, ignorancia). Trastorno de la facultad de reconocer los objetos, que no puede atribuirse solamente a deficiencias de tipo sensorial, sino que implica cierta deficiencia específica en el orden intelectual (J. Delay). Existen variedades de agnosia que corresponden a los órganos de los distintos sentidos (ceguera, sordera verbal), siendo empleado este término, con mayor frecuencia, en el sentido de agnosia táctil.

Alelo — Cada una de los variedades del gen que informan sobre un determinado carácter.

Aimara — O Aimara. a veces escrito como aimará o aymara, es el nombre que recibe un pueblo indígena americano que ancestralmente habitaba la meseta andina del lago Titicaca (Perú)

Alienista — Adj. y com. [Médico] especialista en el estudio y tratamiento de la alienación mental.

Amusia	El término "amusia" se compone de *a + musia* que significa "carencia de música". Se denomina a los trastornos que inhabilitan para reconocer tonos o ritmos musicales o de reproducirlos, y a su vez puede acarrear problemas de escritura o dicción. Puede ser congénita o adquirida, y se debe a una lesión cerebral. Adquirida, por lesión cerebral y congénita cuando ya nacen incapacitados para las notas musicales.
Anamnesis	Parte del examen clínico que reúne todos los datos personales, hereditarios y familiares del enfermo, anteriores a la enfermedad. (consiste en hacer memoria de los antecedentes). Acción previa a cualquier estudio clínico o psicosocial que trata de recoger todos los datos personales, hereditarios, familiares y del entorno del enfermo o de la persona con deficiencia, anteriores a la enfermedad o a la situación de deficiencia.
Antropología	Ciencia social que estudia al ser humano de una forma integral.
Arco reflejo	El trayecto que realiza la energía y el impulso nervioso, ajeno a la conciencia.
Asociación	Áreas: cualquiera de las regiones de la corteza cerebral conectadas por numerosas fibras nerviosas a todas las partes de ambos hemisferios cerebrales y la coordinación de tales actividades, como el aprendizaje y el razonamiento.
Ataxia	Falta o disminución de coordinación de los movimientos musculares.
Automatismos	Movimientos voluntarios, ejercitados repetidamente, que cursan por ello con mínima participación de la conciencia. Las reacciones automáticas o mecanizadas (que se dan en todo individuo), de las que se puede pasar insensiblemente a otras de tipo anormal, como los tics (v). Pueden ser simples o complejas.
Autosoma	Cualquier cromosoma que no es sexual. En humanos hay 22 pares de autosomas.
Axosomática	Sinapsis: La que se efectúa entre un axón y el soma de otra neurona; son bastante frecuentes. Dado que un solo axón presenta múltiples botones sinápticos, se dan, simultáneamente, sinapsis axo-dendro-somáticas.
Bilirrubina	Pigmento amarillento que se encuentra en la bilis, es un líquido producido por el hígado, que ayuda a descomponer la bilirrubina para que el cuerpo la pueda eliminar en las heces. Las cifras normales son: Bilirrubina directa (también llamada conjugada): 0 a 0.3 mg/dL. Bilirrubina total: 0.3 a 1.9 mg/dL.
Blástula	Una de las primeras fases del desarrollo embrionario en la que, por segmentación del cigoto, se forma una estructura en forma de esfera

hueca, constituida por una sola capa de células. En los mamíferos recibe el nombre de blastocisto. La blástula sigue a la mórula y precede a la gástrula.

Borborigmo — (Del griego borborigmos: murmullo). Gorgoteo producido en el abdomen por los gases intestinales. m. Ruido abdominal, a veces sordo y prolongado, que se produce en el intestino como consecuencia de la mezcla de gases y líquidos en su interior. La palabra se aplica también para: ruido respiratorio o ruido cardiaco.

Canalicular — Relativo a un pequeño canal.

Cariotipo — Patrón cromosómico de una especie, expresado a través de un código, establecido por convenio, que describe las características de sus cromosomas.

Calciformes — Células: son glándulas unicelulares intraepiteliales que se encuentran dispersas entre las células del epitelio de revestimiento del intestino (delgado y grueso) y aparato respiratorio (tráquea y bronquios). Estas células presentan forma de cáliz con un extremo apical más ancho donde se acumulan las vesículas de secreción y un extremo basal estrecho donde se localiza el núcleo. La liberación del producto se realiza por secreción merocrina a través de un estímulo colinérgico autónomo. Una vez liberado el producto la célula se adelgaza y comienza a sintetizar de nuevo. Pasa así por ciclos de secreción en los cuales se vacían y se vuelven a llenar en 1 o 2 horas (Dpto. de Biol. Funcional y Ciencias de la Salud, U. de Vigo).

Eucariotas — Células. Se denominan así a todas las células que tienen su material hereditario, fundamentalmente su información genética, encerrado dentro de una doble membrana, la envoltura nuclear; la cual delimita un núcleo celular.

Cigoto o zigoto — m. biol. Célula huevo que resulta de la fecundación o unión de las células reproductoras o gametos - (fusión de un gameto masculino o espermatozoide con otro femenino u óvulo).

Ciclópeo /a — Que es mucho mayor que lo considerado como normal. gigantesco. 2. Relativo a los cíclopes. 3. Gigantesco, hercúleo, colosal, monumental, enorme.

Citoarquitectura — En biología, se refiere a la disposición de las células en un tejido o la construcción molecular de una célula. En neurociencia se refiere específicamente a la disposición de las neuronas soma (cuerpo celular) en el cerebro y la médula espinal.

Citocina — O citoquina. Las citosinas son proteínas que regulan la función de las células que las producen (producidas por células del sistema inmunológico). Funcionan como agentes de la comunicación

	intercelular, introduciendo la activación de receptores específicos de la membrana, funciones de proliferación y diferenciación celular, quimiotaxis, crecimiento y modulación de la secreción de inmunoglobulinas.
Habenular	Complejo. Es una pequeña acumulación de sustancia gris medial a la parte caudal del tálamo dorsal, que se extiende hasta el epitálamo. Incluye núcleos mediales y laterales (v. Habénula)
Conciencia	Del latín consciencia. Conocimiento compartido, conocimiento de algo.
Consciencia	Del latín *"cum scientia"*. Conocimiento de sí mismo y de su entorno. Se refiere a la recepción normal de los estímulos del interior y el exterior. «con conocimiento»
Convergencia	Celular: una célula recibe numerosas señales excitadoras e inhibidoras de otras. El grupo de neuronas presinápticas que llegan juntas y hacen sinapsis con una neurona postsináptica.
Corteza	Tejido primario que se encuentra entre los tejidos vasculares y la epidermis en tallos y raíces. Estriada, Área 17 de Brodmann o V1(córtex visual). Región visual primaria del lóbulo occipital caracterizada por la estría de Gennari, llamada así porque la describió Francesco Gennari (estudiante de medicina) en 1782.
Cromafines	Células neuroendocrinas que se encuentran en la médula adrenal y en los ganglios del sistema nervioso autónomo. Embriológicamente se derivan de la cresta neural.
Cromosoma	Componente de las células, de estructura filamentosa, portador de los factores de la herencia o genes. Los cromosomas son segmentos largos de ADN que se encuentran en el centro (núcleo) de las células, muy visibles en el núcleo celular durante la mitosis.
Crural	Adj. (Anat.) Cruralis (de *cruz, cruris*), que significa igualmente el muslo o la pierna, o miembro abdominal; de modo que se dice crural de todo lo perteneciente al inferior o abdominal. Galeno y médicos antiguos usaban la palabra para referirse a toda la extremidad inferior (la arteria crural es la ilíaca).
Decusación	Cruzamiento en X. El término se utiliza en neurología para designar el cruzamiento piramidal del bulbo.
Dendrita	Ramificación de la neurona, con la que hace sinapsis con otras neuronas distintas.
Desaferenciación	Interrupción en un sistema nervioso aferente.
Diencéfalo	Situado en la parte del encéfalo, entre el telencéfalo y el mesencéfalo, en el cerebro medio. Forma un abultamiento en el compartimiento medio más anterior del tubo neural embrionario.

Disfasia	Es un trastorno idiopático, no orgánico en la adquisición del habla debido a alteraciones en las estructuras de percepción, integración y conceptualización del lenguaje.
Disfemia	Disfemia es el defecto de la elocución caracterizado por la repetición de sílabas o palabras, o por paros espasmódicos que interrumpen la fluidez verbal, acompañada de angustia.
Disgenésico	Que hace difícil la reproducción.
Disgnosia	Del griego dys, indicación de la dificultad y gnósis, conocimiento) Agnosia atenuada o temporal (v. Agnosia).
Disgrafía	Dificultad específica de la escritura (actividad lingüística secundaria) por diversas causas posibles: organización kinestésica (memoria de movimiento), organización motríz, coordinación motriz fina, organización espacial.
Dislogia	(Del griego dys, indicación de la dificultad y logos, tratado) Sinónimos: logoneurosis, logopatía. Nombre genérico de todos los trastornos del lenguaje producidos por defectos de la inteligencia (logorrea, verbigeración, ecolalia, incorrección, estereotipia, neologismos, mutismo, etc.).
Divergencia	Celular: envío de señales de unas células a otras, por medio de las ramificaciones neuronales, por las que hacen sinapsis con otras Dominancia ocular Mayor eficacia de un ojo sobre otro para reclutar las células simples, complejas e hipercomplejas de la corteza visual.
Dominancia	Ocular: mayor eficacia de un ojo sobre otro para reclutar las células simples, complejas e hipercomplejas de la corteza visual.
E.E.G.	Electroencefalograma. Registro de la actividad eléctrica del cerebro por medio de electrodos externos colocados en el cuero cabelludo.
Ectopia	La ectopia es un desplazamiento o mala ubicación de un órgano del cuerpo. La mayor parte de las ectopias son congénitas, pero algunas pueden ocurrir en etapas avanzadas de la vida causadas tal vez por accidentes. (ej.: embarazo ectópico: ocurre cuando el óvulo fertilizado se implanta en un lugar que no es el fondo del útero).
Eferente	Axón.-Que conduce el impulso emergente Del sistema nervioso central.
Eje HHA	Eje Hipotalámico-Hipofisario-Adrenal. Es un conjunto complejo de influencias directas e interacciones retroalimentadas entre el hipotálamo, una parte del cerebro hueca con forma de fuelle, la glándula pituitaria, una estructura en forma de haba localizada bajo el hipotálamo y la glándula adrenal o suprarrenal, una glándula pequeña, pareada y de forma piramidal localizado en la parte superior de los riñones. Las interacciones homeostáticas finas entre estos

	tres órganos constituyen el Eje HHA, una parte esencial del sistema neuroendocrino que controla las reacciones al estrés y regula varios procesos del organismo como la digestión, el sistema inmune, las emociones, la conducta sexual y el metabolismo energético.
Empfindsamer	El "Stil Empfindsamer" (literalmente estilo sensible) es un estilo de composición musical desarrollado en el s. XVIII en Alemania. La intención de expresar "verdadera y natural" sentimientos, y con contrastes bruscos de estado de ánimo, y se caracteriza por un énfasis en la expresión de una variedad de emociones profundas dentro de una obra musical.
Entorrinal	La corteza entorrinal o córtex entorhinal (*en latinismo inglés Entorhinal córtex siendo sus siglas: EC*) es un importante centro de la memoria del cerebro.
Epicrisis	(Del griego *epi*, sobre y *krisis*, *krinein*, juzgar). Enseñanza que se desprende de la observación completa de una enfermedad seguida desde su origen hasta su curación.
Epicrítico	Perteneciente o relativo a la sensación somática de sensibilidad táctil discriminativa fina, vibración, discriminación de dos puntos, estereognosis y propiocepción consciente e inconsciente.
Epigenética	El estudio de los cambios heredables en la función génica que se producen sin afectar a la secuencia del ADN. Hace referencia, en un sentido amplio, al estudio de todos aquellos factores no genéticos que intervienen en la determinación de la ontogenia.
Epónimo	Es un nombre o abreviatura derivado de una persona (autor), que designa a un concepto, objeto, lugar o autoridad de una descripción o listado.
Escisión	En cirugía, se refiere a extirpación de un tejido o un órgano.
Esclerodermia	Es una enfermedad del tejido conjuntivo que involucra cambios en la piel, los vasos sanguíneos, los músculos y los órganos internos. Es un tipo de trastorno autoinmunitario, una afección que ocurre cuando el sistema inmunitario ataca por error y destruye tejido corporal sano. Se desconoce la causa de la esclerodermia. Las personas con esta enfermedad presentan una acumulación de una sustancia llamada colágeno en la piel y otros órganos. Esta acumulación lleva a que se presenten síntomas de la enfermedad. El día 29 de junio es el Día Mundial de la Esclerodermia. Afecta entre 7.000-12.000 personas en España, sobre todo mujeres y altera gravemente la vida diaria.
Estapedial	Músculo auditivo inervado por una rama del VII nervio craneal.

Estriada	Corteza: la parte de la corteza del lóbulo occipital que recibe las fibras de la radiación óptica del cuerpo geniculado lateral y es la principal área receptiva de la visión.
Excitación	Impulso que efectúa una célula actuando sobre otra.
Fenotipo	Es el conjunto de caracteres que se manifiestan.
Fosa	Silviana: (Surco silviano o surco de Silvio), fosa lateral del cerebro o, más comúnmente, cisura de Silvio (sulcus Sylvii), por Franciscus Sylvius (1614-1672), también conocido como Franz De Le Boe, fue un médico anatomista y científico, y lleva su nombre (ver anatomía).
Fusiforme	Se dice de la estructura en forma de huso, como los husos neuromusculares.
Fusimotoras	Fibras nerviosas motoras o eferentes gamma que inervan las fibras intrafusales del huso muscular (intrafusales y extrafusales) (v. Huso muscular).
GABA	Es un acrónimo de *gamma-aminobutyric acid*, ácido gama aminobutírico, pertenece a la categoría de salud y medicina. Amino ácido presente en grandes concentraciones en el cerebelo, y en menor cantidad en el tálamo e hipocampo. Las alteraciones de sus circuitos se asocian a la enfermedad del Párkinson, la demencia senil, el Alzheimer y la Esquizofrenia.
Geniculado	Lateral (cuerpo): pequeño núcleo en forma de rodilla; parte de la región postero-inferior del tálamo, que actúa como estación de relevo para las vías visuales.
Genes	Son las unidades hereditarias que se transmiten de generación a la siguiente. Hay aproximadamente 30,000 genes en cada célula del cuerpo humano y la combinación de todos los genes constituye el material hereditario para el cuerpo humano y sus funciones. La composición genética de una persona se llama genotipo. Condicionan los caracteres que irán apareciendo en los individuos. Son los únicos objetos materiales que transmiten los progenitores y se hallan localizados en el ADN de los cromosomas.
Genoma	Es la totalidad de la información genética (genes / cromosomas) que posee un organismo en particular y que codifica para él. El término fue acuñado en 1920 por Hans Winkler[568], profesor de Botánica en la Universidad de Hamburgo, Alemania, como un acrónimo de las palabras gene y chromosoma.

---

[568] Botánico alemán; profesor de Botánica en la Universidad de Hamburgo, y director del Instituto de Botánica de esa universidad. Se le recuerda por acuñar el término 'genoma' en 1920, una término compuesto de las palabras gen y cromosoma.

Genotipo	Biol. Conjunto de genes característicos de cada especie vegetal. o animal. La realización visible de un genotipo en un determinado ambiente constituye un fenotipo.
Genu valgo	Deformidad caracterizada porque el muslo y la pierna se encuentran desviados, en el plano frontal, de tal manera que forman un ángulo hacia afuera en el eje diafisario femoro-tibial (el ángulo que va desde la cresta ilíaca antero-superior, pasando por la rótula hasta el tobillo). Cuando el individuo está de pie, las rodillas aproximándose hacia la línea media, es decir, los talones de los pies están separados y las rodillas juntas. La diáfisis tiene forma cilíndrica y alargada y está localizada entre los dos extremos del hueso (epífisis)[569]. Las epífisis se corresponden con los extremos de los huesos largos y es donde se sitúan las articulaciones.
Ginecomastia	Término médico que se utiliza para definir el crecimiento anormal de la glándula mamaria en el hombre, con mamas que se parecen a las de la mujer. Afecta a un porcentaje alto de varones, sobre un 50%, y puede afectar a una o ambas mamas. El exceso de volumen lo aporta un exceso de tejido mamario o exceso de grasa en la mama, en menor proporción también existe exceso de piel.
Glía	Tejido que forma la sustancia de sostén (estroma) de los centros nerviosos (Wirchow, R.1859, Cellular pathologie).
Glifo	De manera genérica, un signo grabado. Por ejemplo, los glifos de la escritura maya y también de la egipcia (siendo, en este último caso, abreviatura de *Jeroglifo*).
Glioma	Neoplasia (tumor) que se produce en el cerebro o en la médula espinal. Se llama glioma, ya que surge a partir de células gliales. Su ubicación más frecuente es el cerebro.
Grafema	Del griego γράφω (*grafo*), que significa "escribir") es la menor unidad semántica a distinguir en el lenguaje escrito. No tienen significado por sí mismo. Los grafemas incluyen letras del alfabeto, los caracteres chinos, caracteres numéricos, puntuación, marcas y los símbolos individuales de cualquiera de los sistemas de escritura del mundo.
Grafémicos	La grafemia es una disciplina de la teoría de la escritura que estudia el sistema gráfico de una lengua y sus reglas, además se encarga de la identificación e interacción de sus grafemas, sus relaciones formales y su correlación con la estructura fonológica que representa.

---

[569]   Dorland diccionario enciclopédico ilustrado de medicina

Grasping	Manual. Reflejo al presionar la parte mediana y distal anterior del antebrazo de la misma mano. Presión palmar refleja del lactante (cierra la mano, como acción estereotipada).
Grunge	Música. El grunge, conocido como sonido de Seattle, es un subgénero del rock derivado del "indie rock" y del "rock alternativo" influenciado por el "noise pop", tomando sonidos cercanos al "hard rock", el "heavy metal", el "punk" y el "hardcore punk"(punk duro, extremista o radical), y con estructuras cercanas al pop rock clásico.
Habénula	Diminutivo latino de habena, que significa rienda. En terminología anatómica (actualmente) se refiere exclusivamente a esta masa de células situada en el aspecto dorsal y caudal del tálamo con otras proyecciones del cerebro medio.
Hándicap	Voz inglesa. Condición o circunstancia desventajosa.
Heterocigótico	Aquel que hereda de sus progenitores distintos genes para un mismo carácter. La expresión de la información escrita en nuestros genes depende del ambiente. Esto nos permite distinguir entre genotipo y fenotipo, dos conceptos muy importantes.
HHA	Eje hipotálamo-hipofiso-adrenal. Es un conjunto complejo de influencias e interacciones entre el hipotálamo, la glándula pituitaria, y la glándula adrenal o suprarrenal. Este mecanismo y su conjunto de interacciones entre glándulas, hormonas y elementos del cerebro medio son responsables del síndrome general de adaptación.
Holística	Como adjetivo, significa una concepción basada en la integración total frente a un concepto o situación. El principio general del holismo fue resumido concisamente por Aristóteles en su metafísica. El todo es mayor que la suma de sus partes.
Homeostasis	Homeóstasis. (Del griego homos (ὅμος) que significa "similar" y estasis (στάσις) "posición", "estabilidad"), es el conjunto de fenómenos de autorregulación que intentan mantener equilibradas las composiciones y las propiedades del organismo, mediante la cual se regula el ambiente interno para mantener una condición estable y constante: se ocupa de las variaciones de temperatura en los organismos vivos.
Hormona	Hormona liberadora de adrenocorticotropa (símbolo: CRH) o de corticotropina (CRH) es hormona peptídica y neurotransmisor involucrado en la respuesta al estrés, encargada de activar la secreción hipofisaria de ACTH (adrenocorticotrofina). En situación de estrés el hipotálamo es estimulado para secretar CRH, que estimula el crecimiento de la corteza suprarrenal, para la mayor producción de cortisol.

Huso	Muscular: Estructura de aspecto fusiforme, pequeño fascículo de fibras musculares poco diferenciadas; cada una de sus fibras recibe otra fibra nerviosa sensitiva, que se enrolla en la parte central. Se trata de un receptor que se estimula cuando el músculo (en el cual se hallan incluidos los husos) se estira. / Estructura cilíndrica, alargada, con su parte central más gruesa. Contiene en su interior 2 o más fibras musculares transformadas y especializadas funcionalmente como mecanorreceptores de elongación. Estas fibras por encontrarse dentro del huso se les llama intrafusales y para diferenciarlas del resto de las fibras musculares esqueléticas, a estas últimas se les llama fibras extrafusales.
Idiopático	Adjetivo usado primariamente en medicina. Significa irrupción espontánea. o de causa obscura o desconocida. La combinación de raíces del griego significa "una enfermedad de etiología desconocida".
Idiotipo	Conjunto de todos los factores hereditarios, constituido por los genes del núcleo celular y los genes extranucleares, que se transmiten a través de estructuras citoplásmicas, como las mitocondrias // Conjunto de posibilidades de manifestar un carácter que presenta un individuo.
Homocigótico	(Individuo). Cuando un carácter está determinado por genes iguales, dominantes o recesivos.
Impulso	Potencial de acción. Si es más potente, produce frecuencias mas altas en la descarga.
Indentación	Muesca, depresión o escotadura en un borde de un órgano.
Inhibición	Celular.-Impedimento de la aparición de impulsos en otra célula.
Input	Conjunto de datos que se introducen en un sistema informático. / m. Dato, información.
Integración	Proceso por el que una neurona suma las diferentes influencias excitadoras e inhibidoras que convergen sobre ella y sintetiza una nueva señal de salida.
Intrafusales	Fibras musculares estriadas delgadas,. Se denominan así para diferenciarlas de las otras musculares esqueléticas, llamadas fibras extrafusales.
Isoinmunización	1) Proceso de formación de anticuerpos en un individuo portador de un antígeno que procede de otro individuo de la misma especie.//2)"Inmunización de un individuo debido a la formación de anticuerpos mediante antígenos obtenidos de otros individuos de la misma especie".
Jargonofasia	Forma de lenguaje en la cual varias palabras son combinadas en una sola, pero de forma confusa, con acentos incorrectos o palabras mezcladas con neologismos. Aunque aparentemente incomprensible,

	el lenguaje puede tener significado al ser analizado por un clínico, logopeda o psicoterapeuta.
kinestesis	Concepto relacionado con kinestesia o con la relación de propiocepción.
Paresia	En medicina, la ausencia parcial de movimiento voluntario.
Librería	Biol. Molecular. Biblioteca genómica o genoteca. Debe representar la totalidad del genoma de un organismo como un conjunto de la superposición de fragmentos clonados, que por lo tanto, permiten el aislamiento de una secuencia en el genoma.
Lombard	Música, ritmo. "El ritmo de Lombard" o complemento escocés, (Llamada así porque es una característica de, aunque no de modo exclusivo, música y baile de Escocia, especialmente para los que strathspeys). Un patrón rítmico que consiste en una breve nota seguida de una larga también llamada la captura Scotch.
Mandala[570]	Etimología: círculo. Término de origen sánscrito, que significa diagramas o representaciones complejas, utilizadas tanto en el budismo como en el hinduismo. El diccionario de la Lengua española RAE acepta tanto la versión etimológica "mándala" (pronunciada esdrújula) como la usual española "mandala (pronunciada llana).
Mesenquimático	O mesenquimal. Es el tejido primitivo mesodérmico, del que derivan los tejidos orgánicos. Generalmente llamado mesénquima, es el tejido del organismo embrionario, de conjuntivo laxo, que procede del mesodermo, y proviene de la cresta neural.
Metanefros	El precursor del riñón permanente, que evolucionó más tarde y en posición más caudal que el mesonefro a partir del conducto y de la cuerda mesonéfricos.
Membrana hialina	Enfermedad de. Conocida como síndrome de dificultad respiratoria, comienza poco después del nacimiento y se manifiesta en taquipnea (aumento de frecuencia respiratoria), taquicardia, recesión de la pared pectoral, quejido respiratorio y cianosis. Comienza poco después del nacimiento, y suele durar de 2 a 3 días. Sigue siendo la principal causa de muerte[571].
Metrorragia	Hemorragia ("perdida" o "hemorragia" uterina fuera del período menstrual. La incidencia es de 1-2 de cada cinco embarazadas (en la primera mitad del embarazo), en la 2ª mitad de la gestación (después

---

[570] Según el *Sanskrit-English Dictionary* del sanscritólogo británico *Monier Monier-Williams* (1819-1899).

[571] Referencia: *Rodriguez RJ, Martin RJ, and Fanaroff, AA.* Respiratory distress syndrome and its management. Fanaroff and Martin (eds.) Neonatal-perinatal medicine: Diseases of the fetus and infant; 7th ed. (2002):1001-1011. St. Louis: Mosby (Wikipedia).

de las 20 semanas de gestación, durante el 2ª trimestre, por cualquier causa), se produce en el 3%. Las repercusiones para el feto se asocian a prematurez (con toda la secuela de morbilidad asociada a tal situación), sufrimiento fetal agudo y asfixia fetal, siendo además causa de muerte fetal o neonatal. Pone en peligro la vida fetal y la de la madre.

Mielina	Membrana de las células de Schwann o células gliales, formando una vaina de gran resistencia que rodea el axón.
Molécula	Unidad formada por la unión de átomos.
Monro	Agujero de. Orificio de comunicación entre el tercer ventrículo y los ventrículos laterales del cerebro.
Mórula	Del latín *morum*, mora, ya que tiene ese aspecto. Masa de células que se da después de las Blastómeras.
Mutismo acinético	Mutismo asociado a inmovilidad e incontinencia de esfínteres, con mantenimiento de los movimientos oculares y deglución, que se observa en lesiones del sistema nervioso central (Diccionario Terminológico de Términos Médicos- Alvaro Galiano, 2000).
Nasogeniano	Los dos surcos que nacen en las narinas y descienden oblicuamente hacia las comisuras de los labios los tiene todo el mundo.
Neocinética	Mecanismo motor nervioso que regula los movimientos voluntarios, asociada a la corteza motriz cerebral.
Neovitalismo	Doctrina filosófico-científica, resurgimiento del vitalismo producido a fines del s. XIX y principios del XX, que establece una profunda separación entre lo vivo y lo inanimado.
Neuropéptidos	Pequeñas moléculas parecidas a proteínas como proteínas utilizadas por las neuronas para comunicarse entre sí y distintos de los más grandes neurotransmisores. Se diferencian de proteínas por su longitud, y que se originan por transducción sináptica cerebral.
Neurotransmisor	Sustancia química que modifica o provoca impulsos nerviosos en una sinapsis. Cada vesícula sináptica almacena unas 10.000 moléculas de neurotransmisores.
Neurotrófico	Factor. Proteína segregada que modula el crecimiento, la diferenciación, la reparación y la supervivencia de las neuronas; algunos tienen otras funciones, como cierto papel en la neurotransmisión y en la reorganización sináptica que tiene lugar en el aprendizaje y en la memoria.
Néurula	Primera forma del sistema nervioso en el embrión que se origina durante la cuarta semana de desarrollo.
Nodal	Proteína. La proteína Nodal fue originalmente descubierta en la región de la línea primitiva del embrión del ratón denominada NÓDULOS DE

HENSEN. Es expresada asimétricamente en el lado izquierdo en los cordados (animales no vertebrados), y desempeña un rol crítico en la génesis de la asimetría izquierda-derecha, durante el desarrollo de los vertebrados humanos.

Odontoblasto Célula pulpar muy diferenciada. Su estudio se ve limitado por la dificultad en la obtención de cultivos celulares viables. Su función principal es la dentinogénesis, es decir, la producción de dentina, la sustancia bajo el esmalte dental.

Olfatología Estudio de la olfación.

Olfatometría Medición de la agudeza del sentido del olfato. Olfatorio: nervio de la olfación o del olfato.

Onicofagia Del griego ονυξ onyx, "uña" y φαγειν phagein, "comer". El hábito de "comerse las uñas" o la manía nerviosa si no puede controlarse, más predispuestas las personas nerviosas. El borde libre desaparece y la uña se sumerge en el lecho ungueal. Su reiteración en el tiempo provoca lesiones varias, como la inflamación y elevación de los bordes laterales o incluso formaciones verrugosas secundarias a la hiperplasia cuticular.

Ontogenia Biol. Formación y desarrollo del individuo, referido en especial al periodo embrionario.

Opercular Región frontal.

Ostracon U Ostrakon (del griego: ὄστρακον ostracon, cuyo plural es ὄστρακα, ostraca) es una concha o fragmento de cerámica sobre el que se escribía. En arqueología se emplea el término ostracon para designar los trozos de cerámica (o fragmentos calcáreos) que se utilizaban como borradores para aprender a escribir o pintar. En el antiguo Egipcio los ostracones son muy numerosos y es una fuente de información muy útil. El coste del papiro no permitía que se utilizara este soporte para las notas que no fueran oficiales, para los dibujos explicativos o satíricos y, mucho menos, para el aprendizaje de la escritura jeroglífica. En Atenas, el procedimiento por el que se procedía al destierro implicaba una votación de la asamblea, escribiendo cada uno en un trozo de cerámica (ostracon) el nombre de la persona cuestionada, para el exilio.

Paracrina Un tipo de secreción química que afecta a una célula vecina a la célula emisora, como es el caso de muchas hormonas, por ejemplo. La sustancia secretada difunde en dirección de los receptores específicos sobre las células adyacentes a la célula que la sintetizó. La liberación paracrina es un tipo de comunicación celular que emplea mensajeros químicos.

Parénquima	1) Tejido conjuntivo esencial de ciertos órganos glandulares: parénquima cortical; parénquima pulmonar. 2) Sustancia propia de las vísceras.
Paresia	En medicina, la ausencia parcial de movimiento voluntario.
Percepción	Proceso nervioso superior que permite al organismo, a través de los sentidos, recibir, elaborar e interpretar la información proveniente de su entorno y de uno mismo. La percepción obedece a los estímulos cerebrales logrados a través de los 5 sentidos, vista, olfato, tacto, auditivo, gusto, los cuales dan una realidad física del medio ambiente.
Pericarion	Sustancia citoplasmática que rodea al núcleo celular.
Perilinfa	Perilinfa y endolinfa: líquidos laberínticos (filtrado del líquido cefalorraquídeo, con una composición iónica típica de los líquidos extracelulares), con doble papel: 1)contribuyen a la activación de las células ciliadas cocleares y vestibulares por la transmisión de la señal mecánica y 2) participan en la transformación de esta señal en un mensaje nervioso al poner en marcha fenómenos moleculares entre los líquidos y las células ciliadas.
Petalias	Craneanas. Son las protuberancia mayores de un hemisferio cerebral con respecto al otro, tal como se expresa en los polos frontal y occipital del cráneo o del cerebro.
PET	La Tomografía por Emisión de Positrones o PET (del inglés), es una tecnología sanitaria no invasiva de diagnóstico e investigación ¨in vivo¨ por imagen capaz de medir la actividad metabólica del cuerpo humano, propia de una especialidad médica llamada medicina nuclear. Entre los usos más comunes, uno es esquematizar el cerebro normal, evaluar anomalías o desórdenes cerebrales o del sistema nervioso.
Pituitaria	O hipófisis. La más importante de las glándulas endocrinas, se le llama "MAESTRA" de secreción hormonal múltiple, según el lóbulo que de ella se trate (entre las muchas funciones, la homeostasis). Está protegida por la estructura ósea de la silla turca (en la base del cráneo, conectada con al hipotálamo.
Plasticidad	Es la capacidad de las células del Sistema Nervioso para regenerarse anatómica y funcionalmente.
Pleiotrópico/a	Adj. (Genética.) De un gen que tiene más de un efecto; que afecta a múltiples características del fenotipo. (*Diccionario médico-biológico, histórico y etimológico, dicciomed.eusal.es*).
Poligénica/o	Genética: Rasgo fenotípico o enfermedad causado por la interacción de varios genes.
Polímata/s	Que conoce, comprende o sabe mucho. Individuo que destaca en diversas ramas del saber. El término se refiere a personas cuyos

conocimientos no están restringidos a un área concreta, sino que dominan diferentes disciplinas, generalmente las artes y las ciencias. La mayoría de los filósofos de la antigüedad eran polímatas, como entendemos el término hoy (persona de conocimientos profundos y diversos en varias disciplinas o artes).

Prosopagnosia
Dificultad de reconocer caras previamente aprendidas. La prosopagnosia es un tipo de agnosia visual. El paciente no puede reconocer las caras de sus familiares ni la propia cara reflejada en el espejo o mostrada en una fotografía. En cambio puede identificar correctamente a otra persona por su voz. La prosopagnosia se debe a una lesión bilateral de algunas áreas del córtex de asociación occipital-temporal del cerebro.

Quiasma óptico
Lugar de cruzamiento o decusación de los dos nervios ópticos.

Quiralidad
El término quiralidad (del griego kéir: mano) fue acuñado por el físico Irlandés William Thomson, alias Lord Kelvin[572]: "Cualquier figura geométrica, o conjunto de puntos, diré que es quiral y que presenta quiralidad, si su imagen en un espejo plano, idealmente realizada, no puede ser superpuesta con ella misma". Quiral es el objeto o molécula que tiene forma izquierda-derecha, y tiene imagen especular no sobreponible. La molécula quiral no se puede superponer con su imagen, hipotéticamente, reflejada en un espejo. Se caracteriza por presentar una actividad óptica o quiralidad.

Quimiotaxis
La quimiotaxis, quimiotaxia o quimiotaxismo es un tipo de fenómeno en el cual las bacterias y otras células de organismos uni o multicelulares dirigen sus movimientos, de acuerdo a la concentración de ciertas sustancias químicas en su medio ambiente (gradiente electroquímico). La quimiotaxis permite a las bacterias encontrar alimento, nadando hacia la mayor concentración de moléculas alimentarías, como la glucosa, o alejarse de venenos como el fenol.

Quimiotropismo
Orientación de un organismo hacia un estímulo químico.

Ratio
Ratio es un vocablo latino reconocido por la Real Academia Española que se utiliza como sinónimo de razón, en el sentido del cociente de los números o de cantidades comparables. f. Relación o proporción que se establece entre dos cantidades o medidas: la ratio profesor/alumnos en ese colegio es de uno a veinte.

Receptor
1) Terminación nerviosa sensorial. 2) Molécula en la membrana celular que se combina con una sustancia química específica. Los receptores

---

[572]   Baltimore conferencias sobre la dinámica molecular y la teoría ondulatoria de la luz *Autor: Kelvin, William Thomson,* (1824-1907) Asunto: teoría de la luz, Wave, de dinámica molecular, éter (espacio).

	celulares son componentes de la célula que son capaces de identificar sustancias, sean neurotransmisores u hormonas.
Reflexión	Meditación: en filosofía se refiere al proceso permite pensar detenidamente en algo con la finalidad de sacar conclusiones.
Replicación	Genética. Es la capacidad para hacer copias exactas de su mismo material genético, utilizando las materias primas de la célula. El significado es el de conservar la información genética, Y cualquier error significa una mutación genética.
Schwmann	Células de, son células neurogliales de sostén que tienen la función de recubrir y nutrir las prolongaciones axónicas de las neuronas. Mediante la mielina las células de Schwann también funcionan como aislante eléctrico. Este aislante grasoso, que envuelve al axón, hace que el impulso nervioso que se desplaza a lo largo del mismo no pierda intensidad.
Seufzermelodik	Del alemán, Seufzer: suspiro. Se le llama al estilo musical sensible.
Significación	Representación o sentido de un fenómeno o hecho determinado: la significación es un proceso que asocia un ser, una idea o un hecho a un signo que la representa.
Sinapsis	Del gr. σύναψις, "enlace". La unión intercelular especializada entre neuronas, donde se lleva a cabo la transmisión del impulso nervioso.
Sinaptogénesis	Neurológica. Formación de la sinapsis.
Sinistrofobia	Dentro de las distintas "fobias", sinónimo levofobia es el miedo a coger cosas con la mano izquierda o a todas las cosas que queden al lado izquierdo del cuerpo. Miedo a los zurdos. Dextrofobia, invertido el mismo sentido, a la derecha.
Sistema	Conjunto de procesos o elementos interrelacionados con un medio para formar una totalidad encauzada hacia un objetivo común.
Sionismo	Movimiento político internacional que propugnó desde sus inicios el restablecimiento de una patria para el pueblo judío en la Tierra de Israel («Eretz Israel»). (http://es.wikipedia.org/wiki/Sionismo-cite_ note-Definition-0) Dicho movimiento fue el promotor y responsable en gran medida de la fundación del moderno Estado de Israel.
Soma	O pericarion, o Cyton, (del griego σῶμα, que significa "cuerpo"), es el final de un bulbo de las neuronas, que contiene el núcleo celular. El soma de una neurona a menudo se denomina la "célula del cuerpo".
Somatotópica	Algunas estructuras del SNC (tractos, núcleos y ciertas regiones de la corteza cerebral) tienen una organización topográfica de sus partes (organización somatotópica); esto significa que porciones determinadas de estas estructuras se asocian a determinadas áreas topográficas del cuerpo. El mapa somatotópico consiste en la

representación de las diferentes estructuras del cuerpo (órganos, extremidades, tejidos, áreas corticales).

Sordera	Privación completa o parcial del sentido del oído. Cerebral: por lesión en el cerebro; ceruminosa, por tapón de cera; tóxica, debida a la acción de veneno o drogas; verbal, cuando se oye y no se comprende su significado, debido a lesión del centro auditivo.
Spline	En el subcampo matemático del análisis numérico, un spline es una curva diferenciable dividida en porciones, mediante polinomios. Se evitan así oscilaciones en las aplicaciones. Se aplican para el ajuste de curvas y aproximar formas complicadas. Su simplicidad de presentación y facilidad de cómputo de los splines son populares para la representación de curvas en informática, especialmente en gráficos por ordenador.
Subaracnoideo	Espacio.-El espacio lleno de líquido cefalorraquídeo, entre las dos capas (meninges) de tejido conjuntivo que rodean el cerebro y médula.
Subyacente	Adj. Que subyace o se encuentra debajo de algo: subyacente a la sustancia gris "debajo de la sustancia gris".
Surfactante	Capa que recubre los alvéolos pulmonares, "en general" presente en suficiente cantidad en los pulmones a partir de la semana 36 gestacional.
Sustancia blanca	Parte del sistema nervioso central de aspecto blanquecino, que contiene los tractos fibrosos mielínicos. Lleva datos sensoriales al cerebro, transmite impulsos motores y participa en los reflejos espinales hacia la médula espinal.
Sustancia gris	Parte del S.N.C. compuesta principalmente por los cuerpos celulares de las neuronas y terminaciones finas, en contraposición con los grandes tractos axónicos (sustancia blanca).
Sustrato	Fil. Sustancia (ser, esencia o naturaleza de algo) / sustancia, realidad que existe por sí misma "RAE".
Taquistoscópica Visión.	Capacidad de ver una imagen. presentada durante un lapso de. tiempo muy corto (ej.: durante un. relámpago). De emplea la técnica para analizar la reacción a estímulos visuales, que se presentan solo a un campo visual, para analizar la percepción visual.
Teratogénesis	Teratogénesis proviene del griego «terato», que significa monstruo. En el sentido médico original de la palabra se refiere a malformaciones anatómicas macroscópicas, aunque los conceptos actuales se han extendido para incluir anomalías del desarrollo más sutiles, el retraso del desarrollo intrauterino, alteraciones conductuales, muerte intrauterina y otras deficiencias funcionales.

	Entre los diferentes agentes teratógenos están: las drogas, los virus, las radiaciones, las alteraciones metabólicas y algunos productos químicos que se encuentran naturalmente en el ambiente.
Testosterona	Hormona esteroide[573] del grupo andrógeno y es encontrada en mamíferos, reptiles, aves y otros vertebrados. En los mamíferos, la testosterona es producida principalmente en los testículos de los machos y en los ovarios de las hembras, aunque pequeñas cantidades son secretadas por las glándulas suprarrenales. Es la hormona sexual principal masculina y esteroide anabólico.
Tetracordio	Un tetracordio es un grupo ordenado de cuatro notas secuenciales (por ejemplo, do, re, mi, fa), sonidos que generan tres intervalos (según el ejemplo anterior, serían entre do y re, entre re y mi, y entre mi y fa).
Thustone	Escala: Louis Leon Thurstone (29/05/1887, Chicago - 30/09/1955, Chapel Hill, _pueblo de Carolina del Norte_), Ingeniero mecánico y Psicólogo estadounidense, pionero en los campos de la psicometría y psicofísica. Además es reconocido por sus aportes al análisis factorial y por la creación de la escala Thurstone[574] para la medición de actitudes. Se interesó también por las características de la personalidad y elaboró un test de tendencias psiconeuróticas. Fundador y director de la revista Psicometrika, entre sus obras destacan The nature of intelligence (1924) y Vectors of the mind (1935).
Tics	Gesto breve, repetido involuntariamente, sin necesidad objetiva y accesible a la conciencia. Por lo común produce un movimiento reflejo o un gesto automático, que en condiciones normales cumple una función precisa.
Tisular	Es un galicismo. Relativo o perteneciente a los tejidos. Cualquier reacción o cambio del tejido celular vivo cuando se ve afectado por enfermedad, toxinas o por estímulos externos. Algunas clases de respuestas tisulares son: *inflamación, necrosis y respuesta inmunitaria.*
Tocólogo	Obstetra. El ginecólogo que lleva el control del embarazo y el normal crecimiento y desarrollo del feto, así como la salud de la gestante. Interpreta los resultados analíticos, etc. (todas las pruebas de control). También será, junto a la matrona, el que atienda el parto.

---

[573]   m. (Bioquím.) Estructura policíclica de la que derivan compuestos de interés biológico notable, tales como esteroles, ácidos biliares, hormonas, etc.

[574]   Propuesta por Louis Leon Thurstone (1928-1931). Realizó y publicó varias escalas de actitud que pretendían medir la influencia de la propaganda en los prejuicios del hombre. También se interesó por la medición del aprendizaje e intentó expresar a través de unidades absolutas el desarrollo del aprendizaje.

El ginecólogo se ocupa específicamente del control de la mujer y las enfermedades del aparato reproductor femenino fuera del embarazo, mientras que la tocología es la encargada de atenderla durante la gestación, el parto y el puerperio. Antiguamente solo atendía el parto, pero actualmente las dos ciencias (Ginecología y Tocología) se han unificado.

Tomatis	Efecto; reconocido por la Academia Francesa de las Ciencias en 1957, al hallazgo del médico O.R.L. "Si el oído de un sujeto es incapaz de oír sonidos de frecuencias más altas, éste será incapaz de reproducir los mismos sonidos vocalmente", resultado de investigaciones con cantantes profesionales, que se puede aplicar para cantar tanto como para hablar.
Transmisor	Sustancia química liberada por la terminación nerviosa presináptica que actúa sobre la membrana de la célula postsináptica aumentando generalmente la permeabilidad a uno o más iones.
Trófico	Efecto relativo a la función trófica de los tejidos (su nutrición).
Vallécula	Se denomina a la depresión que se forma a cada lado del pliegue glosoepiglótico medio (anatomía de la nasofaringe).
Voluntad	Facultad de decidir y ordenar la propia conducta. Propiedad que se expresa de forma consciente en el ser humano y en otros animales para realizar algo con intención.

Su opinión es importante. Puede contactar porque haya tenido experiencias similares, o si desea hacer alguna sugerencia o comentario a: E-mail: info@derac.es